Martin Winterhalder
Gehirn und menschliche Natur

Wissenschafts- und Technikgeschichte | Band 4

Editorial

Die Wissenschafts- und Technikgeschichte gehört schon lange zum klassischen Kanon der Geschichtswissenschaften, zeichnet sich jedoch dank ihrer Interdisziplinarität durch innovative Forschung und neuartige Herangehensweisen aus. Die Reihe **Wissenschafts- und Technikgeschichte** bietet der Forschungsdiskussion zur Geschichte der Wissenschaft(en) im Verhältnis zu Macht und Gesellschaft, zur Geschichte des Wissens, des wissenschaftlichen Fortschritts und der Wissensvermittlung sowie der Geschichte der Technologie und technologischen Innovation eine gemeinsame Plattform.

Martin Winterhalder, geb. 1976, forscht zur Geschichte und Theorie der Wissenschaften. Seine Forschungsschwerpunkte sind die Geschichte der Biologie, der Medizin und der Psychologie.

Martin Winterhalder

Gehirn und menschliche Natur

Die neuropsychologischen Forschungen Kurt Goldsteins
sowie Cécile und Oskar Vogts, 1895-1936

[transcript]

Die vorliegende Untersuchung wurde 2021 von der Fakultät für Philosophie und Erziehungswissenschaft der Ruhr-Universität Bochum als Dissertation angenommen und für die Druckfassung leicht überarbeitet.

Bibliografische Information der Deutschen Nationalbibliothek
Die Deutsche Nationalbibliothek verzeichnet diese Publikation in der Deutschen Nationalbibliografie; detaillierte bibliografische Daten sind im Internet über http://dnb.d-nb.de abrufbar.

Umschlaggestaltung: Jan Gerbach, Bielefeld
Umschlagabbildung: Aus: Brodmann, Korbinian: Vergleichende Lokalisationslehre der Großhirnrinde in ihren Prinzipien dargestellt auf Grund des Zellenbaues, Leipzig 1909, S. 131. Public Domain
Druck: Majuskel Medienproduktion GmbH, Wetzlar
https://doi.org/10.14361/9783839469279
Print-ISBN: 978-3-8376-6927-5
PDF-ISBN: 978-3-8394-6927-9
Buchreihen-ISSN: 2702-9719
Buchreihen-eISSN: 2749-2052

Gedruckt auf alterungsbeständigem Papier mit chlorfrei gebleichtem Zellstoff.

Inhalt

1. Einleitung ... 7
1.1 Gegensätzliche Konzepte in der Hirnforschung des frühen 20. Jahrhunderts ... 8
1.2 Hirnforschung und Subjektbegriffe ... 14
1.3 Aufbau der Untersuchung ... 17

2. Wissenschaftsgeschichte, Wissenschaftstheorie und Gesellschaftskritik ... 21
2.1 Gesellschaftskritik und Wissenschaftsgeschichte ... 22
2.2 Historische Epistemologie und wissenschaftlicher Realismus ... 29
2.3 Wissenschaftliche Werte, konkurrierende Forschungsprogramme und Wissenschaftspopularisierung ... 39
2.4 Gegenstand und Methode von Wissenschaftstheorie und Lebenswissenschaften ... 50

3. Der wissenschaftshistorische und biographische Kontext der Forschungen Kurt Goldsteins und Cécile und Oskar Vogts ... 55
3.1 Wissenschaft und Leben im frühen 20. Jahrhundert ... 56
3.1.1 Politik, Gesellschaft und Wissenschaft ... 56
3.1.2 Die Lebenswissenschaften und die Idee des sozialen Fortschritts ... 58
3.2 Historische Grundlagen und Entwicklungen der Hirnforschung im frühen 20. Jahrhundert ... 64
3.2.1 Lokalisation im 19. Jahrhundert: Pathologie und Tierversuche ... 64
3.2.2 Mikroskopische Strukturen ... 67
3.2.3 Reflextheorie und Elementaranalyse ... 71
3.2.4 Kritik an Lokalisation und Reduktionismus ... 74
3.2.5 Weitere mechanistische und reduktionistische Konzepte im frühen 20. Jahrhundert ... 79
3.3 Auseinanderstrebende Wege der Hirnforschung: Zu den Biographien von Kurt Goldstein und Cécile und Oskar Vogt ... 82
3.3.1 Oskar und Cécile Vogt ... 82
3.3.2 Kurt Goldstein ... 89

4. Gegensätzliche Neurologien und Subjekte: Kurt Goldstein vs. Cécile und Oskar Vogt ... 93
4.1 Konkurrierende Forschungsprogramme ... 95
4.2 Kurt Goldstein: Ganzheitstheorie und Neuropsychologie ... 99

4.2.1 Lokalisationskritik, biologische und psychologische Konzepte 100
4.2.2 Das Subjekt im psychologischen Versuch 119
4.3 Cécile und Oskar Vogt: Anatomie statt Psychologie? 129
4.3.1 Anatomische und physiologische Forschung 130
4.3.2 Die Verknüpfung von Anatomie und Physiologie mit einem Menschenbild 145

5. Die gemeinsame Herkunft gegensätzlicher Neurowissenschaften 161
5.1. Goldsteins anatomische Studien und theoretische Umorientierung 161
5.2 Cécile und Oskar Vogt: Pathologie und ›Normalpsychologie‹ 186
5.3 Zwischenfazit: Gegensätzliche neuropsychologische Forschungsprogramme 204

6. Gehirn und Subjekt in Philosophie und Politik 207
6.1 Die »Pathologie des Symbolbewußtseins«: Ernst Cassirers Anschluss an Goldstein 207
6.2 Die Vogts und die Popularisierung der Hirnforschung 226
6.3 Goldstein: »Bedeutung der Biologie für die Soziologie« 254

7. Fazit 275

Verzeichnis der benutzten Quellen 281

Verzeichnis der benutzten Sekundärliteratur 287

1. Einleitung

In den 1990er und 2000er Jahren hat die Hirnforschung öffentliche Aufmerksamkeit in solchem Ausmaß erfahren, dass diese in kritischer Perspektive auch als »Neuro-Hype« bezeichnet worden ist. Der streitlustige Neurowissenschaftler Felix Hasler etwa hat (im Jahr 2012) neben den Nachrichtenmedien einen – wenn auch kleinen – Teil seiner Fachkollegen dafür verantwortlich gemacht und den Betreffenden vorgeworfen, sie stellten »umfassende Erklärungsansprüche weit jenseits der Erkenntnismöglichkeiten des eigenen Fachs«, wenn sie beispielsweise die »Nichtexistenz des freien Willens [...] beweisen« wollten. Sie arbeiteten darüber hinaus mit »unbewiesenen Annahmen, nicht hinterfragten Dogmen und der endlosen Wiederholung kaum einlösbarer Zukunftsversprechungen.«[1] Zu den Letzteren urteilt er außerdem: »Rhetorisch stehen wir in der Hirnforschung schon seit 50 Jahren ganz kurz vor dem großen Durchbruch«.[2] Der Historiographie der Neurowissenschaften zufolge sind sehr weitreichende Ansprüche in dieser Disziplin allerdings schon deutlich früher zu bemerken. So meint Michael Hagner (acht Jahre vor Hasler), »die aus heutigen Diskussionen bekannten Argumente gegen die Willensfreiheit« seien »in ähnlicher Form auch schon vor 100 Jahren« zu finden gewesen.[3] Etwas allgemeiner gefasst lässt sich auch feststellen, dass Diskussionen über Freiheit oder Determiniertheit des menschlichen Handelns und über reduktionistische Modelle des menschlichen Subjekts, in denen das Gehirn einen wichtigen Bezugspunkt bildete, die modernen Naturwissenschaften seit ihren Anfängen begleitet haben. Ein berühmtes Beispiel dafür ist der Angriff auf René Descartes' (1596–1650) Leib-Seele-Dualismus durch Julien Offray de La Mettrie (1709–1751), der in *L'homme machine* (1747) argumentierte, dass aufgrund der bereits bekannten Zusammenhänge zwischen unbeeinträchtigten Gehirnfunktionen und Geistestätigkeit (bzw. ›Seelenvermögen‹ im Allgemeinen) beides gleichzusetzen sei.[4] Ganz im Gegensatz zur mit Begeisterung aufgenommenen

1 Felix Hasler: *Neuromythologie. Eine Streitschrift gegen die Deutungsmacht der Hirnforschung*, Bielefeld 2012, 8 u. 7 (im Folgenden zitiert als: Hasler, Neuromythologie).

2 Ebd., 226.

3 Michael Hagner: *Der Geist bei der Arbeit. Historische Untersuchungen zur Hirnforschung*, Göttingen 2006, 16 (im Folgenden zitiert als: Hagner, Geist bei der Arbeit).

4 Anne Harrington: The Brain and the Behavioral Sciences, in: Bowler, Peter J. u. Pickstone, John V. (Hg.): *The Cambridge History of Science 6. The Modern Biological and Earth Sciences*, Cambridge u.a.

Neuropsychologie im späten 20. und frühen 21. Jahrhundert traf er damit aber auf einen Widerstand, der ihn ins preußische Exil trieb.[5] Während die Reaktionen des Publikums (wie freilich auch die wissenschaftlichen Kenntnisse und Argumente im Einzelnen) also einen enormen historischen Wandel zeigen[6] und auch zu bestimmten Zeiten verschiedene Urteile umfassen, ist eine gewisse Kontinuität in den am Gehirn orientierten Erklärungsversuchen unverkennbar. Wenn manche jener Reaktionen aber sogar starke Gegensätze bilden, ist dies gerade in Verbindung mit einem Aspekt dieser Kontinuität nicht schwer verständlich. Die Ablehnung wie der Beifall verweisen nämlich darauf, dass mit Fragen nach dem menschlichem Subjekt, zu denen im Bereich der Naturwissenschaften die Hirnforschung – neben Genetik und Evolutionstheorie – wohl am leichtesten Verbindungen herstellen kann, ein Gegenstand von allgemeinem Interesse berührt wird.

1.1 Gegensätzliche Konzepte in der Hirnforschung des frühen 20. Jahrhunderts

Der Anspruch der Hirnforschung, Fragen, deren Bearbeitung häufig der Zuständigkeit anderer Disziplinen zugerechnet wird, beantworten oder wenigstens dazu beitragen zu können, ist wohl nicht in erster Linie und sicherlich nicht nur auf eine besondere Überheblichkeit der betreffenden Wissenschaftler und Wissenschaftlerinnen zurückzuführen,[7] sondern hat, wie schon das Beispiel La Mettries zeigt, auch empirische Gründe für sich. Seit langer Zeit sind nämlich Korrelationen zwischen Zuständen von Gehirnen und psychischen Tätigkeiten bekannt, die zu stark sind, um keine dahinterstehenden Kausalzusammenhänge anzunehmen, wie rätselhaft diese selbst auch immer sein mögen. Vor allem die frühen Erkenntnisse, soweit sie bis heute Bestand haben, bezogen sich häufig auf durch Krankheit oder äußere Gewalt hervorgerufene Hirnverletzungen, die mit deutlichen Veränderungen des Verhaltens der betroffenen Personen einhergingen. Präzisere Aussagen, insbesondere über die Lokalisation bestimmter psychischer Funktionen im Gehirn, oder daran anknüpfende Theorien waren dagegen stets mit zahlreichen widersprechenden Beobachtungen konfrontiert, weshalb sie auch innerhalb der

---

2009, S. 504–523, 506 (im Folgenden zitiert als: Harrington, Brain and Behavioral Sciences) u. Olaf Breidbach: *Die Materialisierung des Ichs. Zur Geschichte der Hirnforschung im 19. und 20. Jahrhundert*, Frankfurt a.M. 1997, 49 (im Folgenden zitiert als: Breidbach, Materialisierung).

5 Wolfram K. Köck: Kurzbiographie »La Mettrie«, in: Ernst Florey und Olaf Breidbach (Hg.): *Das Gehirn – Organ der Seele? Zur Ideengeschichte der Neurobiologie*, Berlin 1993, S. 380–381, 381.

6 Von einem »Neuro-Hype« spricht auch Torsten Heinemann, der das Phänomen soziologisch untersucht hat. Zur historischen Entwicklung, die zu der enormen Popularität der Hirnforschung zu Beginn des 21. Jahrhunderts geführt hat, merkt er an, dass sie keinen »kontinuierlichen Prozess« darstelle, sondern als Ablauf »verschiedene[r] Phasen und Konjunkturen« gesehen werden müsse (Torsten Heinemann: *Populäre Wissenschaft. Hirnforschung zwischen Labor und Talkshow*, Göttingen 2012, 13).

7 Den spezifischeren Anspruch der Neuropsychologie, verschiedenste psychische Krankheiten durch Ungleichgewichte von Neurotransmittern verständlich machen zu können, erklärt Hasler unter anderem durch Korruption, d.h. durch den ökonomischen Einfluss der Pharmaindustrie (Neuromythologie, 9. – Sein zusammenfassendes Urteil über die Verwendung des Konzepts der Neurotransmitter findet sich auf S. 173).

Hirnforschung – zu verschiedenen Zeiten mehr oder weniger – umstritten waren und manchmal einer starken Konkurrenz durch ›ganzheitliche‹ Sichtweisen gegenüberstanden.

Die vorliegende Arbeit behandelt diesen Streit und widmet sich der Frage, auf welche konkrete Weise Beobachtungen, die an menschlichen Gehirnen und menschlichem Verhalten gemacht wurden, miteinander verknüpft und mit *verschiedenen* Vorstellungen vom menschlichen Subjekt oder, allgemeiner, einer menschlichen Natur verbunden wurden. Das Ziel dieser Analyse biologischer und medizinischer Wissensproduktion besteht in der Unterscheidung der bestimmten Funktionen, die verschiedene Forschungspraktiken, einschließlich der Theoriebildung, für die Legitimation der an sie anknüpfenden Subjektbegriffe haben. Diese Untersuchung der jeweils spezifischen Bedeutungen einzelner Elemente wissenschaftlicher Erkenntnis soll zu einer stärker als bisher differenzierenden kritischen Betrachtung der neurowissenschaftlichen Erklärungsansprüche beitragen. Diese Ansprüche können zwar auch ohne Rücksicht auf die Forschungspraxis im engeren Sinn kritisiert werden, etwa, wie in Christine Zunkes *Kritik der Hirnforschung*, durch die Erläuterung des Umstands, dass ein transzendentaler Freiheitsbegriff von empirischen Tatsachen nicht berührt wird (siehe dazu Kap. 2.1).[8] Der vorliegenden Arbeit geht es aber auch um eine Erklärung des Erfolgs der Neurowissenschaften bei einem breiten Publikum und der Beharrlichkeit, mit der bestimmte Überzeugungen vorgetragen werden. Der Fokus liegt dabei auf der wissenschaftlichen Arbeit selbst. Einerseits stellt die Untersuchung also keinen Anspruch auf eine umfassende Erklärung, weil u.a. die Bedürfnisse des Publikums weitgehend außen vor bleiben. Andererseits setzt sie die Erklärungsansprüche der Hirnforschung, durch eine wissenschaftstheoretische Reflexion, in den weiteren Zusammenhang der Stellung, die die Naturwissenschaften in der modernen Gesellschaft einnehmen.

Für die so umrissene Fragestellung sind die Auseinandersetzungen zwischen gegensätzlichen neurowissenschaftlichen Forschungsansätzen und Theorien von besonderem Interesse, weil der Kontrast verspricht, den Zusammenhang zwischen jeweils spezifischen Forschungsmethoden und verschiedenen Vorstellungen von menschlicher Natur deutlicher hervortreten zu lassen. Um die Forschung gleichzeitig im Detail betrachten zu können, erscheint daher eine vergleichende Fallstudie als geeignete Form der Untersuchung und die Anknüpfung an bereits vorhandene Literatur, die den weiteren und näheren Kontext beleuchtet, als sinnvoll, ebenso wie die Wahl eines Untersuchungszeitraums, der nicht von weitgehendem Konsens geprägt ist.

Besonders umstritten war das reduktionistische ›Menschenbild‹ im Allgemeinen und die Lokalisationslehre im Besonderen im frühen 20. Jahrhundert im deutschsprachigen Raum, wo holistische Theorien unter Biologen, Medizinern und Psychologen großen Anklang fanden. Eine ausführliche Analyse verschiedener ›Ganzheitslehren‹ und von deren Kritik des Reduktionismus in den deutschsprachigen Lebenswissenschaften, mit starkem Fokus auf Hirnforschung bzw. Neurologie und Psychologie, von ca. 1890 bis 1945 hat Anne Harrington vorgenommen. Unter den Protagonisten der von ihr erzählten Geschichte ist der Neurologe Kurt Goldstein (1878–1965) einer derjenigen Forscher,

8 Christine Zunke: *Kritik der Hirnforschung. Neurophysiologie und Willensfreiheit*, Berlin 2008 (im Folgenden zitiert als: Zunke, Kritik der Hirnforschung).

deren Arbeit am engsten am menschlichen Gehirn orientiert war.[9] Sein Werk bildet die eine Seite des in der vorliegenden Arbeit vorgenommenen Vergleichs.[10] Goldsteins wissenschaftliche Laufbahn erreichte ihren Höhepunkt in den 1920er und frühen 1930er Jahren, bevor er 1933 als Jude und Sozialist aus Deutschland vertrieben wurde und nach seiner Niederlassung in New York 1935 die lokalisationskritische bzw. holistische Forschung mit deutlich geringeren Mitteln fortsetzte. Der bedeutendste Ort seines Wirkens war das *Institut für die Erforschung der Folgeerscheinungen von Hirnverletzungen* in Frankfurt a.M., das von ihm von 1916, dem Jahr der Gründung, bis 1930 geleitet wurde und der Versorgung von Kriegsverletzten und deren gleichzeitiger wissenschaftlicher Untersuchung diente. Ein wichtiger theoretischer Einfluss war dort die Gestaltpsychologie, die von Goldsteins Mitarbeiter Adhémar Gelb (1887–1936) repräsentiert wurde. Die von Goldstein bis zur erzwungenen Emigration gesammelten Erfahrungen verwendete er 1934, auf einer Zwischenstation in den Niederlanden, zur Formulierung einer ›Ganzheitstheorie‹ in dem Buch *Der Aufbau des Organismus*. Diese Schrift ruft bis heute ein gewisses Interesse hervor, insbesondere bei Geisteswissenschaftlern und -wissenschaftlerinnen, weil sie in den Werken einer Reihe von Philosophen verarbeitet worden ist. Schon Mitte der 20er hat sich darüber hinaus Goldsteins Cousin Ernst Cassirer (1874–1945) in persönlichem Austausch über die neurologische Forschung informiert, weshalb seine Bezugnahme darauf im dritten Band der *Philosophie der symbolischen Formen* in die vorliegende Untersuchung einbezogen wird.

Während das holistische Denken in den Neurowissenschaften in den 1920er Jahren wohl insgesamt seine größte Wirkung erzielte, war die ›mechanistische‹ Hirnforschung doch alles andere als marginalisiert. Der für die andere Seite des Vergleichs gewählte Fall macht dies anschaulich. Cécile (1875–1962) und Oskar Vogt (1870–1959) arbeiteten von 1914 bis 1937 am *Kaiser-Wilhelm-Institut für Hirnforschung* (KWIH) in Berlin, wo er Direktor war und sie ab 1919 die anatomische Abteilung leitete. Die Expansion des Instituts machte es bis 1931 zum »damals weltweit größte[n] Hirnforschungsinstitut«.[11] Hinsichtlich der Wissensproduktion war allerdings bereits die vorhergehende Einrichtung der Vogts, das *Neurobiologische Laboratorium*, sehr bedeutsam. Dort entstand unter Oskar Vogts Leitung vor allem durch die Arbeit Korbinian Brodmanns (1868–1918) eine Hirnkarte, die bis heute in neuroanatomischen Lehrbüchern abgedruckt wird und bereits einen Hinweis auf die Gründe gibt, aus denen die Vogts zu den konsequentesten Vertretern der von Goldstein umfassend kritisierten Lokalisationslehre zu zählen sind. Ausgehend von den ›Brodmann-Feldern‹ als bedeutendster Grundlage entwickelten sie das methodische und theoretische Konzept der ›Architektur‹, in der sie die Beschreibung der

9 Anne Harrington: *Reenchanted Science. Holism in German Culture from Wilhelm II to Hitler*, Princeton ²1999 [1996] (im Folgenden zitiert als: Harrington, Reenchanted Science). – Zu Goldstein: 140–174. Für wörtliche Zitate verwende ich die deutsche Übersetzung: Anne Harrington: *Die Suche nach Ganzheit. Die Geschichte biologisch-psychologischer Ganzheitslehren: Vom Kaiserreich bis zur New-Age-Bewegung*, Reinbek bei Hamburg 2002 [1996] (im Folgenden zitiert als: Harrington, Suche nach Ganzheit).

10 Für Belege zu den Einzelheiten der Biographien von Kurt Goldstein und Cécile und Oskar Vogt siehe Kapitel 3.3.

11 Michael Hagner: *Geniale Gehirne. Zur Geschichte der Elitegehirnforschung*, Göttingen 2004, 236 (im Folgenden zitiert als: Hagner, Geniale Gehirne).

mikroskopischen Struktur des Gehirns mit einer psycho-physiologischen Deutung verschiedener Areale verknüpften. Im Lauf der 20er Jahre weiteten sie ihre Forschung auf weitere Bereiche aus, unter denen vor allem die Genetik, die die Erklärung individueller Unterschiede der Hirnstruktur liefern sollte, hervorzuheben ist. Die Arbeit der von Nikolaj W. Timoféeff-Ressovsky (1900–1981) geleiteten experimental-genetischen Abteilung des KWIH führte zur Einführung von auch noch in der gegenwärtigen Genetik verwendeten Konzepten. Auf andere Weise als die Karriere Goldsteins wurde doch auch die der Vogts durch das NS-Regime erheblich beschädigt, als sie u.a. wegen der Forschungskooperation mit der Sowjetunion angegriffen wurden und Oskar Vogt 1937 endgültig vom Posten des Institutsdirektors entlassen wurde. Für beide in der vorliegenden Arbeit untersuchten historischen Fälle kann daher der jeweils größte Einfluss auf die Entwicklung der Neurowissenschaften als Ganzes ungefähr in der Zeit der Weimarer Republik angenommen werden, während die Entwicklung zentraler Konzepte bereits in den vorhergehenden Jahrzehnten stattfand oder begann. Die im Einzelnen analysierten (nicht nur für den Kontext oder bestimmte Detailfragen hinzugezogenen) Quellen, hauptsächlich wissenschaftliche und einige populärwissenschaftliche Veröffentlichungen Goldsteins und der Vogts sowie der jeweils wichtigsten Mitarbeiter, stammen aus den Jahren 1895 bis 1936.

Sowohl die Forschungen Goldsteins als auch die der Vogts sind bereits auf verschiedene Weisen in historiographischen Darstellungen gewürdigt worden. Zur Arbeit der Vogts liegt seit 1998 eine von Helga Satzinger verfasste Monographie, ihre Dissertation, vor, die eine umfassende »Rekonstruktion des wissenschaftlichen Werkes« sowie »eine Art Leitfaden […], an den künftige Untersuchungen anknüpfen können«, bietet[12] und als solcher im Folgenden ausgiebig genutzt wird. Spezifischere Problemstellungen, die in Satzingers Studie betont werden, sind der »Einfluß des Geschlechterverhältnisses« und, allgemeiner, »die eher sozialhistorische Frage nach den Bedingungen« der Forschung,[13] hauptsächlich gibt sie aber eine detailreiche Übersicht des vogtschen Werks bis zu den späten 1920er Jahren. Unter anderem in Anknüpfung an Satzingers Darstellung hat Hagner die Arbeit vor allem Oskar Vogts im Rahmen einer *Geschichte der Elitegehirnforschung* untersucht.[14] Damit behandelt Hagner auch einen Aspekt des

12 Helga Satzinger: *Die Geschichte der genetisch orientierten Hirnforschung von Cécile und Oskar Vogt (1875–1962, 1870–1959) in der Zeit von 1895 bis ca. 1927*, Stuttgart 1998, 9 (im Folgenden zitiert als: Satzinger, Cécile und Oskar Vogt). – Satzinger Studie ist nicht zuletzt wegen der darin enthaltenen kompletten Liste der Veröffentlichungen der Vogts nützlich (ebd., 306–325). Schon vor Satzingers Buch ist der vor allem in biographischen Fragen für die vorliegende Arbeit hinzugezogene Aufsatz Jochen Richters als früheste umfangreichere historiographische Darstellung erschienen: Jochen Richter: Das Kaiser-Wilhelm-Institut für Hirnforschung und die Topographie der Großhirnhemisphären. Ein Beitrag zur Institutsgeschichte der Kaiser-Wilhelm-Gesellschaft und zur Geschichte der architektonischen Hirnforschung, in: Bernhard vom Brocke u. Hubert Laitko (Hg.): *Die Kaiser-Wilhelm-/Max-Planck-Gesellschaft und ihre Institute. Studien zu ihrer Geschichte: Das Harnack-Prinzip*, Berlin u. New York 1996, S. 349–408 (im Folgenden zitiert als: Richter, KWI für Hirnforschung). Hinsichtlich einiger Daten war zudem die Monographie Heinz Bielkas, die u.a. die Geschichte des KWIH nachzeichnet, nützlich: Heinz Bielka: *Die Medizinisch-Biologischen Institute Berlin-Buch. Beiträge zur Geschichte*, Berlin u.a. 1997 (im Folgenden zitiert als: Bielka, Berlin-Buch).

13 Satzinger, Cécile und Oskar Vogt, 7.

14

Verhältnisses zwischen Forschungsobjekten und Vorstellungen vom menschlichen Subjekt und in dieser Hinsicht schließt die vorliegende Arbeit auch an Hagners Darstellung an, indem jener Aspekt einer vertiefenden Betrachtung unterzogen wird. Wenn auch nur recht knapp, als eines unter sehr zahlreichen Beispielen, wird die Forschung der Vogts zudem in Olaf Breidbachs *Materialisierung des Ichs* erörtert,[15] einer Darstellung, die die Verbindung von Hirnforschung und Subjektbegriff in den vergangen 200 Jahren thematisiert. Damit ist bezüglich der Vogts ein weiterer Anknüpfungspunkt für die Quellenanalyse sowie darüber hinaus die eigentliche (1997 erschienene) »erste Karte«,[16] in weitaus kleinerem Maßstab als dem der von Satzinger erstellten, zur Verortung der Einzelheiten der vogtschen Wissensproduktion gegeben.

Ähnlich verhält es sich mit der schon vorhandenen – insgesamt allerdings etwas umfangreicheren – Literatur zu Goldstein. Die erste recht eingehende historiographische Behandlung seines Werks bildet das entsprechende Kapitel in Harringtons bereits erwähnter Untersuchung der *Reenchanted Science*. Diese Studie dient der vorliegenden Arbeit sozusagen (um die kartographische Metaphorik weiterzuführen) als Karte mittleren Maßstabs, die sowohl einen ersten Überblick der Forschung und Theoriebildung Goldsteins als auch eine Einordnung in das holistische Umfeld bietet. Die erste Monographie über Goldstein ist Uta Noppeneys 2000 erschienene Dissertation, die seine Arbeit im *Spannungsfeld von Neurologie, Psychologie und Philosophie* verortet, um »den geistigen Gewinn, aber auch die Gefahren eines interdisziplinären Ansatzes aufzuzeigen.«[17] Während sie damit ebenfalls das Werk als Ganzes in den Blick nimmt und daher Anhaltspunkte für die Untersuchung von Goldsteins Subjektbegriff enthält, verfolgt sie eine theoretische Perspektive, die von der der vorliegenden Arbeit sehr verschieden ist. Unter Berufung auf Richard Rorty strebt sie eine »*historisch-rationale Rekonstruktion*« an und dies verlange u.a. eine Antwort auf »die Frage, wie würde Goldstein argumentieren, wenn er über den heutigen Kenntnisstand verfügte.«[18] Die vorliegende Untersuchung nimmt zwar keinen dem direkt entgegengesetzten, radikal relativistischen Standpunkt ein, betrachtet aber die Werke Goldsteins und der Vogts, wie bereits angedeutet, als Fälle, die bestimmte Aspekte von Wissenschaft insgesamt beleuchten können, und versucht nicht, ihre Anwendbarkeit für die heutige Neurologie, Psychologie oder Philosophie zu prüfen, wenn es zwischen beiden Fragestellungen auch Überschneidungen

15 Breidbach, Materialisierung, 229–241 u. 289–296.

16 Ebd., 12. – Den Vorschlag Breidbachs, anhand dieser Karte »nun die weitergehenden Anleihen, aber auch die Ausleihen dieses Wissenschaftsbereichs« (ebd.) zu verfolgen, werde ich allerdings nur für den kleineren Teil der Quellenanalyse annehmen, die stattdessen vor allem auf das Innere der Wissenschaft zielt.

17 Uta Noppeney: *Abstrakte Haltung. Kurt Goldstein im Spannungsfeld von Neurologie, Psychologie und Philosophie*, Würzburg 2000, 10 (im Folgenden zitiert als: Noppeney, Abstrakte Haltung). – Ein von Goldsteins ehemaliger Mitarbeiterin Marianne Simmel herausgegebener Sammelband, der ein Verzeichnis der Veröffentlichungen Goldsteins enthält, dient vor allem der Respektsbekundung aus neurologischer Perspektive und wird im Folgenden hauptsächlich bzgl. biographischer Details zitiert: Marianne Simmel (Hg.): *The Reach of Mind. Essays in Memory of Kurt Goldstein*, New York 1968.

18 Noppeney, Abstrakte Haltung, 13. Herv. i.O. – Die gemeinte ›historisch-rationale Rekonstruktion‹ hat keinen direkten Bezug zur ›rationalen Rekonstruktion‹ bei Lakatos (siehe dazu Kap. 2.3).

geben mag. Im Jahr 2001 sind drei in einem Gemeinschaftsprojekt entstandene, medizinische Doktorarbeiten erschienen, die 2006 in gekürzter Fassung zusammen als Buch veröffentlicht wurden.[19] Im Einzelnen hat Axel Schulz eine Biographie Goldsteins vorgelegt, Wolfram Belz eine *Untersuchung des Goldsteinschen Entwurfes einer einheitlichen Angstkonzeption* und Andreas Eisenblätter eine Analyse der Arbeiten Goldsteins über Sprachstörungen, mit einem Schwerpunkt auf Cassirers Anschluss an diese Schriften.[20] Das Erkenntnisinteresse dieser Dissertationen ist, ihrer disziplinären Herkunft angemessen, in erster Linie auf die Frage gerichtet, inwiefern die methodischen und theoretischen Konzepte Goldsteins (weiterhin) von »Nutzen für die Patienten« sein können.[21] 2014 haben Stefanos Geroulanos und Todd Meyers eine weitere Monographie vorgelegt, die »eine Interpretation von Goldsteins Versuch, den Organismus als ein integriertes Individuum zu begreifen«, geben soll, insbesondere anhand des *Aufbau des Organismus*.[22] Über die bereits genannten Titel geht diese Untersuchung vor allem durch die Analyse dreier Forschungsfilme aus dem Nachlass hinaus.

Allen diesen Arbeiten zur Forschung Goldsteins und der Vogts ist es gemeinsam, dass sie mehr oder weniger ausführlich die jeweiligen Bezugspunkte zu den holistisch *oder* mechanistisch argumentierenden Mitstreitern (sowie zu den Konkurrenten mit übereinstimmenden Grundannahmen) thematisieren, während sie die Konkurrenz durch die jeweils ›andere Seite‹ nur am Rande erwähnen oder, vor allem hinsichtlich der Schriften Goldsteins, als Gegenstand der in den Quellen bereits ausgedrückten Kritik behandeln. Gerade für die ersten Jahrzehnte des 20. Jahrhunderts, in denen die holistische Kritik am Reduktionismus der Lebenswissenschaften allgemein als besonders wirkmächtig angesehen wird, dürfte der direkte Vergleich aber durchaus lehrreich sein

---

19 Wolfram Belz u.a.: *Vom Konkreten zum Abstrakten. Leben und Werk Kurt Goldsteins (1878–1965)*, Frankfurt a.M. 2006 (im Folgenden zitiert als: Belz u.a., Vom Konkreten zum Abstrakten).

20 Axel Schulz: *Das Leben und Werk von Kurt Goldstein (1878–1965): Seine zeitgeschichtliche und wissenschaftshistorische Einordnung unter besonderer Berücksichtigung personeller und institutioneller Verflechtungen*, Berlin 2001 (Microfiche); Wolfram Belz: *Kurt Goldstein und das Phänomen der Angst: Eine Untersuchung des Goldsteinschen Entwurfes einer einheitlichen Angstkonzeption in Abgrenzung zu den entsprechenden psychoanalytischen Konzepten*, Berlin 2001 (Microfiche); Andreas Eisenblätter: *Von Anatomie zu Philosophie: Kurt Goldsteins frühe und späte Schriften zur Aphasie*, Berlin 2001 (Microfiche).

21 Belz u.a., Vom Konkreten zum Abstrakten, 249. – Dies bezieht sich auf das von den Autoren explizit gemachte Interesse. In der Buchausgabe fällt dem Herausgeber die Aufgabe zu, noch eine allgemeinere Rechtfertigung der Untersuchung zu geben: »Mit der erinnernden Aufarbeitung des Lebens und Werks von Pionieren der medizinischen Anthropologie und integrierten Psychosomatik soll einer weit verbreiteten Geschichtsvergessenheit entgegengewirkt werden, die sich nicht nur bei Individuen, sondern ebenso in Gesellschaft und Kultur als ungünstig erweist. Mit dieser Arbeit über Kurt Goldstein wollen wir unseren Dank auch allen jenen abstatten, die wie er Originelles zu den Wissenschaften vom Menschen beigetragen haben, ohne dass sie (z.B. aufgrund des Nationalsozialismus) ein adäquate Anerkennung erfuhren.« (Gerhard Danzer: Vorwort, in: Wolfram Belz u.a.: *Vom Konkreten zum Abstrakten. Leben und Werk Kurt Goldsteins (1878–1965)*, Frankfurt a.M. 2006, 8)

22 Stefanos Geroulanos u. Todd Meyers: *Experimente im Individuum. Kurt Goldstein und die Frage des Organismus*, Berlin 2014, 10. – Noch eine weitere 2017 erschienene Monographie zur *Emigration* Goldsteins beschränkt sich auf die möglichst vollständige Sammlung aller verfügbaren äußeren Lebensdaten aus den Jahren 1930 bis 1940: Udo Benzenhöfer u. Gisela Hack-Molitor: *Zur Emigration des Neurologen Kurt Goldstein*, Ulm 2017.

und der Literatur einen relevanten Blickwinkel hinzufügen. Gerade wegen der vergleichenden Perspektive wird die vorliegende Arbeit aber auch die historiographische Darstellung beider Gegenstände für sich erweitern, indem bisher wenig beachtete Quellen, nämlich eine Reihe früher Schriften Goldsteins und Oskar Vogts analysiert werden. Bei Goldsteins ganzheitlicher biologischer bzw. medizinischer Theoriebildung ist das Gehirn, obwohl dessen Schädigungen den notwendigen Hintergrund der betreffenden Krankheitsbilder darstellen, häufig auffallend abwesend. Da seine vor dem Ersten Weltkrieg veröffentlichten Schriften noch nicht durch eine Kritik der Lokalisation, sondern selbst durch ausführliche lokalisatorische Erklärungsversuche gekennzeichnet sind, stellen sie ein wichtiges Verbindungsglied für den Vergleich mit der vogtschen Lokalisationsforschung dar. Umgekehrt befasst sich die vogtsche Hirnforschung seit ca. 1920 kaum noch mit der Psyche, während sie mit umfassenden psychologischen Erklärungsansprüchen verbunden ist. Einige noch vor 1900 erschienene Aufsätze Oskar Vogts, die seine psychologischen Experimente beschreiben, werden daher dazu herangezogen, jene Ansprüche verständlich zu machen.

Eine weitere Gemeinsamkeit der vorhandenen Literatur besteht darin, dass sie fast völlig ohne Diskussion der wissenschaftstheoretischen Annahmen, die der Geschichtsschreibung zugrunde liegen, auskommt. Wenn die Vorannahmen überhaupt thematisiert werden, geschieht dies hauptsächlich in Form von knappen Stellungnahmen in den Einleitungen, wodurch die Vorstellung nahegelegt wird, dass die jeweils bereits akzeptierte Wissenschaftstheorie von der weiteren historiographischen Arbeit nicht mehr berührt werde.[23] In der vorliegenden Arbeit geht es demgegenüber auch um die Frage, welchen Beitrag die Wissenschaftshistoriographie zu wissenschaftstheoretischen Debatten leisten kann, weshalb die vergleichende Fallstudie mit einer Erörterung der theoretischen Perspektive verknüpft, d.h. in Beziehung gesetzt, nicht aber die Theorie der Geschichtsschreibung bloß vorausgesetzt wird.

1.2 Hirnforschung und Subjektbegriffe

Bei der vorliegenden Untersuchung handelt es sich in erster Linie um eine historiographische. Philosophische Relevanz beansprucht sie aufgrund der Bedeutung der Geschichte der Wissenschaften für die Wissenschaftstheorie, nicht wegen der Möglichkeit einer Bedeutung der Hirnforschung für philosophische Konzepte des menschlichen Subjekts, auch nicht in dem Sinn, dass sie diese Möglichkeit zu widerlegen versuchte.[24] Es geht da-

23 Äußerst knapp bemerkt etwa Satzinger, dass sie »nicht nach einer Entwicklung der Naturwissenschaften als sukzessivem Erkenntnisfortschritt« frage, weil dies »spätestens in der Wissenschaftsforschung seit Kuhn [...] obsolet« sei (Cécile und Oskar Vogt, 6 u. 6, Anm. 18). Warum es als obsolet anzusehen und ob damit *jede* Frage nach *irgendeinem* Fortschritt in den Wissenschaften hinfällig sei, erfährt der Leser oder die Leserin nicht. – Siehe zu Thomas Kuhn Kapitel 2.

24 Zwischen beiden Aspekten gibt es sicherlich Überschneidungen. Wenn die historiographische Darstellung aber etwas zur Frage nach der Bedeutung der Hirnforschung für philosophische Subjektbegriffe aussagt, dann einerseits über den Umweg der Wissenschaftstheorie und andererseits durch die Verbindung zwischen philosophischen Begriffen und solchen des Alltagsgebrauchs, darunter auch in politischen Zusammenhängen verwendeten.

her auch nicht darum, in der neurowissenschaftlichen Literatur auffindbare Aussagen mit einem bestimmten philosophischen Subjektbegriff zu konfrontieren.[25] Die Entscheidung darüber, welche Arten von Aussagen für die Beantwortung der Fragestellung zentral sind, orientiert sich stattdessen zunächst am Alltagsverständnis dessen, was mit dem Ausdruck ›Mensch‹ gemeint ist, und an der allgemeinverständlichen Feststellung, dass Menschen als frei oder als unfrei, als durch Naturgesetze in ihrem Handeln determinierte oder durch Benutzung ihres Verstands zu Entscheidungen fähige aufgefasst oder durch ähnliche Attribute gekennzeichnet werden können. Hauptsächlich wird die Quellenanalyse dann durch den Sinnzusammenhang der untersuchten Schriften selbst geleitet. Daneben stellt allerdings auch die Historiographie der Hirnforschung einen wichtigen methodischen Bezugspunkt dar, weil in ihr das Verhältnis dieser Forschung zu mehr oder weniger präzise bestimmten Subjektbegriffen bereits auf verschiedene Weise bearbeitet worden ist, wobei auch die mehr oder weniger lose Verbindung dieser Begriffe zur Philosophie eine Rolle spielt. In dieser Hinsicht sind, neben den Studien, die die Subjektbegriffe bei Goldstein und den Vogts unter bestimmten Aspekten ansprechen, insbesondere die Arbeiten Olaf Breidbachs und Fernando Vidals von Interesse.

Breidbach beginnt seine Geschichte der *Materialisierung des Ichs* mit der Darstellung der Konfrontation zwischen Hirnforschung und Philosophie im ausgehenden 18. Jahrhundert, die in der Publikation von Samuel Thomas Soemmerrings (1755–1830) anatomischer Studie *Über das Organ der Seele* (1796) materiell greifbar wurde, weil sie ein von Immanuel Kant (1724–1804) verfasstes Nachwort enthielt. Soemmerring hatte aus seiner Beschreibung des Verlaufs der Nervenbahnen im Gehirn geschlossen, dass die in den Ventrikeln (Hirnhöhlen) eingeschlossene Flüssigkeit das gesuchte Organ und in diesem die Seele zu verorten sei.[26] In seinem Nachwort würdigte Kant nicht nur den anatomischen Teil von Soemmerrings Arbeit, sondern beurteilte auch die Hypothese über eine zentrale physiologische Bedeutung der Ventrikelflüssigkeit als brauchbar. Er legte dabei aber Wert auf die Feststellung, dass es sich nur um die »Materie« handeln könne, »welche die Vereinigung aller Sinnen-Vorstellungen im Gemüth möglich« mache, wobei er als »G e m ü t h […] nur das die gegebenen Vorstellungen zusammensetzende und die Einheit der empirischen Apperception bewirkende V e r m ö g e n […], noch nicht die S u b s t a n z« bezeichne. Damit sei also nichts über die Seele selbst ausgesagt, was Kants Empfehlung entspricht, physiologische Feststellungen grundsätzlich nicht auf metaphysische Fragen anzuwenden.[27] Entscheidend für Breidbachs historische Analyse sind dann Kants Ausführungen über die Unsinnigkeit einer Lokalisierung der

25 Siehe aber zum Abschnitt 6.1, in dem ich Cassirers Verarbeitung der neurologischen Theorie Goldsteins nachzeichne, die unten (Kap. 1.3) gegebene Erläuterung.

26 Breidbach, Materialisierung, 62f. – Breidbach trifft keine genaue Unterscheidung zwischen »einer Ortung der Seele« und »der Lokalisierung eines Seelenorgans« (ebd., 63). Vgl. dazu die Darstellung Peter McLaughlins, der die entscheidenden Stellen in Soemmerrings Text benennt: Peter McLaughlin: Soemmerring und Kant: Über das Organ der Seele und den Streit der Fakultäten, in: Gunter Mann u. Franz Dumont (Hg.): *Samuel Thomas Soemmering und die Gelehrten der Goethezeit*, Stuttgart u. New York 1985, S. 191–201, 198 (im Folgenden zitiert als: McLaughlin, Soemmerring).

27 Immanuel Kant: Nachwort, in: Samuel Thomas Sömmerring: *Über das Organ der Seele*, Königsberg 1796, S. 81–86, 83, Herv. i.O. (im Folgenden zitiert als: Kant, Nachwort).

Seele.[28] Kant geht dabei von der Feststellung aus, dass die Seele »bloß Object des inneren Sinnes« sei und als solches »nur nach Zeitbedingungen bestimmbar«, nicht aber durch »ein Raumesverhältniß«.[29] Da räumliche Gegenstände nur von der »äußeren Anschauung« wahrgenommen werden könnten, sei eine Lokalisierung der Seele von vornherein unmöglich.[30] Ausgehend von der Gegenüberstellung des neurowissenschaftlichen Versuchs Soemmerrings, der Seele einen anatomisch beschreibbaren Ort zu geben und Kants Beharren darauf, »den inneren Sinn, die Phänomenebene des Denkens, als einen eigenen, von der physikalischen Methodologie nicht zu erfassenden Bereich« zu begreifen,[31] widmet sich Breidbach der weiteren Geschichte der *Materialisierung des Ichs*. In dieser Geschichte geht es allerdings nicht mehr um die Verortung der Seele als einer Einheit, sondern um die der psychischen Einzelfunktionen. In seiner Analyse stellt Breidbach zwar keinen Vergleich zwischen den jeweiligen Stationen der Hirnforschung und Kants Subjektbegriff an, setzt vielmehr voraus, dass auch die Philosophie – sowie die Gesellschaft – sich weiterentwickele und daher das »Ich, dessen Materialisierung gesucht wurde, [...] über die Jahrzehnte selbst ein immer anderes« sei.[32] Die dennoch bestehenden Kontinuitäten ermöglichen es ihm aber, für die verschiedensten Forschungsansätze zu fragen, wie die immaterielle Wirklichkeit der Subjektivität ersetzt und die nicht auf physischen Ursachen beruhenden Gesetze der Vernunft durch bestimmte neurowissenschaftliche Feststellungen abgeschafft werden sollten.

Vidals Analyse der Geschichte des ›zerebralen Subjekts‹ nimmt eine andere Perspektive ein, behandelt aber ebenfalls einen mit den Neurowissenschaften verbundenen Reduktionismus: »As a ›cerebral subject‹, the human being is specified by the property of ›brainhood‹, i.e. the property of *being*, rather than simply *having*, a brain.«[33] Die Entwicklung dieser Auffassung vom menschlichen Subjekt sei nicht von der Hirnforschung ausgegangen, von dieser aber aufgenommen und verstärkt worden.[34] Die Herkunft des Konzepts von ›brainhood‹ (der auf das Gehirn bezogenen Variante von ›selfhood‹) verbindet Vidal zunächst mit John Lockes (1632–1704) Trennung von (körperlicher) Substanz und persönlicher Identität sowie der ausschließlichen Begründung

28 Breidbach, Materialisierung, 46. – An der Episode selbst sieht McLaughlin etwas anderes als wirklich bemerkenswert an: »Kants Nachwort [...] setzte sich die Aufgabe, zwei Fehlern abzuhelfen, die er bei Soemmerring gesehen hatte: den Versuch, psychische Zustände anatomisch zu lokalisieren und die Verkennung naturwissenschaftlicher Theoriebildung als Metaphysik. Der erste Fehler ist zwar der auffallendere, aber damit reiht sich Soemmerring bloß in eine lange Tradition der Lokalisierung von Funktionen, eine Tradition, die mit ihm nicht aufhörte. Der zweite Fehler ist, glaube ich, viel gravierender, und in dieser Schärfe scheint er ein historisches Novum zu sein.« (McLaughlin, Soemmerring, 200) Dieser Fehler habe sich darin gezeigt, dass Soemmerring »die Frage [...], ob eine Flüssigkeit animiert oder organisiert sein kann« (was Kant bejahte), als eine »transzendentale oder metaphysische« verstanden habe (ebd., 198). Ebenso wie für Breidbach ist Soemmerring in der vorliegenden Arbeit aber gerade als Repräsentant jener langen Tradition von Interesse.

29 Kant, Nachwort, 82.

30 Ebd., 86.

31 Breidbach, Materialisierung, 63.

32 Ebd., 42, Anm. 46.

33 Fernando Vidal: Brainhood, anthropological figure of modernity, in: *History of the Human Sciences* 22/1 (2009), S. 5–36, 6, Herv. i.O. (im Folgenden zitiert als: Vidal, Brainhood).

34 Ebd., 7.

der Identität durch das Bewusstsein. Die damit gegebene Vorstellung, dass der Körper nicht Teil des Selbst, sondern dessen Besitz sei, habe dann nur noch mit der Feststellung verbunden werden müssen, dass das Bewusstsein an das Gehirn gebunden sei. Auf diese Weise sei etwa Charles Bonnet (1720–1793) zur Gleichsetzung von Gehirn und Subjekt gelangt.[35] Bei Vidals These geht es weniger darum, dass das Subjekt als zerebrales um die selbständige Realität des Bewusstseins reduziert, als vielmehr darum, dass es von der äußeren Wirklichkeit abgeschnitten werde:

> »The individualism characteristic of western and westernized societies, the supreme value given to the individual as autonomous agent of choice and initiative, and the corresponding emphasis on interiority at the expense of social bonds and contexts, are sustained by the brainhood ideology and reproduced by neuro-cultural discourses«.[36]

Während diese historiographische Verknüpfung der Hirnforschung mit einer Stärkung der Vorstellung von Menschen als autonomen Subjekten Breidbachs *Materialisierung des Ichs* direkt entgegensetzt zu sein scheint, muss sie nicht als dieser Darstellung widersprechend angesehen werden. Die Betonung der Innerlichkeit, von der Vidal spricht, kann nämlich, wenn sie in der Hirnforschung stattfindet, auch als tatsächlich räumliche verstanden werden und bezeichnet dann wohl nicht den virtuellen Ort, an dem das kantsche Ich sich selbst wahrnimmt. Umgekehrt lässt sich die von Vidal bemerkte Ausblendung der materiellen ›sozialen Bindungen und Kontexte‹, wenn diese eine immaterielle Wirklichkeit *im* Bewusstsein besitzen, auch als Reduktion des Inneren betrachten. In beidem kann sich allerdings auch eine *innere* Widersprüchlichkeit der neurowissenschaftlichen Konzepte ausdrücken. Der Begriff des zerebralen Subjekts kann so gesehen als weiterer Aspekt neben der *Materialisierung des Ichs* in die Untersuchung einbezogen werden.

1.3 Aufbau der Untersuchung

Um die Frage nach der Bedeutung verschiedener historischer wissenschaftlicher Praktiken, zu denen ich, wie gesagt, auch die Theoriebildung zähle, für die Entwicklung und Rechtfertigung bestimmter Subjektbegriffe in einen weiteren Zusammenhang zu stellen, werde ich im Folgenden zunächst die bei der Untersuchung vorausgesetzten wissenschaftstheoretischen Annahmen diskutieren (Kap. 2). Dabei geht es, wie ebenfalls bereits erwähnt, nicht um die Festlegung auf eine bestimmte theoretische Sichtweise, in die sich die historiographischen Beobachtungen fügen müssen. Vielmehr sollen *erstens* die Vorannahmen, die, auf die eine oder andere Weise, unvermeidlicherweise in die Geschichtsschreibung einfließen, offengelegt, gleichzeitig aber auch (theoretisch) begründet werden. Diese Ausführungen sollen es ermöglichen, im Anschluss an die Quellenanalyse zu beurteilen, inwiefern die Theorie zum Verständnis der Geschichte beiträgt und die Geschichtsschreibung Relevanz für die Theorie besitzt. *Zweitens* werde

35 Ebd., 13f.
36 Ebd., 7.

ich im Zusammenhang mit der Wissenschaftstheorie erörtern, in welchem Verhältnis diese Theorie zur Gesellschaftskritik steht oder stehen kann. Ein Aspekt dieser Erörterung ist die Feststellung, dass die Historiographie der Hirnforschung häufig recht kritisch über ihren Gegenstand urteilt, dies aber eher selten bzw. wenig ausführlich mit Wissenschaftstheorie in Verbindung bringt, was durchaus nicht als notwendige Zurückhaltung erscheint. *Drittens* werden im zweiten Kapitel einige für die Quellenanalyse leitende Begriffe erläutert, vor allem die der wissenschaftlichen Werte, der konkurrierenden Forschungsprogramme und der *Expository Science* (Kap. 2.3). Diese Begriffe sollen, um dies nochmals zu betonen, nicht dazu verwendet werden, die Quelleninhalte einem vorgefertigten System einzufügen, sondern lediglich als Mittel für die Unterscheidung verschiedener Wissenselemente anhand ihrer Bedeutung in Bezug auf die Fragestellung dienen.

Im dritten Kapitel werde ich die historischen Hintergründe der zu behandelnden Fälle erläutern, vor allem in Hinsicht auf die zum Verständnis dieser Fälle notwendigen Voraussetzungen, wenigstens andeutungsweise aber auch auf ihre sozialhistorische Einordnung. Ausgehend von einigen weithin bekannten, spezifischen Merkmalen des frühen 20. Jahrhunderts im Zusammenhang mit der Wissenschaftsgläubigkeit und ihrer Erschütterung (insbesondere durch den Ersten Weltkrieg) geht es zuerst um die Verbindung der Lebenswissenschaften mit der Idee des sozialen Fortschritts im Untersuchungszeitraum, spezifischer um die Bedeutung von Eugenik und Sozialhygiene (Kap. 3.1). Anschließend werden zuerst diejenigen Entwicklungen der Hirnforschung im 19. Jahrhundert, die sich in direkte Beziehung zu den Forschungen der Vogts und Goldsteins bringen lassen (Kap. 3.2.1 bis 3.2.3), und dann deren zeitgenössisches Umfeld dargestellt (Kap. 3.2.4 und 3.2.5). Diese Abschnitte sind allerdings zwecks einer möglichst knappen Darstellung nur grob chronologisch und vorrangig thematisch gegliedert, es ergeben sich also zeitliche Überschneidungen. Zuletzt gibt das dritte Kapitel jeweils eine arbeitsbiographische Skizze der Hauptfiguren des dann folgenden Hauptteils der Untersuchung.

Kapitel 4 behandelt das Werk Goldsteins und das der Vogts jeweils zur der Zeit ihres größten Erfolgs, in der sich das Charakteristische beider Forschungsansätze zugleich am deutlichsten zeigt. Für beide Fälle werde ich dazu zuerst einen Überblick der wichtigsten theoretischen und methodischen Merkmale dieser Ansätze geben, woran sich auch deren starke Gegensätzlichkeit am prägnantesten darstellen lässt (Kap. 4.2.1 und 4.3.1). Diesen Abschnitten folgt jeweils eine stärker auf die in den Quellen ausgedrückten Vorstellungen vom menschlichen Subjekt fokussierende Betrachtung (Kap. 4.2.2 und 4.3.2). Ein zentraler Aspekt des ganzen Kapitels ist die Unterscheidung der verschiedenen Positionen, die anatomische, physiologische und psychologische Beobachtungen in den jeweiligen Forschungen einnehmen. Diese Unterscheidung ist für die vorliegende Arbeit erstens deswegen zentral, weil für einen (in sich konsistenten) neurowissenschaftlichen oder neurowissenschaftlich geprägten Subjektbegriff eine Verknüpfung aller drei Elemente notwendig ist, was durch die Analyse veranschaulicht wird. Zweitens ergibt sich daraus eine erste Antwort auf die Frage, *wie* diese Verknüpfung jeweils vonstatten geht. Ein hier vorwegzunehmendes Ergebnis dieser Betrachtungen wird allerdings darin bestehen, dass sowohl die Vogts als auch Goldstein in ihren wichtigsten Publikationen den einen oder anderen Teil jener Verknüpfung stark zu Lasten des anderen betonen. Während die Vogts ihre anatomischen und physiologischen Beobachtungen häufig mit kaum erläuterten psychologischen Annahmen verknüpfen, ist Goldstein Ganzheitstheorie hauptsächlich psychologisch geprägt und lässt zu Anatomie und Physiologie viele Fragen offen.

Zu der Frage, ob oder wie sich die in den jeweiligen Texten zeigenden Lücken füllen lassen, geben die früheren Publikationen einigen Aufschluss. Wenn Kapitel 5 also in der Chronologie einen Schritt zurück geht, liegt der Grund darin, dass diese frühen Schriften selbst gewisse Gegensätze zu den späteren, weitaus charakteristischeren bilden. Sie führen daher einerseits nicht sehr weit auf dem Weg zum Verständnis der historischen Bedeutung Goldsteins oder der Vogts. Andererseits, was für den Argumentationsgang wichtiger ist, wird die Relevanz des jeweiligen frühen Werks für die Fragestellung der vorliegenden Arbeit erst aus der Gegenüberstellung der weiter entwickelten Forschungen deutlich. Bei Goldstein fällt an den vor dem Ersten Weltkrieg veröffentlichten Texten auf, dass er zu dieser Zeit keineswegs eine prinzipielle Kritik an der Lokalisation psychischer Funktionen geübt, dies vielmehr selbst angestrebt hat, jedoch auf einem ganz anderen Weg als die Vogts. Diese Texte zeigen aber auch, auf welche Weise er eigene Erfahrungen in der anatomischen Forschung gemacht hat, die auch bei seiner späteren Arbeit noch von Bedeutung waren. Die noch vor 1900 erschienenen psychologischen Arbeiten Oskar Vogts, deren Methodologie äußerlich kaum mit der später zentralen Anatomie und Physiologie in Beziehung zu stehen scheint, lassen erkennen, welche Auffassung von der Psyche hinter der vogtschen Hirnforschung in den folgenden Jahrzehnten steht. In beiden Fällen lässt sich aus der Quellenanalyse allerdings keine vollständig konsistente Begründung aller theoretischen Annahmen konstruieren.

Im sechsten Kapitel werde ich dann die Übertragung der in den neurowissenschaftlichen Publikationen ausgedrückten Vorstellungen vom Subjekt in den Bereich der Politik und – in einem speziellen Fall – in die Philosophie untersuchen. Zuerst (Kap. 6.1) geht es um die letztere Übertragung, nämlich die in Cassirers *Philosophie der symbolischen Formen*. Der betreffende Abschnitt hat in zweierlei Hinsicht den Charakter eines Exkurses. Erstens handelt es sich um den einzigen Teil der Quellenanalyse, der nicht auf die Schriften Goldsteins oder der Vogts fokussiert ist. Zweitens überschreitet er die oben (Kap. 1.2) gezogene Grenze der Fragestellung, konfrontiert nämlich einen philosophischen mit einem neuropsychologischen Subjektbegriff und versucht die Relevanz des Letzteren für den Ersteren verständlich zu machen.[37] Dass ich Cassirer dennoch in die Untersuchung einbeziehe, erscheint deshalb gerechtfertigt, weil sich seine Erörterung der *Pathologie des Symbolbewusstseins* sehr ausführlich auf die Schriften Goldsteins und Gelbs und darüber hinaus auf eigene Beobachtungen an deren Patienten bezieht und insofern selbst eine historische Ausnahme (hinsichtlich der Fallstudie) darstellt. Abschnitt 6.2 behandelt dann eine Reihe populärwissenschaftlicher Schriften der Vogts aus den Jahren 1912 bis 1933 und Abschnitt 6.3 Goldsteins *Bemerkungen über die Bedeutung der Biologie für die Soziologie anlässlich des Autoritätsproblems* von 1936. Im Fall der Vogts werden die politischen Implikationen ihres Subjektbegriffs in den betreffenden Quellen deutlicher als in

37 Hinsichtlich der Methode bleibt allerdings die mit der Begrenzung der Fragestellung aufgestellte Regel, derzufolge kein bestimmter philosophischer Subjektbegriff als Maßstab der Analyse der neurologischen Schriften angelegt wird, ohne Ausnahme.

den wissenschaftlichen Veröffentlichungen ausgedrückt, während die Bedeutung ihrer empirischen Forschung für diesen Begriff eher (noch weiter) relativiert wird. Goldsteins Aufsatz überträgt demgegenüber zwar ebenfalls, wenn auch explizit nur versuchsweise, zentrale theoretische Konzepte von der Neurologie auf die Soziologie, stellt hinsichtlich seiner Auffassung von der Bedeutung der Gesellschaftsstruktur jedoch auch einen gewissen Gegensatz zur Ganzheitstheorie dar.[38]

Kapitel 7 dient dann der zusammenfassenden Beantwortung der Frage nach den konkreten Verknüpfungen neurowissenschaftlicher Forschungen mit verschiedenen Subjektbegriffen. Dabei wird insbesondere die Verknüpfung der historiographischen Darstellung mit den wissenschaftstheoretischen Begriffen zentral sein, wodurch erläutert werden soll, inwiefern die Geschichtsschreibung Relevanz für die Wissenschaftstheorie und die Wissenschaftstheorie Bedeutung für die Gesellschaftskritik besitzt.

---

38 Eine erste sehr knappe Fassung des Goldstein betreffenden Teils der Quellenanalyse in Kap. 4 bis 6 habe ich im Jahrbuch der Deutschen Gesellschaft für Geschichte und Theorie der Biologie veröffentlicht: Martin Winterhalder: Gehirn und Subjekt in der Neuropsychologie Kurt Goldsteins, in: Michael Kaasch u.a. (Hg.): *Denkstile und Schulenbildung in der Biologie/Biologie und Politik. Beiträge zur 22. Jahrestagung in Gießen 2013 und 23. Jahrestagung in Bonn 2014 der DGGTB*, Berlin 2017 (Verhandlungen zur Geschichte und Theorie der Biologie 19), S. 261–273 (im Folgenden zitiert als: Winterhalder, Gehirn und Subjekt).

2. Wissenschaftsgeschichte, Wissenschaftstheorie und Gesellschaftskritik

1962 hat Thomas Kuhn an den Anfang seiner *Struktur wissenschaftlicher Revolutionen* eine Prognose und mit ihr eine Aufforderung gestellt: »Wenn man die Geschichtsschreibung für mehr als einen Hort von Anekdoten oder Chronologien hält, könnte sie eine entscheidende Verwandlung im Bild der Wissenschaft, wie es uns zur Zeit gefangen hält, bewirken.«[1] Wenn darüber hinaus, was nun keine Forderung Kuhns ist, die durch die Historisierung der Wissenschaften verwandelte Wissenschaftstheorie mehr als eine Hilfswissenschaft sein soll – ›wir‹ also nicht nur die vom Rest der Gesellschaft getrennte Gemeinschaft der Wissenschaftler sind –, impliziert dies, dass der Wissenschaftsgeschichtsschreibung eine gesellschaftskritische Funktion zukommt.[2] In der historisch informierten Wissenschaftstheorie bleibt diese Funktion jedoch häufig implizit oder wird sogar mehr oder weniger deutlich abgelehnt (s. Kap. 2.2). In der Historiographie der Wissenschaften finden sich demgegenüber deutlichere gesellschaftskritische Aussagen, die aber manchmal wiederum umso weniger theoretisch argumentieren, wie im Folgenden am Beispiel der bisherigen Geschichtsschreibung der Hirnforschung erörtert wird (Kap. 2.1). Studien zur Hirnforschung, die eine ausdrücklich kritische Intention verfolgen, befassen sich naheliegenderweise vor allem mit der Gegenwart.

Zwei sehr verschiedene Beispiele dieser aktuellen ›Kritik der Hirnforschung‹ werden im ersten Abschnitt als Einstieg in die Diskussion der verschiedenen Perspektiven dienen, in der ich darlegen werde, warum und in welcher Form eine explizite Verknüpfung von Theorie, Kritik und Geschichtsschreibung als naheliegend und sinnvoll erscheint.

1 Thomas S. Kuhn: *Die Struktur wissenschaftlicher Revolutionen*, Frankfurt a.M. ²1976 [1962/1969], 15 (im Folgenden zitiert als: Kuhn, Wissenschaftliche Revolutionen).

2 Ian Hacking hat anlässlich der ›50th Anniversary Edition‹ von Kuhns Buch festgestellt: »the book really did change ›the image of science by which we are now possessed.‹ Forever.« (Ian Hacking: Introductory Essay, in: Thomas S. Kuhn: *The Structure of Scientific Revolutions*, Chicago u. London ⁴2012, S. vii–xxxvii, xxxvii) Abgesehen von der Frage, *wie* sich das Bild verändert hat, bezieht sich diese Aussage wohl vor allem auf den Kreis der professionell mit Wissenschaftstheorie oder jedenfalls geisteswissenschaftlich Beschäftigten.

Diese Beispiele zeigen einerseits Möglichkeiten der Kritik, ohne Rekurs auf ausführliche historische oder soziologische Betrachtungen, gewissermaßen immanent, auf ernste mit der Hirnforschung verbundene Probleme zu reagieren. Sie verdeutlichen andererseits, dass diese Probleme auch solche Fragen aufwerfen, die nicht ohne historische Untersuchungen beantwortet werden können. Anschließend werde ich weitere, nun historiographische Beispiele der kritischen Behandlung der Hirnforschung heranziehen, um zu verdeutlichen, inwiefern wissenschaftshistorische Untersuchungen wiederum wissenschaftstheoretische Probleme sichtbar werden lassen, auch wenn dies häufig nicht explizit gemacht wird. Der zweite Abschnitt befasst sich dann mit verschiedenen wissenschaftstheoretischen Versuchen, derartige durch die Geschichtsschreibung gestellte Fragen zu beantworten. Dabei werde ich nun umgekehrt auch danach fragen, wie die Wissenschaftstheorie mit Problemen, die die Wissenschaften für die Gesellschaft bereiten, umgeht. Im dritten Abschnitt werde ich dann anhand der Begriffe der wissenschaftlichen Werte, der Forschungsprogramme und der Popularisierung einerseits die theoretische Perspektive auf das Verhältnis von Wissenschaft und Gesellschaft eingehender untersuchen und andererseits vor allem hier die in den folgenden Kapiteln verwendeten Ausdrücke erläutern. Ein vierter Abschnitt dient schließlich der weiteren Präzisierung dieser Begriffe bzw. der mit diesen verbundenen theoretischen Annahmen auf die besonderen Probleme hin, die mit den Lebenswissenschaften in Abgrenzung von der Erforschung der unbelebten Natur auf der einen sowie den Gesellschaftswissenschaften auf der anderen Seite verbunden sind.

2.1 Gesellschaftskritik und Wissenschaftsgeschichte

Gegenwärtige Debatten

In Auseinandersetzung mit den teilweise sehr öffentlichkeitswirksamen Debatten über die Bedeutung neurowissenschaftlicher Erkenntnisse für philosophische Fragestellungen hat die Philosophin Christine Zunke eine ausführliche *Kritik der Hirnforschung* formuliert. Darin stellt sie die ›philosophischen‹ Postulate zeitgenössischer Hirnforscher dem Freiheitsbegriff Kants gegenüber und legt dar, warum dieses Konzept von den neurowissenschaftlichen Erkenntnissen nicht berührt werde und die Existenz von Willensfreiheit durch die Erforschung des Gehirns ohnehin weder bewiesen noch widerlegt werden könne. Während nämlich die Hirnforschung wie jede Naturwissenschaft notwendigerweise empirisch arbeite, handele es sich bei Kants Begriff von Freiheit um einen transzendentalen, denn freie Handlungen seien »nur über das Ziel der Handlung zu begreifen […] – und dieses liegt als gedachtes jenseits von allem Material.«[3] So hatte Kant selbst bereits darauf hingewiesen, dass Freiheit kein »Erfahrungsbegriff« sein könne, weil nur tatsächlich geschehene Handlungen erfahrbar seien, während alle nicht durchgeführten Handlungsmöglichkeiten, deren Vorhandensein

3 Zunke, Kritik der Hirnforschung, 30.

Handlungen erst zu freien mache, niemals beobachtet werden könnten.[4] Hirnforscher wie Gerhard Roth stellten sich nach Zunkes Analyse dagegen – widersinnigerweise – eine empirisch erkennbare Akausalität vor, deren Nichtexistenz dann ›bewiesen‹ würde,[5] und verwendeten überdies einen in sich widersprüchlichen Begriff vom Bewusstsein. Der Widerspruch ist für Zunke notwendigerweise mit dem Versuch einer naturwissenschaftlichen Erklärung des Bewusstseins verbunden: »Bewusstsein kann mit empirischen Methoden nur indirekt als Phänomen, als subjektive Äußerung von Bewusstsein, festgestellt werden, aber begriffen werden kann es mit denselben Methoden nur als physikalischer Prozess – ein Vorgang, der subjektiv unbewusst ist, wie Roth richtig bemerkt.«[6] Schließlich entzögen sie ihren eigenen Forschungsergebnissen die Grundlage, weil die Leugnung eines – durch den Gebrauch des Verstands – freien Willens auch die Leugnung des Erkenntnisvermögens der Vernunft selbst nach sich ziehe. Erkenntnis erschöpfe sich nämlich nicht in bloßen Wahrnehmungen, sondern erfordere auch deren Begreifen, d.h. sich einen Begriff von ihnen zu machen, und diese Fähigkeit lasse sich nicht naturgesetzlich erklären. »Das Denken ist nicht selbst Naturgesetz, es denkt das Naturgesetz. Indem es das Naturgesetz zu seinem Inhalt machen kann, ist es das Andere zum Naturgesetz, also frei.«[7] Diese Argumentation ist einerseits durchaus plausibel.[8] Sie wirft andererseits aber die Frage nach den Ursachen der Entstehung und der Wirkmacht jener heute des Öfteren auffindbaren Vorstellung, dass philosophische Fragen durch naturwissenschaftliche Befunde beantwortbar seien, auf. Diese Frage verlangt nach soziologischen oder historischen Antworten. Zunke gibt eine recht abstrakte soziologische Antwort. Für sie »ist in der Form, in welcher Freiheit sich in der bürgerlichen Gesellschaft im Eigentum vergegenständlicht, die vom Menschen realisierte Freiheit wirklich in einer Weise, in der sie sich in ihr Gegenteil – konkret in apersonale Herrschaft – verkehrt.«[9] Weil also Unfreiheit tatsächlich erfahrbar sei, erscheine auch die abstrakte Möglichkeit von Freiheit als Illusion.[10] Unter

---

4 Immanuel Kant: Grundlegung zur Metaphysik der Sitten, in: Ders.: *Werke, Bd. VII*, Frankfurt a.M. 1974 [1785/1786], S. 7–102, BA 113.

5 Zunke, Kritik der Hirnforschung, 17. – D.h., dass unter der Vorannahme, dass die Frage nach der Willensfreiheit empirisch erforscht werden könnte, erstens Freiheit als das Fehlen von physischen Ursachen einer Handlung aufgefasst und zweitens die Unauffindbarkeit anderer Wirkungszusammenhänge bzw. von »indeterministische[n] Prozesse[n]« im Gehirn als Beweis der Determination durch neuronale Prozesse hingestellt wird (ebd.). Als positiver ›Beweis‹ wird von Hirnforschern etwa das von Benjamin Libet durchgeführte Experiment genannt, bei dem die ›Entscheidung‹ in der Bestimmung eines Zeitpunkts zum Drücken eines Knopfes bestand. Da das messbare neuronale »Bereitschaftspotential« ungefähr eine halbe Sekunde vor dem – von der Testperson an einer Uhr abzulesenden – Moment der Entscheidungsfindung vorhanden war, soll die Entscheidung als neuronal determiniert gelten (Hagner, Geist bei der Arbeit, 255).

6 Zunke, Kritik der Hirnforschung, 42.

7 Ebd., 144.

8 Ob sie zwingend ist, gehört nicht zur Fragestellung der vorliegenden Arbeit.

9 Ebd., 175.

10 In ähnlicher Ausrichtung erklären Linda und Torsten Heinemann die biologistische Popularisierung der Hirnforschung durch ihre Nützlichkeit in einer kapitalistischen Gesellschaft: »We will argue that flashy topics and headlines that promise to solve the assumed problems of modern humankind in the neoliberal society are an important mechanism of successful popularisation.«

der Voraussetzung, dass Freiheit erst noch Wirklichkeit werden muss, erhalte auch die Rede von jener Illusion eine spezifische gesellschaftliche Bedeutung: »Der Weg über die Reflexion der Bedingungen der These vom unfreien Willen zeigt so auch deren politische Implikationen: Wer die Freiheit des Menschen als abstrakte leugnet, verhindert zugleich ihre Verwirklichung.«[11]

Ebenfalls eine ›Kritik der Hirnforschung‹ ohne konsequent historische Perspektive findet sich bei Felix Hasler. Dabei geht es aber anders als in Zunkes *Kritik der Hirnforschung* nicht nur um die philosophische Deutung von Forschungsergebnissen. Hasler kritisiert auch – und folgerichtig besonders scharf – *methodisch fragwürdige* neurowissenschaftliche Studien, die nicht selten zu schon an sich wertlosen Ergebnissen führten. Diese Kritik wird, anders als bei Zunke, dadurch problematisch, dass ihre begrifflichen, wissenschaftstheoretischen Grundlagen nicht (explizit) reflektiert werden. Hasler betrachtet nämlich die von ihm kritisierte Hirnforschung schlicht als unwissenschaftlich. Während dies bei manchen seiner Beispiele gerechtfertigt sein mag, etwa bei Untersuchungen mittels funktioneller Magnetresonanztomographie (fMRT), die durch mangelhafte statistische Analysen eindeutig Artefakte produzierten,[12] durchzieht seine Kritik auch eine in der Tat naive Abgrenzung von Wissenschaft und Nichtwissenschaft. So unterscheidet er den Status von Abbildungen, die mittels ›einfacher‹ Magnetresonanztomographie (MRT) nur statische Körperstrukturen zeigen, und fMRT-Bildern dadurch, dass bei Letzteren »nichts mehr abgebildet wird, ›was tatsächlich da‹ [sic!] ist«,[13] weil hier Durchschnittswerte dargestellt werden. Die Komplexität der Herstellung einer Erkenntnis wird bei Hasler also mit ihrer Hergestelltheit als solcher verwechselt. In Bezug auf die von ihm besonders ausführlich kritisierte – und vielleicht wirklich kritikwürdige – enorme Zunahme der Verschreibungen von Antidepressiva verwendet er sogar einen Begriff von Wissenschaft, der vollständig von sozialen Verhältnissen getrennt ist: »Hält man sich nur an die wissenschaftlich belegbaren Fakten, sind Antidepressiva ein Sieg des Marketings über die Wissenschaft.«[14] Das damit transportierte Bild von Wissenschaft beinhaltet die Vorstellung, wissenschaftliche Arbeit könne ohne Rücksicht auf ökonomische Zwänge stattfinden. Wenn diese Zwänge in einem weiteren Sinn, also nicht nur dem der Möglichkeit direkter Vermarktung, begriffen werden, müsste Wissenschaft nach Haslers Darstellung auch unabhängig von Fragen des Prestiges, der staatlichen und privaten Förderung und damit verbunden etwa der öffentlichen Meinung über die ethische Zulässigkeit bestimmter Methoden oder die Dringlichkeit bestimmter sozialer Probleme operieren.

Ist nun eine solche Sicht naiv zu nennen, steht sie doch auch in Zusammenhang mit der kritischen Intention. So beruht die Möglichkeit von kritischer Sozialwissenschaft überhaupt auf einer begrifflichen Unterscheidung zwischen Natur und Gesellschaft, nicht als zu verabsolutierender Gegensatz, auch nicht im Sinne einer wissenschaftlich

---

(Linda V. Heinemann u. Torsten Heinemann: ›Optimise your brain!‹ – Popular science and its social implications, in: *BioSocieties* 5/2 (2010), S. 291–294, 291)

11 Zunke, Kritik der Hirnforschung, 8.

12 Hasler, Neuromythologie, 50–54.

13 Ebd., 43.

14 Ebd., 144.

abschließenden oder überhistorischen Bestimmung des Natürlichen und des Sozialen an den einzelnen empirischen Gegenständen oder von deren endgültiger Kategorisierung als jeweils natürlich oder sozial, sondern als Voraussetzung der damit verbundenen anderen Unterscheidung zwischen kritischem Urteil und das Urteil stützendem Argument.

> »Denn den Naturwissenschaften sind Ursachen nur solche, die der Kausalität und Wechselwirkung unterliegen; die Gesellschaftswissenschaften hingegen können über ihren Gegenstand urteilen, wenn sie eine ideelle Ursache (d.i. einen Grund) annehmen, welche einer moralischen Bewertung unterzogen werden kann.«[15]

Der Zweck eines solchen kritischen Urteils, dessen Gegenstand zu verändern oder abzuschaffen, kann demgegenüber nicht auf solche Gegenstände zielen, die, wie es in den Naturwissenschaften häufig der Fall ist, als feststehende Naturgesetze angesehen werden. Umgekehrt kann die Kritik nicht wissenschaftlich begründet werden, wenn alle – also natürliche wie auch soziale oder historische – Tatsachen vollständig als Konstruktion verstanden werden bzw.: »Beobachtung und Erfahrung können und müssen den Bereich der zulässigen wissenschaftlichen Überzeugungen drastisch einschränken, andernfalls gäbe es keine Wissenschaft.«[16] In diesem Sinne wäre auch eine Kritik wie diejenige Haslers an den Praktiken der Hirnforschung, ohne *jegliche* Unterscheidung zwischen wissenschaftlichem und unwissenschaftlichem Wissen unmöglich.[17]

---

15 Zunke, Kritik der Hirnforschung, S. 164.

16 Kuhn, Wissenschaftliche Revolutionen, 18. – Ähnlich sieht es Barnes: »Occasionally, existing work leaves the feeling that reality has *nothing* to do with what is socially constructed or negotiated to count as natural knowledge, but we may safely assume that this impression is an accidental by-product of over-enthusiastic sociological analysis, and that sociologists as a whole would acknowledge that the world in some way constrains what it is believed to be.« (Barry Barnes: *Scientific knowledge and sociological theory*, London u. Boston 1974, vii, Herv. i.O.) Oder auch Harrington: »It is worth remembering that the ›old-fashioned‹ idea – that the differentiating effects of an external natural world have *something* to do with the development of scientific and medical thought – has not yet been ruled out.« (Anne Harrington: *Medicine, Mind, and the Double Brain. A Study in Nineteenth-Century Thought*, Princeton 1987, 4, Herv. i.O. [im Folgenden zitiert als: Harrington, Double Brain])

17 In den von Hasler behandelten Fällen könnten allerdings häufig andere Unterscheidungen, die gleichwohl ebenfalls auf dem Gegensatz zwischen Natur und Gesellschaft beruhen, treffender sein, etwa die Unterscheidung zwischen guten und schlechten wissenschaftlichen Praktiken oder die zwischen sehr aussagekräftigen und kaum aussagekräftigen Daten. Darüber hinaus müssen gute medizinische Praktiken (mehr dazu in Abschnitt 2.3 und 2.4) nicht gleichzeitig wissenschaftliche Praktiken sein, weil die Behandlung von Patienten als solche nicht der Wissensproduktion dient. Im Fall der Verschreibung von Antidepressiva müsste die Kritik demnach darauf zielen, dass vergleichsweise schwache wissenschaftliche Begründungen für massenhafte Behandlungen gegeben werden, wobei diese Behandlungen teilweise von der profitorientierten Werbung motiviert sind. Haslers Argumentation, nach der die Verknüpfung der massenhaften Verschreibungen mit Leistungsdruck u.ä. ein »reichlich dürftiger Erklärungsversuch« (Neuromythologie, 118) sei, ist dagegen selbst recht schwach. Er führt die Lebensumstände im frühen 20. Jahrhundert an und vergisst, dass die sozialen Verhältnisse, auch falls sie sich zeitweise verbessern, für psychische Erkrankungen entscheidend sein können, was selbst dann nicht widerlegt ist, wenn die Anzahl der Diagnosen erst mit der Entwicklung von (möglicherweise selbst kritikwürdigen) Therapien anwächst.

Aber Philosophie, Geschichte und Soziologie der Wissenschaften zeigen, dass für die Erforschung der Natur keine klar abgrenzbaren, gänzlich eigenen (begrifflichen) Erkenntnismittel zur Verfügung stehen und Naturwissenschaften keineswegs wertfrei sind. In diesem Sinne beschäftigt sich Zunke in einem Aufsatz zu *Biologie und Ideologie des Homo Sapiens* auch mit den erkenntnistheoretischen Problemen der Biologie (einschließlich der Neurowissenschaften):

> »Biologismus ist nicht allein darauf zu reduzieren, dass gesellschaftspolitische Interessen sich zu ihrer Rechtfertigung unzulässigerweise auf objektive biologische Erkenntnisse beziehen [...]. Denn dass diese Nutzung biologischer Fakten für sozialpolitische Erklärungen so gut möglich zu sein scheint, liegt zugleich daran, dass die biologischen Erkenntnisse ihrerseits schon mit gesellschaftlichen Voraussetzungen aufs engste verflochten sind; der Bezug auf Gesellschaftliches zieht sich (ungleich stärker als bei jeder anderen Naturwissenschaft) durch die gesamte Biologie, und umgekehrt durchziehen biologische Theorien heute alle Gesellschaftswissenschaften.«[18]

Eine Ursache dieser Verflechtung besteht für Zunke darin, dass die Biologie ihren spezifischen Gegenstand nicht ausschließlich mit Begriffen aus Physik und Chemie fassen kann, ohne eben die Besonderheit des Gegenstands aufzugeben. Denn »was die Besonderheit der lebendigen Natur ausmacht, ist ihre in sich nur als zweckmäßig zu denkende Struktur – also etwas, das kein (bloß) empirisches Faktum ist.« Während die Vorstellung von einem Zweck also aufgrund der Eigenschaften der Forschungsobjekte unvermeidlich sei, führe allerdings der Mangel einer Reflexion dieses Umstands zur »Projektion der Zweckmäßigkeit von Artefakten und gesellschaftlichen Ordnungsmustern auf die belebte Natur« und zur »Rückprojektion des Natürlichen auf die Gesellschaft«.[19] Während diese Argumentation sich im Wesentlichen auf der begrifflichen Ebene bewegt, deutet Zunkes Feststellung, die beschriebene Verflechtung von Biologie und Sozialwissenschaft sei »heute« zu beobachten, allerdings auch an, dass dieses Verhältnis als das Ergebnis einer historischen Entwicklung zu verstehen ist.

Hieraus ergibt sich also der erste Aspekt der in dieser Dissertation eingenommenen kritischen Perspektive, nämlich die Motivation einer historischen Untersuchung des Verhältnisses von Gehirn und Subjekt. Während gegenwärtige Versuche, philosophische Reflexionen durch naturwissenschaftliche Beobachtungen zu ersetzen, sich schon durch Erläuterungen klassischer Philosophie entkräften lassen und manche neurowissenschaftliche Praxis der Prüfung auf ihre Treue zu den anerkannten Regeln naturwissenschaftlichen Arbeitens nicht standhält, zielt die historische Untersuchung auf die Frage, wodurch das Verhältnis von Biologie und Gesellschaft in der Hirnforschung historisch bestimmt ist. In deren Geschichte soll demnach ein Moment der Entstehung der von Zunke angesprochenen Verflechtung naturwissenschaftlicher Erkenntnisse und sozialer Verhältnisse – bzw. in dieser Arbeit hauptsächlich der Vor-

---

18 Christine Zunke: Biologie und Ideologie des Homo Sapiens. Theorie und Praxis heteronomer Bestimmungsgründe der menschlichen Natur, in: *Zeitschrift für kritische Sozialtheorie und Philosophie* 1/1 (2014), S. 4–39, 5 (im Folgenden zitiert als: Zunke, Biologie und Ideologie).

19 Ebd., 6.

stellungen von diesen Verhältnissen als eines Teils derselben – ausfindig gemacht werden.

Kritik in der Geschichtsschreibung

Die vielleicht einfachste, deswegen aber noch keine unberechtigte Weise, aus der Geschichte zu lernen, besteht darin, Vorbildern nachzueifern oder die Wiederholung von Fehlern zu vermeiden.[20] Kritische Bemerkungen, die im Rahmen von Geschichten der Hirnforschung gemacht werden, bewegen sich häufig auf dieser Ebene. So urteilt etwa Michael Hagner, aufgrund seiner bereits zitierten Feststellung (s. Kap. 1): »Die Tatsache, daß man die aus heutigen Diskussionen bekannten Argumente gegen die Willensfreiheit in ähnlicher Form auch schon vor 100 Jahren finden konnte, verweist [...] auf [...] die erstaunliche Theoriearmut der heutigen kognitiven Neurowissenschaften.«[21] Etwas deutlicher, aber ebenso auf die historischen ›schlechten Beispiele‹ bezogen äußert er sich an anderer Stelle:

> »Wenn heutzutage einige prominente Hirnforscher Willensfreiheit und Schuldfähigkeit des Menschen grundsätzlich in Frage stellen und dabei die kaum zu glaubende Äußerung fällt, daß Cäsar, Napoleon oder Hitler allesamt Fälle für den Psychiater seien, so ist das mehr als nur ein naiver Rückfall ins 19. Jahrhundert. Mit dem Verzicht auf eine historische Durchleuchtung der politischen Ansprüche von Gall und Carus, Wagner und Broca, Spitzka und Flechsig, den Vogts und Economo und der daraus folgenden Vorsicht bei der Deutung der eigenen Forschungsergebnisse begibt sich die Hirnforschung ohne Not in die Gefahr, alten und neuen Mythen aufzusitzen.«[22]

Die Unglaublichkeit der Parallelen zwischen Forschungen von der Phrenologie des frühen 19. Jahrhunderts bis zur Gehirnanatomie der 1930er Jahre und gegenwärtigen Neurowissenschaften soll bei Hagner aus der Konfrontation der jüngsten Debatten mit der historischen Erzählung selbst hervorgehen. Ob oder inwiefern die »alten und neuen Mythen« aber nicht nur in einem jeweils spezifischen, sondern auch in einem allgemeinen, also theoretisch fassbaren, Verhältnis zum wissenschaftlichen Wissen stehen, erörtert er nicht.[23]

---

20 Differenzierter und vorsichtiger hat dies etwa Jürgen Kocka formuliert: »Historische Wissenschaft kann an Gegenstandsbereichen, die zwar nicht allzu ›entfernt‹ von der Gegenwart sind, um nicht zu unähnlich zu werden, die jedoch ›entfernt‹ genug sind, um die bei der Beschäftigung mit Gegenwartsproblemen leicht auftretenden, Aufklärung erschwerenden Besetzungen und Sperren zu vermeiden, modellhaft Kategorien und Einsichten vermitteln, die der Erkenntnis und der Orientierung in der sozialen und politischen Gegenwart dienen können.« (Jürgen Kocka: Geschichte – wozu?, in: Wolfgang Hardtwig [Hg.]: *Über das Studium der Geschichte*, München 1990 [1975/1989], S. 427–443, [im Folgenden zitiert als: Kocka, Geschichte – wozu?]) Gerade in der Literatur zu Goldstein finden sich zahlreiche Beispiele für die erklärte Absicht, an einen vorbildlichen Neurologen zu erinnern.

21 Hagner, Geist bei der Arbeit, 16.

22 Hagner, Geniale Gehirne, 285.

23 Einen Aspekt der Dialektik von Mythos und Rationalität in solchen ›kaum zu glaubenden Äußerungen‹ hat Adorno schon 1944 erläutert: »Viele Erkenntnisse sind außer Proportion mit der Kräfte-

Ähnlich verhält es sich mit der Kritik in Olaf Breidbachs *Geschichte der Hirnforschung im 19. und 20. Jahrhundert*. Auch er hält den Neurowissenschaften das unreflektierte Festhalten an theoretischen Annahmen vor, die in Kenntnis ihrer Geschichte veraltet erscheinen: »Wir hatten gesehen, daß auch nach den neueren neurowissenschaftlichen Ergebnissen das Ich im Hirn nicht zu ›lokalisieren‹ ist. Dennoch werden aber derart überkommene Beschreibungsmuster gegenwärtig dazu benutzt, Personalität ›naturwissenschaftlich‹ zu definieren.«[24] Breidbach weist dabei auf einen wichtigen Aspekt hin, nämlich darauf, dass die Dynamik der Entwicklung von rein instrumentellem, nicht theoretischem Charakter sein kann: »Die Methodologie wurde zum Motor eines Wissenschaftsgefüges. Die Stärke und die Konsistenz dieses Wissenschaftsbereiches zeigen sich gerade darin, daß es möglich ist, äußerst komplizierte und teure Verfahren zu entwickeln, mit denen nun Messungen vorgenommen werden können.«[25] Demnach wäre der technologische Fortschritt Selbstzweck und führte zu keinem Fortschritt der wissenschaftlichen Erklärungen. Die von Breidbach und Hagner nicht ausdrücklich diskutierte für die Wissenschaftstheorie relevante historische Frage lautet, wie sich das Verständnis der gegenwärtigen Wissenschaft durch die Kenntnis ihrer Geschichte verändert,[26] und zwar in einem allgemeineren Sinne als in der Feststellung, dass manche Aspekte von Wissenschaft Fortschrittlichkeit vermissen lassen.

Weder Breidbach noch Hagner verknüpfen also ihre kritischen Bemerkungen direkt mit einem theoretischen ›Bild der Wissenschaft‹. Die von ihnen erzählten Geschichten mögen wohl bestimmte mit den Wissenschaften verbundene Vorstellungen unterminieren, die kritische Perspektive bleibt aber im Wesentlichen auf die von ihnen diskutierten speziellen Fälle beschränkt. Anders formuliert führt der Mangel einer Diskussion der theoretischen Vorannahmen, die in den angeführten Texten Hagners und Breidbachs nur andeutungs- oder stellenweise benannt werden, dazu, dass ihre Erzählungen nicht deutlich als Fälle bzw. Beispiele und damit als Teile eines größeren Ganzen erkennbar sind. Der Gegenstand der im Folgenden gemeinten – und in der Quellenanalyse an einem kleinen Ausschnitt durchgeführten – Kritik ist aber das ›Bild der Wissenschaft‹ als ein Aspekt der Stellung, den diese Wissenschaft im sozialen Ganzen einnimmt. Um die Ergebnisse der Untersuchung des historisch Besonderen in diesem Sinne auf das Allge-

---

verteilung nichtig, mögen sie auch formal zutreffen. Wenn der ausgewanderte Arzt sagt: ›Für mich ist Adolf Hitler ein pathologischer Fall‹, so mag ihm der klinische Befund am Ende seine Aussage bestätigen, aber deren Mißverhältnis zu dem objektiven Unheil, das im Namen des Paranoikers über die Welt geht, macht die Diagnose lächerlich, in der bloß der Diagnostiker sich aufplustert. Vielleicht ist Hitler ›an sich‹ ein pathologischer Fall, ganz gewiß aber nicht ›für ihn‹.« (Theodor W. Adorno: *Minima Moralia. Reflexionen aus dem beschädigten Leben*, Frankfurt a.M. 1969 [1951], 66f.) Die vorliegende Arbeit wird sich demgegenüber zwar auch mit der Herstellung von Begriffen des Pathologischen beschäftigen (siehe dazu die Behandlung Canguilhems in Abschnitt 2.3), allerdings ohne die Unterscheidung von Krankheit und Gesundheit ›auflösen‹ zu wollen.

24 Breidbach, Materialisierung, 415.

25 Ebd., 411.

26 Oder, nochmals in einer Formulierung Kockas: »Historische Erkenntnis ist unabdingbar für das Verständnis, die Erklärung und damit für die richtige praktische Behandlung einzelner Gegenwartsphänomene, indem man deren (historische) Ursachen und Entwicklung aufdeckt.« (Geschichte – wozu?, 435)

meine beziehen zu können, muss auch die theoretische Diskussion darüber, was Wissenschaft ausmacht, berücksichtigt werden.

2.2 Historische Epistemologie und wissenschaftlicher Realismus

Seit Thomas Kuhns Plädoyer für ein neues Verständnis der Wissenschaft – und in mancher Hinsicht schon seit dem späten 19. Jahrhundert[27] – hat die Geschichtsschreibung zahlreiche Belege für den historischen Charakter des wissenschaftlichen Wissens geliefert. Mit Hans-Jörg Rheinberger kann ›historische Epistemologie‹ als Verbindung einer Wissenschaftstheorie, die die Geschichte der Wissenschaften ernst nimmt, mit einer Historiographie der Wissenschaften, die an ihren theoretischen Implikationen interessiert ist, verstanden werden.[28] Wohl das allgemeinste Merkmal einer solchen Perspektive, eben die Historisierung des wissenschaftlichen Wissens selbst, muss im Hinblick auf die gesellschaftskritische Motivation der vorliegenden Arbeit deshalb theoretisch reflektiert werden, weil durch sie auch die Unterscheidung zwischen dem Sozialen, das kritisch bewertet werden kann, und dem Natürlichen, das als unveränderlich gilt, problematisch wird. Da die Geschichtsschreibung die Veränderlichkeit des wissenschaftlichen Wissens (als prinzipielle Möglichkeit) und seine enge Verbindung zu Wertvorstellungen deutlich macht, kann sie die Schlussfolgerung nahelegen, dass jegliches Wissen bzw. jeglicher Glaube als gleich legitim zu gelten habe, dass Glaubensüberzeugungen also nicht kritisiert werden sollten. Dieser Schluss mag selten explizit gezogen werden, in der historischen Epistemologie wird aber der damit verbundene Relativismus häufig nicht als Problem betrachtet. Eine Auseinandersetzung mit dem historiographisch begründeten Relativismus bzw. Antirealismus erscheint allerdings nicht nur im Sinne der Möglichkeit einer gesellschaftskritischen Geschichtsschreibung als wichtig. Es stellt sich auch die Frage, ob die in den letzten Jahrzehnten in der Wissenschaftsgeschichtsschreibung zu beobachtende ›Verabschiedung‹ der Gesellschafts- und Wissenschaftskritik im Interesse einer präzisen Darstellung historischer Prozesse eine konsequente Analyse von Wissenschaft als sozialem Handeln ermöglicht. Die Darstellung der Aspekte der Historisierung, die in einer sozialkritischen wissenschaftstheoretischen Perspektive nicht unberücksichtigt bleiben sollten, kann etwa mit dem besonders einflussreichen Kuhn beginnen (dessen explizite Kritik allerdings ausschließlich auf das ›Bild der Wissenschaft‹ zielt, wie es von Naturwissenschaftlern, Philosophen und Historikern gesehen wird).

Der Ausgangspunkt von Kuhns Historisierung des Wissens in seiner *Struktur wissenschaftlicher Revolutionen* steht in direktem Zusammenhang mit der Geschichtsvergessenheit, die in den oben angeführten kritischen Bemerkungen Hagners und Breidbachs an den Neurowissenschaften bemängelt wird. Die vorherrschenden Vorstellungen über die Wissenschaften entsprechen für Kuhn den Repräsentationen in »Lehrbüchern«, de-

27 Rheinberger beginnt seine Geschichte der historischen Epistemologie mit Emil Du Bois-Reymond (Hans-Jörg Rheinberger: *Historische Epistemologie zur Einführung*, Hamburg ^{3}2013 [2007], 15 [im Folgenden zitiert als: Rheinberger, Historische Epistemologie]).

28 Ebd., 11–13.

ren »Zweck [...] zwangsläufig der [ist], zu überzeugen und pädagogisch zu wirken«.[29] Eine dieser Pädagogik angemessene Form der Geschichtsschreibung bestehe dann in einer Chronologie wissenschaftlicher Entdeckungen, die sich zum gegenwärtigen Wissen summieren, ergänzt um die Beschreibung der unwissenschaftlichen Anschauungen und Hindernisse für den Fortschritt, die in jenem Prozess abgelöst und überwunden wurden. Wenn Kuhn feststellt, dass die Historiographie beginne, sich von dieser Art der Darstellung abzuwenden, sieht er die Ursache dafür in der Schwierigkeit, die historischen Quellen mit den Vorannahmen über das Wesen der Wissenschaft in Übereinstimmung zu bringen.[30] Durch den Versuch einer möglichst präzisen Beschreibung der historischen Abläufe, etwa der Bestimmung des Zeitpunkts einer Entdeckung, werde die Vorstellung von einem feststehenden – bzw. einem über Epochen hinweg angehäuften und dadurch einheitlichen – wissenschaftlichen Wissen fragwürdig. Ebenso werde die Unterscheidung zwischen Wissenschaft und Mythos durch eine tiefgehende historische Untersuchung erschwert:

> »Wenn man [Aristotelische Dynamik, Phlogistonchemie oder Wärmestoff-Thermodynamik] Mythen nennen will, dann können Mythen durch Methoden derselben Art erzeugt und aus Gründen derselben Art geglaubt werden, wie sie heute zu wissenschaftlicher Erkenntnis führen. Wenn man sie hingegen Wissenschaft nennen will, dann hat die Wissenschaft Glaubenselemente eingeschlossen, die mit den heute vertretenen völlig unvereinbar sind.«[31]

Kuhn entscheidet sich hier für die zweite Möglichkeit, die ihn letztlich zu der These führt, dass die älteren, mit den neuen unvereinbaren, Theorien durch Revolutionen überwunden werden. In Bezug auf die Gesellschaftskritik ist allerdings zunächst sein komplementäres, und von ihm ebenfalls zuerst behandeltes, Konzept der nichtrevolutionären »normalen Wissenschaft« von Interesse. Für den weitaus größten Teil der tatsächlichen wissenschaftlichen Arbeit gelte, dass die in ihr produzierten Erkenntnisse das Gegenteil von revolutionären darstellten. Kuhn sieht »diese Forschung als einen rastlosen und hingebungsvollen Versuch [...], die Natur in die von der Fachausbildung gelieferten Begriffsschubladen hineinzuzwängen«,[32] und diese Ausbildung beruhe auf eben jenen »Lehrbüchern«, die »das anerkannte Theoriengebäude dar[legen]«[33] und deren pädagogischem Zweck eine allzu genaue Geschichtsschreibung zuwiderlaufen würde. Nach Kuhns Darstellung wäre das Vergessen also keineswegs als Mangel zu betrachten, vielmehr bilde es eine Voraussetzung der Produktivität der Naturwissenschaften.[34] Freilich befasst Kuhn sich nicht mit »politischen Ansprüche[n]« von Wissenschaftlern und Wissenschaftlerinnen, sein Konzept wirft aber die Frage auf, warum diese Ansprüche, selbst wenn sie haltlos sind oder von historischer Unkenntnis zeugen, auch überraschend oder ›unglaublich‹ sein sollten (wie die oben indirekt zitierte, für Hagner »kaum zu glaubende Äuße-

29 Kuhn, Wissenschaftliche Revolutionen, 15.

30 Ebd., 16.

31 Ebd., 16f.

32 Ebd., 19.

33 Ebd., 25.

34 Ebd., 34.

rung«).[35] Eine Kritik der »Deutungsmacht«[36] der Hirnforschung könnte diese mit Kuhn dagegen als durchaus wissenschaftlich und nichtsdestoweniger für bestimmte Deutungen ungeeignet begreifen.

Derartige Zusammenhänge zwischen der Kritik in der Historiographie der Hirnforschung und der Wissenschaftstheorie Kuhns lassen sich allerdings nur für einen Teil dieser Theorie herstellen. So kann etwa von einer Revolution bzw. einem ›Paradigmenwechsel‹ zwischen den von Breidbach und Hagner untersuchten historischen Forschungen und der Gegenwart kaum die Rede sein. Dabei ist schon in Bezug auf die Angemessenheit des Begriffs des Paradigmas für diesen Teil der Wissenschaftsgeschichte eine Differenzierung nötig. In Reaktion auf Kritik an der Unbestimmtheit des Konzepts hat Kuhn zwei verschiedene Bedeutungen des Ausdrucks ›Paradigma‹ getrennt. Sehr weitgehend bezeichnet er »die ganze Konstellation von Meinungen, Werten, Methoden usw., die von den Mitgliedern einer gegebenen Gemeinschaft geteilt werden.« Ein solcher Begriff des Paradigmas kann aufgrund seines Umfangs in der vorliegenden Arbeit nicht verwendet werden, zunächst weil die Ausweitung der Untersuchung auf eine ›Gemeinschaft‹ auf Kosten der Analyse von Details ginge. Für die Situation der Hirnforschung im frühen 20. Jahrhundert kann es aber außerdem bereits als fragwürdig erscheinen, von einer einzigen Gemeinschaft in diesem Sinne zu sprechen. Dennoch wird allerdings die Frage von Interesse sein, zu welchen »Meinungen, Werten, Methoden« Übereinstimmung oder *keine* Übereinstimmung festzustellen ist. In der zweiten Bedeutung mag ein Paradigma dagegen zumindest in einem wichtigen Teil dieser Hirnforschung vorhanden sein, nämlich im Sinne der »konkreten Problemlösungen, die, als Vorbilder oder Beispiele gebraucht, explizite Regeln als Basis für die Lösung der übrigen Probleme der ›normalen Wissenschaft‹ ersetzen können.«[37] Für die Quellenanalyse wird allerdings weder die Frage, ob das Vorgehen der Hirnforschung stark durch die Orientierung an einem solchen Paradigma gekennzeichnet ist, noch diejenige, ob diese Forschung treffend als Normalwissenschaft zu bezeichnen wäre, zentral sein. Von Interesse ist hier vielmehr die in beiden Begriffen enthaltene These, dass es zur Wissenschaft gehört, »die Natur in [...] Begriffsschubladen hineinzuzwängen«[38] bzw. eben mit den anerkannten Muster-Beispielen in Übereinstimmung zu bringen. Dabei geht es aber nicht darum, die Wissenschaft oder auch nur die Hirnforschung im Allgemeinen durch einen bestimmten Begriff oder eine bestimmte Reihe von Begriffen zu charakterisieren. Stattdessen stellt sich die weitaus enger gefasste Frage, in welcher – möglicherweise kritikwürdigen – Weise die spezifischen wissenschaftlichen Praktiken, einschließlich der Theoriebildung, Vorstellungen von Gehirn und Subjekt formen.

Damit zeigt sich aber gleichzeitig auf einer anderen allgemeineren Ebene die Relevanz der Implikationen von Kuhns Konzept für die Frage nach der Rationalität der Wissenschaften. Zentral für seinen Ansatz ist die These, dass zwischen den jeweils vor

35 Hagner, Geniale Gehirne, 285.

36 Als solche Kritik ist Haslers *Streitschrift* (Neuromythologie) durch ihren Untertitel gekennzeichnet.

37 Kuhn, Wissenschaftliche Revolutionen, 186. – In dieser Form ist die von Kuhn formulierte Bedeutung allerdings noch weiter eingeschränkt, weil sie um die Kennzeichnung der Problemlösungen als »Element in dieser Konstellation«, also in dem Paradigma im weiteren Sinne, reduziert wird.

38 Ebd., 19.

und nach einer wissenschaftlichen Revolution herrschenden Paradigmen eine »Inkommensurabilität« bestehe, die keine rational oder logisch *zwingende*[39] Entscheidung für das eine oder das andere zulasse bzw.: »Der Wettstreit zwischen Paradigmata kann nicht durch Beweise entschieden werden.«[40] Wenn in den Lebenswissenschaften Paradigmen überhaupt schwerer als in der Physik auszumachen sind,[41] finden sich allerdings leicht einander widerstreitende Theorien[42] und nach Kuhn gilt auch für »die Wahl zwischen den wissenschaftlichen Theorien [...], daß in keiner derartigen Wahl das Überprüfen eine entscheidende Rolle spielen«, d.h. von selbst eine Entscheidung herbeiführen könne.[43] Die daran konsequent anschließende Annahme, dass die Theoriewahl eine Frage der »(Sozial-)Psychologie« sei, hat Kuhn den Vorwurf seitens Imre Lakatos' eingebracht, dass er damit »in den Irrationalismus zurückzufallen scheint«,[44] während Ian Hacking »es bezweifeln [möchte], daß [Kuhn] die Frage spannend findet«,[45] ob Wissenschaft rational ist. Hacking mag damit Recht haben, aus Kuhns Schriften wird allerdings auch deutlich, dass er solches Wissen, das nicht im Sinne einer bewiesenen Tatsache rational ist, nicht deswegen bereits als irrational betrachtet: »Obwohl die Logik ein mächtiges, ja auch ein sehr wesentliches Mittel und Werkzeug der wissenschaftlichen Forschung ist, kann man auch in solchen Formen nüchterne Kenntnisse besitzen, auf die sich die Logik kaum anwenden läßt.«[46] Außerdem verweist Kuhn darauf, dass trotz der Bedeutung, die ein »offenbar willkürliches Element« für die »wissenschaftlichen Überzeugungen«[47]

---

39 Abgesehen von Fragen der Logik ließe sich hier auch die soziale Realität anführen. In diesem Sinne hat sich Harwood in seiner Geschichte der klassischen Genetik vom Begriff des Stils bei Ludwik Fleck abgegrenzt: »ideas of themselves do not coerce. [...] It is rather human beings who coerce, using ideas to justify that coercion.« (Jonathan Harwood: *Styles of Scientific Thought: The German Genetics Community 1900–1933*, Chicago 1993, 15 [im Folgenden zitiert als: Harwood, Styles of Scientific Thought])

40 Kuhn, Wissenschaftliche Revolutionen, 159.

41 Ob dieser Begriff die Geschichte der Physik treffend beschreibt, soll hier nicht beurteilt werden.

42 Vielleicht gerade *weil* es (im frühen 20. Jahrhundert) kein die Lebenswissenschaften insgesamt beherrschendes Paradigma gibt.

43 Thomas S. Kuhn: Logik der Forschung oder Psychologie der wissenschaftlichen Arbeit?, in: Imre Lakatos u. Alan Musgrave (Hg.): *Kritik und Erkenntnisfortschritt*, Braunschweig 1974 [1970], S. 1–24, 7 (im Folgenden zitiert als: Kuhn, Logik oder Psychologie). – An gleicher Stelle macht Kuhn eine Bemerkung, die gut zu dem von manchen Historikern und Historikerinnen geradezu als Philosoph betrachteten Goldstein passt: »Wissenschaftler benehmen sich wie Philosophen nur, wenn sie zwischen miteinander konkurrierenden Theorien wählen sollen«.

44 Imre Lakatos: Falsifikation und die Methodologie wissenschaftlicher Forschungsprogramme, in: Ders.u. Alan Musgrave (Hg.): *Kritik und Erkenntnisfortschritt*, Braunschweig 1974 [1970], S. 89–189, 91 (im Folgenden zitiert als: Lakatos, Forschungsprogramme).

45 Ian Hacking: *Einführung in die Philosophie der Naturwissenschaften*, Stuttgart 1996 [1983], 23 (im Folgenden zitiert als: Hacking, Einführung).

46 Kuhn, Logik oder Psychologie, 17. – Als Beispiel führt Kuhn u.a. an »was Kinder über Hunde, Katzen, Tische, Stühle, Mütter und Väter kennengelernt haben und wissen. Es ist natürlich nicht möglich, den exakten Umfang und Inhalt der betreffenden Begriffe in diesen Fällen genau anzugeben, aber es handelt sich in allen diesen Fällen dennoch um nüchterne Kenntnisse. Dieses Wissen entstammt aus Beobachtung, und es kann durch weitere Beobachtung erhärtet werden, aber inzwischen ist es Grundlage rationaler Handlungen.« (ebd., 17f.)

47 Kuhn, Wissenschaftliche Revolutionen, 19.

habe, dennoch – wie oben bereits angeführt – »Beobachtung und Erfahrung [...] den Bereich der zulässigen wissenschaftlichen Überzeugungen drastisch einschränken«.[48] Ebenso seien Beobachtungen bei der Theoriewahl auch keineswegs bedeutungslos.[49] Für eine kritische Perspektive ist die Frage nach der Rationalität der Wissenschaft jedenfalls relevant, nämlich wegen der oben angesprochenen Notwendigkeit Urteile mit Argumenten zu begründen. Wenn Kuhn demgegenüber die Geschichte der Wissenschaften von dieser Frage anscheinend unbekümmert beschreibt, dann vielleicht, weil er auch – soweit zu erkennen – nicht daran interessiert ist, Aspekte der Wissenschaft selbst oder deren Stellung in der Gesellschaft zu bewerten.

Methodisch kennzeichnet Kuhn seine Sicht der Wissenschaftsgeschichte, im Einklang mit dieser Unbekümmertheit, durch das Bemühen, »die Ausgewogenheit [einer älteren] Wissenschaft in ihrem eigenen Zeitalter darzulegen.«[50] An anderer Stelle hat er dieses Motiv einer internalistischen Wissenschaftshistoriographie zugeordnet und folgendermaßen weiter ausgeführt: »Insofar as possible (it is never entirely so, nor could history be written if it were), the historian should set aside the science that he knows.«[51] Dass auch veraltete wissenschaftliche Anschauungen als in ihrem historischen »Rahmen völlig vernünftig«[52] anzusehen sein können, ist für Kuhn eine Erkenntnis, die dem oben angesprochenen genauen Quellenstudium entspringt. Während auch die vorliegende Arbeit nicht das Ziel verfolgt, die Geschichte der Wissenschaft an deren heutigem Stand zu messen, wird sie sich zu dieser Geschichte allerdings ebenso wenig neutral verhalten. In Abgrenzung von einem internalistischen Anspruch soll diese Geschichte vielmehr als Teil einer kritikwürdigen (sich weiter fortsetzenden) Entwicklung der Gesellschaft analysiert werden, angelehnt an die Kritik Walter Benjamins an einer Idee aus der allgemeinen Geschichtsschreibung des 19. Jahrhunderts, nämlich an der Empfehlung an den »Historiker, wolle er eine Epoche nacherleben, so solle er alles, was er vom spätern Verlauf

---

48 Ebd., 18.

49 Thomas S. Kuhn: Objectivity, Value Judgment, and Theory Choice, in: Ders.: *The Essential Tension. Selected Studies in Scientific Tradition and Change*, Chicago u. London 1977 [1973], S. 320–339, 339 (im Folgenden zitiert als: Kuhn, Value Judgment). – Kuhn hat später allerdings doch noch einen deutlich relativistischen Standpunkt zum Ausdruck gebracht und die Vorstellung einer zusammenhängenden äußeren Realität als Bezugspunkt der Wissenschaft abgelehnt: »what replaces the one big mind-independent world about which scientists were once said to discover the truth is the variety of niches within which the practitioners of these various specialties practice their trade.« (Thomas S. Kuhn: The Trouble with the Historical Philosophy of Science, in: Ders.: *The Road since Structure. Philosophical Essays, 1970–1993, with an Autobiographical Interview*, Chicago u. London 2002 [1991], S. 105–120, 120) Diese Trennung von Wissenschaft und externer Wirklichkeit zielt zwar in erster Linie auf den Begriff der Wahrheit, reduziert wissenschaftliche Arbeit aber gleichzeitig vollständig auf einen Selbstzweck.

50 Kuhn, Wissenschaftliche Revolutionen, 17.

51 Thomas S. Kuhn: The History of Science, in: Ders.: *The Essential Tension. Selected Studies in Scientific Tradition and Change*, Chicago u. London 1977 [1968], S. 105–126, 110. – In diesem zuerst 1968 veröffentlichten Text erläutert Kuhn interne und externe Geschichte als zwei notwendige Seiten des Verständnisses der Geschichte der Wissenschaft, deren Verknüpfung aber noch kaum gelungen sei.

52 Thomas S. Kuhn: Die Beziehungen zwischen Wissenschaftsgeschichte und Wissenschaftstheorie, in: Ders.: *Die Entstehung des Neuen. Studien zur Struktur der Wissenschaftsgeschichte*, Frankfurt a.M. 1977 [1968], S. 51–71, 56 (im Folgenden zitiert als: Kuhn, Wissenschaftsgeschichte und -theorie).

der Geschichte wisse, sich aus dem Kopf schlagen.« Benjamin charakterisiert ein solches Nacherleben als »Einfühlung in den Sieger« und die im Laufe der Geschichte angesammelten »Kulturgüter« als dessen »Beute«, weshalb der Historiker vielmehr die Rolle eines »distanzierten Betrachter[s]« einnehmen solle. Nun mag das überholte wissenschaftliche Wissen für die Gegenwart als nutzlos und nicht als »Beute« erscheinen. Auch widerspricht der Gedanke, meist als Mythen kategorisierten Vorstellungen die Eigenschaften von Wissenschaft zuzusprechen, vordergründig Benjamins Rede von der »Einfühlung in den Sieger«.[53] Entscheidend ist für die vorliegende Arbeit aber eine Perspektive, in der der historische Charakter der Gegenwart selbst sichtbar bleibt. Daher soll die Geschichte der Wissenschaften nicht durch das Prinzip, diese (wenn möglich) als ›ausgewogen‹ darzustellen, vom Zusammenhang mit der politischen und sozialen Geschichte getrennt werden, in der sich – falls vom Inneren einer veralteten Wissenschaft nichts zu bleiben scheint – die Kontinuitäten zur Gegenwart zeigen.

Wenn Kuhn nun auch an verschiedenen Stellen ausdrücklich bekundet hat, dass er die Wissenschaften im Wesentlichen durchaus als rational ansieht, ist der Einwand Lakatos' dennoch ernst zu nehmen, insofern Kuhn in der Tat kaum zwischen rationalem und irrationalem Wissen unterscheidet, was aber eine Voraussetzung der kritischen Beurteilung von Wissensbeständen ist, gerade wenn es um ihre historisch-gesellschaftlichen Implikationen geht. Das durch die Auflösung unterscheidender Begriffe gestellte Problem erscheint vor allem vor dem Hintergrund anderer zur historischen Epistemologie gezählter Theorien relevant, die in der Tat als relativistisch oder antirealistisch aufzufassen sind. Bruno Latour, den Rheinberger neben Hacking als bedeutenden Vertreter der historischen Epistemologie der jüngeren Vergangenheit bespricht,[54] verknüpft seine Argumentation gegen die Kritik insgesamt mit der Leugnung jeglicher guter Gründe für bestimmte Überzeugungen oder aber für die Ablehnung irgendeiner Überzeugung:

> »Gewiß kann der Abendländer glauben, daß die Schwerkraft selbst in Abwesenheit jeglichen Instruments, jeglicher Berechnung, jeglichen Labors universell ist, aber darin gleicht er den Bimin-Kuskumin in Neuguinea, die glauben, daß sie die gesamte Menschheit sind; dies sind zwar achtbare Glaubensüberzeugungen, die vergleichende Anthropologie braucht sie jedoch nicht mehr zu teilen.«[55]

Demgegenüber muss auch die Kritik nicht das Denken der Bimin-Kuskumin als irrational verurteilen (oder verachten),[56] sie muss aber über die wissenschaftliche Anthropolo-

53 Walter Benjamin: Über den Begriff der Geschichte, in: Ders.: *Gesammelte Schriften, Bd. I/2*, Frankfurt a.M. ²1978 [1940], S. 691–704, 696. – Die kritisierte Idee schreibt Benjamin dem französischen Historiker Numa Denis Fustel de Coulange zu.

54 Rheinberger, Historische Epistemologie, 123–129.

55 Bruno Latour: *Wir sind nie modern gewesen. Versuch einer symmetrischen Anthropologie*, Frankfurt a.M. 2008 [1991], 159.

56 Wie die genannte Überzeugung der Bimin-Kuskumin zu verstehen ist bzw. was sie mit dem Ausdruck ›Menschheit‹ meinen, erläutert Latour nicht. Entscheidend ist für ihn (und deshalb wird er hier mit diesem Postulat zitiert), dass die Vorstellung einer universell wirksamen Schwerkraft so unbegründet wie irgendeine beliebige andere sei.

gie und deren Forschungsobjekte auf verschiedene Weise bzw. auf verschiedenen Ebenen urteilen. Die Anthropologie verfügt nämlich über erweiterte (alltägliche wie wissenschaftliche) Beobachtungsmittel und andere Erkenntnisse über verschiedene Überzeugungen, als es ihre Forschungsobjekte tun, zu denen auch der Abendländer zählen kann. Die Möglichkeit, verschiedene Glaubensinhalte gegeneinander abzuwägen, ermöglicht aber auch ein kritisches Urteil. Was der Abendländer, wenn er nicht Physik studiert hat, wiederum über die Schwerkraft weiß, beruht in der Regel wohl vor allem auf alltäglicher Erfahrung und gleicht möglicherweise mehr dem Wissen der Bimin-Kuskumin als dem von Physikern und Physikerinnen.

Um noch weiter zu verdeutlichen, inwiefern für eine kritische Einschätzung begriffliche Unterscheidungen notwendig sind, soll hier nochmals auf die kritische Historiographie der Hirnforschung verwiesen werden. In einer sehr allgemeinen Charakterisierung des Gehirns, auf die Hagner seine Geschichte vom *Geist bei der Arbeit* aufbaut, drückt sich etwa – allerdings ohne explizite theoretische Rechtfertigung – eine klar realistische Position aus. Hagner begreift

> »das Gehirn als ein zugleich natürliches und kulturelles Objekt. Es ist natürlich, weil es nach biologischen Maßgaben funktioniert und sich in seiner Grundausstattung seit einigen 1000 Jahren vermutlich nicht allzusehr verändert hat; es ist kulturell, weil es gerade in der Moderne Gegenstand von Praktiken, Deutungen, Bewertungen und Symbolisierungen geworden ist, die mindestens ebensoviel über die Zeit aussagen, in der diese Zuordnungen geschehen sind, wie über das Organ selbst.«[57]

Aus der historischen Darstellung wird dabei deutlich, dass wissenschaftliche Praxis und Theorie kulturell sind und die Kritik sich auf das Kulturelle bezieht, allerdings nicht auf bestimmte biologische Annahmen, die bei aller Unsicherheit, die die Annahmen zu ›Vermutungen‹ machen, vernünftigerweise zu akzeptieren sind.

Abgesehen von den allgemeineren Problemen, die eine radikale Relativierung von Realität und Rationalität wie bei Latour für die kritische historische Analyse mit sich bringt, verbietet auch der spezifische Gegenstand dieser Untersuchung, Wissenschaft vor allem als ein »Spiel«[58] zu beschreiben. Wenn die Forschungen Goldsteins und der Vogts hier auch nicht in erster Linie als Teil der Vorgeschichte des Nationalsozialismus betrachtet werden, soll dieser jedoch keinesfalls ausgeblendet werden. Dementsprechend sind auch Bezüge auf die Realität bzw. unterscheidbare Realitäten, hier medizinische und politische Realität, wie in der folgenden Frage Helga Satzingers über die vogtsche und die daran anschließende Wissenschaft durchaus ernst zu nehmen: »Wie verhalten sich die Forschungen zu den medizinischen Verbrechen, den Patientenmorden in der Psychiatrie und der wissenschaftlichen Nutzung der Organe von Menschen, die aus vorgeblich medizinischen – tatsächlich aber politischen – Gründen ermordet

57 Hagner, Geist bei der Arbeit, 9.

58 Hans-Jörg Rheinberger: *Experimentalsysteme und epistemische Dinge. Eine Geschichte der Proteinsynthese im Reagenzglas*, Frankfurt a.M. 2006 [1997], 96 (im Folgenden zitiert als: Rheinberger, Experimentalsysteme). – Inwiefern Rheinbergers Konzeption mit Latours Forderung, (nicht nur) die Naturwissenschaften mit Kritik zu verschonen, übereinstimmt, wird weiter unten in diesem Abschnitt dargelegt.

wurden?«[59] Diese Formulierung soll nicht implizieren, dass es eine völlig unpolitische Medizin gäbe, sie erinnert aber daran, dass Medizin und Politik trotz ihrer wechselseitigen Durchdringung nicht gleichzusetzen sind. Für die Untersuchung der Geschichte des Verhältnisses von Gesellschaft und Medizin bzw. Biologie gibt es also wichtige Gründe, zu fragen, ob sich die Rationalität der Wissenschaft bzw. ihr Verhältnis zur Realität genauer bestimmen lässt, als durch den eher vagen Hinweis auf einen Einfluss von Beobachtungen.

Wie bei Kuhn findet sich auch bei Hacking, dessen *Einführung in die Philosophie der Naturwissenschaften* gleichfalls kein Interesse an Gesellschaftskritik erkennen lässt, dennoch – mindestens – ein Ansatzpunkt, um Wissenschaft in diesem Interesse als rational zu begreifen. Obwohl Hacking selbst erklärt, sowohl die »Rationalitätsproblematik« als auch die damit direkt verbundene »Realismusfrage« nicht für »wichtig« zu halten,[60] hat er das Problem der nach seiner Darstellung von Kuhn zum Ausbruch gebrachten »Krise der Rationalität«[61] mit einer ausführlichen Auseinandersetzung mit der Realismusfrage und einer Hinwendung zu den Praktiken der Naturwissenschaften beantwortet. Hackings Auffassung von Realität ist durch die Möglichkeit von Eingriffen bestimmt. Für ihn sind ›Entitäten‹ real, wenn sie für Eingriffe benutzt werden können: »Erst wenn man eine Entität tätig beeinflußt, um an etwas anderem zu experimentieren, muß man an die Existenz jener Entität glauben.« Die Entitäten blieben dabei nämlich nicht »etwas Theoretisches« bzw. »Hypothetisches« oder »Erschlossenes«, sondern verwandelten sich in »etwas Experimentelles«.[62] Das von Hacking verwendete Beispiel solcher Entitäten sind Elektronen, »die im Prinzip nicht ›beobachtet‹ werden«, aber dazu dienen könnten »andere Aspekte der Natur zu untersuchen«,[63] etwa bei der Verwendung einer »polarisierende[n] Elektronenkanone«.[64] Der daran veranschaulichte »Entitäten-Realismus«[65] ist zwar als solcher sehr begrenzt[66] und ist für manche Forschungsbereiche, in denen theoretische oder experimentelle Entitäten keine Rolle spielen oder gar nicht experimentiert wird, sicherlich nicht ›anwendbar‹, das zentrale und sehr plausible Argument lässt sich aber zumindest leicht auf verschiedene im weiteren Sinne experimentelle Bereiche ausdehnen. So ließe sich für die Verbindung von klinischer Alltagspraxis und Forschung feststellen, dass die wiederholte Erfahrung der Nützlichkeit bestimmter Eingriffe in der

59 Helga Satzinger: Krankheiten als Rassen. Politische und wissenschaftliche Dimensionen eines internationalen Forschungsprogramms am Kaiser-Wilhelm-Institut für Hirnforschung (1919–1939), in: Hans-Walter Schmuhl (Hg.): *Rassenforschung an Kaiser-Wilhelm-Instituten vor und nach 1933*, Göttingen 2003, S. 145–189, 148.

60 Hacking, Einführung, 15.

61 Ebd., 16.

62 Ebd., 432.

63 Ebd., 431.

64 Ebd., 437.

65 Ebd., 433.

66 Hacking spricht von »den allerpragmatischsten Gründen« für seinen Realismus (ebd., 15). Das Handeln, auf das sich dieser Pragmatismus bezieht, kann nach Hackings Darstellung nur das Handeln von Physikern sein.

Tat deren Rationalität begründen kann, wenn sie auch nicht in Hackings Sinne zu dieser Einschätzung *zwingt*.[67]

Rheinberger treibt den sogenannten ›practical turn‹ weiter, wobei er zwar eine Fortsetzung der Diskussion über Realismus und Rationalität nun ganz vermeidet, für diese aber wie Hacking mögliche Argumente liefert. Dass sein Konzept, obwohl er es hinsichtlich der Geschichtsschreibung direkt mit Latours Auffassung verknüpft,[68] nicht als antirealistisch aufzufassen ist, deutet sich zunächst darin an, dass seine Abgrenzung in dieser Frage sich stets nur auf einen »naiven« oder »platte[n] Realismus«[69] bezieht. Es lässt sich darüber hinaus aber, wie Philipp Sarasin bemerkt hat, auch als durchaus realistisch begreifen, wenn auch unter vielen Einschränkungen, die wohl die distanzierenden Anführungszeichen bei Sarasin erklären. Ihm zufolge ist Rheinbergers »Epistemologie [...] ›szientistischer‹ und auch ›realistischer‹ als diejenige des klassischen Sozialkonstruktivismus, indem er die ›innere‹ Logik der Forschung dagegen verteidigt, dass wissenschaftliche Erkenntnisprozesse allzu wohlfeil auf soziale ›Kontexte‹ zurückgeführt werden.«[70]

Rheinberger beschreibt die experimentelle biologische Laborforschung, die in »Experimentalsysteme[n]« – den »kleinsten vollständigen Arbeitseinheiten der Forschung« – stattfinde,[71] als materielle Produktion von Differenzen unter Verwendung von epistemischen und technischen Dingen. Sein Interesse ist dabei auf den »Prozess der *Erschließung* von wissenschaftlichem Neuland«[72] bzw. auf die »Rehabilitation des ›Entdeckungszusammenhangs‹« gerichtet. Er charakterisiert Experimentalsysteme dadurch, »daß sie noch unbekannte Antworten auf Fragen geben, die der Experimentator ebenfalls noch gar nicht klar zu stellen in der Lage ist.«[73] Eine solche »Experimentalanordnung [...] spielt ihre eigenen inhärenten Möglichkeiten aus«, so dass Forscher »in experimentelle Situationen verwickelt«[74] würden. Die Forschungsobjekte als epistemische Dinge, bei denen es sich auch um »Strukturen, Reaktionen, Funktionen« handeln könne, seien von einer »irreduziblen Verschwommenheit und Vagheit« gekennzeichnet und damit durch die Gegensätzlichkeit zum »begrifflich [...] verfestigten Resultat« der Forschung,[75] sowie zu den technischen Dingen. Diese müssten nämlich »stabile Umgebungen« bilden und daher »von charakteristischer Bestimmtheit sein.« Das klare Bild dieser Gegenüberstellung löse sich in der historischen Betrachtung wiederum dadurch auf, dass im Verlauf

67 Auch Hackings »experimentell fundierte Argumentation für den Realismus sagt nicht, daß nur die Gegenstände des experimentellen Forschers existieren« (ebd., 452). Sie kritisiert allerdings Versuche, den »Theorien-Realismus« (ebd., 433) philosophisch zu begründen, während sie die realistische Einstellung zu Theorien bei Naturwissenschaftlern schlicht als unproblematisch darstellt.

68 Rheinberger, Experimentalsysteme, 10.

69 Ebd., 11 u. 283.

70 Philipp Sarasin: Infizierte Körper, kontaminierte Sprachen. Metaphern als Gegenstand der Wissenschaftsgeschichte, in: Ders.: *Geschichtswissenschaft und Diskursanalyse*, Frankfurt a.M. 2003, S. 191–230, 208 (im Folgenden zitiert als: Sarasin, Infizierte Körper).

71 Rheinberger, Experimentalsysteme, 25.

72 Rheinberger, Historische Epistemologie, 130, Herv. i.O.

73 Rheinberger, Experimentalsysteme, 27 u. 25.

74 Ebd., 20 u. 22.

75 Ebd., 27.

des Forschungsprozesses epistemische und technische Dinge »sich ineinanderschieben, auseinanderstreben und auch ihre Rollen tauschen können.«[76] Das »Wesen«[77] der in dieser Weise beschriebenen Forschung liege in der »Erzeugung von Spuren« und diese sei »letztlich gleichzusetzen mit dem Hervorbringen epistemischer Dinge«. Erst wenn diese »rekursiv stabilisiert« seien und dadurch aufhörten epistemische Dinge zu sein, würden sie zu begrifflich fassbaren Forschungsergebnissen.[78]

Während alle diese Begriffsbildungen eben von Rheinbergers Bemühen um eine detaillierte Darstellung des Forschungsprozesses als eines Vorganges, in dem Neues entdeckt werden kann, bestimmt sind, lassen sie sich auch mit einem bestimmten Begriff des Wirklichen in Verbindung bringen. Zum Realismus bei Rheinberger schreibt Sarasin: «,Spuren‹ [...] sind als das materielle Substrat des täglichen Forschungsprozesses Spuren von etwas, das tatsächlich ›außen‹ existiert, das aber eben nur als Spur, nur *innerhalb* eines bestimmten Repräsentationsraums überhaupt wahrgenommen werden kann.«[79] In Bezug auf den von Sarasin angesprochenen Vergleich zum Sozialkonstruktivismus, ließe sich dieser Realismus auch dadurch bestimmen, dass Rheinberger sich zwar in der Tat hauptsächlich mit der Dekonstruktion des wissenschaftlichen Wissens befasst, dabei aber das reale Material der Konstruktionen im Blick behält.

Auch wenn Rheinbergers Begriffe im Ganzen wohl besser zur Forschung mit Reagenzgläsern als zur Untersuchung des menschlichen Gehirns mit dem Mikroskop und im Krankenzimmer – und sicherlich kaum zu nicht-experimenteller Forschung – passen, ist sein Konzept von Wissenschaft hier von Interesse, weil es die Möglichkeit eines differenzierten Blicks auf die Realität der Forschungsobjekte verdeutlicht. Die Bedeutung der wissenschaftlichen Praktiken betont zwar auch Hacking, Rheinbergers Darstellung demonstriert aber darüber hinaus, dass das Reale sich einerseits mitunter erst in der genauen Betrachtung dieser Praktiken erschließt und andererseits nicht in einem einzigen Aspekt wie dem des Eingriffs erschöpft. Für die Quellenanalyse lässt sich daraus der Schluss ziehen, dass die äußere Wirklichkeit zwar durchaus in einer an Kuhn orientierten unsystematischen Weise in den Beobachtungen gesucht werden kann, dass diese Beobachtungen aber weniger in den abstrakten Darstellungen von Theorien als in den konkreten Formen des Umgangs mit Forschungsobjekten ein plausibles Verhältnis zu dieser Wirklichkeit zeigen werden.[80] Darüber hinaus ist zu vermuten, dass dieses Verhältnis umso flüchtiger wirken wird, je mehr die Forschungsobjekte und die ihnen entsprechenden Praktiken den von Rheinberger beschriebenen Gegenständen und Methoden der Molekularbiologie gleichen.

Die vorliegende Arbeit wird sich daher durchaus auch an der, hier an den Beispielen Hacking und Rheinberger erörterten, Wende zur Praxis orientieren, allerdings ohne damit eine Abkehr vom Studium der Theorien zu begründen. Mit seiner Feststellung, »daß

---

76 Ebd., 29.

77 Ebd., 31.

78 Ebd., 132.

79 Sarasin, Infizierte Körper, 205.

80 In selbst weitaus abstrakterer Form findet sich dieses Motiv auch schon in Kuhns Darstellung der Theoriewahl (siehe Kap. 2.3).

jede – experimentelle – biologische Forschung in erster Linie mit der Wahl eines *Systems* beginnt und weniger mit der Wahl eines theoretischen Bezugsrahmens«, begründet Rheinberger die Forderung, »unsere ganze Aufmerksamkeit auf die Charakterisierung von Experimentalsystemen, ihre Struktur und ihre Dynamik zu richten.« Selbst »wenn wir« jene Feststellung »akzeptieren«,[81] beruht die Forderung jedoch offenbar noch auf einer zweiten Voraussetzung, nämlich darauf, das historische Erkenntnisinteresse alleine auf die treffendste Beschreibung ›der Wissenschaft‹ selbst zu richten, deren Anteil an nicht-wissenschaftlichen historischen Entwicklungen aber außen vor zu lassen. Da die vorliegende Arbeit diese Beschränkung des Interesses nicht teilt, wird die Theorie hier die gleiche Aufmerksamkeit wie die materielle Praxis, die wiederum nicht ausschließlich in experimenteller Forschung besteht, erfahren (wobei die tatsächliche Gewichtung von der Orientierung an den Quellen bestimmt werden soll). Dass die Vernachlässigung der Geschichte der Theorie einem gesellschaftskritischen Interesse entgegensteht, verdeutlicht eine weitere Bemerkung Rheinbergers, in der er Kritik lediglich mit externen Wirkungen auf die Wissenschaft in Verbindung bringt. Nur in Bezug darauf bekundet er sein Desinteresse an – trotz seines positiven Bezugs auf Latour jedoch keine generelle Ablehnung – der Kritik:

> »Die Charakterisierung von Experimentalkulturen zielt nicht auf Sozialgeschichte oder Ideologiekritik im Sinne der Darstellung von Faktoren, die auf die Wissenschaft einwirken, sie vielleicht hemmen oder auch fördern. Worum es geht, ist eher umgekehrt eine Schärfung des Blicks für die Wissenschaften als kulturelle Systeme, die ihrerseits unsere Gesellschaften formen.«[82]

Wie die Formung der Gesellschaften mit jenem geschärften Blick gesehen würde, ist allerdings eine Frage, die ebenfalls kritisch, eben in umgekehrter Richtung, beantwortet werden könnte. Einen möglichen Ansatzpunkt einer solchen Kritik bietet die Untersuchung der in der Forschung und den wissenschaftlichen Debatten angewandten, reproduzierten und eventuell neu geschaffenen Wertvorstellungen.

2.3 Wissenschaftliche Werte, konkurrierende Forschungsprogramme und Wissenschaftspopularisierung

Wertvorstellungen in der Wissenschaft

Soziologisch hat Robert K. Merton die *normative Struktur der Wissenschaft* beschrieben und dabei eine Reihe für diese Struktur kennzeichnender Werte benannt, die durch die institutionalisierten wissenschaftlichen Praktiken vermittelt von Forschenden mehr oder weniger ›internalisiert‹ würden und ihr ›wissenschaftliches Gewissen‹ formten.[83] Zu diesen Werten zählt Merton zunächst den Universalismus, der verlange, dass

---

81 Rheinberger, Experimentalsysteme, 22.

82 Ebd., 175.

83 Robert K. Merton: A Note on Science and Democracy, in: *Journal of Legal and Political Sociology* 1 (1942), 115–126, 116 (im Folgenden zitiert als: Merton, Note on Science).

Wahrheitsansprüche nach allgemeingültigen, unpersönlichen Maßstäben, nämlich der Übereinstimmung mit Beobachtung und anerkanntem Wissen zu beurteilen seien.[84] Bestimmend für wissenschaftliche Arbeit sei auch der Kommunismus, im Sinne des gemeinsamen Eigentums an dem in dem durch diese Arbeit produzierten Wissen.[85] Weitere grundlegende Werte seien die Uneigennützigkeit, nicht im Sinne von Altruismus, eher von Objektivität,[86] sowie ein ›organisierter Skeptizismus‹.[87] Entscheidend an dieser Beschreibung einer *normativen Struktur* ist hier die Feststellung, dass die Werte nicht selbst wissenschaftlich begründet sind: »they are binding, not because they are procedurally efficient, but because the are believed right and good. They are moral, not technical, prescriptions.«[88]

Eine aufschlussreiche Parallele zu Kuhns Beschreibung wissenschaftlicher Entscheidungen über Theorien zeigt sich in dieser Analyse von Wertvorstellungen, insofern auch Merton diese Vorstellungen keineswegs als irrational beurteilt. Ganz in diesem Sinne hat sich auch Kuhn mit für die Wissenschaft charakteristischen Werten befasst. Weniger systematisch als Merton tut er dies bereits in seiner *Struktur wissenschaftlicher Revolutionen*. Hier hebt er die mögliche Uneinigkeit über diese Vorstellungen hervor:

> »Werte können in einem größeren Ausmaß als andere Bestandteile des disziplinären Systems von Wissenschaftlern geteilt werden, die sich jedoch in deren Anwendung unterscheiden. Urteile über Genauigkeit sind von einem Zeitpunkt zum anderen und von einem Gruppenmitglied zum anderen einigermaßen, wenngleich nicht völlig unveränderlich. Aber Urteile über Einfachheit, Verträglichkeit, Plausibilität usw. variieren oft stark zwischen den einzelnen Gruppenmitgliedern.«[89]

Weil also Wertvorstellungen als solche keine exakten Vorschriften zu ihrer Anwendung enthielten, könnten sie auch keine logisch zwingenden Entscheidungen herbeiführen. Gleichzeitig seien sie aber gerade für die grundlegenden Entscheidungen bedeutsam: »Obwohl sie immer wirksam sind, werden sie besonders wichtig, wenn die Mitglieder einer bestimmten Gemeinschaft eine Krise erkennen oder sich später zwischen unvereinbaren Möglichkeiten des Betreibens ihres Faches entscheiden müssen.«[90] Dass diese Funktion von Werten die begrenzte Reichweite bzw. die Ungenauigkeit rationaler Entscheidungsfindung verdeutlicht, macht wissenschaftliche Arbeit für Kuhn nicht zu einem irrationalen Unterfangen, weil er Werte trotz ihres nicht-logischen Charakters als ›gute Gründe‹ gelten lässt[91] bzw. für ihn Vernunft sich also nicht in Logik oder Sys-

84 Ebd., 118.

85 Ebd., 121.

86 Ebd., 124.

87 Ebd., 126.

88 Ebd., 118.

89 Kuhn, Wissenschaftliche Revolutionen, 197.

90 Ebd., 196.

91 »Diskussionen über Theoriewahl können nicht genau in der Form logischer oder mathematischer Beweise stattfinden. [...] Nichts an dieser relativ bekannten These impliziert, daß es entweder keine guten Gründe geben könnte, sich überzeugen zu lassen, oder daß diese Gründe für die Gruppe nicht letztlich entscheidend seien. [...] Sie sollte aber besagen, daß solche Gründe als Werte fungieren und daher [...] verschieden angewendet werden können.« (Ebd., 210f.)

tematik erschöpft. Ausdrücklich in Verteidigung seines Konzepts gegen den Vorwurf, Wissenschaft als irrational darzustellen,[92] hat Kuhn die Beziehungen zwischen *Objectivity, Value Judgement, and Theory Choice* später noch etwas ausführlicher behandelt. Er präzisiert in dem so betitelten Vortragstext die Gründe für die Meinungsverschiedenheiten zwischen Wissenschaftlern: »the criteria of choice with which I began function not as rules, which determine choice, but as values, which influence it.«[93] Dies ermöglicht ihm die Schlussfolgerung, dass in den Wissenschaften durchaus eine rationale Verständigung über die Gültigkeit von Theorien erreicht werden kann, jedoch erst aufgrund langwieriger Vergleiche ›konkreter Resultate"[94] und nicht aufgrund der Theorie selbst.

Während diese von Merton und Kuhn ausführlicher erörterten Werte unmittelbar auf die wissenschaftlichen Methoden bezogen sind, erwähnen beide auch normative Vorstellungen, die die Stellung der Wissenschaften in der Gesellschaft betreffen. In der *Struktur wissenschaftlicher Revolutionen* findet sich etwa diese Randbemerkung: »Es existieren auch andere Werte – z.B.: Wissenschaft sollte (oder muß nicht) gesellschaftlich nützlich sein«.[95] In seiner späteren Diskussion von Werten hat Kuhn dann einerseits festgestellt, dass das Hinzufügen von sozialer Nützlichkeit zur Liste wissenschaftlicher Werte die Wissenschaften dem Ingenieurwesen ähnlicher mache,[96] und andererseits, dass Nützlichkeit im Allgemeinen bedeutsam für die Entwicklung der Wissenschaften sei, jedoch in größerem Ausmaß in der Chemie als in Mathematik und Physik.[97] Für Merton wiederum ist die Frage nach dem sozialen Nutzen von Wissenschaft der Ausgangspunkt und äußere Anlass seiner Überlegungen. 1942 stellt er eine deutliche Veränderung des Verhältnisses zwischen Wissenschaft und Gesellschaft seit dem Beginn des 20. Jahrhunderts fest: »After a prolonged period of relative security, during which the ›pursuit and diffusion of knowledge‹ had risen to a leading place if indeed not the first rank in the scale of cultural values, scientists are compelled to vindicate the ways of science to man.«[98] Die Wissenschaftlern gegebene Möglichkeit, eine Rechtfertigung ihrer Arbeit zeitweise als unnötig und sich selbst als von der Gesellschaft unabhängig zu empfinden, führt Merton allerdings auf die zahlreichen Erfolge dieser Arbeit zurück.[99] Daran lässt sich einerseits die Vermutung knüpfen, dass das soziale Ansehen, dass die Wissenschaft insgesamt genießt, gerade dann besonders hoch ist, wenn ihre Nützlichkeit als selbstverständlich und *deshalb* nicht erläuterungsbedürftig erscheint. Andererseits betrifft Mertons Beobachtung fast genau den Zeitraum der vorliegenden Untersuchung. Überdies wird das Motiv des gesellschaftlichen Nutzens sowohl in Bezug auf die medizinischen Teile des Untersuchungsgegenstands als auch auf die Frage nach dem menschlichen Subjekt besonders bedeutsam sein. So wird die Quellenanalyse zeigen, dass über die von den Vogts ebenso wie über die von Goldstein

92 Kuhn, Value Judgment, 321.
93 Ebd., 331.
94 Ebd., 339.
95 Kuhn, Wissenschaftliche Revolutionen, 197.
96 Kuhn, Value Judgment, 331.
97 Ebd., 335.
98 Merton, Note on Science, 115.
99 Ebd., 115f.

formulierten Vorstellungen vom Subjekt in Verbindung mit ihrer Hirnforschung deutlich weniger zu sagen wäre, wenn Verweise auf die Nützlichkeit dieser Forschung in jenen Formulierungen keine Verwendung fänden.

Außerdem lassen die Wissenschaften sich auch nicht von solchen Werten trennen, die allgemeinere gesellschaftliche Bedeutung haben, sich umgekehrt allerdings nicht für jede Wissenschaft verallgemeinern lassen. Auch dies wird in der Medizin besonders deutlich. Für eines der dort zentralen Konzepte hat Georges Canguilhem festgestellt: »Gemeinsam ist den verschiedenen, heute oder früher geltenden Bedeutungen des Begriffs Krankheit dies: ein virtuelles Werturteil zu sein.« Wenn im Bemühen um Wissenschaftlichkeit auch die Suche nach »einem allgemeinen Krankheitsbegriff«, der definierte, was »schädlich, unerwünscht, sozial minderwertig sein etc.« bedeutet, vermieden, stattdessen der »Wertbegriff [...] in eine Fülle von Seinsbegriffen überführt« werde, »spricht der Arzt weiterhin von Krankheiten«, was in seiner Praxis, also dem Umgang mit Patienten, unvermeidlich sei.[100] In der Regel werde das Werturteil dabei zuerst von den Patienten selbst sowie von deren sozialem Umfeld gefällt.[101] Das Normale als Gegensatz des Krankheitsbegriffes sei ebenfalls, auch wenn es als objektiver Begriff verwendet werde, nicht von seiner wertenden Bedeutung zu trennen: »Normal sind die physiologischen Konstanten [...] sowohl im statistischen – also deskriptiven – Sinn, wie im therapeutischen – also normativen – Sinn.«[102] Schließlich sei auch die wissenschaftliche Erforschung von Anomalien, die von den Krankheiten abzugrenzen seien, nur durch ihre normative Motivation zu verstehen: »Von seinem objektiven Standpunkt aus will der Wissenschaftler in der Anomalie lediglich eine statistische Abweichung sehen und verkennt dabei, daß das wissenschaftliche Interesse des Biologen allererst durch die normative Abweichung hervorgerufen wurde.«[103] In der Erforschung von Krankheiten und Anomalien wie in Versuchen, das Normale zu definieren, sei also stets der Zweck medizinischer Behandlungspraxis, also wiederum die Nützlichkeit ein bestimmender Faktor.

Den Zweck und einen Teil der Erklärung für die Entstehung der modernen Medizin sieht Canguilhem im »Kampf des Lebens gegen die zahllosen ihm drohenden Gefahren« und in diesem ein »konstantes und wesentliches vitales Bedürfnis«.[104] Dabei geht es ihm nicht um die Leugnung des historischen Charakters der therapeutischen Techniken, sondern um das Prinzip der Selbsterhaltung, dessen Ausdruck »sogar bei weit unter den Wirbeltieren stehenden Lebewesen« beobachtet werden könne. Hier zeigt sich also, dass diese Analyse der medizinischen Normativität mit einer realistischen Perspektive verbunden ist, welche sich wiederum in einer spezifischen Hinsicht mit der oben angesprochenen Kritik des Biologismus berührt. Canguilhem leitet nämlich von der Erörterung des Zwecks der Therapie über zu der »wissenschaftstheoretische[n] Tatsache«, dass es

100 Georges Canguilhem: *Das Normale und das Pathologische*, München 1974 [1943/1966], 80 (im Folgenden zitiert als: Canguilhem, Das Normale).

101 Ebd., 78f.

102 Ebd., 81.

103 Ebd., 90.

104 Ebd., 82f.

»zwar eine biologische, aber keine physikalische oder chemische oder mechanische Pathologie« gebe.[105] Dies begründet seine Kritik an der Vorstellung, die Biologie nach dem Vorbild der Physik auf die Erforschung als solcher wertfreier Naturgesetze reduzieren zu können. Es gebe »keine biologische Indifferenz« in dem Sinn, in dem etwa das mechanische »Trägheitsprinzip [...] Indifferenz gegen Richtungen und Schwankungen der Bewegung« impliziere. Lebewesen seien daher nicht ohne die Vorstellung eines »Finalismus« zu begreifen und Canguilhem spricht in diesem Sinne sogar von »biologischer Normativität«.[106] Das gleiche Problem spricht auch Zunke in ihrer Erklärung der Ursachen des Biologismus an: »Die Biologie arbeitet überwiegend pragmatisch (und sehr erfolgreich) mit teleologischen Begriffen, ohne sich dem hierin liegenden erkenntnistheoretischen Problem wirklich zu stellen.«[107]

Die historische Untersuchung der mit den Wissenschaften verbundenen Werte beleuchtet das Verhältnis von Wissenschaft und Gesellschaft also auf dreifache Weise. *Erstens* zeigen die handlungsleitenden Werte, dass die Rationalität der Wissenschaft nicht dadurch begriffen werden kann, diese als vollständig aus logisch verknüpften, zwingenden Tatsachen bestehendes System zu beschreiben. Der Versuch, bestimmte Forderungen auf eine aus der Vorstellung eines solchen Systems abgeleitete besondere Autorität wissenschaftlicher Erkenntnisse gegenüber anderen vernünftigen Argumenten gründen zu wollen, beinhaltet daher ein falsches Bild der Wissenschaft und ist insofern als schlecht begründet zu kritisieren. Die Frage nach dem gesellschaftlichen Nutzen der Wissenschaft legt es *zweitens* nahe, diesen Wert als meistens, wenn nicht immer, wirksam anzusehen, auch wenn bestimmte Forschungen von konkreten Ansprüchen ausgenommen werden. In jedem Fall wird aber die Beachtung dieses Werts für die Untersuchung der sozialen Wirkungen von Wissenschaft zentral sein. *Drittens* macht die Betrachtung von Wertvorstellungen in der Medizin, die als wertfrei ohnehin kaum zu denken ist, deutlich, dass wissenschaftliche Werte nicht nur die Forschung leiten und von außen an diese herangetragen werden, sondern die Wissenschaften ihrerseits sozial höchst wirksame Wertvorstellungen reproduzieren, gleichzeitig aber auch in ihren Forschungsobjekten selbst vorfinden können. Die verschiedenen möglichen Arten des wissenschaftlichen Umgangs mit solchen Werten, die etwa mit der Zweckmäßigkeit des Verhaltens oder der Struktur von Lebewesen verbunden sind, werden sich, so ist zu vermuten, auch in unterschiedlicher Weise auf gesellschaftlich verbreitete Werte auswirken.

Die in diesem und dem vorhergehenden Abschnitt bisher besprochenen Theorien, die sich im weiteren Sinne der historischen Epistemologie zuordnen lassen, verdeutlichen vor allem die an eine kritische historische Untersuchung gestellten Probleme und begründen damit den in der Quellenanalyse eingenommenen Blickwinkel bzw. ermöglichen die Präzisierung der Fragestellung nach den konkreten historischen Beziehungen zwischen den zu untersuchenden Forschungspraktiken, die an realen menschlichen Organen stattfinden, und den mit diesen Praktiken verbundenen Vorstellungen vom menschlichen Subjekt. Die für diese Theorien zentralen (Teil-)Begriffe haben sich dabei

105 Ebd., 83.

106 Ebd., 84.

107 Zunke, Biologie und Ideologie, 6.

allerdings teilweise als schwer übertragbar auf den spezifischen Gegenstand der Untersuchung herausgestellt. Für dessen Analyse sollen im Folgenden daher noch zwei weitere in der Wissenschaftstheorie und -historiographie vielfach diskutierte Konzepte in Betracht gezogen werden: Lakatos' *Methodologie wissenschaftlicher Forschungsprogramme* und das von Terry Shinn und Richard Whitley zur *Expository Science* erweiterte Konzept von Wissenschaftspopularisierung.

›Konkurrierende Forschungsprogramme‹

Im Rahmen der vergleichenden Fallstudien zur Arbeit Kurt Goldsteins auf der einen und Cécile und Oskar Vogts auf der anderen Seite liegt es unter verschiedenen Gesichtspunkten nahe, von konkurrierenden Forschungsprogrammen zu sprechen. Zunächst handelt es sich bei den Gegenständen der Untersuchung schlicht um Forschungsprogramme, die nach dem »üblichen Sprachgebrauch der Wissenschaftler« nichts weiter darstellen als bestimmte »Vorhaben der Problemlösung unter Zuhilfenahme« von »wohldefinierten Verbindung[en] theoretischer und experimenteller Ideen.«[108] Der Begriff der ›konkurrierenden Forschungsprogramme‹, wie er von Lakatos gebildet worden ist, lässt sich dagegen zwar nicht vollständig auf die Forschungen Goldsteins und der Vogts anwenden,[109] beschreibt aber recht treffend die auffällige Gegensätzlichkeit dieser Programme. Lakatos stellt Forschungsprogramme als Verbindungen einer ›positiven‹ und einer ›negativen Heuristik‹ dar. Jedes solche Programm besitze einen *»harten Kern«*, der die zentrale theoretische Annahme enthalte, die nicht widerlegt werden könne, ohne das Programm zu beenden. »Die negative Heuristik [...] verbietet uns, den Modus tollens gegen diesen ›harten Kern‹ zu richten. Statt dessen«, darin besteht das Gebot der ›positiven Heuristik‹, »müssen wir unseren Scharfsinn einsetzen, um ›Hilfshypothesen‹ zu artikulieren, ja selbst zu erfinden, die dann einen Schutzgürtel um den Kern bilden.«[110] Die praktische Forschungsarbeit bestehe demnach vollständig aus der Verteidigung bzw. der Erweiterung der Mittel zur Verteidigung des Kerns und neue – als solche nachprüfbare und daher widerlegbare – empirische Erkenntnisse, aber auch schon deren Vorhersagen, gingen in diesen Schutzgürtel ein. Neue Beobachtungen, die der Kernannahme widersprechen, würden dagegen »ignoriert«.[111] An diesem Konzept orientiert ließe sich das Quellenmaterial also daraufhin befragen, worin in den Fällen Goldsteins und der Vogts jeweils der Kern des Forschungsprogramms besteht und inwiefern die Aufnahme neuer empirischer Erkenntnisse über das Gehirn in den Schutzgürtel durch eine positive Heuristik bestimmt wird. In der Tat scheinen die Gegensätze der Programme auf Annahmen zu beruhen, die durch Beobachtungen nicht widerlegt werden können.

---

108 Hacking, Einführung, 197. – In welchem Ausmaß die Verbindungen wohldefiniert sind, muss die Untersuchung allerdings noch zeigen.

109 So handelt es sich weder bei der goldsteinschen noch der vogtschen Forschung um »eine Abfolge sich entwickelnder Theorien, die sich womöglich über Jahrhunderte erstreckt, vielleicht achtzig Jahre lang in Vergessenheit gerät und dann durch eine völlig frische Zufuhr von Fakten und Ideen wieder zum Leben erweckt wird.« (Ebd., 197)

110 Lakatos, Forschungsprogramme, 129f.

111 Ebd., 132.

Lakatos möchte mit seiner Methodologie im weiteren eine Bewertung von Forschungsprogrammen ermöglichen. Er unterscheidet dazu »zwischen progressiven und degenerativen Problemverschiebungen«,[112] d.h. Weiterentwicklungen von Forschungsprogrammen. Nach seiner Terminologie entsteht dabei jeweils eine neue Theorie. Die Fortschrittlichkeit wiederum lasse sich in ihre theoretische und ihre empirische Seite teilen, wobei ersteres die Vorhersagen und letzteres die Bestätigung von Tatsachen betrifft und beides zusammen Lakatos eine Kategorisierung der Forschungsprogramme als Ganzer erlaubt.

> »Wir nennen eine [...] Reihe von Theorien *theoretisch progressiv* [...], wenn jede neue Theorie einen empirischen Gehaltsüberschuß ihrer Vorläuferin gegenüber besitzt, d.h. wenn sie eine neue, bis dahin unerwartete Tatsache voraussagt. Wir nennen eine theoretisch progressive Reihe von Theorien auch *empirisch progressiv* [...], wenn sich ein Teil dieses empirischen Gehaltsüberschusses auch bewährt, d.h. wenn jede neue Theorie uns wirklich zur Entdeckung einer *neuen Tatsache* führt.«[113]

Ein Forschungsprogramm entwickle sich dann progressiv, wenn beide Voraussetzungen erfüllt sind. Wenn dagegen lediglich die theoretische Fortschrittlichkeit gegeben ist, sei es »degenerativ«. Verläuft die Entwicklung eines Forschungsprogramms auch theoretisch nicht progressiv, womit es definitionsgemäß von vornherein empirisch nicht progressiv sein kann, »dann ›*verwerfen*‹ wir sie als ›pseudo-wissenschaftlich‹«.[114]

In diesem Schema zur Bewertung von Forschungsprogrammen drückt sich Lakatos' Anspruch aus, Wissenschaft in einem »normativ[en]« »Rahmen« zu untersuchen. Er stellt sich damit gegen Kuhns Vorgehen, das »sozialpsychologisch« sei,[115] und der oben erwähnte, an Kuhn gerichtete Vorwurf des Irrationalismus dient Lakatos als Ausgangspunkt und Begründung der Relevanz seiner Darstellung.[116] Die vorliegende Arbeit wird sich auf sein Konzept allerdings nur in einem deskriptiven Sinne beziehen und sich daher nicht an der Kennzeichnung von Forschungsprogrammen als progressiv, degenerativ oder pseudo-wissenschaftlich versuchen. Der für eine solche Bewertung zentrale Aspekt der Zunahme oder Abnahme des ›empirischen Gehalts‹ kann für die Quellenanalyse aber – ebenso wie die Unterscheidung von ›Kern‹ und ›Schutzgürtel‹ –

---

112 Ebd., 116.

113 Ebd., 115.

114 Ebd., 116. – Die Plausibilität seines Konzepts, in dem Tatsachen sich durch Beobachtung ›bewähren‹ müssen, untergräbt Lakatos selbst dadurch, dass er in seiner Kritik des aus Teilen von Poppers Theorie konstruierten »dogmatischen Falsifikationismus« behauptet: »*Keine Tatsachenaussage kann jemals auf Grund eines Experiments bewiesen werden*. Sätze lassen sich nur aus anderen Sätzen herleiten, aus Tatsachen folgen sie nicht [...]. Dies ist ein grundlegender Punkt der elementaren Logik« (Ebd., Herv. i.O.). Dazu meint Hacking: »Eine derartige Spiegelfechterei bezüglich des Wortes ›beweisen‹ wirkt besonders entmutigend, wenn der Autor selbst auf die verschiedenen Bedeutungen des Wortes [...] hingewiesen [...] hat« (Einführung, 287).

115 Lakatos, Forschungsprogramme, 171.

116 Ebd., 91.

dennoch von Interesse sein, nämlich zur Erklärung des Erfolgs oder Misserfolgs eines Forschungsprogramms.[117]

Mit der für die Analyse angestrebten kritischen Perspektive und vielleicht noch mehr mit einer Geschichtsschreibung, die die Bedeutung der historischen Tatsachen ernst nimmt, dürfte der auf die Historiographie bezogene Teil von Lakatos' Konzept allerdings kaum zu vereinbaren sein. Die von ihm vorgeschlagene ›rationale Rekonstruktion‹ verfolgt nämlich den Zweck, »wissenschaftliche Revolutionen nicht als religiöse Bekehrungen, sondern als rationalen Fortschritt darzustellen«,[118] sprich, gegenwärtig gültige Theorien als – bisher – bestmögliche zu beschreiben. Er kreiert dazu eine neuartige Form der Unterscheidung von interner und externer Geschichte, bei der die Irrationalität vollständig außerhalb der Wissenschaft verortet wird.[119] Die Gezwungenheit des Versuchs, eine in dieser Weise vor jeder Untersuchung als rational definierte Wissenschaft zu analysieren zeigt sich an Lakatos' eigener Anwendung seines Konzepts auf die Geschichte, die verdeutlicht, dass seine ›rationale Rekonstruktion‹ sich mit den historischen Tatsachen nicht verträgt. Recht treffend äußert sich Hacking an einer Stelle seiner Interpretation des Konzepts über die in Lakatos' Darstellung ausgedrückte Geringschätzung für die Geschichtsschreibung:

> »Lakatos macht in seinem Aufsatz über die Falsifikation zwei törichte Bemerkungen, indem er im Haupttext historische Faktenbehauptungen aufstellt, die er in den Fußnoten wieder zurücknimmt, wobei er darauf pocht, wir sollten seinen Text auf keinen Fall buchstäblich nehmen [...]. Der historisch gesinnte Leser ist zu Recht verärgert, wenn er in dieser Weise an der Nase herumgeführt wird.«

Hacking bezeichnet dies als »kleinen Scherz« Lakatos' und als sinnlos,[120] meint aber auch, dass dessen *Methodologie*, anders als Lakatos selbst behauptet, »nicht von Methode und Rationalität« handele,[121] sondern von der Suche nach einem »Ersatz für die Idee der Wahrheit«.[122] Für diesen Zweck hätte Lakatos nach Hackings Ansicht auf Erfindungen verzichten können, denn es reiche aus, »daß man die Fakten von neuem betrachtet oder auswählt oder ordnet«.[123] Dem ist hinzuzufügen, dass der Geschichtsschreibung dabei nur noch die Aufgabe zukäme, das Irrationale von der Wissenschaft zu trennen, wodurch die historische und soziale Realität, in der beides durchaus nicht voneinander getrennt ist, zur Nebensache würde.

---

117 Lakatos' Methodologie kann demgegenüber den Eindruck erwecken, dass Erfolg und Rationalität gleichgesetzt werden sollen.

118 Ebd., 91.

119 Imre Lakatos: Die Geschichte der Wissenschaft und ihre rationalen Rekonstruktionen, in: Ders.u. Alan Musgrave (Hg.): *Kritik und Erkenntnisfortschritt*, Braunschweig 1974 [1970], S. 271–311, 283f. (im Folgenden zitiert als: Lakatos, Rekonstruktionen). – Ob sein Urteil, dass »die moderne Quantentheorie [...] in ihrer ›Kopenhagener Deutung‹ zum Bannerträger des philosophischen Obskurantismus geworden« sei (Forschungsprogramme, 141), sich in diesem Sinne auf die ›externe Geschichte‹ beziehen soll, ist für mich rätselhaft.

120 Hacking, Einführung, 213.

121 Ebd., 192.

122 Ebd., 202.

123 Ebd., 213.

Für eine Verbindung des – als beschreibend genommenen – Begriffs des Forschungsprogramms mit einer kritischen Perspektive bietet sich nun dessen Konfrontation mit der oben formulierten Auseinandersetzung mit wissenschaftlichen Werten an. Während Kuhns Darstellung der Geschichte der Wissenschaften in der vorliegenden Arbeit zwar als hauptsächlich deskriptiv aufgefasst – nicht nur auf diese Weise benutzt – wird,[124] hat er doch auch ausdrücklich auf den normativen Charakter einiger seiner »Thesen« hingewiesen.[125] Strenggenommen findet sich in der Einleitung zur *Struktur wissenschaftlicher Revolutionen*, auf die der Hinweis sich bezieht, lediglich ein – in verschiedene Bemerkungen eingeflochtenes – Werturteil über die Wissenschaften (zu denen Kuhn weder Philosophie noch Geschichtsschreibung zählt[126]) und in diesem stimmt Lakatos wohl mit Kuhn überein. Deutlicher – und nun wiederum kontroverser durch die Verwendung der Ausdrücke ›Paradigma‹ und ›Revolution‹ – formuliert Kuhn es an einem späteren Punkt seines Textes:

> »Wäre allein die Autorität, und besonders die nichtfachliche Autorität, der Schiedsrichter bei Paradigmadiskussionen, so wäre der Ausgang dieser Diskussionen vielleicht noch immer Revolution, aber keine *wissenschaftliche* Revolution. Die bloße Existenz der Wissenschaft hängt davon ab, daß die Vollmacht, zwischen Paradigmata zu wählen, den Mitgliedern einer besonderen Gemeinschaft übertragen ist.«[127]

Lakatos verweist etwa an verschiedenen Stellen darauf, dass »die Mendelsche Genetik in Sowjetrußland in den 50er Jahren verschwand«, was mithilfe einer »Rationalitätstheorie« nicht erklärbar sei.[128] In dieser Hinsicht sind Kuhn und Lakatos sich also darin einig, dass die Geschichte der Wissenschaft internalistisch begriffen werden könne. Andernfalls würden sie bezüglich der Autorität weitere Unterscheidungen treffen. Politische Weisungen, nach denen Forscher und Forscherinnen sich richten müssen, wären anders zu beurteilen als z.B. notwendigerweise politische Entscheidungen über die Verteilung von Ressourcen oder öffentliche Debatten, die in einer Gesellschaft geführt werden, in der auch die Forschenden leben.[129] Außerdem befassen sie sich in keiner Weise

---

124 Abgesehen von seiner Kritik am vorherrschenden ›Bild der Wissenschaft‹.

125 Kuhn, Wissenschaftliche Revolutionen, 23.

126 Über die Unterschiede, die nicht auf den verschiedenen Gebrauch von ›Wissenschaft‹ und ›Science‹, der nahelegt, letzteres mit ›Naturwissenschaft‹ zu übersetzen, zu reduzieren sind, äußert sich Kuhn etwa in einem 1968 gehaltenen Vortrag (Thomas S. Kuhn: The Relations between the History and the Philosophy of Science, in: Ders.: *The Essential Tension. Selected Studies in Scientific Tradition and Change*, Chicago u. London 1977 [1968], S. 3–20, 10 [im Folgenden zitiert als: History and Philosophy]). Vgl. dazu einerseits dessen Übersetzung, die ›Science‹ in der Tat mit ›Naturwissenschaft‹ wiedergibt (Wissenschaftsgeschichte und -theorie, 59), andererseits aber auch Kuhns Rede von »social scientists« (z.B. History and Philosophy, 14).

127 Kuhn, Wissenschaftliche Revolutionen, 179, Herv. i.O.

128 Lakatos, Rekonstruktionen, 283. – Er erwähnt diese Episode auch in seinem Vortrag über *Science and Pseudoscience*, um die Wichtigkeit eines Kriteriums der Abgrenzung zwischen diesen zu verdeutlichen (Imre Lakatos: Introduction: Science and Pseudoscience, in: Ders.: *The methodology of scientific research programmes. Philosophical Papers, Volume I*, Cambridge u.a. 1978 [1973], S. 1–7, 7 [im Folgenden zitiert als: Lakatos, Science and Pseudoscience]).

129 Auf eine solche Debatte bezieht sich Lakatos anscheinend mit einer weiteren von ihm angeführten Geschichte: »The new liberal Establishment of the West also exercises the right to deny freedom of

mit der sozialen Autorität, die die Wissenschaft umgekehrt außerhalb der Forschungsstätten hat.

Aber auch der Gegensatz zwischen Kuhns und Lakatos' Auffassungen verweist auf Wertvorstellungen, genauer auf deren Funktion, Entscheidungen über die Forschung zu beeinflussen. Während diese Funktion nach Kuhn einerseits Werte notwendig macht und andererseits nicht systematisch zu fassen ist, betrachtet Lakatos den darin implizierten ›psychologischen‹ Aspekt als irrational. Er versucht demgegenüber zu zeigen, dass »Fortschritt [...] an dem Grad, in dem die Reihe von Theorien uns zur Entdeckung neuer Tatsachen führt [gemessen]«,[130] also quantifiziert werden könne. In Lakatos' Begriff der ›harten Kerne‹ der Forschungsprogramme findet sich aber auch eine Gemeinsamkeit mit den von Merton, Kuhn und Canguilhem behandelten Werten, wenngleich diese geteilte Eigenschaft in Lakatos' Methodologie eine gänzlich andere Bedeutung besitzt. Wertvorstellungen und harte Kerne bilden Gegenstücke zu Beobachtungsätzen. Soweit die Wertvorstellungen, wie in den Betrachtungen Kuhns und Mertons, sich auf die Methoden der Forschung beziehen, handelt es sich um eine von den harten Kernen ebenso wie von den widerlegbaren Hypothesen getrennte Ebene. Werte, die demgegenüber den Gegenstand der Forschung betreffen, also z.B. den Gesundheitszustand eines Menschen, müssten in einem medizinischen ›Forschungsprogramm‹ im ›Kern‹ und nicht im ›Schutzgürtel‹ verortet werden.[131] Für die Quellenanalyse stellt die Frage nach dem möglicherweise normativen Inhalt der ›unwiderlegbaren‹ Vorannahmen der Forschung daher einen interessanten Ansatzpunkt dar.

Popularisierung

Die sozialen Bedeutungen wissenschaftlicher Werte historisch zu untersuchen – und damit einen Aspekt der »Macht«, die selbst Rheinberger der Wissenschaft zuschreibt[132] –, verlangt die Erweiterung der Perspektive auf die Popularisierung, deren Begriff wiederum einer kurzen Erläuterung bedarf. Der kritischen Darstellung Terry Shinns und Richard Whitleys zufolge wurde Popularisierung traditionell als von der wissenschaftlichen Forschung strikt getrennter Bereich aufgefasst.[133] Wie Whitley in

speech to what it regards as pseudoscience, as we have seen in the case of the debate concerning race and intelligence.« (Science and Pseudoscience, 7)

130 Lakatos, Forschungsprogramme, 116.

131 Wenn die Eugenik als Wissenschaft aufgefasst wird, bietet sie vielleicht ein noch prägnanteres Beispiel für normative Vorannahmen als Teil einer negativen Heuristik: »Mit ihrer Orientierung am Genpool relativiert die Eugenik den Wert der selbstbestimmten und unveräußerlichen Individualität. Die Entwicklung dieser Wissenschaft ist deshalb ein herausragendes Beispiel für die inhärente Verschränkung von Wissen und Werten.« (Peter Weingart u.a.: *Rasse, Blut und Gene. Geschichte der Eugenik und Rassenhygiene in Deutschland*, Frankfurt a.M. 1988, 16 [im Folgenden zitiert als: Weingart u.a., Eugenik]) Die »Orientierung am Genpool« würde wohl mit Sicherheit zum harten Kern einer eugenischen Wissenschaft gehören.

132 Rheinberger, Experimentalsysteme, 281.

133 Terry Shinn u. Richard Whitley: Editorial Preface, in: Dies. (Hg): *Expository Science: Forms and Functions of Popularisation*, Dordrecht 1985 (Sociology of the Sciences 9), S. vii-xi, vii. – Dass sich diese traditionelle Sicht mit ihren verschiedenen Problemen nicht als Ganze bestimmten Autoren zuschreiben lässt, hat Whitley selbst eingeräumt: »While [the traditional view] may be something

seinem Aufsatz über *Knowledge Producers and Knowledge Aquirers* präzisiert, impliziert diese Auffassung bestimmte Vorstellungen von der Produktion und Verbreitung wissenschaftlichen Wissens,[134] die einer ernsthaften Untersuchung nicht standhielten. Wenn in traditioneller Sicht das Publikum der Popularisierung als undifferenzierte Masse betrachtet werde, die vor allem durch die fehlende Kompetenz, über wissenschaftliches Wissen zu urteilen, gekennzeichnet sei,[135] ließen sich demgegenüber leicht verschiedene Teile des Publikums identifizieren, die jenem Bild nicht entsprächen, darunter Studierende und Interessengruppen aus Militär und Wirtschaft.[136] Ähnlich verfehlt sei die Vorstellung, die wissenschaftliche Gemeinschaft bilde eine einheitliche bzw. als Ganzes hoch organisierte Gruppe. In Anbetracht der großen Unterschiede zwischen und der fortschreitenden Spezialisierung von Forschungsbereichen seien vielmehr auch Wissenschaftler zum Publikum von Popularisierung zu zählen.[137] Darüber hinaus werde traditionell das Wissen selbst als durch seine Popularisierung inhaltlich unverändert und lediglich formal vereinfacht betrachtet. Dagegen verweist Whitley u.a. auf Ludwik Fleck,[138] der bereits verschiedene inhaltliche Eigenschaften des Wissens in seinen verschiedenen Formen beschrieben hat:

> »Charakteristisch für eine populäre Darstellung ist der Wegfall der Einzelheiten und hauptsächlich der streitenden Meinungen, wodurch eine künstliche Vereinfachung erzielt wird. Sodann die künstlerisch angenehme, lebendige, anschauliche Ausführung. Endlich die apodiktische Wertung, das einfache Gutheißen oder Ablehnen gewisser Standpunkte. Vereinfachte, anschauliche und apodiktische Wissenschaft – das sind die wichtigsten Merkmale exoterischen Wissens.«[139]

Schließlich leugne die traditionelle Sicht Rückwirkungen der Popularisierung auf die Forschung. Während dies in manchen Bereichen wie den Sozialwissenschaften, die eng mit Alltagssprache und öffentlichen Interessen verbunden seien, offensichtlich falsch sei, seien die Folgen der Popularisierung aber auch für die Naturwissenschaften leicht auszumachen, die etwa von der Zuteilung von Ressourcen und allgemeiner öffentlicher

---

of an artificial construction, I suggest that many of [its] tenets are implicit in much current discussion of the phenomenon« (Richard Whitley: Knowledge Producers and Knowledge Aquirers. Popularisation as a Relation Between Scientific Fields and Their Publics, in: Terry Shinn u. Richard Whitley (Hg.): *Expository Science: Forms and Functions of Popularisation*, Dordrecht 1985 (Sociology of the Sciences 9), S. 3–28, 10 [im Folgenden zitiert als: Whitley, Knowledge Producers]).

134 Whitley, Knowledge Producers, 3.

135 Ebd., 4.

136 Ebd., 5.

137 Ebd., 6.

138 Ebd., 7 u. 15.

139 Ludwik Fleck: *Entstehung und Entwicklung einer wissenschaftlichen Tatsache. Einführung in die Lehre vom Denkstil und Denkkollektiv*, Frankfurt 1980 [1935], 149. – Whitleys Darstellung ist allerdings stärker konstruktivistisch ausgerichtet als diese Formulierung Flecks. Bei Whitley ist statt vom Inhalt vom ›Wahrheitsstatus‹ des Wissens die Rede (Knowledge Producers, 7). Flecks über das Zitat hinaus ebenfalls tendenziell antirealistische Position ist für den Begriff der Popularisierung, an dem sich die vorliegende Arbeit orientiert, genauso wenig bestimmend.

Unterstützung abhängig seien.[140] Alle diese Aspekte werfen für die Quellenanalyse in der vorliegenden Arbeit bestimmte Fragen auf: An welche Adressatenkreise sind bestimmte Texte gerichtet, inwiefern sind auch an ein wissenschaftliches Publikum gerichtete Texte als popularisierend zu verstehen, wie äußert sich die Popularisierung jeweils in den Aussagen und welche Folgen oder Erfolge kann die Verbreitung des Wissens für die Forschung haben oder von den Autoren und Autorinnen erhofft werden? Außerdem können auch Whitleys sowie Shinns und Michel Cloîtres schematische Klassifizierungen von Textsorten für die Analyse nützlich sein. Whitley unterscheidet hierzu zwei Dimensionen, nämlich den ›Grad der Formalisierung und technischen Präzision‹ sowie den ›Grad der Anfechtbarkeit von Argumenten und Schlüssen‹. Damit seien z.B. Lehrbücher für das Universitätsstudium von Fachaufsätzen zu unterscheiden, insofern zwar in beiden die Informationen stark formalisiert und präzise seien, erstere aber die Anfechtbarkeit verringerten, etwa durch das Weglassen von möglichen Gegenargumenten.[141] Unter den Kategorisierungen Shinns und Cloîtres ist vor allem die der in verschiedenen Genres behandelten Gegenstände von Interesse. Ihre diesbezügliche, sehr plausible, These besagt, das für Spezialisten vor allem die Forschungsobjekte und -methoden detailliert beschrieben würden, während für eine breite Öffentlichkeit die Anwendbarkeit von Forschungsergebnissen stark betont werde.[142] Diese Annahme mag zum Alltagsverständnis von Popularisierung gehören, sie in der Quellenanalyse zu berücksichtigen, erscheint im Hinblick auf die Frage nach der Verbindung von Theorie und Wertvorstellungen aber auch als besonders relevant. Die Frage, ob der von Shinn und Whitley für ihr Konzept geprägte Begriff der *Expository Science* für die so gefasste Popularisierung angemessen ist, steht allerdings nicht im Fokus der vorliegenden Arbeit. Entscheidend ist vielmehr auch hier der Bezug zur allgemeinen Fragestellung, hinsichtlich der Popularisierung also: In welcher Weise unterscheiden sich die Vorstellungen über das Gehirn und über das menschliche Subjekt, die in verschiedenen Textgenres zum Ausdruck kommen?

2.4 Gegenstand und Methode von Wissenschaftstheorie und Lebenswissenschaften

Bei der Erörterung der Bedeutung von Wertvorstellungen in der Wissenschaft wurden bereits einige Unterschiede zwischen den verschiedenen Fachbereichen angesprochen. Sowohl die kritische Motivation der historischen Untersuchung als auch ihr Gegenstand geben allerdings Anlass, dem noch einige Bemerkungen hinzuzufügen. Insbesondere bei Lakatos zeigt sich das Problem des Mangels einer Abgrenzung der Methoden und der Forschungsobjekte verschiedener wissenschaftlicher Disziplinen. Um die allgemeine Relevanz seiner Fragestellung zu erläutern, bezieht er sie auf politische Ereignisse seiner Gegenwart:

---

140 Whitley, Knowledge Producers, 8.

141 Ebd., 14–16.

142 Michel Cloître u. Terry Shinn: Expository Practice. Social, Cognitive and Epistemological Linkage, in: Terry Shinn u. Richard Whitley (Hg.): *Expository Science: Forms and Functions of Popularisation*, Dordrecht 1985, (Sociology of the Sciences 9), S. 31–60, 33.

»Der Konflikt zwischen Popper und Kuhn [...] betrifft unsere zentralen intellektuellen Werte und hat Folgen nicht nur für die theoretische Physik, sondern auch für die unterentwickelten Sozialwissenschaften, ja selbst für die Ethik und die politische Philosophie. Wenn man selbst in der Naturwissenschaft eine Theorie nur auf Grund der Anzahl, des Glaubens und der Lautstärke ihrer Anhänger beurteilen kann, so trifft das noch viel mehr auf die Sozialwissenschaften zu: Wahrheit läge dann in der Macht. So rechtfertigt die Position Kuhns – ohne Zweifel gegen seine Absicht – das grundlegende politische Credo der religiösen Irren von heute (der ›Studentenrevolutionäre‹).«[143]

Mit dem Verweis auf den politischen Protest gibt Lakatos der Frage nach der Wahrheit eine – als solche durchaus plausible – praktische Bedeutung. Gleichzeitig wirkt seine Argumentation aber merkwürdig schief. Die Abgrenzung von den »religiösen Irren« soll zwar die Demokratie verteidigen, gemeinsam mit »der Anzahl« der »Anhänger« einer Theorie verwirft er im Grunde aber das Prinzip von Mehrheitsentscheidungen allgemein als irrational und identifiziert dabei offenbar »Macht« mit Gewalt. Demgegenüber drückt sich in diesen Sätzen implizit ein Szientismus aus, der, wenn sie in der Tat auch politische ›Wahrheiten‹ und damit politische Herrschaft betreffen sollten, die Wissenschaften mit einer Autorität ausstatten würde, die wohl kaum als demokratisch legitimiert gelten könnte. Dies bestätigt sich in seinem Verweis auf die »unterentwickelten Sozialwissenschaften«. Wenn dort die Gründe zur Entscheidung für eine bestimmte Theorie quantitativ abgewogen werden sollten, wie er es für die Physik fordert, dürften bestimmte politische Interessen, etwa in Bezug auf soziale Ungleichheit, keine Rolle mehr spielen.[144] Eine solche Regel auf die Praxis politischer Herrschaft zu übertragen, würde bedeuten, demokratische Wahlen für gemeinschaftsschädlich zu erklären.[145] Die theoretische Relevanz dieser Implikationen einer Einheit der wissenschaftlichen Methode, wird durch ähnliche Motive bei anderen Autoren bekräftigt. Hacking vermutet, »daß der Sozialwissenschaft fehlt, was die neuere Physik so großartig macht«, nämlich »theoretische Entitäten [...], mit denen wir etwas anfangen können, Entitäten, die einen Bestandteil bilden der bewußten Schaffung stabiler neuer Phänomene.«[146] Auch hier stellt sich die Frage, wie soziale Phänomene, die ähnlich berechenbar wie das Verhalten

143 Lakatos, Forschungsprogramme, 91.

144 Dies würde auch erst die »Reduktion der Anzahl umfassender Theorien auf eine« ermöglichen, die nach Paul Feyerabends Kritik an Kuhns Konzept der Normalwissenschaft tatsächlich von manchen Sozialwissenschaftlern befürwortet worden sei (Paul K. Feyerabend: Kuhns Struktur wissenschaftlicher Revolutionen – ein Trostbüchlein für Spezialisten?, in: Imre Lakatos u. Alan Musgrave (Hg.): *Kritik und Erkenntnisfortschritt*, Braunschweig 1974 [1970], S. 191–222, 192).

145 Da Lakatos' Bemerkung die Frage aufwirft, ob er politische Entscheidungen Experten überlassen will, ergibt sich hier wiederum ein interessanter Gegensatz zwischen Wissenschaftstheorie und -geschichte, nämlich im Kontrast zu einem weiteren von Satzinger angesprochenen Problem: »Die Frage bleibt, und sie ist nicht wissenschaftshistorisch zu entscheiden, ob es Sache einer bestimmten Berufsgruppe ist, die politische Ordnung der menschlichen Gesellschaft durch Eingriffe in das Gehirn zu bestimmen.« (Cécile und Oskar Vogt, 300) Dem wäre hinzuzufügen, dass das Studium der Geschichte von Wissenschaft und Gesellschaft allerdings dazu beitragen kann, hier eine *informierte* Entscheidung zu ermöglichen.

146 Hacking, Einführung, 410.

der von Hacking als Beispiel so geschätzten Elektronen wären, mit demokratischen Verhältnissen vereinbar sein könnten.

Diese Sicht auf die Sozialwissenschaften, nach der diese sich an den Naturwissenschaften orientieren sollten, stellt zunächst ein schwerwiegendes wissenschaftstheoretisches und -historiographisches Problem dar. Einerseits beruht sie offenbar auf der Voraussetzung, dass die Wissenschaftstheorie als ein Bereich der Philosophie weder Natur- noch Sozialwissenschaft ist. Andererseits beziehen sich Lakatos und Hacking aber auf historische Erkenntnisse als empirisches Material, ohne zu fragen, ob dieses dem Bereich der natürlichen oder dem der sozialen Phänomene angehört. Stattdessen wird Wissenschaft von Lakatos zwar nicht ausdrücklich als Naturphänomen gekennzeichnet, es finden sich aber verschiedene Hinweise darauf, dass er sein eigenes Konzept durchaus als gewissermaßen vertiefende Naturwissenschaft versteht. Seine *Methodologie* ist bereits durch ihren Titel deutlich als Handlungsanleitung für Naturwissenschaftler beschrieben – auch wenn sie, wie Hacking unterstreicht, »nicht das geringste zu einem Entschluß bei[trägt], was man jetzt vernünftigerweise glauben oder tun sollte.«[147] Die Vermutung, dass Wissenschaftstheorie für Lakatos dennoch den Anforderungen genügen sollte, die er an die Naturwissenschaften stellt, ließe sich etwa dadurch begründen, dass er von »Poppers Forschungsprogramm« und »Kuhns Forschungsprogramm« spricht,[148] sowie davon, dass seine Methodologie »ein historiographisches Forschungsprogramm [konstituiert]«.[149] Währenddessen ist nicht zu übersehen, dass seine Methode und Theorie sich von jenen der Physik, die er als historische Beispiele anführt, grundsätzlich unterscheiden, etwa weil er keine eigenen Experimente durchführt und stellenweise erfundene statt wirklicher empirischer Erkenntnisse verwendet. Auch führt er als schlechte Beispiele zwar psychologische und sozialwissenschaftliche Theorien an und fragt u.a.: »Welche *neue* Tatsache hat der Marxismus, sagen wir, seit 1917 *vorausgesagt?*«[150] Trotzdem verzichtet er selbst wie selbstverständlich auf jede Vorhersage über die zukünftige Entwicklung der Wissenschaften – vielleicht weil er die eigene Theorie, im Gegensatz zu Marxismus und Psychoanalyse, als Philosophie und *deshalb* als der Beurteilung durch die eigenen Maßstäbe enthoben ansieht.

Lakatos mag mit Kuhn darin übereinstimmen, dass, wie dieser in der Gegenüberstellung zur Geschichtsschreibung festgestellt hat, der »Philosoph [...] hauptsächlich auf ausdrückliche Allgemeinaussagen, und zwar auf unbeschränkte [zielt]«,[151] und überdies annehmen, dass er auch keine ›neuen Allgemeinaussagen antizipieren‹ muss. Bei Kuhn wird allerdings deutlich, dass er daraus nicht den Schluss zieht, Philosophie solle von der äußeren Wirklichkeit unberührt bleiben. Gerade deshalb erscheint es aber unverständlich, dass er seine eigene Forschung keinesfalls – auch nicht zum Teil – als sozialwissenschaftlich betrachtet. In Bezug auf seine allgemein formulierte, also theoretische Frage, auf welche Weise wissenschaftlicher Fortschritt zustande kommt, bekennt sich Kuhn zwar ausdrücklich zu der Annahme, »daß die Erklärung, die wir suchen, letzten Endes

147 Ebd., 191.

148 Lakatos, Forschungsprogramme, 173f.

149 Lakatos, Rekonstruktionen, 283.

150 Lakatos, Forschungsprogramme, 169.

151 Kuhn, Wissenschaftsgeschichte und -theorie, 54.

psychologisch oder soziologisch sein muß.«[152] Dass eine auf solche Erklärungen aufbauende Wissenschaftstheorie eine sozialwissenschaftliche (oder psychologische) wäre, zieht er aber nicht in Betracht.

Für eine der historischen Realität angemessene Betrachtung erscheint es demgegenüber wichtig, festzuhalten, dass wissenschaftliche Forschung eine soziale Aktivität ist, die als solche auch kritisiert werden kann. Welche Aspekte der Wissenschaft dabei vernünftigerweise zu akzeptieren sind und welche auch von außen berechtigte Kritik erfahren können, lässt sich dabei, dies sollte in den vorhergehenden Abschnitten deutlich geworden sein, nicht im Voraus bestimmen. Für Wissenschaftstheorie und -geschichte ergibt sich aber erstens die Folgerung, dass sie deutlich mehr Gemeinsamkeiten mit den Sozialwissenschaften, als mit der Erforschung der Natur haben. Zweitens sollte dies wiederum die Vermutung nahelegen, dass die Sozialwissenschaften – ebenso wie Wissenschaftstheorie und -geschichte – aufgrund ihres Gegenstands nicht auf die Nachahmung der Naturwissenschaften verpflichtet werden können.

Neben der allgemeinen Frage nach dem Gegenstand der Wissenschaftstheorie, erfordert spezifischer auch die historische Darstellung biologischer und medizinischer Forschung eine Abgrenzung von der Annahme einer Einheit der wissenschaftlichen Methode, denn diese erweist sich nicht erst bei der Gegenüberstellung von Natur- und Geisteswissenschaften als unhaltbar. Auch in den Lebenswissenschaften sind die praktischen und theoretischen Unterschiede etwa zur Physik kaum zu übersehen. Dies wiederum dürfte für die Medizin in noch größerem Ausmaß zutreffen als für die Biologie. So hat bereits Kuhn bemerkt, dass seine Annahme einer von Paradigmen bestimmten Normalwissenschaft sich auf die Medizin oder wenigstens auf die Geschichte ihrer Etablierung als Disziplin nicht anwenden lässt, weil ihre »*raison d'être* im wesentlichen ein äußeres soziales Bedürfnis ist«.[153] Auf die Biologie und spezifischer auf deren Theorie bezogen hat Evelyn Fox Keller auf einen Unterschied zur Physik hingewiesen: »Physicists, we are often told, [...] want, in short, a ›theory of everything.‹ [... T]he ambitions of biologists are manifestly less grandiose. They have no such exemplary grand theories to guide their aspirations, nor, indeed, do they seem to share such a concept of theory.«[154] Noch vor Kuhn hat Georges Canguilhem aus seiner philosophischen Betrachtung der Medizin den Schluss gezogen, sie noch deutlicher von anderen Wissenschaften abzugrenzen und »in ihr [...] eher eine Technik oder eine Kunst im Schnittpunkt verschiedener Wissenschaften als eine Wissenschaft im eigentlichen Sinne« zu sehen. Sein Hinweis auf die praktische Seite der Medizin erinnert daran, dass hier, wie in den Sozialwissenschaften, die Bildung von Begriffen – wie dem des Normalen – unmittelbarer als in der Physik mit politisch zu beurteilenden Praktiken verbunden ist:

> »Bei unserer – wie wir hoffen – ›unvoreingenommenen‹ Betrachtung der Medizin gelangten wir zu der Überzeugung, daß deren Kernstück nach wie vor – unbeschadet der

152 Kuhn, Logik oder Psychologie, 21.

153 Kuhn, Wissenschaftliche Revolutionen, 33.

154 Evelyn Fox Keller: *Making Sense of Life. Explaining Biological Development with Models, Metaphors, and Machines*, Cambridge u. London 2002, 1.

> vielen lobenswerten Bemühungen, auch dort Methoden wissenschaftlicher Rationalisierung heimisch zu machen – in Klinik und Therapie besteht, das heißt in einer Technik der Herstellung und Wiederherstellung des Normalen, die sich nicht völlig und umstandslos auf reines Erkennen reduzieren läßt.«[155]

Diese Beschreibung des »Kernstück[s]« der Medizin, auch wenn es sich dabei nicht um die Theorie, also auch nicht um die Möglichkeit einer Widerlegung handelt, verdeutlicht den oben bereits angesprochenen Umstand, dass das, was sich mit Lakatos als ›harter Kern‹ der medizinischen Forschung bezeichnen lässt, notwendig Wertvorstellungen enthält. Da die verschiedenen Begriffe des Pathologischen bei Goldstein und den Vogts zu den besonders charakteristischen Merkmalen ihrer Forschungsprogramme zählen, wird die von Canguilhem herausgestellte Verbindung von Technik und Erkenntnis in der Quellenanalyse besondere Aufmerksamkeit verlangen. Diese Aufmerksamkeit wird sich allerdings nicht lediglich auf das historisch Besondere richten, sondern auch auf dessen Verbindung zum Allgemeinen, das wiederum Geschichte und Gegenwart verbindet.

155 Canguilhem, Das Normale, 15.

3. Der wissenschaftshistorische und biographische Kontext der Forschungen Kurt Goldsteins und Cécile und Oskar Vogts

In der Geschichte des frühen 20. Jahrhunderts in Deutschland, genauer des Zeitraums von etwa 1900 bis 1937, ist schon mit dem ersten Weltkrieg, dem Ende des Kaiserreichs, dem Aufbau und der Zerstörung der Weimarer Republik und den ersten Jahren der nationalsozialistischen Herrschaft eine ganze Reihe politischer und sozialer Entwicklungen benannt, die allgemein als epochale Umbrüche angesehen werden. Alle diese Entwicklungen haben ebenso für die Geschichte der Wissenschaften einschneidende Bedeutung und sind auch für das Verhältnis von Gehirn und Subjekt relevant. Bei der folgenden Darstellung des historischen Kontexts der in Kapitel 4, 5 und 6 zu analysierenden Forschungsprogramme geht es allerdings vor allem um die für das Verständnis dieser Analyse notwendigen und nicht allgemein bekannten Voraussetzungen, also den wissenschaftshistorischen Hintergrund. Daher werde ich in diesem Kapitel lediglich einige Aspekte der Politik- und Sozialgeschichte, die ebenso sehr – oder noch eher – zur Wissenschaftsgeschichte gehören, ansprechen und jene Gesichtspunkte dann eingehender in Kapitel 6 behandeln, dem allerdings eine Reihe sehr allgemein gefasster, in der Geschichtsschreibung weitgehend etablierter Bestimmungen des Verhältnisses von Politik, Gesellschaft und Wissenschaft vorausschicken. Anschließend werde ich den wissenschaftshistorischen Kontext der im 4. bis 6. Kapitel analysierten Fallgeschichten darstellen, zunächst eine Reihe von Entwicklungen, die in der Geschichte der Lebenswissenschaften als herausragend bezeichnet werden können, dann die Hauptwege des Fortschritts der Hirnforschung bzw. hauptsächlich diejenigen Wege, die zu den im frühen 20. Jahrhundert (und teilweise bis heute) anerkannten (empirischen) Grundlagen der Hirnforschung führen und in diesem Zeitraum weiterverfolgt werden. Dabei geht es nicht um Vollständigkeit, sondern auch hier in erster Linie um die in Kapitel 4 bis 6 vorausgesetzten Aspekte. Daneben werde ich auch verschiedene theoretische Ansätze der Hirnforschung und der Psychologie, soweit diese mit jener eng verknüpft ist, ansprechen, mit besonderer Beachtung derjenigen Konzepte, die für die Fallgeschichten zentrale Bedeutung haben. Zuletzt werde ich in groben Zügen – mit Fokus auf die wissenschaftlichen Karrieren – die Biographien von Cécile und Oskar Vogt und Kurt Goldstein skizzieren.[1]

3.1 Wissenschaft und Leben im frühen 20. Jahrhundert

3.1.1 Politik, Gesellschaft und Wissenschaft

In der allgemeinen Geschichtsschreibung des frühen 20. Jahrhunderts zählt die durchaus widersprüchliche gesellschaftliche Bedeutung der Entwicklung der Wissenschaften zu den weithin anerkannten zentralen Aspekten. In seiner Geschichte der Weimarer Republik charakterisiert Detlev Peukert die schon seit der Zeit des Kaiserreichs weitverbreitete Wissenschaftsgläubigkeit als einen der Faktoren, die den Aufbau eines demokratischen Staats gefährdeten:

> »Seit den neunziger Jahren des [19.] Jahrhunderts war die Überzeugung, soziale Reformen seien notwendig, zunehmend flankiert und überlagert worden von dem Glauben, alle sozialen Probleme könnten ihre rationale Lösung durch staatliche Intervention und wissenschaftlichen Einsatz finden. Dieser sozialtechnische Machbarkeitswahn verbreitete sich parteiübergreifend und konnte sich durchaus auf praktische Erfahrungen stützen.«[2]

Für Peukert gehörte zu diesen ein »Nützlichkeitssprung der Humanwissenschaften, vor allem in der Seuchenmedizin. Geißeln der Menschheit wie Pocken, Cholera und Tuberkulose schienen nun endgültig bekämpft werden zu können.«[3] Unter wissenschaftstheoretischem Blickwinkel ist diese Darstellung bemerkenswert, weil die innere Widersprüchlichkeit der wissenschaftlichen Rationalität – der Wahn »konnte sich [...] auf praktische Erfahrungen stützen« – in der sozialhistorischen Perspektive als geradezu offensichtlich erscheint. Peukert weist ebenfalls auf den Wettbewerb hin, den »seit der Jahrhundertwende und mit größerem öffentlichem Echo in den zwanziger Jahren zwei diametral verschiedene Menschenbilder und humanwissenschaftliche Methoden miteinander« austrugen, nämlich »Biologismus« und »Psychoanalyse«.[4] Insbesondere den Gegensatz zum Biologismus nur in dieser zu sehen, mag vor dem Hintergrund der in den folgenden Abschnitten erörterten Debatten als grobe Verkürzung erscheinen, ob es im Rahmen einer kurzgefassten sozialhistorischen Gesamtdarstellung und vielleicht eben mit Hinblick auf das ›öffentliche Echo‹ dennoch gerechtfertigt sein könnte, kann hier allerdings nicht beantwortet werden. Demgegenüber wird die Bedeutung der von

---

1 Wenn in diesem Kapitel von Erkenntnissen, Entdeckungen, Beweisen u.ä. die Rede ist, spiegelt dies v.a. den ›pragmatischen‹ bzw. ›naiven‹ Realismus der beteiligten Forscher und Forscherinnen wider, und zwar eben wegen des hauptsächlichen Zwecks, die Analyse in Kap. 5 verständlich zu machen.

2 Detlev J. K. Peukert: *Die Weimarer Republik. Krisenjahre der Klassischen Moderne*, Frankfurt a.M. [13]2014 [1987]. 137 (im Folgenden zitiert als: Peukert, Weimarer Republik).

3 Ebd., 138.

4 Ebd., 108.

Peukert als konkrete Form des Biologismus erwähnten Eugenik[5] noch unterstrichen werden, nicht nur weil deren enge Verbindung von wissenschaftlicher Rationalität und menschenfeindlichem Wahn in der Historiographie des frühen 20. Jahrhunderts immer wieder auftaucht, sondern auch weil sie in den Fallstudien zu den zentralen zu untersuchenden Aspekten gehört.

Gerade die Eugenik kann auch als Beispiel dafür dienen, dass die Hoffnung auf wissenschaftliche Lösungen für soziale Probleme nicht mit einer grundsätzlichen Befürwortung des – ganz allgemeinen oder auch nur des technischen – Fortschritts einhergehen musste, vielmehr etwa das Bevölkerungswachstum als Begleiterscheinung der Industrialisierung als Problem betrachtet wurde.[6] In anderen, modernitätsfeindlichen Zusammenhängen wurden aber auch die Wissenschaften selbst als Ausdruck verfehlter Gesellschaftsentwicklung angegriffen, wobei die Kritik des »mechanistischen« Denkens häufig mit antisemitischen Ressentiments verbunden wurde.[7] Modernisierungskritik richtete sich allerdings nicht immer gegen die Moderne selbst oder gegen die Juden oder gegen die sozial Schwachen: »Modernisierungskritik, die selber auf dem Boden der Moderne stand und deren widersprüchliche Gegenwart und problematische Zukunft kritisch antizipierte, machte eine Grundströmung der deutschen Geistesgeschichte seit der Jahrhundertwende aus.«[8]

Mit dem Ersten Weltkrieg erreichte die Ambivalenz des wissenschaftlichen und technischen Fortschritts in der direkten Verbindung mit den Fortschritten der Kriegsführung eine neue Dimension. Wenn diese militärischen Fortschritte eine »fundamentale Katastrophe« mit 10 Millionen Kriegstoten und mehr als 20 Millionen Verwundeten möglich machten,[9] war dies nicht in geringem Ausmaß wissenschaftlichen Fortschritten zu verdanken. In Deutschland war die chemische Forschung Voraussetzung sowohl für die trotz der britischen Blockade fortgesetzte Produktion konventioneller Munition durch den Ersatz natürlicher durch künstliche Rohstoffe als auch für die Einführung der völlig neuartigen chemischen Kriegsführung mit Giftgas.[10] Dass diese Entwicklungen auch der – modernen wie antimodernen – Wissenschaftskritik neue Motivationen gaben,[11] konnte den Fortschritt von Wissenschaft und Technik freilich ebenso wenig auf-

5 Ebd., 142f.

6 Siehe zur Eugenik Abschnitt 3.1.2.

7 Harrington, Suche nach Ganzheit, 21. – Siehe zu ›Ganzheit‹ und Antisemitismus Abschnitt 3.2.4.

8 Peukert, Weimarer Republik, 186.

9 Horst Möller: *Europa zwischen den Weltkriegen*, München 1998 (Oldenbourg Grundriss der Geschichte 21), 1 (im Folgenden zitiert als: Möller, Europa).

10 Margit Szöllösi-Janze: The Scientist as Expert: Fritz Haber and German Chemical Warfare During the First World War and Beyond, in: Bretislav Friedrich u.a. (Hg.): *One Hundred Years of Chemical Warfare: Research, Deployment, Consequences*, Cham 2017, S. 11–23, 12.

11 Den Einfluss der Fortschritte der Kriegsführung hat Wolfgang Lefèvre auch in der Geschichte der Wissenschaftsgeschichtsschreibung bemerkt: Der »theoriegeschichtliche Kontext« der »sozialgeschichtlich orientierten Wissenschaftshistorie der 20er Jahre [...] läßt sich markieren durch die Studien Max Webers [...,] Freuds [...,] Husserls [...;] der ›Kritischen Theorie‹ wie auch Heideggers«. »Was dieses [...] an ›Pluralität‹ kaum zu überbietende Theorienspektrum« zusammenhalte, sei das »gemeinsame prinzipielle Mißtrauen gegen den wissenschaftlichen Geist, der [...] dem seine Weltherrschaft genießenden Europa vor 1914 als Signum der Auserwähltheit galt. Dieser wissenschaftliche Geist reimte sich jenen Theoretikern nicht mehr auf Fortschritt oder gar humane Zivilisati-

halten, wie dies die Kriegshandlungen selbst taten. Der Krieg war für die Forschung zwar häufig hinderlich, etwa durch die Beschränkung des internationalen Austauschs (darüber beklagten sich z.B. die Vogts[12]), mitunter förderte er sie aber auch, beispielsweise durch die Schaffung neuer Forschungsobjekte (dazu zählen die kriegsversehrten Patienten Goldsteins[13]). In der Weimarer Republik traf die Wissenschaftskritik damit schon auf einen in zweifacher Hinsicht veränderten Gegenstand (›intern‹ fortgeschritten, ›extern‹ mit gesteigerter Zerstörungskraft). Wissenschaftliche Arbeit und öffentliche Debatten fanden nun überdies in einer demokratischen, stark von Krisen betroffenen Gesellschaft statt. Gleichzeitig wissenschaftsfeindliche und antimoderne Kritiker befanden sich damit in Opposition zur bestehenden politischen Ordnung, während Befürworter von wissenschaftlichem oder politischem Fortschritt diese Ordnung manchmal verteidigten, häufig aber auch – in verschiedenen Richtungen – darüber hinaus wollten. Mit der Herrschaft des Nationalsozialismus wurde die Paradoxie des ›reaktionären Modernismus‹, der, nach Jeffrey Herfs Analyse, moderne Technologie begrüßte und nutzte, Vernunft im Sinne der Aufklärung aber ablehnte,[14] auf die Spitze getrieben.

Zu all diesen Gesichtspunkten lässt sich nun hinzufügen, dass auch in prinzipiell internalistischen Historiographien die wissenschaftlichen Entwicklungen im Untersuchungszeitraum und dessen jüngerer Vorgeschichte nicht selten mit dem Attribut des Revolutionären gekennzeichnet werden. So bildet die zu Beginn des Jahrhunderts entwickelte Relativitätstheorie ein zentrales Beispiel in Kuhns Analyse ›wissenschaftlicher Revolutionen‹. In der im Folgenden behandelten Geschichte der Lebenswissenschaften findet sich etwa die im späten 19. Jahrhundert einsetzende ›bakteriologische Revolution‹, in der Vererbungsforschung wiederum ist überhaupt erst seit dem frühen 20. Jahrhundert von ›Genetik‹ die Rede und auch in der Hirnforschung wurden Konzepte und Methoden entwickelt, die bis heute als grundlegend angesehen werden.

3.1.2 Die Lebenswissenschaften und die Idee des sozialen Fortschritts

Die von Peukert angeführten Fortschritte der Medizin gehören zu einer Reihe recht bekannter Entwicklungen in der Geschichte der Lebenswissenschaften im späten 19. und frühen 20. Jahrhundert. Dabei handelt es sich um die Entstehung einiger Disziplinen, die bis heute die öffentliche Wahrnehmung von Wissenschaft deutlich prägen. Die Erfolge in der Seuchenbekämpfung sind in dieser Perspektive den Gründungsphasen der

---

on, sonder eher […] auf Giftgas oder Tanks.« (Wolfgang Lefèvre: *Naturtheorie und Produktionsweise. Probleme einer materialistischen Wissenschaftsgeschichtsschreibung – Eine Studie zur Genese der neuzeitlichen Naturwissenschaft*, Darmstadt u. Neuwied 1978, 9f.).

12 Siehe Kap. 5.6.

13 Siehe Kap. 5.1. – Verletzte Soldaten waren auch die ersten Patienten, die Otfrid Foerster chirurgisch behandelte, dessen Arbeit wiederum für die Forschung der Vogts bedeutsam wurde (siehe Kap. 4.2.2 und Kap. 5.2).

14 Jeffrey Herf: *Reactionary modernism. Technology, culture, and politics in Weimar and the Third Reich*, Cambridge u.a. 1984, 1.

Bakteriologie – bzw. der ›bakteriologischen Revolution‹[15] – und der Immunologie zuzuordnen. Den direkten Bezug zur erhofften Anwendbarkeit ausgenommen lassen sich im Vergleich zu Peukerts Hinweis auf Pocken, Cholera und Tuberkulose noch beeindruckendere Listen aufstellen. So werden Robert Koch (1843–1910) sowie seinen Schülern und Mitarbeitern die Identifizierungen der Erreger nicht nur von Tuberkulose und Cholera, sondern auch von Diphtherie, Rotz, Typhus und Tetanus, dies alles in den Jahren von 1882 bis 1889, zugeschrieben. Auf die Anwendung seiner Methode sollen zudem die Funde der Erreger von Dysenterie, Gonorrhöe, Meningitis und Lungenentzündung zurückgehen. Louis Pasteur (1822–1895) arbeitete zu dieser Zeit sehr produktiv an der Entwicklung von Impfstoffen. Mit seinem Namen werden die Impfungen gegen Geflügelcholera, Milzbrand und Tollwut, die zwischen 1880 und 1885 erfolgreich getestet wurden, verbunden.[16] Unmittelbare Bedeutung für die Fortschritte der Medizin ist auch der Verbreitung antiseptischer Methoden in der Klinik zuzuschreiben. Vor allem dem Einsatz für diese Entwicklung verdankt sich die Bekanntheit Joseph Listers (1827–1912).[17] Nach Olga Amsterdamskas Darstellung waren die mit diesen Entwicklungen verbundenen Hoffnungen um 1900 zwar bereits wieder etwas gedämpft worden. »The germ theory, however, penetrated deeply not only into the physicians' and scientists' understanding of diseases but also into the public consciousness and daily sanitary practices.«[18] Eine wichtige und bleibende materielle Grundlage dieses Bewusstseinswandels sowie für den Stand der Mikrobiologie insgesamt im frühen 20. Jahrhundert war die Institutionalisierung, die sich an die genannten Erfolge anschloss. Dabei stellte nach Amsterdamska insbesondere die Gründung großer Forschungsinstitute eine ›signifikante Innovation in der Organisation der Forschung‹ dar.[19] So wurde 1888 das *Institut Pasteur* gegründet, 1891 das für Robert Koch eingerichtete *Institut für Infektionskrankheiten* und im selben Jahr das *Lister Institute*.[20] Im frühen 20. Jahrhundert sind allerdings auch erhebliche praktische Erfolge in der Seuchenbekämpfung nicht zu leugnen. Zum Beispiel führte die Entwicklung und breite Anwendung von Impfungen und Serotherapien bei Diphtherie und Tetanus bis zu den 1920er Jahren zu einem deutlichen Rückgang der Sterbefälle.[21] Dass der erfolgreiche Ein-

15 Olga Amsterdamska: Microbiology, in: Bowler, Peter J. u. Pickstone, John V. (Hg.): *The Cambridge History of Science 6. The Modern Biological and Earth Sciences*, Cambridge u.a. 2009, S. 316–341, 323–328 (im Folgenden zitiert als: Amsterdamska, Microbiology).

16 Ebd., 327f.

17 Ebd., 325.

18 Ebd., 328.

19 Ebd., 329.

20 Werner Köhler: Entwicklung der Mikrobiologie mit besonderer Berücksichtigung der medizinischen Aspekte, in: Ilse Jahn (Hg.): *Geschichte der Biologie*, Hamburg ³2004 [1982], S. 620–641, 640 (im Folgenden zitiert als: Köhler, Mikrobiologie) u. Amsterdamska, Microbiology, 329. – Amsterdamska nennt 1893 als Gründungsjahr des Lister-Instituts.

21 Wolfgang U. Eckart: *Geschichte der Medizin. Fakten, Konzepte, Haltungen*, Heidelberg ⁶2009 [1990], 253 (im Folgenden zitiert als: Eckart, Geschichte der Medizin). – Der erste Nobelpreis für Physiologie oder Medizin wurde 1901 Emil von Behring (1854–1917) für seine Serotherapie gegen Diphtherie verliehen (Thomas Söderqvist u.a.: Immunology, in: Peter J. Bowler u. John V. Pickstone (Hg.): *The Cambridge History of Science 6. The Modern Biological and Earth Sciences*, Cambridge u.a. 2009, S. 467–485, 468).

satz des Penicillins noch bis in die 1940er Jahre auf sich warten ließ,[22] mag dagegen illustrieren, dass die Bedrohung durch Krankheit eher langsam zurückgedrängt wurde. Von der anderen Seite her kann etwa die Grippe-Pandemie von 1918–20, deren Todesopfer auf 27 bis 50 Millionen weltweit geschätzt werden,[23] als eines der schlimmsten Beispiele für das Ausmaß dieser Bedrohung in der Zeit nach dem Ersten Weltkrieg angesehen werden.

Eine Richtung jenes von Peukert angesprochenen Biologismus und gleichzeitig eine des ›sozialtechnischen Machbarkeitswahns‹ ist die ebenfalls diesen Zeitraum prägende – und in den zu untersuchenden Fallgeschichten bedeutsame – Eugenik. In einer ›Erfolgsgeschichte‹ der Wissenschaften oder einer vor allem auf Laborpraktiken fokussierten Wissenschaftsgeschichte ginge es dabei zunächst um die Epoche der klassischen Genetik, die biologische Lehrbücher mit Gregor Mendels (1822–1884) Experimenten zur Variation von Erbsenpflanzen beginnen lassen,[24] in Hinblick auf ihre Institutionalisierung allerdings erst mit der breiten Beachtung dieser Versuche seit 1900 anfängt.[25] Die eugenische Ideologie war jedoch bereits im späten 19. Jahrhundert, also vor dem Hintergrund älterer Vererbungslehren, entwickelt worden und schloss konzeptionell vor allem an die Evolutionstheorie bzw. deren verschiedene Ausprägungen an. Die bedeutendste dieser Evolutionstheorien ist sicherlich die von Charles Darwin (1809–1882) formulierte,[26] der neben ihrer zentralen Stellung in der Geschichte der Biologie auch der Rang einer Grundlage für »unser Weltbild«, nämlich für die Möglichkeit einer naturalistischen Erklärung aller Lebenserscheinungen eingeräumt wird.[27] Historisch ist sie – in ihre Einzelteile zerlegt – wohl zunächst als entscheidend für den wissenschaftlichen Erfolg »der Theorie der gemeinsamen Abstammung aller Organismen und des Konzeptes der graduellen Evolution« anzusehen, während Darwins »Selektionstheorie bis in die ersten Jahrzehnte des 20. Jh. mit einer starken, obschon heterogenen Strömung von Alternativtheorien konfrontiert war«. Während also – hinsichtlich eines ›Menschenbildes‹ – Darwin nicht die Idee der Verwandtschaft von Mensch und Tier zuzuschreiben ist, wird es allerdings als seine Leistung angesehen, diese Idee aus dem Bereich der »naturphilosophische[n] Spekulationen« in den der Wissenschaft gehoben zu haben.[28] Gleichzeitig gilt das Prinzip der natürlichen Auslese (auf der Basis der Vererbung zufälliger Variationen),

22 Köhler, Mikrobiologie, 639.

23 Wilfried Witte: Die Grippe-Pandemie 1918–20 in der medizinischen Debatte, in: *Berichte zur Wissenschaftsgeschichte* 29 (2006), S. 5–20, 5.

24 So z.B. Jochen Graw: *Genetik*, Berlin u.a. ^{4}2006, 2.

25 Richard M. Burian u. Doris T. Zallen: Genes, in: Peter J. Bowler u. John V. Pickstone (Hg.): *The Cambridge History of Science 6. The Modern Biological and Earth Sciences*, Cambridge u.a. 2009, S. 432–450, 435 (im Folgenden zitiert als: Burian u. Zallen, Genes).

26 Thomas Junker legt besonderen Wert auf die Differenzierung einer »Reihe verschiedener Hypothesen und Theorien« in Darwins Werk, weil diese sich als »einzelne Bestandteile isolieren und durch andere Konzepte ersetzen lassen.« (Thomas Junker: Charles Darwin und die Evolutionstheorien des 19. Jahrhunderts, in: Ilse Jahn [Hg.]: *Geschichte der Biologie*, Hamburg ^{3}2004 [1982], S. 356–385, 367 [im Folgenden zitiert als: Junker, Evolutionstheorien]) Hier und im Folgenden werde ich demgegenüber die Gesamtheit solcher Bestandteile, wenn sie ausdrücklich miteinander verknüpft sind, als *eine* Theorie bezeichnen.

27 Junker, Evolutionstheorien, 366.

28 Ebd., 356.

das er in *On the origin of species* 1859 erstmals publizierte,[29] als zentrale theoretische Errungenschaft in seinem Werk, weil es die »mechanistische Deutung« von Naturphänomenen anstelle von »teleologisch[en]« ermöglicht habe, und gerade dieses Prinzip stieß noch lange auf den Widerspruch vieler Biologen.[30] Demgegenüber blieb etwa die ältere Evolutionstheorie Jean-Baptiste de Lamarcks (1744–1829) bzw. deren Prinzip der Vererbung erworbener Eigenschaften bis ins frühe 20. Jahrhundert populär[31] und war auch für manche Strömungen der Eugenik bestimmend.[32] Dennoch war Darwins Theorie seit jener Veröffentlichung äußerst einflussreich und gewann rasch viele Befürworter. Im deutschsprachigen Raum war der Zoologe Ernst Haeckel (1834–1919) als »Darwin-Propagator«[33] sehr bedeutend. Sein wohl bekanntester Beitrag zur Entwicklung der Evolutionslehre ist seine Fassung der »Rekapitulationstheorie«,[34] an der sich auch die Bedeutung der Embryologie für den Erfolg der Evolutionstheorie zeigt. Die Vorstellung der Wiederholung der Phylogenese durch die Ontogenese, wonach also evolutionäre Verwandtschaft an Embryonen nachzuvollziehen sei, bot die Möglichkeit, die Verwandtschaft auch dort empirisch zu studieren, wo Paläontologie und Taxonomie mit fehlenden Gliedern der Entwicklungskette zu tun hatten.[35]

Der Beginn des eugenischen Denkens ist vor allem mit dem Namen Francis Galtons (1822–1911), eines Cousins Darwins, verbunden, dessen 1869 veröffentlichte Schrift *Hereditary Genius* die ›Grundlage‹ bildete[36] und der 1883 den Ausdruck ›Eugenik‹ für sein bevölkerungspolitisches Programm prägte.[37] Es beruhte auf seiner Überzeugung, dass einerseits die schwarze Bevölkerung Afrikas gegenüber Weißen minderwertig sei, andererseits auch unter diesen Unterschiede der intellektuellen Fähigkeiten erblich seien. Diese Vorstellung sowie Galtons daran anschließende Überlegung, dass die Lebensbedingungen in modernen Gesellschaften die natürliche Auslese verhinderten, so dass der unerwünschte Anteil der Bevölkerung anwachse, begründete seine Forderung, die Fortpflanzung als minderwertig charakterisierter Menschen einzuschränken und diejenige der als hochwertig betrachteten zu fördern.[38] Diese Forderung – manchmal auch nur der positive oder der negative Teil – fand bald zahlreiche Anhänger und zu Beginn des 20. Jahrhunderts gab es in allen großen Industrieländern und darüber hinaus eugenische Bewegungen, die sich zwar über konkrete Maßnahmen nicht einig waren und verschiedenen politischen Lagern angehörten, aber den Wunsch teilten, die

---

29 Ebd., 365.

30 Ebd., 360.

31 Ebd., 384.

32 Hans-Jörg Rheinberger u. Staffan Müller-Wille: *Vererbung. Geschichte und Kultur eines biologischen Konzepts*, Frankfurt a.M. 2009, 124f. u. 135f. (im Folgenden zitiert als: Rheinberger u. Müller-Wille, Vererbung).

33 Ebd., 127.

34 Junker, Evolutionstheorien, 373.

35 Harwood, Styles of Scientific Thought, 18.

36 Peter J. Bowler: Biology and Human Nature, in: Ders.u. John V. Pickstone (Hg.): *The Cambridge History of Science 6. The Modern Biological and Earth Sciences*, Cambridge u.a. 2009, S. 563–582, 579 (im Folgenden zitiert als: Bowler, Biology and Human Nature).

37 Rheinberger u. Müller-Wille, Vererbung, 24.

38 Bowler, Biology and Human Nature, 579f.

biologischen Anlagen der Bevölkerung zu verbessern.[39] Die Ausbreitung des eugenischen Denkens und die darin ausgedrückte Wissenschaftsgläubigkeit trafen nun seit 1900 auf ein verstärktes Interesse an Vererbung in der Biologie, das mit der Entstehung der Genetik einherging.[40]

Die an die ›Wiederentdeckung‹ der mendelschen Vererbungsgesetze anschließenden umfangreichen Forschungen entwickelten sich schnell zu einer neuen Disziplin, in der etwa bis 1910 bereits viele der wichtigsten Fachbegriffe wie ›Allel‹, ›homozygot‹ und ›heterozygot‹, ›Genetik‹, ›Gen‹, ›Genotyp‹ und ›Phänotyp‹ geprägt, wenn auch noch nicht umfassend etabliert wurden.[41] Seit 1908 wurde in Deutschland die erste genetische Fachzeitschrift herausgegeben, entsprechende Publikationen erschienen in Großbritannien seit 1910[42] und seit 1916 in den USA.[43] An zahlreichen nominell der Zoologie, der Botanik oder ganz allgemein der Biologie gewidmeten Lehrstühlen und Instituten wurde nun genetisch geforscht.[44] Jonathan Harwood nennt für Deutschland sechs Lehrstühle, die zwischen 1900 und 1912 mit Wissenschaftlern besetzt wurden, die genetische Forschungsinteressen verfolgten. Überdies wurde 1914 an der Landwirtschaftlichen Hochschule Berlin die erste Professur für Genetik eingerichtet und im gleichen Jahr das Kaiser-Wilhelm-Institut für Biologie gegründet,[45] an dem drei Abteilungen ebenfalls Vererbungsfragen bearbeiteten.[46] Mit Thomas Hunt Morgans (1866–1945) Arbeiten an Drosophila und der Chromosomentheorie der Vererbung wurde zwischen 1910 und 1915 eine verbindende methodische und konzeptionelle Grundlage geschaffen. Die damals als ›Mendelismus‹ bezeichnete Forschung bestand hauptsächlich in der Untersuchung der verschiedensten Organismen anhand der von Mendel formulierten Regeln bzw. in deren Prüfung etwa in Hinsicht auf die Reichweite ihrer Gültigkeit. Ein wesentlicher Unterschied zur späteren Molekulargenetik lag darin, dass die materielle Grundlage oder Form der anfangs noch als ›Faktoren‹ bezeichneten ›Gene‹ unbekannt war. Empirisch bezog sich die klassische Genetik dagegen stets nur auf die sichtbaren körperlichen Merkmale bzw. Phänotypen und die Verortung der Faktoren in den Chromosomen.[47] Während dies zu einem großen Teil auf dem Weg von Züchtungsexperimenten mit Modellorganismen wie eben der Fruchtfliege geschah, wurden auf Menschen einerseits die an den Modellen gewonnenen Erkenntnisse übertragen. Andererseits ließen sich die mendelschen Regeln durch Genealogie und Statistik auf Menschen anwenden und dadurch ließen sich Genetik und Eugenik verbinden, so etwa in der Arbeit Eugen Fischers (1874–1967), der 1927 Direktor des neuen *Kaiser-Wilhelm-Instituts für Anthropologie, menschliche Erblehre und Eugenik* wurde.[48] Der Umfang all dieser Aktivitäten ist in erheblichem Ausmaß durch praktische ›externe‹ Interessen zu erklären. So standen schon

39 Rheinberger u. Müller-Wille, Vererbung, 132f.
40 Bowler, Biology and Human Nature, 580.
41 Burian u. Zallen, Genes, 436.
42 Rheinberger u. Müller-Wille, Vererbung, 170 u. 204.
43 Harwood, Styles of Scientific Thought, 35.
44 Rheinberger u. Müller-Wille, Vererbung, 204–206.
45 Harwood, Styles of Scientific Thought, 35.
46 Rheinberger u. Müller-Wille, Vererbung, 205.
47 Burian u. Zallen, Genes, 435–439.
48 Rheinberger u. Müller-Wille, Vererbung, 166 u. 205.

Mendels Experimente im Zusammenhang mit dem landwirtschaftlichen Bedürfnis nach verfeinerten Zuchtmethoden, das um 1900 dann eine wichtige materielle Grundlage für die Entstehung der Genetik darstellte.[49] Darüber hinaus sollte die neue Disziplin aber auch grundsätzliche Fragen der Biologie beantworten: »Man kann sagen, dass sich mit der Genetik im ersten Jahrzehnt des 20. Jahrhunderts eine Allgemeine Biologie als experimentelle Spezialdisziplin mit ausgeprägtem Anwendungsbezug installierte«[50]

Gleichzeitig entwickelten sich bedeutende Forschungsprogramme, die, wie bei Peukert, als starke Gegensätze zum Biologismus erscheinen. So stellte die ›Sozialhygiene‹ oder ›Sozialmedizin‹ für sich genommen einen solchen Gegensatz dar, indem sie »die Schwächung durch Arbeit, durch mangelhafte Ernährung und durch unhygienische Lebensbedingungen« als Ursache von Krankheit betrachtete.[51] Historisch war sie zwar durchaus mit biologistischen Sichtweisen und insbesondere mit ›Rassenhygiene‹ oder Eugenik vereinbar, denn »auch humanistische, liberale und sozialistische Sozialhygieniker versprachen sich bahnbrechende Erfolge von einer vorbeugenden und ›ausmerzenden‹ Erbgutpflege«.[52] Es finden sich allerdings auch Beispiele für eine dem Biologismus deutlich widersprechende Sozialmedizin. In der Weimarer Republik vertraten im *Verein Sozialistischer Ärzte* organisierte Mediziner und Medizinerinnen eine Gesundheitspolitik, die sich deutlich gegen biologischen Reduktionismus aussprach.[53] Wenn der Verein auch, wie Robert Proctor formuliert, ›nicht-rassistische‹ Punkte der Rassenhygiene akzeptierte – dazu ist etwa der Kampf gegen den Alkoholismus zu zählen –,[54] waren seine konkreten politischen Forderungen im Wesentlichen auf Arbeiterrechte – einschließlich des Rechts auf Abtreibung – und die Sozialisierung des Gesundheitswesens ausgerichtet.[55]

Auch die von Peukert angesprochene Psychoanalyse leugnete nicht grundsätzlich die Möglichkeit einer naturwissenschaftlichen Erklärung des menschlichen Lebens. Sigmund Freud (1856–1939) wandte sich aber gegen die Vorstellung, mithilfe der verfügbaren neurologischen Erkenntnismittel zu einem vernünftigen Verständnis psychischer Erkrankungen gelangen zu können[56] und deshalb drehte sich sein therapeutisches Konzept, in völligem Gegensatz zur Erforschung biologischer Anlagen, um »das Individuum und ein hermeneutisches Dialogverfahren zur Entschlüsselung des Unbewußten«.[57] Die freudsche (Original-)Fassung der Psychoanalyse kann insofern auch in einem negativen Verhältnis zur Hirnforschung gesehen werden, als er sich gerade aufgrund seines Scheiterns an einer biologischen Erklärung des Psychischen von den in der eigenen neurologischen Ausbildung erlernten Methoden abwandte.[58] Peukert erwähnt ebenfalls

49 Ebd., 173 u. 180.

50 Ebd., 171.

51 Eckart, Geschichte der Medizin, 233.

52 Peukert, Weimarer Republik, 142.

53 Robert Proctor: *Racial Hygiene. Medicine under the Nazis*, Cambridge u. London 1988, 271 (im Folgenden zitiert als: Proctor, Racial Hygiene).

54 Ebd., 268f.

55 Ebd., 260f.

56 Harrington, Double Brain, 252.

57 Peukert, Weimarer Republik, 108.

58 Harrington, Double Brain, 251f. – Siehe dazu auch Abschnitt 4.2.4.

die »skeptischen Überlegungen« Freuds im *Unbehagen in der Kultur* als Beispiel einer nicht auf »Traditionsverhaftung« beruhenden Kulturkritik.[59] Während die Betonung der Skepsis – gerade in Hinblick auf revolutionäre Bewegungen – berechtigt sein mag, bleibt jedoch hinzuzufügen, dass auch Freud, etwa im Rahmen seiner Religionskritik, den Fortschritt, genauer den der rationalen »Regelung der menschlichen Angelegenheiten«, an dem es im Gegensatz zur »Beherrschung der Natur«[60] stark mangele, klar befürwortet hat.

Das bei Peukert knapp erörterte Spektrum der sehr verschiedenen Ausprägungen des Fortschrittsdenkens lässt sich also für die Lebenswissenschaften des frühen 20. Jahrhunderts als aufs Engste mit deren interner Geschichte verknüpft darstellen.[61] Wie für die relativ bekannten Entwicklungen in Bakteriologie, Genetik und Psychoanalyse, vielleicht allerdings nicht im gleichen Ausmaß, gilt dies für diejenigen in der Hirnforschung sowie in den mit dieser enger verbunden Richtungen der Psychologie. Die empirisch begründbaren Hoffnungen auf medizinische Fortschritte müssen in der Hirnforschung dieses Zeitraums wohl als geringfügiger angesehen werden, obwohl sich auch hierzu Beispiele finden. Die nun folgende etwas detailliertere Darstellung der Hirnforschung im frühen 20. Jahrhundert und ihrer direkten Vorläufer wird die Frage nach den Verbindungen von Wissenschaft und sozialem Fortschritt zugunsten der Erläuterung der internen Entwicklungen zunächst zurückstellen. Sie wird, wie gesagt, in Kapitel 6 wieder aufgenommen. Die bereits beschriebenen Äußerungen des Fortschrittsdenkens in den Lebenswissenschaften sollten allerdings auch als wichtiger Hintergrund der Hirnforschung – wie wohl jedes lebenswissenschaftlichen Feldes – mitbedacht werden.

3.2 Historische Grundlagen und Entwicklungen der Hirnforschung im frühen 20. Jahrhundert

3.2.1 Lokalisation im 19. Jahrhundert: Pathologie und Tierversuche

Mit einer Formulierung Hagners lässt sich die gegenwärtige Hirnforschung vor einem »200 Jahre alten epistemischen Horizont« verorten. Ein in dieser Weise zusammengefasstes Forschungsprogramm, das die Vorstellung einer Seele ablehnt und »im Kern antidualistisch konzipiert« sei, sei außerdem dadurch zu kennzeichnen, dass es »das Gehirn als hierarchisch gegliedertes, distributiv arbeitendes Organ mit verschiedenen Funktionsbereichen« versteht.[62] Auf die Forschungspraxis bezogen wird unter der Voraussetzung dieses Konzepts die Identifikation der verschiedenen Bereiche, also die Lokalisierung zentral[63] und in diesem Bereich finden sich – von der anatomischen Beschreibung

59 Peukert, Weimarer Republik, 187 u. 189.

60 Sigmund Freud: Die Zukunft einer Illusion, in: Ders.: *Massenpsychologie und Ich-Analyse/Die Zukunft einer Illusion*, Frankfurt a.M. 1993 [1927], S. 107–158, 111.

61 Für die Eugenik kann eine Version des Fortschrittsdenkens wohl auch als ein Hauptbestandteil des Inneren der Wissenschaft bezeichnet werden.

62 Hagner, Geist bei der Arbeit, 9.

63 In Stanley Fingers Darstellung der Hirnforschung von der Antike bis zum frühen 20. Jahrhundert ist das 19. die ›Ära der kortikalen Lokalisation‹ (Stanley Finger: *Origins of Neuroscience. A History of*

abgesehen – die ersten in der ›offiziellen‹ Geschichte der Hirnforschung als gültig gewürdigten Erkenntnisse. Während in der vorliegenden Arbeit keine Einschätzung der gesamten Entwicklung jener 200 Jahre gegeben werden kann, lässt sich hier jedoch festhalten, dass ein bedeutender Teil der Hirnforschung des frühen 20. Jahrhunderts unmittelbar an dieses im 19. Jahrhundert begonnene Lokalisationsprogramm anschließt und dass dieses in den Fallgeschichten – in positiver wie in negativer Hinsicht – jeweils eine zentrale Stellung einnimmt.

Seit der Wende vom 18. zum 19. Jahrhundert waren verschiedene Ansätze zur Lokalisierung spezifischer kognitiver Funktionen in bestimmten Teilen des Gehirns erprobt worden, so etwa in der von Franz Joseph Gall (1758–1828) erfundenen Schädellehre oder Phrenologie.[64] Die erste weithin und bis heute anerkannte Lokalisation war aber die von Paul Broca (1824–1880) 1861 gemachte Entdeckung des Sprachzentrums[65] bzw. nach Brocas Auffassung des für die »Sprachartikulation« – im Gegensatz zum Sprachverständnis – funktionalen Zentrums im frontalen Cortex, genauer der »dritte[n] vordere[n] Hirnwindung«[66], wobei Broca dies erst 1863 – als Regel – auf die linke Hemisphäre beschränkte. Diese Lokalisation stützte sich auf die Untersuchung des Gehirns eines Patienten, der bis auf die Äußerung des Lautes *tan* die Sprachfähigkeit eingebüßt hatte und nach dessen Tod sich eine Läsion[67] eben jener Hirnwindung zeigte. Ähnliche Beobachtungen waren zwar schon von verschiedenen Vorgängern Brocas gemacht worden, ohne jedoch allgemeine Akzeptanz einer Verortung der Sprache bewirken zu können. Entscheidend waren nach Stanley Fingers Darstellung die von Broca präsentierten Untersuchungsdetails, die Abweichung seiner Lokalisierung von derjenigen der schon seit Längerem als unwissenschaftlich betrachteten Phrenologie sowie das große Ansehen und die institutionelle Position Brocas.[68] In kritischem Anschluss an Brocas Arbeit wurde die Funktion dieses Areals von Pierre Marie (1853–1940) präziser als »die motorische Koordination der Sprachartikulationen«[69] definiert. Während das Broca-Areal seine weitgehende Anerkennung erfuhr, fand Brocas methodischer Ansatz – durchaus im Sinne eines ›Paradigmas als Beispiel‹ – zahlreiche Nachahmer: »[T]he decades from 1861 to World War I saw the confident ascription of hundreds of discrete neurological and psychological functions to equally discrete areas of the cerebral cortex.«[70] Einer dieser Bereiche, dessen Beschreibung wie die des Broca-Areals zu den bleibenden Erkenntnissen zu zählen ist, war das Wernicke-Areal, das Carl Wernicke (1848–1905) 1874 in einer Veröffentlichung

Explorations into Brain Function, New York 1994, 32–50 [im Folgenden zitiert als: Finger, Origins]). Angesichts des neueren Neuroimaging und seiner höchst öffentlichkeitswirksamen »berühmten bunten Flecken« (Hasler, Neuromythologie, 42) ließe sich fragen, ob jene Ära tatsächlich noch andauert.

64 Breidbach, Materialisierung, 66.

65 Finger, Origins, 37.

66 Breidbach, Materialisierung, 127.

67 Das Gehirn war »in poor condition due to infarctions« (Finger, Origins, 38).

68 Finger, Origins, 37f.

69 Breidbach, Materialisierung, 128.

70 Oliver Sacks: Foreword, in: Kurt Goldstein: *The Organism. A Holistic Approach to Biology Derived from Pathological Data in Man*, New York 2000 [1995], S. 7–14, 7 (im Folgenden zitiert als: Sacks, Foreword).

zum *aphasische[n] Symptomencomplex*, also über Sprachstörungen, beschrieb und in dem das Sprachverständnis lokalisiert wurde.[71]

Während die ›Entdeckung‹ des Broca-Areals durch die Untersuchung des durch Krankheit lädierten menschlichen Gehirns gelang, bestand eine weitere wichtige Methode der Lokalisation – allerdings auch ihrer Anfechtung[72] – in der experimentellen Manipulation tierischer Gehirne. Im Rahmen von Vivisektionen wurden bestimmte Stellen des Gehirns entweder zerstört oder entfernt[73] oder elektrisch gereizt oder es wurden »Reaktionen [...] durch Applikationen unterschiedlicher Chemikalien auf die Hirnoberfläche induziert«.[74] Derartige bereits seit dem 18. Jahrhundert durchgeführte Versuche brachten lange Zeit wegen ihrer Grobheit keine für die Lokalisation nützlichen Ergebnisse.[75] Für Finger ist die Bedeutung, die Brocas Studien für den klinischen Bereich zukommt, vergleichbar derjenigen der Arbeiten von Eduard Hitzig (1838–1907) und Gustav Fritsch (1838–1927) in der Laborforschung. Nachdem Hitzig mit elektrischen Reizexperimenten an Hasen keine eindeutigen Resultate erzielt hatte, begann er gemeinsam mit Fritsch die ›berühmten‹ Versuche an Hunden.[76] »Ihr Experiment bestand darin, das Hirn ihrer Versuchstiere [...] freizulegen, Reizelektroden auf definierte Areale des Hirns aufzusetzen, mit minimalen Stromstärken zu reizen und durch diese Reizung etwa hervorgerufene Bewegungsmuster zu registrieren.«[77] Entscheidend war dabei die Herstellung der möglichst schwachen, gleichzeitig aber noch registrierbaren elektrischen Ströme. Die dazu nötige Methode hatte Emil Du Bois-Reymond (1818–1896) für seine Untersuchungen über die Nerven als elektrische Leitungen entwickelt.[78] Mithilfe dieser Technik gelangten Fritsch und Hitzig in den Jahren 1869 und 1870 dahin, zu demonstrieren, »daß elektrische Reizung bestimmter Areale des Hirns eines Hundes zu definierten, jeweils verschiedenen Muskelkontraktionen führte.«[79] Die Bedeutung dieses »Durchbruch[s]« lässt sich einerseits, folgt man Breidbach, auf der technischen Ebene selbst sehen, also darin, dass er die Möglichkeit zeigte, »gezielt einzelne Reaktionen des Hirngewebes zu studieren«,[80] andererseits, wie Finger betont, in dem Beweis dafür, dass nicht nur die Sprache lokalisiert werden konnte.[81]

Die Kartierung des Gehirns ermöglichte ebenfalls schon im 19. Jahrhundert Fortschritte in der klinischen Praxis. William Macewen (1848–1924) hat wahrscheinlich als

---

71 Breidbach, Materialisierung, 128. – Zum heutigen Verständnis des Wernicke-Areals als »Beispiel für eine Spezialisierung«: Mark F. Bear u.a.: *Neurowissenschaften. Ein grundlegendes Lehrbuch für Biologie, Medizin und Psychologie*, Heidelberg ^{3}2009 [2007], 411f. (im Folgenden zitiert als: Bear u.a., Neurowissenschaften).

72 Siehe dazu Kap. 3.2.4.

73 Breidbach, Materialisierung, 96. – Hier geht es um die Versuche von Pierre Jean Marie Flourens (1794–1867).

74 Ebd., 100. – Dies betrifft ebenfalls Flourens.

75 Ebd., 242.

76 Finger, Origins, 38f.

77 Breidbach, Materialisierung, 246f.

78 Ebd., 244.

79 Ebd., 247.

80 Ebd., 245.

81 Finger, Origins, 38.

Erster Kenntnisse über die Lokalisierung von Funktionen in der Hirnrinde für Operationen an Menschen verwendet. 1879 war er erfolgreich mit der Entfernung eines Tumors, dessen Lage über dem linken Frontallappen er aufgrund der Zuckungen des Patienten vorhergesagt hatte.[82] Bis zum Beginn des 20. Jahrhunderts nahm die Häufigkeit derartiger Operationen deutlich zu.[83]

3.2.2 Mikroskopische Strukturen

Vielleicht noch mehr als in der Genetik – in Anbetracht des formalen Charakters des ›Mendelismus‹ – war die Entwicklung von Methoden der Sichtbarmachung kleinster Strukturen oder Forschungsobjekte in der Hirnforschung eine wichtige Voraussetzung ihrer Fortschritte. Dies wird durch eine Episode illustriert, die gleichzeitig darauf verweist, dass neue Beobachtungen noch nicht zu einem Ende der theoretischen Debatten führten: »In 1906, two histologists, the Spaniard Santiago Ramón y Cajal and the Italian Camillo Golgi, shared the Nobel Prize for Physiology or Medicine. For both men that put one too many neuroscientist in Stockholm.«[84] Golgi (1843–1926) hatte 1873 eine Färbemethode entwickelt, die es erlaubte, unter dem Mikroskop einzelne Nervenzellen zu unterscheiden, lehnte es aber dennoch ab, diese als tatsächlich diskrete Einheiten aufzufassen. Ramón y Cajal (1852–1934) benutzte diese Methode, interpretierte seine Beobachtungen aber konträr zu Golgis Verständnis.[85] Der Gegenstand der Auseinandersetzung, die ›Neuronentheorie‹ bzw. ›-doktrin‹, zu deren Entwicklung Ramón y Cajal entscheidend beitrug,[86] war nach einer – im kuhnschen Sinne – eher pädagogischen Darstellung zur Zeit der Nobelpreisverleihung gültiges neurologisches Wissen bzw. hätte es sein sollen:

> »Formulated in 1891, [the ›neuron doctrine‹] finally ended a debate that had lasted for half a century, and demonstrated that the cell theory applies to the cells of the nervous system. Ramón y Cajal was the main architect of the neuron doctrine, but in fact it was the culmination of intensive studies of the nervous system by many European scientists during the nineteenth century.«[87]

In dieser Perspektive stellt sich Golgis Widerspruch zur Deutung des mikroskopischen Anblicks von Nervengewebe als Beleg für wirklich abgegrenzte Neuronen und sein Festhalten an einer Netzwerktheorie als Uneinsichtigkeit dar: »in 1891, the dispute over networks seemed settled; Golgi's persistent defense of this idea was a nuisance to most

82 Ebd., 438. – Erfolgreiche Hirnoperationen hatte es allerdings schon früher gegeben, wie etwa eine von Breidbach erwähnte: »1831 entfernte Heyman einen Hirntumor und kurierte damit einen Patienten von fokaler Epilepsie.« (Materialisierung, 121)

83 Finger, Origins, 439.

84 Lorrain Daston u. Peter Galison: *Objectivity*, New York ²2010 [2007], 115 (im Folgenden zitiert als: Daston u. Galison, Objectivity).

85 Ebd., 183.

86 Gordon M. Shepherd: *Foundations of the Neuron Doctrine*, Oxford 1991, 4 (im Folgenden zitiert als: Shepherd, Neuron Doctrine).

87 Ebd., 3.

of his contemporaries, and has seemed futile in retrospect«.[88] Dass die von Theodor Schwann (1810–1882) formulierte Zellentheorie, derzufolge sich jegliches organische Gewebe aus einzelnen Zellen zusammensetzt,[89] für das Nervensystem Gültigkeit beanspruchen konnte, wurde allerdings um die Jahrhundertwende und für die nächsten drei bis vier Jahrzehnte bei weitem nicht nur von Golgi angezweifelt. Satzinger nennt etwa Max Fürbringer (1846–1920), Carl Gegenbaur (1826–1903), Ludwig Edinger (1855–1918), Franz Nissl (1860–1919) sowie Cécile und Oskar Vogt als weitere Vertreter einer Theorie, derzufolge »ein Geflecht von ›Nervenzellen und Nervenfasern‹ vom Sinnesorgan bis zum Muskel« einen »ontogenetisch zusammenhängenden ›nervösen Verband‹« bildete.[90] Ein aufschlussreiches Detail für die Geschichte dieser Auseinandersetzung ist auch die Tatsache, dass Ramón y Cajal selbst noch 1933 eine Abhandlung in Buchlänge zur Verteidigung der Neuronentheorie gegen die ›Retikularisten‹, also die Verfechter der Vorstellung vom Nervensystem als einem kontinuierlichen Netz, veröffentlichte.[91]

Der Theoriestreit störte aber nicht die Weiterentwicklung der Visualisierungstechniken. Die Vervielfältigung von Färbemethoden schürte im Gegenteil sogar die Auseinandersetzung. Nachdem in der ersten Hälfte des 19. Jahrhunderts noch die für die mikroskopische Betrachtung von Hirnstrukturen notwendige Fixierung des Gewebes auf weitverbreitete Ablehnung gestoßen war, weil sie im Verdacht stand, lediglich Artefakte zu produzieren,[92] »wurde [zwischen 1870 und 1880] nahezu jede färbende Substanz auf ihre Anwendbarkeit in der Mikroskopie getestet«.[93] Während es Golgis »Silberimprägnierung«[94] Ramón y Cajal und anderen ermöglichte, einzelne Zellen zu differenzieren, wurden in den 1880er Jahren auch solche Färbungen häufig verwendet, die »ein komplexes Gefüge ineinander verwobener Faserstrukturen erkennen« ließen.[95] Aufgrund dieser verschiedenen Möglichkeiten der Abbildung des Nervengewebes konnte eine Entscheidung in der Debatte über die Neuronentheorie nicht erzwungen werden.[96] Ein bildlicher Beweis für die Richtigkeit der Neuronentheorie wurde dagegen erst in den 1950er Jahren mithilfe des Elektronenmikroskops gewonnen.[97] Von zentraler Bedeutung für die frühere Akzeptanz der Neuronentheorie war daher auch das Konzept der Synapse, das Charles Scott Sherrington (1857–1952) 1897 einführte und mit dem die ›Kommunikation‹ zwischen den Neuronen erklärt werden konnte.[98] Das Postulat einer solchen »speziele[n] Kontaktstruktur« beruhte allerdings auf physiologischen Beobachtungen der elektrischen Leitung durch Nervenfasern und daran anschließenden theoretischen Schlussfolgerungen. Ironischerweise gehörte wiederum auch Hans Held (1866–1942), der fast gleichzeitig die anatomische »Entdeckung der synaptischen Endfüßchen« machte und

88 Ebd., 7.
89 Ebd., 4.
90 Satzinger, Cécile und Oskar Vogt, 166.
91 Daston u. Galison, Objectivity, 120 u. Breidbach, Materialisierung, 194.
92 Breidbach, Materialisierung, 72 u. 185.
93 Ebd., 186.
94 Ebd., 191.
95 Ebd., 186.
96 Ebd., 189–195.
97 Ebd., 193.
98 Shepherd, Neuron Doctrine, 5.

dadurch das Synapsenkonzept stützte,[99] noch um 1930 zu den Gegnern der Neuronentheorie.[100]

Als solche ermöglichte die verbesserte Sichtbarkeit bzw. die Verkleinerung der Gegenstände also, wie die Debatte über die Neuronentheorie zeigt, zunächst nur anatomische Beschreibungen und ihre fortschreitende Präzisierung, wodurch sie in Kontinuität zu den ältesten Forschungen zum Gehirn steht. Wie Satzinger hervorhebt, »[geht die] einfachste und historisch unstrittige Unterscheidung verschiedener Gehirnregionen [...] anhand der Farbe des geschnittenen Gewebes« – »weiß und grau« – »zurück auf [...] Franz Joseph Gall«.[101] Der Aufbau einzelner Nervenzellen, auch wenn diese noch nicht als vom umgebenden Gewebe getrennt zu erkennen waren, aus Zellkörper und Fortsätzen – dem auch als Hauptfortsatz bezeichneten Axon und den Dendriten – wurde zuerst von Otto Friedrich Karl Deiters (1834–1863) beschrieben.[102] Das Axon (griechisch für Achse), wegen seiner zylindrischen Form zunächst auch als ›Achsenzylinder‹ bezeichnet,[103] wird heute als Sender, die Dendriten, deren Gestalt der Verästelung eines Baumes (griechisch: dendron) ähnelt, werden als Empfänger gesehen.[104]

Ebenfalls noch vor der Einführung der Golgi-Färbung begann die Entwicklung einer weiteren, nun von der Anatomie ausgehenden Ausrichtung der Lokalisationsforschung, die wiederum in zwei – nicht prinzipiell, aber historisch – widerstreitende Forschungsrichtungen aufzuteilen ist, nämlich ›Architektonik‹ und Myelogenetik. Für beide waren zunächst keinerlei Beobachtungen menschlichen oder tierischen Verhaltens – und keine Entscheidung über die Neuronentheorie – nötig, vielmehr setzten sie bei der mikroskopischen Differenzierung bestimmter Hirnbereiche anhand der unterschiedlichen von den Nervenzellen gebildeten Strukturen an. Die ersten Untersuchungen in diesem Bereich machte Theodor Meynert (1833–1892). »An per Hand ausgeführten Hirnrindenschnitten erkannte [...] Meynert 1867 als erster die zytologischen Bauunterschiede der menschlichen Hirnrinde und begründete damit die Zytoarchitektonik der Großhirnrinde.«[105] Mit einer vergleichbaren Methode forschte auch Paul Flechsig (1847–1929).[106] Mithilfe einer Färbung, die die aus Myelin – einer aus Lipiden, Protein und Wasser zusammengesetzten Substanz[107] – gebildeten, die Axone umhüllenden Membranen hervorhebt, untersuchte er die Entwicklung dieser ›Markscheiden‹ bei menschlichen Embryonen und Säuglingen.[108] Die Feststellung, dass diese

99 Breidbach, Materialisierung, 267.

100 Ebd., 190–193.

101 Satzinger, Cécile und Oskar Vogt, 136.

102 Breidbach, Materialisierung, 184.

103 Zum Beispiel in: Oskar Vogt: 1. Bericht über die Arbeiten des Moskauer Staatsinstituts für Hirnforschung, in: *Journal für Psychologie und Neurologie* 40/1-2 (1929), S. 108–118, 110 (im Folgenden zitiert als: O. Vogt, Moskauer Staatsinstitut).

104 Martin Trepel: *Neuroanatomie. Struktur und Funktion*, München [4]2008 [1995], 3 (im Folgenden zitiert als: Trepel, Neuroanatomie).

105 Richter, KWI für Hirnforschung, 350.

106 Ebd., 351.

107 *Pschyrembel. Klinisches Wörterbuch*, Berlin u. Boston [264]2013, 1398 (im Folgenden zitiert als: Pschyrembel).

108 Breidbach, Materialisierung, 221.

»Markscheidenreifung« oder »Myelogenese« nacheinander in verschiedenen Bereichen des Nervensystems geschieht, setzte Flechsig für die Hirnrinde in eine Einteilung in 36 Felder um.[109] Diese Forschungsrichtung wird in Abgrenzung zur Cytoarchitektonik meist als »myelogenetische« bezeichnet, weil sie einerseits nicht das erwachsene Gehirn sondern die frühe Entwicklung der Hirnstrukturen, andererseits die Axone anstelle der durch die Golgi-Färbung hervorgehobenen Zellkörper betrifft.[110] Neben der Unterscheidung von Hirnbereichen aufgrund der mikroskopischen Struktur teilten beide Ansätze die Zielvorstellung, diesen Bereichen Funktionen zuzuordnen. Meynert stützte sich hierzu auf Vergleiche zwischen menschlichen und tierischen Gehirnen, mit dem Ergebnis, dass erstere eine im Verhältnis zu ihrer gesamten Masse dickere erste Schicht der Rinde besaßen und diese wiederum »den höchsten zellulären Differenzierungsgrad« aufwies, weshalb »einzig die Hirnrinde als Träger höherer Hirnfunktionen anzusehen sei.«[111] Flechsig bezog seine anatomischen Befunde auf pathologische Erkenntnisse, wie die oben (Kap. 4.2.1) geschilderten, um seinen myelogenetischen Hirnbereichen Funktionen zuzuteilen.[112] Cécile und Oskar Vogt sowie Korbinian Brodmann führten die Cytoarchitektonik auf technisch erheblich höherem Niveau fort, und gelten Hagner vielleicht deshalb als deren Gründer.[113] Zwischen den Forschungen Meynerts und denen der Vogts fanden – neben der Vermehrung von Färbungen – auch wichtige Fortschritte in der Herstellung von Gewebeschnitten statt, die seit den 1870er Jahren durch die Weiterentwicklung und sich als Standard durchsetzende Verwendung von Schneideapparaten, oder Mikrotomen, stark verbessert wurde.[114] Ihre architektonische Gliederung der Hirnrinde verknüpften die Vogts wiederum mit elektrischen Reizexperimenten an Tieren verschiedener Arten, um den Feldern Funktionen zuzuordnen.[115]

Im frühen 20. Jahrhundert schritt u.a. in Verbindung mit der architektonischen Kartierung, die elektrische Behandlung des Gehirns bald weiter voran, indem sie nun auch am Menschen erprobt wurde. Der Breslauer Neurologe Otfrid Foerster (1873–1941) führte seit 1914 Operationen peripherer Nervenverletzungen an Soldaten und seit 1918 auch Hirnoperationen durch.[116] Bei durch Hirnläsionen verursachter Epilepsie nutzte er elektrische Stimuli zur präzisen Verortung des »epileptogenen Focus«,[117] durch dessen Entfernung er die Symptome mildern oder abstellen konnte.[118] Die durch den elektrischen

109 Richter, KWI für Hirnforschung, 351.

110 Siehe etwa: Korbinian Brodmann: *Vergleichende Lokalisationslehre der Großhirnrinde in ihren Prinzipien dargestellt auf Grund des Zellenbaues*, Leipzig 1909, 2 (im Folgenden zitiert als: Brodmann, Lokalisationslehre).

111 Breidbach, Materialisierung, 204f.

112 Ebd., 222.

113 Hagner, Neuropsychologie, 71. – Brodmann selbst formuliert es so, dass die Architektonik Meynert »vorschwebte« (Lokalisationslehre, 1).

114 Nick Hopwood: »Giving Body« to Embryos. Modeling, Mechanism, and the Microtome in Late Nineteenth-Century Anatomy, in: *Isis* 90/3 (1999), S. 462–496, 476.

115 Siehe dazu Kap. 4.3.1.

116 Tze-Ching Tan u. Peter M. Black: The Contributions of Otfrid Foerster (1873–1941) to Neurology and Neurosurgery, in: *Neurosurgery* 49/5 (2001), S. 1231–1236, 1233 (im Folgenden zitiert als: Tan u. Black, Otfrid Foerster).

117 Hagner, Lokalisation, 142.

118 Tan u. Black, Otfrid Foerster, 1233.

Reiz ausgelösten Körperbewegungen der nur lokal betäubten Patienten, verglich er mit den Resultaten der vogtschen Tierversuche und erhielt »harmonierende Resultate«.[119]

Klinische Studien führten überdies auch auf direkterem Weg, nämlich ohne Zusammenhang mit der Lokalisation, vom mikroskopischen Anblick von Hirnstrukturen zu haltbaren Erkenntnissen über Krankheitsursachen. Alois Alzheimer (1864–1915) veröffentlichte 1907 seine ersten Beobachtungen an der nach ihm benannten Erkrankung,[120] bei der das klinische Bild vor allem aufgrund des »präsenilen Alters« der betreffenden Patientin – sie war mit 56 Jahren verstorben – sowie des schnellen Fortschreitens der »Verblödung« von den bekannten Formen der Demenz abwich.[121] Die Autopsie zeigte makroskopisch eine Atrophie (Gewebeschwund), die das ganze Gehirn, nicht nur bestimmte Areale betraf.[122] Mikroskopisch waren an den mit einer Silberfärbung behandelten Hirnschnitten unterschiedlich fortgeschrittene Zerstörungen der »Ganglienzellen« (Neuronen[123]) zu erkennen, die soweit reichten, dass »nur ein aufgeknäultes Bündel von Fibrillen« (wörtlich: Fäserchen[124]) die Stelle markierte, an der »früher eine Ganglienzelle gelegen hat.« Nach Alzheimers Schätzung waren zwischen einem Viertel und einem Drittel aller Nervenzellen der Hirnrinde von einem solchen Verfall betroffen.[125] Außerdem fand er über die gesamte Großhirnrinde verbreitete Plaques, die auch ohne Färbung sichtbar waren. Die sich anschließende Debatte über die Frage, ob es sich um eine spezifische, von anderen Formen der Demenz abzugrenzende Erkrankung handelte, drehte sich einerseits darum, dass die Plaques in den folgenden Jahren auch bei älteren Verstorbenen gefunden wurden, andererseits um die teilweise voneinander abweichenden Symptome.[126]

3.2.3 Reflextheorie und Elementaranalyse

Während Hirnforscher die Lokalisation mit verschiedenen Methoden weitertrieben, wurde sie theoretisch durch die Reflextheorie zusammengehalten. Deren im späten 19. Jahrhundert einflussreichste Version war nach Hagner das »Modell [...] einer sensomotorischen Reflexmaschine«, das er als »Meynert-Wernicke-Modell« bezeichnet.[127] Meynert unterschied »Projektionsfasern« von »Assoziationfasern« und nahm an, dass durch erstere Sinneswahrnehmungen in die Hirnrinde gelangten, während letztere

119 Hagner, Lokalisation, 142.

120 Finger, Origins, 351f.

121 Alois Alzheimer: Über eigenartige Krankheitsfälle des späteren Alters, in: *Zeitschrift für die gesamte Neurologie und Psychiatrie* 4 (1911), S. 356–385, 356.

122 Finger, Origins, 352.

123 Siehe zum Ausdruck ›Ganglienzelle‹ Kap. 4.3.1.

124 Als Fibrillen werden feine Fasern in den Zellkörpern und Axonen bezeichnet.

125 Alois Alzheimer: Ueber eine eigenartige Erkrankung der Hirnrinde, in: *Centralblatt für Nervenheilkunde und Psychiatrie* 30 (1907), S. 177–179, 178.

126 Finger, Origins, 352–355.

127 Hagner, Lokalisation, 123. – Der Vielfalt der Reflexbegriffe im 19. Jahrhundert soll das Folgende nicht gerecht werden. Für Erik Porath ist es »erstaunlich, dass so viele verschiedene Phänomene als Reflex bezeichnet wurden und werden« (Erik Porath: Vom Reflexbogen zum psychischen Apparat: Neurologie und Psychoanalyse um 1900, in: *Berichte zur Wissenschaftsgeschichte* 32 (2009), S. 53–69, 54).

innerhalb der Hirnrinde die Verbindungen zwischen den verschiedenen Bereichen herstellten. Aus der »Verknüpfung von Wahrnehmungen und Vorstellungen« bzw. eben aus ihrer »Assoziation« durch diese Nervenfasern bestanden demnach Denken und Bewusstsein und das »›Ich‹ war für ihn ein Konglomerat aus Vorstellungen«.[128] Wernicke baute dieses Modell weiter aus, indem er zur mit dem Broca-Areal verbundenen »motorischen Aphasie« und der von ihm beschriebenen »sensorische[n] Aphasie« die »Leitungsaphasie«, die durch eine »Unterbrechung zwischen motorischen und sensorischen Zentren« hervorgerufen wurde, hinzufügte. Umgekehrt beruhte das unbeeinträchtigte Sprechen auf einem »›psychischen Reflexbogen‹ zwischen diesen beiden Arealen.«[129] Nach Hagner war es dieses Modell, das »als Instrument [diente], um *Konjunkturen* zwischen experimenteller Physiologie, Pathologie der Hirnläsionen und Neuroanatomie herzustellen«.[130] Darüber hinaus ermöglichte es aber auch die theoretische Verknüpfung dieser Disziplinen mit einer allgemeinen Psychologie. Während mit physiologischen, pathologischen oder anatomischen Methoden empirische Erkenntnisse über den Verlust der Fähigkeit zu kontrollierten Bewegungen, über die elektrische Auslösung unkontrollierter Bewegungen und schließlich auch über die Einbuße des Sprachverständnisses zu gewinnen waren, konnte das Funktionieren des (nicht verletzten oder manipulierten) menschlichen Gehirns nicht beobachtet werden. Dass die Hirnforschung dennoch den Anspruch erheben konnte, Denken, Bewusstsein und Selbst biologisch zu erklären – oder in Zukunft erklären zu können –, verlangte dagegen eine Annahme wie die, dass diese Gegenstände sich eben aus Reflexen bzw. aus durch Reflexe bewegten ›Vorstellungen‹ oder Elementen im weiteren reduktionistischen Sinne zusammensetzten. Bei Wernicke speicherten die motorischen Zentren »Bewegungsvorstellungen« und die sensorischen Zentren »Erinnerungsbilder«.[131]

Gerade solche Elemente werden in den Fallstudien eine zentrale Rolle einnehmen und damit die Frage, wie die Annahme der Zusammensetzung des Bewusstseins bzw. von Bewusstseinsinhalten aus Elementen für die Verknüpfung von Psychologie und Physiologie eingesetzt wurde. Diese Frage führt hinsichtlich des Kontexts allerdings vor allem zu den im vogtschen Forschungsprogramm bedeutsamen Bezügen auf die Psychologie Wilhelm Wundts (1832–1920), dessen Konzept sich in zentralen Punkten vom ›Meynert-Wernicke-Modell‹ unterscheidet.[132] Wundt gilt als Gründer der wissenschaftlichen Psychologie.[133] Diese Zuschreibung wird weniger mit einer bestimmten Entdeckung als vielmehr mit Wundts Engagement für die Verwendung experimenteller Methoden begründet.[134] In seinem *Grundriss der Psychologie* gibt er zusammen mit einer Übersicht seines Forschungsprogramms eine zentrale Annahme seiner psychologischen Theorie an:

---

128 Hagner, Lokalisation, 127.

129 Ebd., 128.

130 Ebd., 123, Herv. i.O.

131 Hagner, Lokalisation, 128.

132 Inwiefern die verschiedenen Ansätze durchaus miteinander vereinbar waren, wird das Beispiel von Cécile und Oskar Vogt zeigen (siehe vor allem Kap. 5.2).

133 Ludy T. Benjamin, Jr.: *A Brief History of Modern Psychology*, Hoboken [2]2014 [2007], 38 (im Folgenden zitiert als: L.T. Benjamin, Modern Psychology).

134 Ebd., Modern Psychology, 40.

»Die unmittelbaren Erfahrungsinhalte, die den Gegenstand der Psychologie bilden, sind unter allen Umständen Vorgänge von zusammengesetzter Beschaffenheit. Wahrnehmungen äußerer Gegenstände, Erinnerungen an solche, Gefühle, Affekte, Willensakte sind nicht nur fortwährend in der mannigfaltigsten Weise miteinander verbunden, sondern jeder dieser Vorgänge ist regelmäßig selbst wieder ein mehr oder weniger zusammengesetztes Ganzes. [...] Einem derartig komplexen Tatbestand gegenüber hat nun die wissenschaftliche Untersuchung d r e i Aufgaben nacheinander zu lösen. Die e r s t e besteht in der A n a l y s e der zusammengesetzten Vorgänge, die z w e i t e in der N a c h w e i s u n g d e r V e r b i n d u n g e n, welche die durch diese Analyse aufgefundenen Elemente miteinander eingehen, die d r i t t e in der E r f o r s c h u n g d e r G e s e t z e, die bei der Entstehung solcher Verbindungen wirksam sind.«[135]

Der Ausgangspunkt seiner Darstellung ist daher die Erörterung der »p s y c h i s c h e [n] E l e m e n t e im Sinn absolut einfacher und unzerlegbarer Bestandteile des psychischen Geschehens «. Diese seien »die Erzeugnisse einer Analyse und Abstraktion«[136] und, wie er in seiner *Logik* formuliert hatte, »nicht real verschiedene, sondern untrennbar verbundene Bestandtheile e i n e s Geschehens« sowie »nicht Objecte oder auch relativ ruhende Zustände, sondern E r e i g n i s s e.«[137] Wundt behandelt sie allerdings völlig wie materielle Objekte und rechtfertigt dies durch die Vorzüge der von ihm angewandten experimentellen Methode. Mit deren Hilfe könne nämlich die psychologische Forschung »den Eintritt [...] dieser Vorgänge [...] willkürlich herbeiführen und die Bedingungen desselben [...] variieren«.[138] Unter den Elementen unterscheidet er wiederum »Empfindungselemente« als »Elemente des objektiven Erfahrungsinhaltes«[139] von den als solchen »subjektiven [...] Gefühlselemente[n]«.[140] Diese könnten dann sowohl »subjektive Komplemente« von jenen oder aber »charakteristische Begleiter zusammengesetzter Vorstellungen oder selbst verwickelter Vorstellungsprozesse« darstellen.[141]

Die Zusammensetzung der in dieser Weise auf Elemente reduzierten Bewusstseinsinhalte reichte für Wundt allerdings nicht zur Charakterisierung des Bewusstseins oder des Geistes. »For Wundt the mind was an active entity that organized, analyzed, and altered the psychical elements and compounds of consciousness, creating experiences, feelings, and ideas that were not evident in any study of just the components.«[142] Nichtsdestotrotz blieb das Bewusstsein aus Elementen zusammengesetzt, seine verschiede-

135 Wilhelm Wundt: *Grundriss der Psychologie*, Leipzig ^{8}1907 [1896], 30f., Herv. i.O. (im Folgenden zitiert als: Wundt, Grundriss).

136 Ebd., 34, Herv. i.O.

137 Wilhelm Wundt: *Logik. Eine Untersuchung der Principien der Erkenntnis und der Methoden wissenschaftlicher Forschung. Zweiter Band. Methodenlehre. Zweite Abtheilung*, Stuttgart ^{2}1895 [1883], 167f., Herv. i.O. (im Folgenden zitiert als: Wundt, Logik). – Ähnlich, aber weniger deutlich stellt Wundt dies im *Grundriss* dar (17f.).

138 Wundt, Grundriss, 26.

139 Ebd., 34.

140 Ebd., 35.

141 Ebd., 41.

142 L.T. Benjamin, Modern Psychology, 43.

nen Zustände waren jedoch aufgrund der Komplexität der dynamischen Verhältnisse zwischen den Elementen und den aus ihnen bestehenden Gebilden nicht durch die Addition der Elemente zu begreifen.[143] Stattdessen besaßen nach Wundts Auffassung die spezifischen Verbindungen von Elementen und Gebilden neue Eigenschaften bzw. sie erzeugten neue Elemente.[144] Diese Verbindungen wiederum unterteilte er in »Assoziationen« und »Apperzeptionsverbindungen«,[145] wobei der Begriff der Apperzeption als ›Schlüsselbegriff‹ in Wundts Psychologie gesehen wird.[146] »Apperzeption« bezeichnete in Wundts Formulierung »den einzelnen Vorgang, durch den irgendein psychischer Inhalt zu klarer Auffassung gebracht wird«[147] und ein entscheidender Unterschied zur Assoziation bestand darin, dass die Apperzeption in einer »aktiven« Weise geschehen konnte[148] und als »aktive einer Willkürhandlung entspricht.«[149]

Das Verhältnis von Gehirn und Geist insgesamt stellte Wundt unter das »Prinzip des psycho-phyischen Parallelismus«, das er in Abgrenzung von anderen so bezeichneten Konzepten allerdings als ausschließlich methodisches kennzeichnete. Keinesfalls sollte es »Leib und Seele« als »z w e i reale Substanzen« voraussetzen.[150] Es ging vielmehr um die Unterscheidung notwendigerweise verschiedener Betrachtungsweisen von Körper und Geist und letztlich um die Feststellung, dass es »Prinzipien des psychischen Geschehens« gebe, die sich ebenso wie die »Prinzipien der Naturkausalität« empirisch untersuchen ließen, aus diesen aber nicht abzuleiten waren.[151]

3.2.4 Kritik an Lokalisation und Reduktionismus

Während der bisher beschriebenen Forschungen blieb allerdings die Frage nach dem Sinn der Lokalisation ein wichtiger Punkt des Streits in der Neurologie, der die Teilnehmer und Teilnehmerinnen an der Diskussion jedoch anders gruppierte als die Auseinandersetzungen um Neuronenlehre und Reflextheorie. Nach Fingers Darstellung wurde die Möglichkeit von Lokalisierungen für bestimmte Funktionen um die Jahrhundertwende zwar kaum noch bestritten: »Now, just about everyone was willing to accept some sort of cortical localization for sensory and motor functions.« Die Frage, ob auch höhere kognitive Funktionen wie ›Gedächtnis und Intellekt‹ lokalisiert werden könnten, sei dagegen weiterhin heftig umstritten gewesen.[152] Andere sehen dagegen im frühen 20. Jahrhundert einen Höhepunkt der Opposition gegen die Lokalisation.[153] Für die vorliegende Arbeit genügt allerdings die Feststellung, das im untersuchten Zeitraum sowohl

143 Wundt, Grundriss, 246.

144 Ebd., 108f.

145 Ebd., 271.

146 L.T. Benjamin, Modern Psychology, 43. – Nach Hagner betrachtete Wundt selbst die Apperzeption als »Schlüssel« (Neuropsychologie, 68).

147 Wundt, Grundriss, 252.

148 Ebd., 264.

149 Ebd., 266.

150 Ebd., 394. Herv. i.O.

151 Ebd., 397.

152 Finger, Origins, 56.

153 So etwa Harrington (Brain and Behavioral Sciences, 519–521).

Lokalisation und mechanistische Ansätze im Allgemeinen als auch die Kritik an beidem stark waren.[154]

Insbesondere im deutschsprachigen Raum wurden zu Beginn des 20. Jahrhunderts in der klinischen Forschung empirische Belege für die Unhaltbarkeit einer festgefügten Lokalisierung psychischer Funktionen und des damit verbundenen mechanistischen Verständnisses von Organismen gesammelt. Die Beobachtung, dass der Zustand hirngeschädigter Patienten sich wieder bessern konnte, sprach deutlich gegen ein solches Verständnis im Allgemeinen und die Wiederherstellung bestimmter Fähigkeiten trotz permanenter Hirnläsionen gegen eine fixierte Verortung von Funktionen im Besonderen. In den 20er Jahren führte auch die Laborforschung zu Erkenntnissen, die gegen eine solche Auffassung der Lokalisation sprachen. Versuche des ›Psychophysiologen‹ Karl Lashley (1890–1958) mit Ratten zeigten ihm, dass bestimmte Gedächtnisinhalte nicht mit einem festen Ort in der Hirnrinde verbunden waren.[155] Konkret waren Erinnerungen der Versuchstiere an die Wege durch ein Labyrinth anscheinend durch den Tieren zugefügte Hirnverletzungen »nicht spezifisch störbar«.[156] Stattdessen beobachtete Lashley, dass ein »Abbau intelligenter Funktionen« sich »proportional zur Größenordnung einer entsprechenden Läsion« verhielt.[157] Zur Erklärung dieser Feststellung entwickelte er das Konzept der Äquipotentialität und das der Massewirkung. Als Äquipotentionalität bezeichnete er das Vermögen verschiedener Hirnbereiche, die Aufgaben anderer Bereiche zu übernehmen, was jedoch nur für komplexere Funktionen als Sinneswahrnehmungen und motorische Koordination gelten sollte. Durch das ›Gesetz‹ der Massewirkung wurde die Äquipotentialität eingeschränkt, indem eben eine Reduktion der Hirnmasse auch eine (quantitative) Einschränkung der Leistung verursachen konnte.[158] Das Beispiel Lashleys zeigt, dass Lokalisationskritik[159] nicht mit einer allgemeineren Kritik des Reduktionismus verbunden sein muss. Ganz im Sinne des ihn prägenden Behaviorismus[160] lehnte Lashley den psychologischen Bezug auf das Bewusstsein als unwissenschaftlich ab.[161]

Neben klinischen Beobachtungen und Tierversuchen trugen auch Experimente mit Menschen dazu bei, atomistische oder mechanistische Ansätze in der Hirnforschung herauszufordern. Harringtons Darstellung, nach der sich ›das Subjekt‹ selbst gegen

154 Dass Finger im frühen 20. Jahrhundert keinen Höhepunkt der Lokalisationskritik sieht, könnte mit der neurologischen Perspektive zu tun haben, in der ihm eine tatsächliche Spezialisierung von Hirnbereichen selbstverständlich und daher etwa die »reaction against the phrenologists« als genauso bemerkenswert wie die Phrenologie selbst erscheint. Wenn man ihn beim Wort nimmt, ist für ihn auch die Kritik der Schädellehre durch ein »strong bias against cortical localization« zu erklären (Origins, 51). Die Perspektive ist allerdings auch internalistisch, wie sein Fazit des Kapitels zeigt: »Unfortunately, the localizationist and holistic positions were not always seen in […] a noncompetitive way.« (Origins, 61) Wenn Neurologen keine Rücksicht auf Patienten, begrenzte Ressourcen usw. nehmen, also lediglich ihre Eitelkeit überwinden müssten, könnten sie sicherlich friedlich in den verschiedensten Richtungen forschen.

155 Harrington, Brain and Behavioral Sciences, 520.

156 Breidbach, Materialisierung, 353.

157 Ebd., 354.

158 Finger, Origins, 60.

159 Breidbach, Materialisierung, 354.

160 Siehe zum Behaviorismus den folgenden Abschnitt.

161 Breidbach, Materialisierung, 352f.

seine ›Domestikation‹ durch Anatomie und Physiologie wehrte, bezieht sich zunächst und vor allem auf die Geschichte der Hysterie. Ein eindrückliches Beispiel liefert die Geschichte von Jean-Martin Charcots (1825–1893) Versuchen im späten 19. Jahrhundert, diese ›rätselhafte‹ Störung mit den Begriffen und Methoden seiner Neurologie zu erklären,[162] also durch die Verbindung anatomischer Beschreibungen des Gehirns mit den Aufzeichnungen klinischer Beobachtungen von Symptomen.[163] Charcots Anspruch, auf diesem Weg allgemeingültige physiologische Gesetze der Hysterie gefunden zu haben, scheiterte an Demonstrationen seiner Widersacher, die jene Symptome mithilfe von Hypnose reproduzieren, verändern oder beseitigen konnten. Die von Harrington – etwas dramatisch – beschriebenen Folgen betrafen mehr als Charcots eigene Forschungsresultate: »The entire neurological edifice of hysteria, rooted in the visible, the objective, the universal, slowly crumbled«. Damit sei eine Voraussetzung dafür gegeben gewesen, dass etwa Freud die Hysterie nun als Geisteserkrankung statt als eine des Gehirns deuten konnte.[164]

Wie Lashley und Freud nahmen auch zahlreiche andere Neurologen die an Lokalisation und mechanistische Auffassungen gerichteten empirischen Herausforderungen zum Anlass, alternative Konzepte zu erarbeiten. So legte John Hughlings Jackson (1835–1911) schon in den 1880er und -90er Jahren Wert auf die Unterscheidung der Lokalisation von Funktionen und der von Symptomen. Während Letztere aufgrund der beobachtbaren Korrelationen von Hirnschäden und Symptomen außer Frage stehe, sei Erstere eine fragwürdige theoretische Schlussfolgerung. Anstelle der Identifikation der verletzten Stelle mit der Funktion, sei etwa die Annahme möglich, dass die Verletzung sekundäre Wirkungen auf andere Bereiche verursache.[165] Vor allem in den 1920er Jahren entwickelte Goldstein eine ähnliche Argumentation, bezog sich dabei allerdings hauptsächlich auf das Vorbild Constantin von Monakows (1853–1930).[166] Nach Fingers Einschätzung lehnte Monakow jedoch die Lokalisation von Funktionen nicht prinzipiell ab. Seine Kritik der Lokalisation habe dagegen insbesondere auf der Feststellung beruht, dass Hirnverletzungen sowohl proximale als auch distale, also nahe und entfernte, Wirkungen haben könnten. »This meant that it was impossible to damage any one part of the brain without affecting other parts.«[167] Zentral in Monakows neurologischer Theorie war daher »der Begriff der *Diaschisis* oder des *Gehirnschocks*«.[168] Durch einen solchen Schock würden Symptome verursacht, die nicht mit einer Funktion des geschädigten Hirnareals zu verbinden seien und daher auch wieder abklingen könnten. Nach dieser Auffassung »mussten die Kliniker den ganzen Verlauf eines neurologischen Zusammenbruchs und der Wiederherstellung verstehen«.[169] Auch Henry Head (1861–1940)

---

162 Harrington, Brain and Behavioral Sciences, 519.

163 Breidbach, Materialisierung, 133. – Vgl. dazu Satzingers Darstellung der »Pariser klinische[n] Schule« (Cécile und Oskar Vogt, 19).

164 Harrington, Brain and Behavioral Sciences, 519.

165 Finger, Origins, 56.

166 Harrington, Reenchanted Science, 152. – Siehe zu Goldsteins Unterscheidung zwischen Funktion und Symptom und seinem Bezug auf Monakow Kapitel 4.2.1.

167 Finger, Origins, 58.

168 Harrington, Suche nach Ganzheit, 157.

169 Ebd., 158.

argumentierte in dieser Richtung und kam zu dem Schluss, dass eine Läsion des Gehirns dieses insgesamt in einen neuen Zustand versetze.[170]

Eine wiederum vor allem im deutschsprachigen Raum besonders wichtige – wenn auch ursprünglich nicht neurologische – begriffliche Grundlage der Kritik an Lokalisation und Atomismus war die Gestalttheorie, als deren Gründer der Philosoph Christian von Ehrenfels (1859–1932) bezeichnet werden kann.[171] Er prägte 1890 den Begriff der ›Gestaltqualität‹ für die besonderen Eigenschaften wahrgenommener Phänomene, die nicht durch deren Einzelteile erklärt werden könnten, wie im Fall einer Melodie, die auch nach der Transposition in eine andere Tonart wiedererkennbar bleibe.[172] Die im frühen 20. Jahrhundert im Anschluss an Ehrenfels und andere entwickelte Gestaltpsychologie ist vor allem mit den Namen von Max Wertheimer (1880–1943), Kurt Koffka (1886–1941) und Wolfgang Köhler (1887–1967) verbunden.[173] Für sie waren Gestalten nicht mehr Eigenschaften von Wahrnehmungen, sondern bedeutungsvolle Wahrnehmungen identisch mit Gestalten,[174] womit sie ein ›Primat der Wahrnehmung über Eindrücke‹ postulierten.[175] Im Gegensatz zum weitverbreiteten Gebrauch des Ausdrucks ›Gestalt‹, der nach Harrington nicht nur konservative sondern auch ›quasimystische‹ Beiklänge hatte, verbanden die Gestaltpsychologen mit ihrem Konzept ein auf empirischer Forschung gegründetes Programm.[176] Wertheimer gelangte anhand von psychologischen Versuchen zur Formulierung verschiedener »Gestaltgesetze«,[177] d.h. Prinzipien, nach denen Wahrnehmungsprozesse bloße Eindrücke zu sinnvollen Gesamtheiten ordneten.[178] Nach dem ›Gesetz der Prägnanz‹ wurden etwa uneindeutige Eindrücke in der ›besten‹ oder einfachsten möglichen Weise wahrgenommen.[179] Wertheimer kritisierte im Sinne seines Gestaltkonzepts auch recht deutlich Ansätze, wie denjenigen Wundts, der zwar in der Summe zusammengesetzter Elemente auch nicht das Ganze der »psychischen Gebilde« sah, diese allerdings lediglich durch die Addition zusätzlicher Elemente von jener Summe unterschied.[180] So grenzte Wertheimer sich

170 Finger, Origins, 58.

171 Ebd., 57.

172 Harrington, Reenchanted Science, 108f.

173 L.T. Benjamin, Modern Psychology, 206.

174 Barry Smith: Gestalt Theory: An Essay in Philosophy, in: Ders. (Hg.): *Foundations of Gestalt Theory*, München u. Wien 1988, S. 11–81, 13.

175 Mitchell G. Ash: *Gestalt psychology in German culture, 1890–1967*, Cambridge u.a. ^{2}1998 [1995], 2 (im Folgenden zitiert als: Ash, Gestalt psychology) (»primacy of perception over sensations«).

176 Harrington, Reenchanted Science, 111f

177 Harrington, Suche nach Ganzheit, 217.

178 L.T. Benjamin, Modern Psychology, 208.

179 Harrington, Reenchanted Science, 115 u. Ash, Gestalt psychology, 1.

180 Wundt, Grundriss, 108f. – Vgl. dagegen die Einschätzung L.T. Benjamins: »Gestalt psychology is perhaps best known for the phrase, ›the whole is different from the sum of its parts.‹ Although not a Gestalt psychologist, Wundt recognized the validity of that statement in his own system and would have been comfortable with it« (Modern Psychology, 205). Wörtlich genommen, ebenso wie im tatsächlichen Sinn der Gestaltpsychologie, trifft jener Satz aber nicht Wundts Konzept der psychischen Gebilde. Dieser unterscheidet die »Gebilde« lediglich von denjenigen »Elemente[n] […], die in sie eingehen« (Grundriss, 108), und fügt dem weitere Elemente hinzu. Gleichzeitig behält er, im Gegensatz zum Behaviorismus, allerdings einen Begriff des Bewusstseins bei, welches von den psychischen Gebilden zu unterscheiden ist, und darauf bezieht sich vielleicht Benjamin (zum

1922 von einer von ihm als in der »Einzelfallforschung« vorherrschend angesehenen »Grundanschauung« ab:

> »Daß man z.B. bei der Aufgabe wissenschaftlicher Erfassung des Psychischen überall zunächst sauber die ›Elemente‹ statuieren müsse, die der komplizierten Mannigfaltigkeit der psychischen Vorgänge im Nebeneinander zugrunde liegen und unter Verwendung allgemeiner sie betreffender Gesetzmäßigkeiten aus diesen Elementen dann durch Kombination, durch Und-Verbindung, zur richtigen Beschreibung gelange«.[181]

Die Verkehrtheit dieser Anschauung habe sich gerade in der experimentellen Forschung erwiesen.[182]

Während Wertheimers, Köhlers und Koffkas Auffassung von Gestalten mit einer demokratischen Gesinnung verbunden war,[183] war ein großer Teil der ganzheitlichen oder anti-mechanistischen Konzepte in den 1920er Jahren in Deutschland demokratiefeindlich und antisemitisch. »Juden wurden immer häufiger als Ursache und Verkörperung der schlimmsten Attribute der Maschine angesehen – des summativen nicht-synthetischen Denkens, der seelenlosen, mechanistischen Wissenschaft, der wurzellosen, vom Geld bestimmten sozialen Beziehungen.«[184] Ein politisch weit rechts stehender Ganzheitstheoretiker war etwa der Zoologe Jakob von Uexküll (1864–1944), dessen Einfluss in der Biologie vor allem mit seinem Konzept der ›Umwelt‹ verbunden ist.[185] In einer 1920 publizierten Monographie über *Staatsbiologie* zog er Parallelen zwischen den Zellen eines Organismus und den Angehörigen eines Staats und begründete damit seine Ansicht, dass die Monarchie die einzige ›gesunde‹ Staatsform sei.[186] Während er seine radikal antisemitische Einstellung nur in privater Korrespondenz offen äußerte,[187] waren seine in der *Staatsbiologie* formulierten Angriffe auf »Parasiten«, etwa bei der Presse oder in den Banken, klar als auf Juden gemünzte Klischees zu erkennen.[188] Der mit Uexküll befreundete »anglodeutsche Rassephilosoph«[189] Houston Stewart Chamberlain

---

Bewusstsein: Modern Psychology, 43). Vgl. die Einleitung zu Ashs Geschichte der Gestaltpsychologie: »Max Wertheimer, Wolfgang Köhler, and Kurt Koffka did not claim that the whole is *more* than the sum of its parts. Rather, they maintained, there are experienced objects and relationships that are *fundamentally different* from collections of sensations, parts, or pieces, or ›and-sums,‹ as Wertheimer called them.« (Gestalt psychology, 1) Mit Blick auf Wundts ›psychische Gebilde‹ müsste in der Tat eher von einem ›mehr‹ die Rede sein.

181 Max Wertheimer: Untersuchungen zur Lehre von der Gestalt. I, in: *Psychologische Forschung* 1 (1922), S. 47–58, 47 (im Folgenden zitiert als: Wertheimer, Untersuchungen I).

182 Ebd., 48.

183 Harrington, Reenchanted Science, 111–139.

184 Harrington, Suche nach Ganzheit, 21.

185 Finger, Origins, 57.

186 Harrington, Reenchanted Science, 59.

187 Ebd., 62f.

188 Harrington, Suche nach Ganzheit, 124f. – Harrington (Reenchanted Science, 60) bezeichnet nur die »references« auf »the liberal press, the banks etc.« als »more or less transparent code terms«, referiert aber zuvor auch Uexkülls Klage, die »parasites« hätten »a thousand tricks for subtly undermining Germany's powers of resistance«, und andere hinlänglich deutliche Stereotype.

189 Harrington, Suche nach Ganzheit, 21.

(1855–1927) war weniger zurückhaltend. Die Entgegensetzung der Vorstellungen von (deutscher) Gestalt und von mit den Juden verknüpftem Chaos in seinem Buch zur den *Grundlagen des 19. Jahrhunderts* (1899) machte ihn berühmt und inspirierte nationalsozialistische Schriften der 20er Jahre.[190] Weniger politisch und, Harringtons Darstellung zufolge, nicht antisemitisch verhielt sich das Ganzheitskonzept des als Kind aus Russland über Preußen in die Schweiz emigrierten[191] Monakow zur Gesellschaft. Er zeigte aber eine ›reaktionäre Einstellung"[192] und »schätzte den Mythos mehr als exaktes Wissen und das Patriarchat des alten Russland mehr als die Demokratie der neuen Schweiz.«[193]

3.2.5 Weitere mechanistische und reduktionistische Konzepte im frühen 20. Jahrhundert

Ob in Anbetracht all dieser Entwicklungen die Lokalisationskritik im Allgemeinen oder die Gestalttheorie im Besonderen als im frühen 20. Jahrhundert ›vorherrschend‹ zu bezeichnen ist,[194] ist jedoch fraglich. Hagner hat etwa die Stärke der Reaktionen des Lokalisationsprogramms auf die Kritik betont:

> »[T]here is [...] general agreement that localization came under threat around 1900. Besides the so-called holistic protest against the localization of mental functions, the neuroanatomical approach itself was challenged by experimental psychology, psychiatric nosology, and psychoanalysis. This story underestimates the fact that anatomically-based localization remained powerful in response to these multiple challenges. This meant the revision of tools, concepts, and practices. But this meant also a shift in the cultivation of the cortex from a more philosophical agenda to rather concrete political claims.«[195]

Hagners Beispiel ist die Forschung der Vogts, in der die Lokalisation mit neuen Mitteln fortgesetzt wurde und die in Kapitel 4 und 5 ausführlich dargestellt wird. Aber auch die andauernde Verbindung der Hirnforschung mit bedeutenden mechanistischen oder reduktionistischen Konzepten war nicht auf den Bereich der Lokalisation beschränkt. Die weiteren in diesem Abschnitt dargestellten Forschungen stehen mit denen der Vogts und Goldsteins zwar nur in sehr indirektem Zusammenhang, sollen aber wegen ihrer Bedeutung für den weiteren Hintergrund dieser Fälle berücksichtigt werden.

Ein der Gestaltpsychologie ganz entgegengesetztes psychologisches Forschungsprogramm stellt der seit den 20er Jahren, zunächst vor allem in den USA durchaus einflussreiche[196] Behaviorismus dar, der, wie oben bereits erwähnt, zu den konzeptionellen Grundlagen der Neurophysiologie Lashleys zählte.[197] Sein Anfang lässt sich

190 Harrington, Reenchanted Science, 107f.

191 Ebd., 74.

192 Ebd., 76.

193 Ebd., 152.

194 So nennt die Gestalttheorie etwa Finger, Origins, 60.

195 Hagner, Cultivating the Cortex, 541, Abstract.

196 L.T. Benjamin, Modern Psychology, 149.

197 Harrington, Double Brain, 269.

auf einen 1913 von John Watson (1878–1958) gehaltenen Vortrag datieren, in dem er für eine Psychologie plädierte, die die methodische Unsicherheit der Introspektion vermeiden und deshalb auch den Begriff des Bewusstseins aufgeben sollte.[198] Um empirisch einwandfreie Daten gewinnen zu können, sollte der – daher treffend so benannte – Behaviorismus »die Psychologie auf eine Verhaltensbeschreibung [...] reduzieren«.[199] Es war also konsequent, dass Watson und seine Nachfolger dieses Verhalten bevorzugt in Tierversuchen beobachteten. Falls Ratten ein Bewusstsein hatten, blieb dies einerseits ohnehin ihr Geheimnis,[200] andererseits waren sie ›ausgezeichnete Lerner und Problemlöser‹.[201] Die Evolutionstheorie rechtfertigte es darüber hinaus, neben dem Bewusstsein auch sonst ›keine Trennlinie‹ zwischen Mensch und Tier anzuerkennen. Mit seinem psychologischen Konzept zielte Watson ausdrücklich auf die ›Vorhersage und Kontrolle des Verhaltens‹.[202] Der bekannte Gegensatz zwischen Gestaltpsychologie und Behaviorismus scheint für die deutschsprachigen Debatten vor 1945 allerdings nicht sehr bedeutsam gewesen zu sein. In den betreffenden Schriften der Gestaltpsychologen tauchte er jedenfalls kaum auf.[203]

Eine unmittelbar politische Praxis stellt der Anfang der Psychometrik dar. Der von Alfred Binet (1857–1911) entwickelte Intelligenztest war eine Auftragsarbeit für das französische Bildungsministerium und diente der Umsetzung neuer Gesetze, die besondere Einrichtungen für schwächere Schüler verlangten. Während die reduktionistische Ausrichtung in der quantitativen Erfassung von ›Intelligenz‹ deutlich zum Ausdruck kommt, steht das Verfahren des Tests historisch doch zunächst – wie die Psychoanalyse – in einem negativen Verhältnis zur Hirnforschung. Binet hatte sich zuvor mit Schädelmessungen beschäftigt und noch 1898 vertreten, dass Größe des Schädels und Intelligenz in einer empirisch gesicherten Beziehung zueinander stünden, eine Ansicht, die er aufgrund der eigenen Fortsetzung der Untersuchungen allerdings schon zwei Jahre später widerrief und als ›lächerlich‹ bezeichnete. Er wandte sich von der Kraniometrie ab, eine Kontinuität zu seiner weiteren Arbeit lässt sich allerdings, wie Finger anmerkt, in der Suche nach einem ›objektiven Maß des Intellekts‹ erkennen.[204]

Auch wichtige Neuerungen in der Elektrifizierung des Gehirns stehen in deutlichem Gegensatz zu gestaltpsychologischen oder ganzheitlichen Ansätzen. Eine bis heute allgemein bekannte Technik, das Elektroenzephalogramm (EEG), wurde im Laufe der 20er

198 L.T. Benjamin, Modern Psychology, 140.

199 Breidbach, Materialisierung, 276.

200 Vgl. Harrington, Double Brain, 269.

201 L.T. Benjamin, Modern Psychology, 141.

202 Harrington, Double Brain, 269.

203 Ash, Gestalt psychology, x. – Für den Gegenstand der vorliegenden Arbeit im Besonderen wird der Behaviorismus ebenfalls kaum eine Rolle spielen. Der Literatur zu den Vogts und zu Goldstein nach wäre er paradoxerweise eher mit Letzterem in Verbindung zu bringen, nämlich durch dessen Würdigung durch Lashley, der das Vorwort zur ersten englischsprachigen Ausgabe von Goldsteins *Aufbau des Organismus* verfasste (Harrington, Double Brain, 270) und allgemeiner eben als Lokalisationskritiker bekannt ist (deshalb wird Lashley etwa bei Breidbach, Materialisierung, 297 in eine Reihe mit Goldstein gestellt). Demgegenüber erscheint mir das Urteil Hagners treffend: »Lashleys Holismus [hat] nur oberflächlich eine Verwandtschaft zum Holismus Goldsteinscher Prägung« (Neuropsychologie, 82).

204 Finger, Origins, 312f.

Jahre von Hans Berger (1873–1941) entwickelt. Seine erste Veröffentlichung zu dieser neuen Methode der Aufzeichnung elektrischer Hirnströme erschien allerdings erst 1929[205] und auch danach blieb das wissenschaftliche Interesse an diesen Strömen noch für Jahre gering.[206] Für die vorliegende Untersuchung ist daher auch eine wissenschaftlich weniger erfolgreiche Methode der Messung von Hirnströmen von Interesse, nämlich die Diagnoskopie. Diese von Cornelius Borck als Vorläufer des EEG beschriebene Technik habe in der Weimarer Republik um das Jahr 1925 aufgrund von sowohl öffentlichem als auch wissenschaftlichem (kurzzeitigem) Interesse eine ›meteorische Karriere‹ gemacht. Bei der Diagnoskopie wurden ›Reaktionszonen‹ auf der Kopfoberfläche elektrisch stimuliert, der von einer zweiten Elektrode empfangene Strom in einen Ton umgesetzt und dessen Lautstärke als Ausdruck der Entwickeltheit von ›psychischen Qualitäten‹, die in den rund 50 Arealen lokalisiert sein sollten, interpretiert.[207] Die dem Verfahren zugrunde liegenden Annahmen über Hirnfunktionen zeigten also starke Ähnlichkeit mit denen der Phrenologie,[208] ohne dass dies seinen anfänglichen Erfolg verhindert hätte: »The press typically glorified diagnoscopy as a new visualizing tool and characterized it as an x-ray machine of the soul.« Außer Presseberichten machten auch verschiedene wissenschaftliche Untersuchungen die Diagnoskopie zum Gegenstand[209] und sie fand praktische Verwendung in der Berufsberatung, die jeweils in mehreren deutschen Hochschulen, Behörden und Unternehmen durchgeführt wurde.[210] Dagegen stieß sie gerade unter Psychologen und Neurologen, darunter Oskar Vogt, auf erheblichen Widerstand. Ob die wissenschaftliche Kritik die öffentliche Wahrnehmung stark beeinflusst hat, ist ungeklärt, aber bereits zwei Jahre später war die Diagnoskopie aus öffentlichen und wissenschaftlichen Debatten wieder verschwunden.[211] Gerade den schnell vorübergegangenen Erfolg der Diagnoskopie sieht Borck nun als einen Faktor, der die wissenschaftliche Akzeptanz des EEG zunächst behindert haben könnte. Die öffentliche Berichterstattung habe erneut vor allem Begeisterung ausgedrückt und das EEG als »eine Technik von geradezu wunderbaren Eigenschaften« beschrieben, die »wissenschaftliche Aufklärung über [...] das Denken [versprach]«.[212] Zusammen mit den technischen Parallelen zur Diagnoskopie wäre dies eine mögliche Erklärung für die schwache wissenschaftliche Resonanz auf Bergers Veröffentlichung.[213] Das EEG, bei dem die Gesamtheit der ›Hirnströme‹ aufgezeichnet wurde, stand aber auch quer zu anderen aktuellen Entwicklungen in der Erforschung elektrischer Neuronenaktivität, die seit Beginn der 20er Jahre an einzelnen Nervenfasern registriert werden konnte.[214] Größere Aufmerksamkeit er-

205 Cornelius Borck: Electricity as a Medium of Psychic Life. Electrotechnological Adventures into Psychodiagnosis in Weimar Germany, in: *Science in Context* 14/4 (2001), S. 565–590, 567 (im Folgenden zitiert als: Borck, Electricity).

206 Ebd., 580.

207 Ebd., 566.

208 Vgl. ebd., 572.

209 Ebd., 566 u. 574f.

210 Ebd., 573.

211 Ebd., 567 u. 578f.

212 Cornelius Borck: *Hirnströme. Eine Kulturgeschichte der Elektroenzephalographie*, Göttingen 2005, 7.

213 Borck, Electricity, 580.

214 Ebd., 570.

fuhr Bergers Technik erst, nachdem einige junge Mitarbeiter des KWIH ihre Weiterentwicklung vorgestellt hatten, die wiederum auf das Interesse des Neurophysiologen und Nobelpreisträgers Edgar Douglas Adrian (1889–1977) in Cambridge (England) stieß. Mit dessen Fürsprache verbreitete sich das EEG als Forschungstechnologie seit 1935 international, insbesondere in den USA.[215]

3.3 Auseinanderstrebende Wege der Hirnforschung: Zu den Biographien von Kurt Goldstein und Cécile und Oskar Vogt

Kurt Goldstein, Cécile Vogt, geborene Mugnier, und Oskar Vogt befanden sich gleichermaßen während der Weimarer Republik auf den jeweiligen Höhepunkten ihrer Karrieren, die allerdings für die Vogts den Geburtsdaten entsprechend etwas früher begannen. Entscheidende ›Weichenstellungen‹ finden sich im vogtschen Forschungsprogramm daher schon vor, im goldsteinschen dagegen eher während des 1. Weltkriegs. An dieser Stelle sollen einige Eckdaten ihrer Biographien – mit Betonung auf die wissenschaftlichen Laufbahnen und die Zeit bis 1934 (für Goldstein) bzw. 1937 (für die Vogts) – in den oben skizzierten Kontext eingeordnet werden.

Nicht nur vor dem Hintergrund von Eugenik, Sozialhygiene, Weltkrieg usw. sondern auch bezüglich der Frage nach der ›Natur des Menschen‹ ist die Feststellung relevant, dass sowohl Goldstein als auch die Vogts sich politisch links positioniert haben. Da diese Positionierung zum Verständnis der ›internen‹ Geschichte der jeweiligen Forschungsprogramme jedoch wenig beiträgt, wird sie in den folgenden Abschnitten nur punktuell erwähnt, ausführlicher dagegen erst in Kapitel 6 behandelt.

3.3.1 Oskar und Cécile Vogt

Oskar Vogt wurde am 6. April 1870 in Husum als Sohn eines Pastors geboren. Nach dessen Tod 1879 wurden Oskar und seine vier Geschwister von der Mutter, die als Witwe eines Priesters Unterstützung aus der Husumer Bürgerschaft erfuhr, alleine betreut. Gegen Ende seiner gymnasialen Ausbildung von 1879 bis 1888[216] begann Vogt mit dem Aufbau einer Hummelsammlung, die Satzinger als »[a]ußerordentlich bedeutsam« für seine späteren wissenschaftlichen Konzepte ansieht, sowohl in Hinblick auf Vogts selbstbekundetes frühes Interesse an Evolutionstheorie und Variationen in Insektenpopulationen,[217] als auch durch ihre spätere forschungspraktische Verwendung.[218] Ebenfalls noch als Schüler in Husum machte er die Bekanntschaft Ferdinand Tönnies' (1855–1936), der ihm zeitlebens verbunden blieb.[219] 1888 nahm Vogt ein Zoologiestudium an der Universität Kiel auf, nach zwei Semestern wechselte er in die Medizin.[220] Anatomie lernte er hier bei Walther Flemming (1843–1905), für Satzinger »einem führenden Vertreter der

215 Ebd., 580.

216 Satzinger, Cécile und Oskar Vogt, 26f.

217 Ebd., 28.

218 Ebd., 212.

219 Ebd., 29f.

220 Ebd., 32f.

zytologisch/lichtmikroskopischen Erforschung der Vererbungsvorgänge«. Ab 1890 studierte Vogt in Jena, dem damaligen »von Ernst Haeckel [...] und seinen Anhängern dominierte[n] Zentrum der biologischen Forschung im Deutschen Reich.«[221] 1893 schloss er sein Studium mit der Zulassung als Arzt ab und wurde 1894 promoviert. Seine Dissertation behandelte die Anatomie des Corpus callosum (Balken), der Verbindung zwischen den Hemisphären des Gehirns.

Damit hatte er sich allerdings noch nicht als Spezialist in Anatomie festgelegt, arbeitete vielmehr von 1893 bis 1899 hauptsächlich als Nervenarzt. Vogts erste Stelle nach der Approbation war die eines Voluntärassistenten bei Otto Binswanger (1852–1929) in der psychiatrischen Klinik Jena, anschließend arbeitete er 1894 für fünf Monate in einem privaten Sanatorium im schweizerischen Kreuzlingen.[222] Es folgte ein Besuch – wohl für einige Wochen – bei August Forel (1848–1931) in Zürich. In praktischer Hinsicht bedeutsam wurde die Beziehung zu Forel einerseits dadurch, dass dieser Vogt noch im gleichen Jahr in den Kreis der Herausgeber der *Zeitschrift für Hypnotismus* aufnahm, die 1902 in *Journal für Psychologie und Neurologie* umbenannt wurde und dann »bis 1942 die hauseigene Zeitschrift« der Vogts war, andererseits weil »Oskar Vogt von ihm die therapeutische Anwendung der Hypnose lernte«.[223] Nachdem er, wieder in Jena, die Arbeit an seiner Dissertation abgeschlossen hatte, trat Vogt eine Stelle als Assistent bei Flechsig in Leipzig an, wo er hauptsächlich mit der hypnotischen Behandlung der Patienten und – weitaus häufiger – Patientinnen beschäftigt war.[224] Mit dem Ende dieses Arbeitsverhältnisses nach neun Monaten im Juni 1895 begann ein ausgiebiger Streit zwischen Vogt und Flechsig, der durch gegenseitige Plagiatsvorwürfe und Beschimpfungen in Briefen ausgetragen wurde.[225] Überdies »entwickelte [Oskar Vogt] sich nach 1897 und ab 1900 gemeinsam mit Cécile Vogt zu einem wichtigen Kritiker von Flechsigs Assoziationszentrenlehre.«[226] Der von 1895 bis 1896 von Oskar Vogt unternommene Versuch, in Leipzig ein eigenes Institut aufzubauen, scheiterte, wobei hier anzunehmen ist, dass Interventionen durch Flechsig eine Rolle spielten.[227]

Vogts 1896 folgende Anstellung »im einsamen Kurort Alexandersbad« war aufgrund zweier dort gemachter Bekanntschaften »ausgesprochen förderlich«. Erstens lernte er dort den in der späteren Cytoarchitektonik höchst bedeutsamen Brodmann (s.u.) kennen,[228] zweitens knüpfte er Kontakt zur Familie des Stahlunternehmers Friedrich Alfred Krupp (1854–1902). Nachdem er in Alexandersbad zunächst dessen Schwägerin behandelt hatte, wurde Vogt bald »zum Arzt des Vertrauens der ganzen Familie Krupp.«[229] Die Förderung durch den Großindustriellen brachte der Karriere von Oskar und Cécile Vogt in den folgenden Jahren mehrmals einen beträchtlichen Anschub.[230]

221 Ebd., 33.
222 Ebd., 37f.
223 Ebd., 39.
224 Ebd., 43–45.
225 Ebd., 44–48.
226 Ebd., 44.
227 Ebd., 45–47.
228 Ebd., 48.
229 Richter, KWI für Hirnforschung, 354.
230 Satzinger, Cécile und Oskar Vogt, 66–83. – Zu einigen Einzelheiten s.u.

Anfang 1897 ging Oskar Vogt nach Paris und widmete sich hier neben der Krankenbehandlung auch erneut anatomischen Studien. Im Herbst dieses Jahres zog er nach Berlin, wo er sich, finanziert durch die nervenärztliche Tätigkeit und mit der Unterstützung Krupps, selbst ein Labor für die anatomische Forschung einrichtete,[231] dem er den Namen *Neurologische Centralstation* gab.[232] Bei einem weiteren Aufenthalt in Paris zu Beginn des Jahres 1898 lernte Vogt Cécile Mugnier kennen.[233]

Über Cécile Mugniers Laufbahn vor ihrer Verlobung mit Oskar Vogt lässt sich deutlich weniger berichten. Wie von Satzinger in Bezug auf einen Punkt der neurologischen Spezialisierung Mugniers angemerkt, mag dies teilweise »durch eine geschlechtsspezifische Nachlässigkeit gegenüber den beruflichen Leistungen von Frauen« in älteren biographischen Berichten durch Zeitzeugen[234] zu erklären sein. Ein Teil der Erklärung liegt aber auch schlicht darin, das Mugnier fünf Jahre jünger war und Oskar Vogt vor dem Abschluss ihrer Promotion heiratete.

Cécile Mugnier, geboren am 27. März 1875 in Annecy, wuchs ohne den 1877 verstorbenen Vater bei ihrer Mutter auf, von der sie ausreichend gefördert wurde, um nach dem Baccalauréat 1893 ein Medizinstudium in Paris zu beginnen.[235] In Satzingers Einschätzung spricht diese Förderung, wie auch die Angaben älterer biographischer Würdigungen, nach denen die Mutter eine »›unabhängige Denkerin‹ und aus der katholischen Kirche ausgetreten« war, dafür, sie »zur Seite des Antiklerikalismus zu rechnen«.[236] Wie Satzinger betont, gehörte Cécile Mugnier zu dieser Zeit zu einer sehr kleinen Gruppe von Frauen, denen es gelang »sich den Zugang zu einer [Universitäts- oder Krankenhauslaufbahn] durch mühevolle Auseinandersetzungen [zu] erkämpfen«.[237] Während über Einzelheiten dieses, d.h. ihres persönlichen, Kampfes bzw. über Mugniers Studienverlauf kaum etwas bekannt ist, lässt sich ihre Ausbildung inhaltlich durch die Verortung in der »Pariser klinische[n] Schule« kennzeichnen. Demnach lernte Mugnier hier »genaue klinische Untersuchungen der zahlreichen Kranken in den städtischen Kliniken und die Kombination dieser Befunde mit denen der Sektion post mortem« kennen, wobei das Prinzip der Lokalisation nicht nur für neurologische, sondern jegliche Arten von Erkrankungen galt.[238] Nach den allgemeinen medizinischen Studien wurde Mugnier ab 1897 bei Pierre Marie zur Neurologin ausgebildet.[239] Marie, der etwa bei Finger vor allem als Kritiker der Lokalisation in der Aphasieforschung Erwähnung findet,[240] hatte diese Kritik allerdings erst zu Beginn des 20. Jahrhunderts

231 Ebd., 52. – Zur finanziellen Hilfe durch Krupp: Richter, KWI für Hirnforschung, 355 u. 358.

232 Richter, KWI für Hirnforschung, 355. – Zu Vogts Intention bei dieser Bennenung seines privaten Labors: Ebd., 356.

233 Satzinger, Cécile und Oskar Vogt, 53.

234 Ebd., 21.

235 Ebd., 17–19.

236 Ebd., 18 u. 19.

237 Ebd., 20.

238 Ebd., 19.

239 Ebd., 20f.

240 Finger, Origins, 56 u. 382f.

entwickelt. Als Lehrer Mugniers ist er wohl eher als treuer Nachfolger Brocas und Charcots zu kennzeichnen, bei denen er gelernt bzw. gearbeitet hatte.[241]

Zu Mugniers näherem wissenschaftlichen Umfeld gehörten auch der Neurologe Jules Joseph Dejerine (1849–1917) und seine Ehefrau Augusta Dejerine-Klumpke (1859–1927), die 1886 als erste Frau eine Stellung als bezahlte Ärztin in einem Pariser Krankenhaus erreicht hatte, was eine Voraussetzung für die wissenschaftliche Karriere war. Die gemeinsame Forschungsarbeit dieser beiden war ebenfalls an der Lokalisation orientiert.[242] Mugniers erste Begegnung mit Oskar Vogt ereignete sich wahrscheinlich im Januar oder Februar 1898, während er zu Gast bei Dejerine und Dejerine-Klumpke und als Redner bei der *Société de Biologie* war. Nach ihrem Examen im darauffolgenden Winter zog Mugnier nach Berlin, heiratete Oskar Vogt im März 1899 und wurde Mitarbeiterin in dessen *Neurologischer Centralstation*. Ihre Dissertation, mit der sie 1900 in Paris promoviert wurde, behandelte die »Myelinisierung des Großhirns«.[243]

1902 wurde die bisher private *Neurologische Centralstation* als *Neurobiologisches Laboratorium* der Friedrich-Wilhelms-Universität angeschlossen.[244] Vielleicht noch wichtiger als für den Betrieb der *Centralstation*,[245] war die Unterstützung durch Krupp für die Verstaatlichung des Instituts, weil diese unter den Berliner Medizinprofessoren auf deutliche Ablehnung stieß.[246] Krupp setzte demgegenüber seine Beziehungen zum Kultus- und zum Finanzminister ein[247] und übernahm den vollen Jahresetat des Labors für 1901.[248]

Ein zentraler Punkt im von Cécile und Oskar Vogt dort gemeinsam verfolgten Forschungsprogramm war die Cytoarchitektonik, die dieses Programm jedoch nicht als Ganzes definiert, in dem sich überdies verschiedene Richtungsänderungen finden.[249] Wie schon bei Meynert, jedoch mit erheblich verbesserter Technik, ging es in dieser cytoarchitektonischen Forschung um die Differenzierung von Hirnrindenarealen aufgrund der Untersuchung von Strukturen, die die Nervenzellen bildeten. Die Bereiche wurden also nach der Größe der Neuronen, nach ihrer Anzahl in einer bestimmten Fläche eines Hirnschnitts, ihren verschiedenen Formen und der relativen Dicke der Rindenschichten unterschieden.[250] Einer der wichtigsten Mitarbeiter der Vogts war Korbinian Brodmann, der von 1901 bis 1910 im *Neurobiologischen Laboratorium* beschäftigt war[251] und bis heute für seinen Beitrag zur cytoarchitektonischen Forschung bekannt ist. Seine Studien zu den histologischen Besonderheiten verschiedener Bereiche der

241 Satzinger, Cécile und Oskar Vogt, 21 u. 23.

242 Ebd., 20 u. 22.

243 Ebd., 24.

244 Ebd., 66f.

245 Der »Umfang der finanziellen Beiträge Krupps in den Anfangsjahren des Vogtschen Forschungsunternehmens« sei »aus den vorhandenen Unterlagen nicht exakt« zu ermitteln, schreibt Richter (KWI für Hirnforschung, 358).

246 Satzinger, Cécile und Oskar Vogt, 68–71.

247 Ebd., 67f.

248 Richter, KWI für Hirnforschung, 358.

249 Nach Satzinger (Cécile und Oskar Vogt, 183f.) mindestens jeweils 1911 und 1922/25.

250 Hagner, Geniale Gehirne, 238.

251 Satzinger, Cécile und Oskar Vogt, 78 u. 83.

Großhirnrinde führten ihn zu deren Einteilung in 52 Bereiche, die nach wie vor als »Brodmann-Felder«[252] oder »-Area[s]« bezeichnet werden.[253]

Neben der cytoarchitektonischen Methode verwendeten die Vogts auch die der Myeloarchitektonik. Wie bei der Myelogenetik wurden hier die Nervenfasern – d.h. ihre Myelinhüllen – eingefärbt und untersucht, allerdings die von erwachsenen Gehirnen. Ein Bereich dieser Arbeit betraf pathologische Erscheinungen wie den »Etat marbré« oder »Status marmoratus«, bei dem das mikroskopische Bild eines subkortikalen Hirnbereichs ein »marmorierte[s] Aussehen«[254] annimmt. Durch die Untersuchung dieser Krankheit sind auch die Vogts als Namensgeber Teil des heutigen neurologischen Wissens, nämlich in der mit »Status marmoratus« synonymen Verwendung des Ausdrucks »Vogt-Syndrom«.[255]

Die verschiedenen anatomischen Methoden verknüpften die Vogts zudem mit physiologischen Experimenten. Die wichtigste Versuchsmethode bestand in der elektrischen Reizung der Hirnrinde verschiedener Säugetiere und der Beobachtung der dadurch ausgelösten Körperbewegungen, um den anatomisch differenzierten Arealen jeweils spezifische Funktionen zuzuordnen.[256] Die erste Publikation zu diesem Forschungsbereich erschien 1907.[257]

Eine zentrale Voraussetzung für den nächsten großen Karriereschritt der Vogts war 1913 die Ernennung Oskar Vogts zum Professor durch den preußischen Kultusminister, weil Vogt nur mit diesem Titel Direktor eines staatlichen Forschungsinstituts werden konnte.[258] Im März 1914 wurde auf Beschluss der *Kaiser-Wilhelm-Gesellschaft zur Förderung der Wissenschaften* (KWG) das KWIH gegründet, womit das vogtsche Institut eine erneute Umwidmung erfuhr, denn das KWIH war zunächst mit dem *Neurobiologischen Laboratorium* organisatorisch identisch, das damit allerdings zusätzliches Geld von der KWG erhielt.[259] Auch bei diesem Vorgang war die Unterstützung durch die Familie Krupp, nun vor allem durch Gustav Krupp von Bohlen und Halbach (1876–1950), den Schwiegersohn des 1902 verstorbenen Friedrich Alfred Krupp, sowie durch dessen Witwe Margarethe Krupp (1854–1931), entscheidend.[260] Die von den Krupps zur Verfügung gestellten großen Geldsummen kamen dem KWIH jedoch nur teilweise zugute. Zunächst kam der geplante Institutsneubau wegen des Ersten Weltkriegs nicht zustande, nach Kriegsende verminderte dann die Inflation den Wert der Stiftung enorm. Nach einem im Juni 1919 erneut gefassten Beschluss zur Institutsgründung machte das vogtsche Forschungsunternehmen dennoch einige Fortschritte, angefangen mit der förmlichen Berufung Os-

252 Hagner, Geniale Gehirne, 239.

253 So z.B. Bear u.a., Neurowissenschaften, 350 und Dorothea Weniger: Aphasie, in: Hans-Otto Karnath u.a. (Hg.): *Kognitive Neurologie*, Stuttgart u. New York 2006, S. 48–64, 59.

254 Cécile Vogt u. Oskar Vogt: Zur Lehre der Erkrankungen des striären Systems, in: *Journal für Psychologie und Neurologie 25, Erg.-Heft 3* (1920), S. 631–846, 662 (im Folgenden zitiert als: Vogt u. Vogt, Erkrankungen des striären Systems).

255 Pschyrembel, 1985 u. 2235.

256 Breidbach, Materialisierung, 294.

257 Richter, KWI für Hirnforschung, 365.

258 Ebd., 364 u. 371.

259 Ebd., 372.

260 Ebd., 367–372.

kar Vogts zum Direktor[261] und Cécile Vogts Aufstieg zur offiziellen Leiterin der anatomischen Abteilung mit dem »Status einer a. o. Professur«.[262]

Im Lauf der 1920er Jahre bauten die Vogts ihr Forschungsunternehmen sowohl inhaltlich als auch institutionell weiter aus. Bedeutende Schritte für beides fanden insbesondere im Rahmen der deutsch-sowjetischen Zusammenarbeit statt. Oskar Vogt arbeitete seit 1923 mit einigem Erfolg am Aufbau von Kontakten in der UdSSR. 1924 erhielt er das Angebot zur Untersuchung des Gehirns Lenins, das er 1925 mit Zustimmung des deutschen Außenministeriums annahm.[263] In diesem Zusammenhang war er auch an der Einrichtung eines Moskauer Hirnforschungsinstituts beteiligt, an dem die Sektion durchgeführt wurde, und wurde dort 1927 Direktor.[264] Während die mit dieser Untersuchung verbundene Erweiterung der Architektonik um eine funktionelle Interpretation der Rindenschichtung[265] retrospektiv, wie auch die »Elitegehirnforschung« insgesamt, eher als »Fehlschlag« gesehen wird,[266] ist die gleichzeitige Umsetzung der Vogtschen genetischen Forschungsambitionen deutlicher als wissenschaftlich bedeutende Entwicklung zu erkennen. 1925 erhielt das KWIH eine genetische Abteilung, die von dem russischen Ehepaar Elena (1898–1973) und Nikolaj W. Timoféeff-Ressovsky (1900–1981) aufgebaut wurde.[267] Ihre Forschung zu Mutationen bei der Fliege *Drosophila funebris* und zur Bedeutung von Umwelteinflüssen bei der Ausbildung entsprechender Phänotypen bildete die Grundlage für die Einführung der bis heute gebräuchlichen Begriffe von ›Penetranz‹ und ›Expressivität‹.[268]

1930 zog das KWIH in einen Neubau in Berlin-Buch, der zusammen mit verschiedenen Nebengebäuden 1931 nach dreijähriger Bauzeit feierlich eröffnet wurde. Während die KWG für diese Einrichtungen mehr als eine Millionen Reichsmark aufbrachte und das Deutsche Reich und Preußen jeweils kleinere Beträge besteuerten, übernahm den größten Teil der Kosten die Rockefeller Foundation mit über 1,3 Millionen Mark.[269] Mit

261 Ebd., 372f.

262 Satzinger, Cécile und Oskar Vogt, 89.

263 Paul Weindling: German-Soviet Medical Co-operation and the Institute for Racial Research, 1927–c. 1935, in: *German History* 10/2 (1992), S. 177–206, 186f.

264 Satzinger, Cécile und Oskar Vogt, 90 u. 273.

265 Hagner, Geniale Gehirne, 249.

266 Richter, KWI für Hirnforschung, 377.

267 Satzinger, Cécile und Oskar Vogt, 90.

268 Harwood, Styles of Scientific Thought, 55. – Zu diesen Wortschöpfungen bemerkt Harwood: »Who originally coined these terms is not clear.« (Styles of Scientific Thougt, 55, Anm. 14) Satzinger schreibt den Ausdruck »Penetranz« Oskar Vogt, »Expressivität« Nikolaj Timoféeff-Ressovsky zu (Cécile und Oskar Vogt, 292) und verweist auf die entsprechende Darstellung Oskar Vogts (Oskar Vogt: Psychiatrisch wichtige Tatsachen der zoologisch-botanischen Systematik, in: *Zeitschrift für die gesamte Neurologie und Psychiatrie* 101 (1926), S. 805–832, 809–811[im Folgenden zitiert als: O. Vogt, Psychiatrisch wichtige Tatsachen]).

269 Richter, KWI für Hirnforschung, 383 u. Bielka, Berlin-Buch, 25. – Insgesamt betrugen die Kosten »ca. 3,5 Millionen Reichsmark«. Dafür erhielt das KWIH »ein 16.000 Kubikmeter umbauten Raum umfassendes sechsgeschossiges (im für die Aufnahme der Sammlungen bestimmten ›Turm‹ sogar siebengeschossiges) Institutsgebäude mit Werkstattrakt und Anbauten für einen Hörsaal, ein Treibhaus der genetischen Abteilung und für die experimentell-physiologische Abteilung ein Tierhaus zur Haltung von Affen, außerdem eine 60-Betten-Klinik mit einem Verbindungsgang zum Institutsgebäude sowie ein Direktoren-und ein Mitarbeiter-Wohnhaus für bis zu 12 Familien.«

der Erweiterung auf zehn Abteilungen, darunter nun auch eine klinische,[270] handelte es sich um »das damals weltweit größte Hirnforschungsinstitut«.[271] Für die Nutzung der damit gegebenen neuen Möglichkeiten blieb den Vogts allerdings relativ wenig Zeit. Ab dem Frühjahr 1933 wurde das Institut vom nationalsozialistischen Regime angegriffen, beginnend mit einem Überfall der SA am 15. März. Die gegen Oskar Vogt gerichteten Vorwürfe beinhalteten seine Kooperation mit der UdSSR, die »›Verherrlichung‹ Lenins«, die »Duldung ›kommunistischer Umtriebe‹ im Institut« sowie die Beschäftigung vieler ausländischer und jüdischer Mitarbeiter.[272] Eine Zeitlang konnte er sich gegen diese Anschuldigungen wehren, unter anderem mit der Hilfe des Präsidenten der KWG Max Planck (1858–1947) und Krupp von Bohlen und Halbachs, aber 1935 wurde er vom Posten des Direktors des KWIH entlassen. Bis 1937 leitete er dieses noch kommissarisch.[273]

Oskar und Cécile Vogt zogen nun nach Neustadt im Schwarzwald, wo sie – wieder mit finanzieller Unterstützung Krupp von Bohlen und Halbachs – ein neues *Institut für Hirnforschung und allgemeine Biologie* gründeten, das ebenfalls in einem – allerdings weitaus kleineren – Neubau untergebracht wurde.[274] Sie konnten sowohl eine Reihe ihrer Berliner Mitarbeiter und Mitarbeiterinnen in dieser Einrichtung weiterbeschäftigen,[275] als auch einen großen Teil der technischen Ausstattung der anatomischen und der physiologischen Abteilung des KWIH sowie die dort angesammelten Präparate (Hirnschnitte und Insekten) mitnehmen.[276] Außerdem blieben sie Herausgeber des *Journals für Psychologie und Neurologie* bis zu dessen Einstellung 1942.[277] Das neue Institut war damit »ein auf seinen wesentlichen Kern reduziertes, verkleinertes Abbild des [...] KWI für Hirnforschung«[278] und zum klinisch-anatomischen Kernbereich gehörten dann auch die nach dem Umzug noch erschienenen umfangreicheren Veröffentlichungen der Vogts. In der Nachkriegszeit publizierten sie nur noch kleinere Arbeiten.[279] Ihr Institut war allerdings als Ort des internationalen Austauschs und »Drehscheibe der West-Ost-Kommunikation« bedeutend und empfing viele Gastwissenschaftler.[280] Oskar Vogt starb am 31. Juli 1959 in Freiburg.[281] Cécile Vogt zog ein Jahr darauf nach Cambridge (England), wo eine ihrer zwei Töchter lebte. Sie starb dort am 4. Mai 1962.[282]

(Richter, KWI für Hirnforschung, 383) Der Bau der Klinik war erst 1932 beendet (Bielka, Berlin-Buch, 23).

270 Satzinger, Cécile und Oskar Vogt, 90f.

271 Hagner, Geniale Gehirne, 236.

272 Richter, KWI für Hirnforschung, 388f.

273 Satzinger, Cécile und Oskar Vogt, 94f.

274 Richter, KWI für Hirnforschung, 395f. – Die Baukosten beziffert Richter auf 197000 Reichsmark (ebd., 395).

275 Satzinger, Cécile und Oskar Vogt, 96.

276 Richter, KWI für Hirnforschung, 395.

277 Satzinger, Cécile und Oskar Vogt, 63.

278 Richter, KWI für Hirnforschung, 395.

279 Satzinger, Cécile und Oskar Vogt, 97f.

280 Richter, KWI für Hirnforschung, 398.

281 Ebd., 404.

282 Satzinger, Cécile und Oskar Vogt, 97.

3.3.2 Kurt Goldstein

Kurt Goldstein wurde am 6. November 1878 in Kattowitz in eine – nach der Darstellung seiner Mitarbeiterin in den 1940er Jahren Marianne Simmel – ›agnostische‹ jüdische Familie geboren. Sein Vater war Besitzer eines Sägewerks,[283] über seine Mutter ist vor allem bekannt, dass sie eine Tante Ernst Cassirers war.[284] Nach einem Umzug besuchte er das Gymnasium in Breslau und arbeitete nach dem Abitur auf Wunsch seines Vaters eine Zeit lang im Geschäft eines Verwandten, bevor er sich 1899 an der Universität Breslau einschreiben konnte. Er studierte hier jedoch nur für ein Semester, bevor er nach Heidelberg wechselte, wo er wiederum für ein Semester in Medizin immatrikuliert war. Nachdem er dort auch Vorlesungen in Philosophie besucht hatte, legte er sich, zurück in Breslau, auf das Medizinstudium fest,[285] und wurde hier 1903 bei Carl Wernicke promoviert.[286] In seiner Dissertation bearbeitete Goldstein, wie auch Oskar und Cécile Vogt, ein neuroanatomisches Thema, nämlich *Die Zusammensetzung der Hinterstränge*,[287] eines Teils des Rückenmarks.

Für die folgenden drei Jahre arbeitete Goldstein dann auf verschiedenen Assistentenstellen, zunächst bei Wernicke, dann bei Edinger in Frankfurt a.M., bei Alfred Hoche (1865–1943) in Freiburg und und bei Hermannn Oppenheim (1857–1919) in Berlin.[288] Anschließend nahm er 1906 eine Stelle in der psychiatrischen Klinik der Universität in Königsberg an.[289] Nach seiner eigenen Erinnerung am Ende der 50er Jahre empfand er es dort als große Enttäuschung, dass Patienten in der Psychiatrie zu dieser Zeit fast nur beaufsichtigt, aber nicht therapiert wurden, ein Missstand den er teilweise dem Forschungsansatz Emil Kraepelins (1856–1926) anlastete.[290] Kraepelin ist vor allem für seine Beschäftigung mit der Klassifizierung psychischer Störungen bekannt, Finger nennt ihn den ›Linné der Psychiatrie‹.[291] Während Goldstein, wie er schreibt, zu dieser Zeit bereits Wert auf eine genauere Untersuchung neuropathologischer Symptome gelegt habe[292] und wohl mehr Zeit für die klinische Arbeit verwandte, folgten einige seiner Publikatio-

---

283 Marianne Simmel: Kurt Goldstein 1878–1965, in: Dies. (Hg.): *The Reach of Mind. Essays in Memory of Kurt Goldstein*, New York 1968, S. 3–11, 3 (im Folgenden zitiert als: Simmel, Kurt Goldstein).

284 Harrington, Reenchanted Science, 140. – Harrington verweist hierzu auf Simmel, die die Mutter allerdings nicht erwähnt, sondern lediglich das – auch für die vorliegende Arbeit einzig interessierende – Verwandtschaftsverhältnis Goldsteins und Cassirers.

285 Simmel, Kurt Goldstein, 3.

286 Udo Benzenhöfer: Kurt Goldstein – ein herausragender Neurologe und Neuropathologe an der Universität Frankfurt a.M., in: Ders. (Hg.): *Ehrlich, Edinger, Goldstein et al.: Erinnerungswürdige Frankfurter Universitätsmediziner*, Münster 2012, S. 43–65, 48 (im Folgenden zitiert als: Benzenhöfer, Goldstein).

287 Simmel, Kurt Goldstein, 4.

288 Benzenhöfer, Goldstein, 48.

289 Simmel, Kurt Goldstein, 4.

290 Kurt Goldstein: Notes on the Development of my Concepts, in: Ders.: *Selected Papers/Ausgewählte Schriften*, Den Haag 1971 [1959], S. 1–12, 2 (im Folgenden zitiert als: Goldstein, Development of my Concepts).

291 Finger, Origins, 354.

292 Goldstein, Development of my Concepts, 2.

nen durchaus dem Ansatz der Lokalisierung, Symptome mit anatomischen Befunden zu vergleichen.

1914 ging Goldstein auf Einladung Ludwig Edingers nach Frankfurt, wo er Mitarbeiter des Neurologischen Instituts wurde. Beide hatten vorgesehen, dass er sich hier wieder auf die Laborforschung in Neuroanatomie und -pathologie konzentrieren würde.[293] Parallel zur Leitung der Abteilung für Neuropathologie[294] übernahm Goldstein dann allerdings die des 1916 gegründeten Frankfurter *Instituts für die Erforschung der Folgeerscheinungen von Hirnverletzungen*.[295] Dieses Institut war gleichzeitig ein Lazarett (bzw. an dieses angeschlossen) und die Patienten bzw. Forschungsobjekte waren kriegsverwundete Soldaten. Der Umfang der dort anfallenden Arbeit lässt sich ungefähr dadurch bemessen, dass das Lazarett nach Goldsteins Bericht über »ca. 100 Betten« verfügte.[296] Als bezeichnender Schritt für die Entwicklung von Goldsteins Forschungsprogramm kann die Einstellung des Gestaltpsychologen Adhémar Gelb angesehen werden, der zu Goldsteins wichtigstem Mitarbeiter bis in die frühen 30er Jahre wurde.[297] Gelb, der seit 1912 in Frankfurt arbeitete und dort an den Diskussionen um Wertheimers ›Gestaltgesetze‹ beteiligt war, sollte die psychologische Seite der diagnostischen und experimentellen Untersuchung der Hirnverletzten übernehmen.[298] Goldstein verwendete in der Folge verschiedene gestaltpsychologische Gedanken für seine eigenen Konzeptionen – wenn er auch gegen Ende der 20er Jahre ausdrücklich seine Zuordnung zur Gestaltpsychologie ablehnte – und war zusammen mit Wertheimer, Köhler, Koffka und Hans Gruhle (1880–1958) Herausgeber der gestalttheoretischen Zeitschrift *Psychologische Forschung*.[299] Die Untersuchung der hirnverletzten Soldaten und die Suche nach Therapiemöglichkeiten war für Goldsteins Arbeit bis 1930 zentral und resultierte in zahlreichen, häufig gemeinsam mit Gelb verfassten Publikationen. In diesen stand wiederum der Versuch eines besseren Verständnisses der Symptome und die Entwicklung damit verbundener neuer Konzepte im Mittelpunkt.[300]

1922 – vier Jahre nach Edingers Tod und unter anderem durch die Kriegsfolgen langwierigen Verhandlungen über dessen Nachfolge – wurde Goldstein außerdem Direktor des Neurologischen Instituts.[301] Als er 1929 das Angebot aus Berlin erhielt, eine neue neurologische Abteilung des Krankenhauses in Moabit zu übernehmen, war er mit dem Versuch beschäftigt, dem neurologischen Institut eine bessere materielle und organisato-

---

293 Simmel, Kurt Goldstein, 4.

294 Gerald Kreft: *Deutsch-jüdische Geschichte und Hirnforschung. Ludwig Edingers Neurologisches Institut in Frankfurt a.M.*, Frankfurt a.M. 2005, 227 (im Folgenden zitiert als: Kreft, Edingers Institut).

295 Harrington, Reenchanted Science, 145.

296 Kurt Goldstein: *Die Behandlung, Fürsorge und Begutachtung der Hirnverletzten (zugleich ein Beitrag zur Verwendung psychologischer Methoden in der Klinik)*, Leipzig 1919, 2 (im Folgenden zitiert als: Goldstein, Behandlung). – Zur Belegung der Betten gibt er keine Zahlen.

297 Harrington, Reenchanted Science, 146.

298 Ash, Gestalt psychology, 275f.

299 Harrington, Reenchanted Science, 152 u. Ash, Gestalt psychology, 280f. – Die *Psychologische Forschung* war allerdings bei ihrer Gründung wohl nicht als exklusiv gestalttheoretische Zeitschrift geplant (Ash, Gestalt psychology, 217).

300 Diese Entwicklung ist der hauptsächliche Gegenstand der Goldstein betreffenden Abschnitte von Kap. 4.

301 Kreft, Edingers Institut, 229f.

rische Grundlage zu verschaffen, insbesondere ging es um die Einrichtung einer klinischen Abteilung. Da diese Bemühungen, vor allem durch die Konkurrenz mit Karl Kleist (1879–1969) um städtische Mittel, scheiterten, entschied sich Goldstein für den Wechsel nach Berlin,[302] blieb allerdings Direktor des *Hirnverletztenheims* in Frankfurt.[303] 1933 wurde auch Goldstein zum Angriffsziel der Nationalsozialisten, anders als die Vogts jedoch ohne Möglichkeit zur Gegenwehr, vor allem aufgrund seiner jüdischen Herkunft, daneben aber auch seiner Mitgliedschaft in der SPD und im *Verein sozialistischer Ärzte* (VSÄ).[304] Darüber hinaus hatte das Krankenhaus in Moabit einen Ruf »sowohl als ›jüdisch‹ als auch als ›rot‹«, was das Motiv dafür gab, dass auch hier, am 1. April, die SA einfiel.[305] Goldstein wurde verschleppt, eine Woche lang festgehalten, dabei auch misshandelt und musste sich schließlich durch seine Unterschrift verpflichten, Deutschland zu verlassen.[306] Er flüchtete zunächst in die Schweiz und von dort aus in die Niederlande,[307] wo er ein Jahr lang mit Unterstützung der Rockefeller Foundation lebte. In Amsterdam verfasste er seine am meisten – und bis heute – beachtete Monographie *Der Aufbau des Organismus*.[308]

1935 erhielt Goldstein das Visum, das ihm die Einreise in die USA erlaubte,[309] wo er zunächst eine private neurologische und psychiatrische Praxis in New York City eröffnete. In den folgenden Jahren hatte er daneben zunächst eine Stelle als klinischer Professor und Dozent an der Columbia University und übernahm dann die Leitung eines neuen neurophysiologischen Labors am Montefiore Hospital. Von 1940 bis 1945 war er klinischer Professor an der Tufts College Medical School in Boston.[310] Auch danach ging er nicht in den Ruhestand, teilweise aus finanzieller Notwendigkeit, sondern betrieb wieder eine Privatpraxis und nahm eine Reihe von Lehraufträgen an. Erst die Zeit nach seinem 80. Geburtstag beschreibt Simmel ohne Hinweis auf eine Erwerbsarbeit. Im Sommer 1965 erlitt Goldstein einen Schlaganfall und starb drei Wochen danach, am 19. September, in New York.[311]

---

302 Ebd., 231f.

303 Ebd., 250. – Kreft zufolge »besuchte er« es »in vierwöchentlichen Abständen« (ebd.). Bei Simmel, Kurt Goldstein, 7, heißt es »He accepted […] with the proviso that he could continue an active association with the Brain Injury Institute«. Harrington, Reenchanted Science, 145, schreibt: »The Institute for Research into the Consequences of Brain Injuries was founded in 1916 […], remaining in operation until […] 1933.« Da weder Simmel noch Harrington dazu Quellenangaben machen oder weitere Erläuterungen geben, muss an dieser Stelle offen bleiben, inwiefern für die Zeit nach 1930 noch von einem *Forschungs*institut die Rede sein kann.

304 Christian Pross: Die »Machtergreifung« am Krankenhaus, in: Johanna Bleker u. Norbert Jachertz (Hg.): *Medizin im »Dritten Reich«*, Köln [2]1993 [1989], S. 97–108, 101 (im Folgenden zitiert als: Pross, »Machtergreifung«).

305 Harrington, Suche nach Ganzheit, 301.

306 Hans-Lukas Teuber: Kurt Goldstein's role in the development of neuropsychology, in: *Neuropsychologia* 4 (1966), S. 299–310, 303 (im Folgenden zitiert als: Teuber, Goldstein's role).

307 Pross, »Machtergreifung«, 103.

308 Simmel, Kurt Goldstein, 7.

309 Harrington, Reenchanted Science, 165.

310 Simmel, Kurt Goldstein, 8.

311 Ebd., 10f.

4. Gegensätzliche Neurologien und Subjekte: Kurt Goldstein vs. Cécile und Oskar Vogt

Am Beginn des 20. Jahrhunderts »kreuzten sich« nach einer Feststellung Breidbachs »mehrere kontroverse Diskussionslinien der Neurowissenschaft, die sich erst im Laufe der nächsten fünfzig Jahre wieder entwirrten.«[1] Während die Gestaltpsychologie an die Assoziationspsychologie angeknüpft und sich gegen den Behaviorismus gerichtet habe, sei dieser wiederum im Anschluss an die Reflexphysiologie entwickelt worden, die ihrerseits als Gegenmodell zur Assoziationspsychologie zu sehen sei. Der Vergleich der Fallgeschichten von Kurt Goldstein auf der einen und Cécile und Oskar Vogt auf der anderen Seite könnte dafür durchaus als Beispiel dienen. Vereinfachend – und die differenzierte Darstellung Breidbachs außer Acht lassend – wäre Goldstein der Seite der Gestaltpsychologie, das Ehepaar Vogt der Reflexphysiologie zuzurechnen. Dass dieses prägnante Bild der Komplexität der verschiedenen Forschungstraditionen jedoch nicht gerecht werden kann, wird sich in der näheren Untersuchung ebenso zeigen wie die Problematik, dass die historischen Debatten – zumal im fokussierten Blick auf zwei Fallstudien aus ›der Neurowissenschaft‹ – in weiten Teilen sehr indirekt verlaufen.

Goldsteins Neurologie stellt vor allem aus zwei Gründen einen interessanten Fall für die wissenschaftshistorische Untersuchung des Verhältnisses zwischen Hirnforschung und Subjektbegriff dar. Der erste Grund liegt in dem deutlichen Kontrast, den diese ›holistische‹ Neurologie zur heutigen Neurowissenschaft sowie zur (dem Großteil der bisherigen Geschichtsschreibung zufolge) seit mehr als 200 Jahren vorherrschenden Ausrichtung zeigt. Auch Hagner zufolge »bewegen wir uns nach wie vor« (wie bereits zitiert[2]) in einem »200 Jahre alten epistemischen Horizont«, in dem »das Gehirn als hierarchisch gegliedertes, distributiv arbeitendes Organ mit verschiedenen Funktionsbereichen aufgefaßt [wird«].[3] Goldstein kann gewissermaßen exemplarisch für die

1 Breidbach, Materialisierung, 36f. – Breidbachs Darstellung konzentriert sich allerdings auch für diesen Zeitraum auf diejenigen neurologischen Arbeiten, die eben auf die *Materialisierung des Ichs* gerichtet waren.

2 In Kapitel 3.2.1.

3 Hagner, Geist bei der Arbeit, 9. – Hagner stellt die Geschichte der Hirnforschung freilich auch nicht eindimensional dar.

Einschränkung dieses zusammenfassenden Befundes stehen, denn er gehörte zu den im frühen 20. Jahrhundert nicht unbedeutenden Kritikern jener Auffassung, der auf der methodischen Seite der Versuch entspricht, sämtliche ›Funktionen‹ des Gehirns zu ›lokalisieren‹. Der zweite – für die vorliegende Arbeit weniger wichtige – Grund ist das in dieser Epoche außergewöhnliche Interesse, dass verschiedene Philosophen Goldsteins Arbeit entgegenbrachten.[4] Ein länger anhaltender Einfluss Goldsteins in der im engeren Sinn neurologischen Forschung lässt sich dagegen kaum ausmachen, was in der Psychologie wiederum zumindest in geringem Ausmaß der Fall ist.[5] Während Goldstein seine Arbeit mit keiner Popularisierung (nach deren traditionellem Begriff) zu fördern versucht hat, bietet ein 1936 veröffentlichter Aufsatz, in dem er eine These zur psychologischen Deutung des *Autoritätsproblems* vorstellt und dieses als Hintergrund von politisch rechtsgerichteten Einstellungen beschreibt, ein bemerkenswertes Beispiel von *science exposition*.[6] Bereits 23 Jahre früher veröffentlichte er eine Reihe populärwissenschaftlicher Vorträge *Über Rassenhygiene* in der er mit der Autorität des Mediziners vor allem die evolutionstheoretischen Grundlagen der Eugenik mit allgemeinen kulturkritischen Überlegungen verknüpft, seine neurologische Perspektive aber nur punktuell und sehr abstrakt einfließen lässt.[7] Diese eugenische Abhandlung steht allerdings sowohl zu der biologischen Theorie, für die er bekannt ist, als auch zu den politischen Auffassungen, die sich in jenen *Bemerkungen über die Bedeutung der Biologie für die Soziologie* ausdrücken, in starkem Kontrast.

Gerade die außerordentlichen Bemühungen um die Verbreitung ihrer Erkenntnisse in einer breiten Öffentlichkeit sind dagegen ein Kennzeichen der Arbeit Cécile und Oskar Vogts (siehe Kap. 6.2).[8] Diese Popularisierung konzentriert sich jedoch gerade auf solche Aspekte ihrer Tätigkeit, die retrospektiv wenig ›wissenschaftlich‹ anmuten (bzw. in ihren *praktischen* Ansätzen kaum anschlussfähig für die spätere Neurologie sind), nämlich die Erforschung von Elite- und Verbrechergehirnen sowie die Orientierung auf bestimmte eugenische Vorstellungen. In anderer Hinsicht finden sich in ihrem Werk auch bedeutende ›bleibende Erkenntnisse‹, wie die nach ihrem Mitarbeiter benannten ›Brodmannfelder‹, die bis in die Gegenwart Teil des neurologischen Wissens sind.[9] Ihr theoretisches Verständnis dieser architektonischen Einteilung des Gehirns kennzeichnet sie als Vertreter des von Goldstein kritisierten Lokalisationsprogramms. Ihre Stellung in der zeit-

4 Von Wissenschaftshistorikern werden außerdem Goldsteins eigene philosophische Interessen bzw. speziell seine Äußerungen zur Epistemologie hervorgehoben oder auch eine Bedeutung für die heutige Medizin nahegelegt (siehe Kap. 1.1).

5 Siehe etwa zum Einfluss auf Siegmund Heinrich Foulkes (1898–1976) und die ›Gruppenanalyse‹: Dieter Nitzgen: The Matrix Reloaded. Ernst Cassirer – Kurt Goldstein – S. H. Foulkes, in: *psychosozial* 119 (2010), S. 25–37.

6 Kurt Goldstein: Bemerkungen über die Bedeutung der Biologie für die Soziologie anlässlich des Autoritätsproblems, in: Max Horkheimer (Hg.): *Studien über Autorität und Familie. Forschungsberichte aus dem Institut für Sozialforschung*, Lüneburg ²1987 [1936], S. 656–668 (im Folgenden zitiert als: Goldstein, Soziologie).

7 Kurt Goldstein: *Über Rassenhygiene*, Berlin 1913 (im Folgenden zitiert als: Goldstein, Rassenhygiene).

8 Hagner, Geniale Gehirne, 235 u. 255–258.

9 Z.B. bei Bear u.a., Neurowissenschaften, 220.

genössischen wissenschaftlichen Gemeinschaft zeigt sich wohl am deutlichsten in Oskar Vogts Position als Direktor des KWIH von 1919 bis 1934.

In diesem Kapitel werde ich die zentralen Merkmale der beiden Forschungsprogramme und die jeweils daran anknüpfenden – oder der Forschung selbst zugrunde liegenden – Subjektbegriffe wissenschaftshistorisch herausarbeiten und miteinander vergleichen. Dazu werde ich – im Anschluss an einen kurzen Überblick des historischen Konkurrenzverhältnisses (Kap. 4.1) – zuerst (Kap. 4.2.1) Goldsteins biologische Theorie im Allgemeinen sowie im Besonderen in Hinblick auf seine methodologische Kritik und die Entwicklung psychologischer Begriffe erörtern. Darauf aufbauend werde ich seine Forschungspraxis eingehender daraufhin untersuchen, auf welche Weise die Verwendung psychologischer Methoden die Wahrnehmung der Forschungsobjekte – der Patienten – als Subjekte prägt (Kap. 4.2.2). Dem werde ich dann (Kap. 4.3.1) die Grundzüge des Forschungsprogramms der Vogts gegenüberstellen, das dem goldsteinschen einerseits durch die Konzentration auf anatomische und physiologische Methoden entgegengesetzt und andererseits weniger theoretisch orientiert ist. Wenn es auch mit einer psycho-physiologischen Theorie verbunden ist, wird diese von den Vogts doch nicht umfassend ausgearbeitet. Da das menschliche Subjekt sich aber in der Anatomie und Physiologie des Nervensystems nur weitaus indirekter als in psychologischen Untersuchungen zeigt, werde ich im letzten Abschnitt des Kapitels (4.3.2) diese psycho-physiologische Theorie daraufhin befragen, welche impliziten und expliziten Bestimmungen eines Subjektbegriffs sie enthält.

Die vergleichende Analyse wird sich zunächst an der Frage orientieren, welchen Status die jeweils einzelnen Bestandteile der Theoriebildung und der materiellen Forschungspraxis für die Forschungsprogramme als ganze besitzen, auf der allgemeinsten Ebene also, ob sie dem Kern oder dem Schutzgürtel zuzuordnen sind. Die Antwort kann einerseits in jedem konkreten Fall weitere Differenzierungen nötig machen und möglicherweise aufgrund von Ambivalenzen, die die Quellen selbst enthalten, uneindeutig ausfallen. Andererseits werden auch diese Differenzierungen mit allgemeinen begrifflichen Unterscheidungen verbunden sein, insbesondere mit der Unterscheidung zwischen spekulativen und empirischen Aussagen. Da überdies für die Hirnforschung als solche das menschliche Subjekt nicht der zentrale Forschungsgegenstand ist, muss die Suche nach – teils impliziten – deskriptiven oder normativen Aussagen, die Subjektbegriffe betreffen, sich prinzipiell auf alle Teile der Forschungsprogramme richten.

4.1 Konkurrierende Forschungsprogramme

Beim Vergleich dieser theoretisch gegensätzlichen neurologischen Forschungsansätze wird schnell offenbar, dass die theoretischen Gegensätze mit einer deutlichen Verschiedenheit der jeweiligen materiellen Forschungsobjekte und der diesen entsprechenden Methoden einhergehen, obwohl, so wie die Vogts, auch Goldstein mit gutem Grund der Geschichte ›der Hirnforschung‹ zugerechnet wird, in beiden Fällen nämlich Erkenntnisse über ›das Gehirn‹ produziert wurden. Während für Goldstein vor allem die Arbeit mit hirnverletzten Patienten wichtig – das Gehirn daher häufig unsichtbar – war, beschäftigten sich die Vogts weitaus stärker mit der mikroskopischen Untersuchung von Hirnpräparaten. Mit Betonung auf die Methoden und stärker abstrahierend lässt sich eine Feststellung Hagners in seiner Abhandlung über die Hirnforschung des 19. Jahrhunderts zumindest teilweise auf die hier untersuchten Fälle übertragen:

> »Die Klinik geht qualifizierend vor, hat das Einzigartige in Phänomenen, Kasuistiken und Menschen zum Gegenstand und muß sich deswegen stets die Frage stellen, wie sie vom Besonderen ins Allgemeine kommt. Genau umgekehrt verhält es sich mit der experimentellen Wissenschaft. Sie geht quantifizierend vor, ist auf die Allgemeinheit der Phänomene und dementsprechend ihre Reproduzierbarkeit gerichtet. Ihre Ergebnisse haben deswegen einen viel höheren Grad an Sicherheit; sie muß sich allerdings fragen, welche Erklärung sie für einen individuellen Fall anzubieten hat.«[10]

Die bestimmten Merkmale (qualifizierendes vs. quantifizierendes Vorgehen), die für Hagner den Unterschied zwischen Klinik und Experiment kennzeichnen, – nicht aber die Kategorien von Experiment versus Klinik selbst – beschreiben recht treffend auch den zwischen den Forschungen der Vogts und Goldsteins bestehenden Gegensatz. Man mag zunächst versucht sein, den Vogts einen experimentellen und Goldstein einen klinischen Forschungszugang zuzuordnen. Dass eine solche Zuordnung jedoch nicht greift, wird deutlich, wenn man die Forschungsansätze beider detaillierter untersucht. So erfolgte die Vogtsche ›Konstruktion‹ von Rindenfeldern zu einem großen Teil *nicht* auf experimentellem Weg, während Goldstein auch Versuche anstellte und von Experimenten und einem Labor sprach. Wenn das Forschungsprogramm der Vogts in einem weiteren Zusammenhang betrachtet wird, sind Experimente an Gehirnen lebender Menschen etwa bei Otfrid Foerster zu finden, der aber wiederum im Rahmen der Klinik arbeitete. Die Gegensätze zwischen dem Individuellen und dem Allgemeinen sowie – vielleicht noch deutlicher – zwischen qualitativen und quantitativen Forschungsmethoden sind jedoch in der Tat kennzeichnend für die Unterschiedlichkeit der Ansätze. Studien an individuellen Fällen waren ein bedeutender Teil des Vorgehens Goldsteins, der überdies das Bemühen um Erklärungen der individuellen Phänomene und ihrer besonderen, darunter auch ausdrücklich nicht verallgemeinerbarer Eigenschaften betonte. Die Vogts kritisierten dagegen gerade weniger gesicherte Feststellungen und befassten sich etwa ausführlich mit der Anzahl der Neuronen in bestimmten Hirnarealen, um allgemeingültige Erkenntnisse zu gewinnen. In welchem Umfang die Gegensätze sich mit diesen Begriffen bestimmen lassen, ist allerdings eine der Fragen, denen der Vergleich im Detail nachgehen soll, eine weitere, wie Goldstein und die Vogts jeweils versuchten, die Spannung zwischen Allgemeinem und Individuellem zu lösen (oder zu verdecken).

Die grundsätzlich bestehenden Gemeinsamkeiten der – abstrakter gefassten – Forschungsobjekte kommen etwa darin zum Ausdruck, dass sowohl die goldsteinsche als auch die vogtsche Forschung (im Rückblick) als Neuropsychologie bezeichnet werden. Für die Forschung der Vogts ist die heute noch gängige Begriffsbestimmung zutreffend:

---

10 Michael Hagner: *Homo cerebralis. Der Wandel vom Seelenorgan zum Gehirn*, Frankfurt a.M. 2000 [1997], 23.

»Die allgemein akzeptierte Definition der Neuropsychologie geht von einer lokalisatorischen Korrelation psychischer Qualitäten und Funktionen bzw. deren Störungen zum Gehirn aus«.[11] Für die heutige Neuropsychologie stellen deshalb die anatomischen Gegebenheiten die »zentralnervösen Grundlagen des menschlichen Verhaltens und der psychologischen Phänomene« dar.[12] Goldstein beschäftigte sich ebenfalls mit psychischen Phänomenen und dem Gehirn, setzte beide jedoch in ein völlig anderes Verhältnis zueinander. Für ihn konnten zwar z.B. Hirnschädigungen ebenfalls psychische Störungen auslösen. Diese waren ihm zufolge allerdings nur erklärbar, indem zuerst die psychischen Symptome selbst genau analysiert und Gehirn und Psyche jeweils im Verhältnis zum ganzen Körper untersucht wurden. Goldstein und die Vogts konkurrierten also nicht um die bessere Beschreibung der Gehirnanatomie oder der neurologischen Symptomatik, sondern um ein angemessenes Verständnis der Beziehung zwischen den anatomischen und physiologischen Beobachtungen auf der einen und den psychologischen Beobachtungen auf der anderen Seite.

Der Konflikt der Anschauungen, der diesem Wettbewerb zugrunde lag, wurde allerdings kaum auf direktem Weg ausgetragen. So findet sich in den Quellen, die für die vorliegende Arbeit untersucht wurden, auf der einen Seite keine Auseinandersetzung der Vogts mit Goldsteins Forschung. Auf der anderen Seite richtet sich Goldsteins Kritik der reduktionistischen Neurowissenschaft nicht auf bestimmte Forscherinnen und Forscher, wie er im *Aufbau des Organismus* explizit erläutert: »Ich habe meine Abneigung gegen alle persönliche Polemik schon darin zum Ausdruck gebracht, dass ich die Namen derjenigen, gegen deren Werk ich Einwendungen machen musste, möglichst wegließ; es kommt ja nur auf die Sache an.«[13] Umgekehrt könnte es demnach aber als umso aussagekräftiger angesehen werden, dass die Vogts dort – obwohl Goldstein die Cytoarchitektonik kurz anspricht[14] und durchaus auch namentlich genannte Autoren kritisiert – in der Tat nicht erwähnt werden. Eine etwas ausführlichere, jedoch immer noch knappe Beschäftigung mit ihrem Werk, findet sich in seinem 1927 erschienenen Artikel über die *Lokalisation in der Großhirnrinde* im *Handbuch der normalen und pathologischen Physiologie*. Er würdigt dort zunächst die architektonischen Beschreibungen der Hirnrindenanatomie durch Brodmann, Oskar Vogt und andere und formuliert dann eine recht zurückhaltende Kritik der damit verbundenen Erklärungsansprüche. Zwar sprächen die Korrelationen der pathologischen und elektrophysiologischen Beobachtungen mit der Rindenfelderung »gewiß für irgendeine Bedeutung des Schichtenbaues für die Funktion«, in dieser vagen Feststellung erschöpfe sich aber bereits die erklärende Bedeutung der Architektonik: »Mehr läßt sich heute [...] wohl kaum sagen.«[15] Wenn die Vogts nun auf

11 Hagner, Neuropsychologie, 1.

12 Bruno Preilowski: Funktionelle Anatomie des Nervensystems: Anmerkungen zur strukturellen Grundlage der Neuropsychologie, in: Hans J. Markowitsch (Hg.): *Grundlagen der Neuropsychologie*, Göttingen u.a. 1996, S. 103–180, 103.

13 Kurt Goldstein: *Der Aufbau des Organismus. Einführung in die Biologie unter besonderer Berücksichtigung der Erfahrungen am kranken Menschen*, Den Haag 1934, 345 (im Folgenden zitiert als: Goldstein, Organismus).

14 Ebd., 160.

15 Kurt Goldstein: Die Lokalisation in der Großhirnrinde. Nach den Erfahrungen am kranken Menschen, in: Bethe, Albrecht u.a. (Hg.): *Handbuch der normalen und pathologischen Physiologie mit Be-*

solche Kritik nicht eingegangen sind, kann diese von ihnen doch nicht unbemerkt geblieben sein. Ihre Schriften und diejenigen Goldsteins erschienen nämlich häufig in den gleichen Zeitschriften, darunter das von ihnen selbst herausgegebene *Journal für Psychologie und Neurologie*. Während Goldstein und die Vogts also fraglos in der gleichen Disziplin arbeiteten, veranschaulicht die (mehr oder weniger ausgeprägte) gegenseitige Nichtbeachtung die Gegensätze, die innerhalb dieser Disziplin bestanden.

Eine vergleichende Untersuchung dieser parallel betriebenen Forschungsprogramme ist nicht nur wegen deren sehr gegensätzlicher Ausrichtungen, sondern auch wegen ihrer unterschiedlichen Bewertungen in der historiographischen Literatur interessant. Während in Bezug auf Goldstein heutzutage das Vergessen beklagt wird, weil seine Erkenntnisse für die gegenwärtige Neurologie, Psychologie oder Philosophie wertvoll seien,[16] werden die Vogts meist neutral, stellenweise aber auch als warnende Beispiele behandelt. Hagner setzt deren Forschung, weil sie die Eugenik (als Praxis allerdings erst für die ferne Zukunft) befürworteten und insbesondere Oskar Vogt großes Interesse an ›Elitegehirnen‹ zeigte, in Verbindung mit den medizinischen Verbrechen zur Zeit der NS-Herrschaft und deren politischer Legitimation:

> »Höherzüchtung und Hemmung, die Wiedergenesung Deutschlands unter der Stabführung wissenschaftlicher Eliten, die Favorisierung des Führerprinzips in der Gesellschaft – diese ideologische Gemengelage war eine Rezeptur, die nicht nur die Vogts der Weimarer Republik verschrieben haben. Als es ab 1933 an die Umsetzung dieser und anderer Prinzipien ging, verfügte man damit über ein effektives Vehikel auf dem Weg in die Barbarei.«[17]

Der – meist sehr freundliche – Rückblick auf Goldstein dagegen setzt ihn häufig nicht nur im Hinblick auf die Lokalisation in Gegensatz zu anderen ›Schulen‹ oder zum ›Mainstream‹ der Neurologie, sondern auch hinsichtlich seines Einfühlungsvermögens oder seines »Humanismus«[18]. So erinnert sich z.B. der Neurologe Oliver Sacks in seinem Vorwort zur 1995er Neuausgabe von *The Organism* an seine Studienzeiten in den 50er Jahren:

> »*The Organism* [...] seemed [...] to have a vigor, a vitality, a largeness of vision, that radically contrasted with the tight atmosphere of classical neurology in which we were [...] being educated. Goldstein had ›a feeling for the organism‹ that seemed all too lacking in so many of our teachers and texts. He talked about [...] reactions that we could see in our patients all the time and that were crucial to understand if any rehabilitation was to be achieved, but ones that our textbooks completely ignored.«[19]

---

rücksichtigung der experimentellen Pharmakologie, Bd. 10: Spezielle Physiologie des Zentralnervensystems der Wirbeltiere, Berlin 1927, S. 600–842, 608 (im Folgenden zitiert als: Goldstein, Lokalisation). – Siehe zur Bedeutung der Rindenschichtung für die Architektonik Kap. 4.3.1.

16 Pross fordert sogar »eine Herausgabe der Gesammelten Werke Goldsteins«, »[d]amit man sich das Verlorene und Zerstörte wenigstens teilweise wieder aneignen kann« (»Machtergreifung«, 103).

17 Hagner, Geniale Gehirne, 236.

18 Hagner, Geist bei der Arbeit, 123.

19 Sacks, Foreword, 7.

Für das Umfeld der deutschsprachigen Neurologie der 1920er Jahre wird etwa als bedeutender Gegenspieler Goldsteins Walter Poppelreuter (1886–1939) angeführt, der »uneingeschränkt das Disziplinierungsethos [vertrat]«. In Hagners Darstellung ist dieser Gegensatz auch kennzeichnend für jenes Feld als Ganzes: »An den Positionen Goldsteins und Poppelreuters läßt sich das Spektrum des Umgangs mit Hirnverletzten in der Weimarer Republik erkennen, das zugleich stellvertretend für konkurrierende Menschenbilder steht.«[20]

Dieser Gegensatz in der Geschichtsschreibung ist insofern bemerkenswert, als hinsichtlich der Nutzbarkeit von Goldsteins Werk zwar »theoretisches Interesse« besteht, »in praktischer Perspektive [...] allerdings skeptische Ratlosigkeit [überwiegt]«,[21] während einige empirische Feststellungen der Vogts mit gutem Grund als legitimes Wissen gelten. Das Lob Goldsteins und die Kritik der Vogts in der gegenwärtigen Wissenschafts- und Medizingeschichte werfen vor diesem Hintergrund die Frage nach verschiedenen Legitimationen theoretischen und empirischen Wissens auf und damit die nach den spezifischen Zusammenhängen, die zwischen verschiedenen Teilen der wissenschaftlichen Erkenntnis bestehen. Dies bekräftigt also die Relevanz des vorliegenden Vorhabens, im Rahmen einer, wie auch immer zu differenzierenden und einzuschränkenden, ›realistischen‹ Perspektive zu fragen, auf welche Weise bestimmte Wissenselemente mit der wahrnehmbaren Realität bzw. mit den materiellen Forschungsobjekten auf der einen Seite und Wertvorstellungen auf der anderen Seite verknüpft sind, und dabei im Detail nachzuverfolgen, wie sich spezifische Forschungspraktiken und theoretische Vorannahmen zueinander verhalten.

4.2 Kurt Goldstein: Ganzheitstheorie und Neuropsychologie

In allgemeineren Darstellungen der Geschichte der Neurologie wird Goldstein vor allem als ›Lokalisationskritiker‹ eingeordnet. Seine Theorie ist damit zunächst durch die Opposition zu jener von Hagner beschriebenen historischen Linie der Hirnforschung gekennzeichnet, die von der Phrenologie über die ›Entdeckung‹ des Broca-Areals bis zur Unterscheidung zahlloser funktioneller Bereiche des Gehirns mittels fMRT führt. Was unter dieser Kritik der Lokalisation und unter seiner aus dieser Kritik abgeleiteten Ganzheitstheorie zu verstehen ist, formuliert Goldstein ausführlich in seiner 1934 verfassten Monographie über den *Aufbau des Organismus*. Wenn diese Schrift, die zumeist als für sein Werk zentral angesehen bzw. als das »Hauptwerk«[22] bezeichnet wird, auch den Ausgangspunkt der Darstellung in diesem Kapitel bildet, dann vor allem, weil sie im

20 Hagner, Geist bei der Arbeit, 120 u. 122. – Ein anderes Beispiel bietet Karl Kleist (1879–1960), der wie die Vogts als ›Lokalisierer‹ zu kennzeichnen ist und den der Soziologe und Medizinhistoriker Gerald Kreft in einem »paradigmatischen Gegensatz« zu Goldstein sieht (Edingers Institut, 224). Kleist habe die »Vereinnahmung der Neurologie durch die Psychiatrie« betrieben und insofern »mit der von der nationalsozialistischen Reichsregierung angewiesenen ›Wiederzusammenführung des Spezialistentums‹« übereingestimmt (ebd., 233).

21 Kreft, Edingers Institut, 235.

22 Thomas Hoffmann u. Frank W. Stahnisch: Zur Einführung, in: Kurt Goldstein: *Der Aufbau des Organismus. Einführung in die Biologie unter besonderer Berücksichtigung der Erfahrungen am kranken Men-*

unmittelbaren Anschluss an das gewaltsame Ende der in seiner Karriere institutionell am besten fundierten Forschungen in Frankfurt und Berlin entstanden ist. Aber auch das neurologische, psychologische, philosophische und historiographische Interesse, das das Buch hervorgerufen hat, ist hier relevant, weil die Frage nach den durch die Hirnforschung verbreiteten Vorstellungen vom menschlichen Subjekt auf der Annahme bzw. der Voraussetzung beruht, dass eine solche Verbreitung tatsächlich stattgefunden hat oder noch stattfindet. Der folgende Abschnitt soll zunächst vor allem einen Überblick über Goldsteins theoretischen und methodischen Ansatz geben, wobei jene Vorstellungen über das Subjekt in erster Linie dort behandelt werden, wo sie in den herangezogenen Schriften ausdrücklich Erwähnung finden. In diesem Rahmen werden Goldsteins Ganzheitstheorie, seine Kritik der Lokalisation und damit verbundener Theorien, insbesondere der Reflexphysiologie, sein Anschluss an die Gestaltpsychologie sowie einige mit seinem neuropsychologischen Ansatz verbundene Konzepte diskutiert. Anschließend werden dann Goldsteins Forschungspraktiken, vor allem die mit Adhémar Gelb gemeinsam durchgeführten Versuche, eingehender auf Vorstellungen vom menschlichen Subjekt hin untersucht.

4.2.1 Lokalisationskritik, biologische und psychologische Konzepte

Goldsteins Lokalisationskritik bedeutet, wie der größte Teil solcher Kritik im frühen 20. Jahrhundert, keine Leugnung spezifischer Eigenschaften bestimmter Teile des Gehirns bzw. der Hirnrinde, die durch die Verknüpfung von Krankheitssymptomen mit lokalen Hirnschädigungen festgestellt wurden.[23] Sie zielt vielmehr zunächst auf die Unmöglichkeit von – gerade für die Therapie – bedeutsamen *Erklärungen* von Krankheitssymptomen durch die Lokalisation[24] sowie im weiteren, ausdrücklich im Anschluss an Monakow, auf die Gleichsetzung »der Lokalisation der Störung und der der Leistung«.[25] Demgegenüber betont Goldstein, ebenfalls mit Verweis auf Monakow, »die große Bedeutung, die für die Ausgestaltung eines bei örtlicher Läsion auftretenden Symptomenbildes der *Beschaffenheit des übrigen Gehirns*, ja der *des ganzen Organismus* zukommt.«[26] Mit dieser Kritik einer an der Lokalisation ausgerichteten Neurologie sind bereits wesentliche Argumente für Goldsteins Konzept von ›Ganzheit‹ gegeben. Der *Aufbau des Organismus* und die dort erläuterte *Ganzheitstheorie des Organismus*[27] sind durchgehend von dieser kritischen Sicht auf die Lokalisation und mechanistische Ansätze geprägt. So kritisiert Goldstein laufend die Verwendung der »isolierenden« Methode,[28] die er vor allem als kon-

---

schen, Paderborn 2014, S. XXI–XLVI, XXI (im Folgenden zitiert als: Hoffmann u. Stahnisch, Einführung).

23 Goldstein, Organismus, 158f.

24 Ebd., 165.

25 Ebd., 166.

26 Ebd., 163, Herv. i.O.

27 So die Überschrift des zentralen 6. Kapitels: Ebd., 131–239.

28 In der Einleitung spricht Goldstein (etwas tautologisch) von der »isolierenden Analyse« (ebd., 7). Weitere Variationen des Ausdrucks finden sich beispielsweise in der Rede vom »zerstückelnde[n], isolierende[n] Experiment« (44), vom »isolierenden Vorgehen« (45) und von »der isolierenden Betrachtung« (303).

stitutiven Bestandteil von Experimenten kennzeichnet, als Mittel positiver Erkenntnis. Daraus folgt jedoch nicht die Forderung auf das Isolieren zu verzichten, vielmehr soll die Isolierung als zentrales Merkmal von pathologischen Erscheinungen verstanden werden. Die Beobachtungen in experimentellen Zusammenhängen seien eher in Analogie mit dem Pathologischen zu begreifen, nicht aber als Ausdruck des Normalen. Das ›Wesen‹ eines Organismus sei dagegen eben nur durch die Betrachtung des Ganzen zu erklären.[29]

Goldsteins Begriff von ›Ganzheit‹ lässt sich also einerseits als kritischer, durch seine Abgrenzungsfunktion gegenüber der ›isolierenden Methode‹ kennzeichnen. Aufgrund seines Erkenntnisanspruchs, des Bemühens die ›wesentlichen‹ Eigenschaften von Organismen zu verstehen, sowie wegen der Suche nach geeigneten Therapien, die für ihn wiederum das Verstehen voraussetzen, versucht er andererseits, diesen Ganzheitsbegriff als positiven zu entwickeln, d.h. für sich inhaltlich weiter zu bestimmen. Gegenüber der Vielzahl verschiedener Ganzheitslehren ist dieser Begriff, so wie Goldstein ihn im *Aufbau des Organismus* darlegt, zunächst dadurch näher zu charakterisieren, dass er vergleichsweise eng gefasst ist und sich ausschließlich auf das Ganze eines Organismus bezieht. Goldstein spricht nicht wie etwa sein Zeitgenosse Uexküll von einem »ganzheitliche[n] Modell des Tierverhaltens, das den Organismus und seine Umgebung als ein einziges, planvolles System – die so genannte *Umwelt* – begriff«,[30] oder gar wie Goethe, dessen Schriften jedoch, wie auch die Uexkülls, einen wichtigen Einfluss darstellten,[31] von »der belebten *Natur* als Ganzes«.[32] Goldsteins Konzeption des Ganzen eines Organismus geht demgegenüber von verschiedenen empirisch begründeten Feststellungen aus, beginnend damit, dass »bei jeder Veränderung an einer Stelle des Organismus […] gleichzeitig solche an verschiedenen anderen Stellen auf[treten].«[33] Als zweites zentrales Argument für seine holistische Sichtweise führt er die »Ganzheitsbezogenheit jeder Reaktion auf einen Reiz hin«[34] bzw. die »Bedeutung des Reizes für den ganzen Organismus«[35] an. Gemeint ist damit, dass die am ganzen Körper zu beobachtenden Reaktionen nicht in zufälliger, sondern »in einer ganz bestimmten Beziehung zueinander«[36] stünden, die durch die Zweckmäßigkeit eben für den ganzen Organismus zu verstehen sei. Schließlich verweist Goldstein auf die »relative Unabhängigkeit der Leistungen von der Tätigkeit eines bestimmten ›normaler‹ Weise zugehörigen Gebietes«.[37] Unter einem ›Gebiet‹ ist hier nicht nur ein Rindenareal, sondern irgendein Teil des Körpers zu verstehen. Mit der Unabhängigkeit einer Leistung von einem spezifischen Körperteil ist der Umstand gemeint, dass Organismen Schädigungen oder das Fehlen von Teilen – u.a. des Nervensystems – durch den Einsatz

29 Ebd., 3–5.

30 Harrington, Suche nach Ganzheit, 80, Herv. i.O. – Goldsteins Begriff der ›Umwelt‹ lehnt sich allerdings in einem anderen Sinn durchaus an Uexkülls an.

31 Harrington, Reenchanted Science, 156.

32 Harrington, Suche nach Ganzheit, 37, Hervorhebung hinzugefügt.

33 Goldstein, Organismus, 131, im Original kursiv.

34 Ebd., 136.

35 Ebd., 134, im Original kursiv.

36 Ebd., 136.

37 Ebd., 140.

anderer kompensieren können. Für alle diese Thesen führt er eine Vielzahl eigener und der neurologischen Literatur entnommener, teils recht weit auseinander liegende Forschungsfelder betreffender, Beobachtungen an. So wird die ›Ganzheitsbezogenheit‹ u.a. durch das Verhalten von Seesternen demonstriert,[38] die ›relative Unabhängigkeit der Leistungen‹ etwa durch Otfrid Foersters Erfolge bei Nerventransplantationen.[39] Nachdem er in dieser Weise seine Ansicht der Notwendigkeit, den Organismus als Ganzen zu betrachten, ausführlich dargelegt hat, muss Goldstein allerdings selbst feststellen, dass er über negative Bestimmungen noch nicht (weit) hinausgekommen ist:

> »So eindringlich uns die Analyse verschiedensten Materials die ganzheitliche Natur des Organismus vor Augen geführt hat, so hat sie uns über den Aufbau des Organismus doch noch nicht Entscheidendes gelehrt. Sie hat uns eigentlich hauptsächlich aufgezeigt, welche der am Organismus zu beobachtenden Erscheinungen hierzu ungeeignet sind.«[40]

›Entscheidend‹ ist für Goldstein nämlich, dass beobachtete Phänomene »zur Wesensbestimmung geeignet sind.« Das »Kriterium«, um solche Phänomene von den unwesentlichen Erscheinungen zu unterscheiden, sieht er nun in ihrer »Geeignetheit zur Aufrechterhaltung der *relativen Konstanz des Organismus*«. Er begründet dies mit der schlichten Feststellung, dass die ›Konstanz‹ die notwendige Voraussetzung der Möglichkeit sei, überhaupt »einen bestimmten Organismus [...] als solchen« zu identifizieren. Seine Ausführungen über Reaktionsweisen von Organismen, die zur ›Konstanz‹ beitrügen, beziehen sich hauptsächlich auf die von ihm so bezeichneten »*ausgezeichneten Verhaltensweisen*«, das heißt diejenigen, die unter einer Vielzahl möglicher »bevorzugt«[41] würden. Er erläutert diesen Begriff wieder mit verschiedensten Versuchsergebnissen und gelangt zu zwei Kennzeichen des »ausgezeichneten Verhaltens«. Diese Kennzeichen seien einerseits »im *Erlebnis* das Gefühl des Bequemen, des Angenehmen, des Sicheren, des Richtigen«, andererseits »der objektive Befund«, »die *beste, der Aufgabe entsprechendste, adäquateste Leistung*.«[42] Das ›ausgezeichnete Verhalten‹ sei also dasjenige, das seinen Zweck am effektivsten erfülle. Um sicher zu gehen, dass die so beschriebenen Neigungen zu bestimmten Reaktionsweisen »echte Eigenschaften«[43] seien, müsse wiederum der ganze Organismus beobachtet werden. Andernfalls bestünde die Möglichkeit, dass ein bestimmtes Verhalten nur aufgrund »einer gewissen Isolierung« wie etwa der besonderen Bedingungen einer Laborsituation als angemessen erscheine.[44] Die ganzheitliche Beobachtung ermögliche es dann, die relevanten Merkmale eines Organismus zu bestimmen, die »›Konstanten‹ seines Wesens.«[45] Dies schließe eine Vielzahl verschiedenster Merkmale ein, etwa »›psychische‹, ›körperliche‹ Konstanten,

38 Ebd., 137.
39 Ebd., 141f.
40 Ebd., 219.
41 Ebd., 220, Herv. i.O.
42 Ebd., 235, Herv. i.O.
43 Ebd., 237.
44 Ebd., 236.
45 Ebd., 237.

Konstanten auf dem Gebiete der Temperatur, der Atmung, des Pulses, des Blutdruckes«. Dass sie als die gemeinten Konstanten anzusehen seien, gehe daraus hervor, dass ihnen »das Geschehen des Organismus immer wieder zuzustreben [scheint]«, vorausgesetzt, dass diese Beobachtung der geforderten ganzheitlichen Methode entspricht.[46]

Die Bedeutung von Goldsteins Vorstellung von Adäquatheit zeigt sich an verschiedenen Stellen im *Aufbau des Organismus*, unter anderem geht er so weit, sie ins Zentrum eines »*biologische[n] Grundgesetz[es]*« zu stellen:

> »Die Möglichkeit, in der Welt unter Wahrung seiner Eigenart sich durchzusetzen, ist gebunden an eine bestimmte *Art der Auseinandersetzung des Organismus mit der Umwelt*. Sie muss nämlich derartig vor sich gehen, dass jede, durch die Umweltreize gesetzte Veränderung des Organismus *in einer bestimmten Zeit sich wieder ausgleicht*, so dass der Organismus wieder in jenen ›mittleren‹ Zustand der Erregung, der seinem Wesen entspricht, diesem ›adäquat‹ ist, zurückgelangt. [...] Diese Art der Auseinandersetzung zwischen Organismus und Umwelt nennen wir das *biologische Grundgesetz*.«[47]

Diesem Grundgesetz entspreche wiederum ein »Grundgeschehen« und diesem eine »Grundfunktion«. Trotz der offenbar sehr prinzipiellen Bedeutung dieser Konzepte stellt Goldstein sie allerdings nicht in den Mittelpunkt seiner Theorie. Er erklärt vielmehr, dass die »Grundfunktion an sich mit dem Ganzen, das den Organismus darstellt, nichts zu tun hat«, denn die »Reaktionsweise [...] könnte der Art nach die gleiche sein, auch wenn der Organismus aus Teilen bestünde.«[48] Zentral für seinen Begriff von Ganzheit ist stattdessen eben die Adäquatheit und es läge nahe, diese mit ›Zweckmäßigkeit‹ gleichzusetzen.[49] Goldstein verwehrt sich aber ausdrücklich gegen eine solche Gleichsetzung: »Die Ablehnung rein kausaler Betrachtung braucht keineswegs zu einer teleologischen zu veranlassen.«[50] Er bezieht sich dabei zunächst auf den Biologen Hans Driesch (1867–1941), der demonstriert habe, »dass die Teleologie im Bereiche des Lebens es eigentlich nur auf die Bestimmung eines Begriffes abgesehen hat, auf die des Begriffes der Ganzheit.«[51] Dann verweist er auf den Botaniker Emil Ungerer (1888–1949), dem er darin zustimmt, »dass er den Ausdruck ›zweckmäßig‹ am besten ganz vermieden wissen will, wie er ja tatsächlich in unserer Darstellung nicht vorkommt.«[52] In Goldsteins hier formulierter Ablehnung der Rede von Zweckmäßigkeit, zeigt sich nun sehr deutlich eine Inkonsistenz seiner Darstellung, denn *tatsächlich* verwendet er die Ausdrücke ›Zweck‹ und ›zweckmäßig‹ nicht selten. So sei die »Ganzheitsbezogenheit« eines organischen Verhaltens daran zu erkennen, »dass sein Zweck [...] erfüllt

46 Ebd., 238.

47 Ebd., 75f., Herv. i.O.

48 Ebd., 78.

49 Mangels besserer Ausdrücke habe ich dies in verschiedenen Formulierungen bereits getan.

50 Ebd., 263. – Goldstein verweist dabei auch auf die Kantischen Naturzwecke: »Es käme eigentlich ja überhaupt nur der Begriff der sogenannten inneren Zweckmäßigkeit im Sinne Kants in Betracht.« (Ebd.)

51 Ebd., 263.

52 Ebd., 264.

wird.«[53] Einem atomistischen Verständnis von Instinkten setzt Goldstein die Unterscheidung des »reinen Ausgleichsvorgang[s]« von der »zweckmäßige[n], dem Wesen entsprechende[n] Leistung« entgegen.[54] In ähnlicher Weise ließen sich die verschiedensten Verwendungen anführen, die letztlich der Bestimmung des Ganzheitsbegriffes dienen. Dass Goldstein zu diesen Ausdrucksweisen anscheinend gegen seine Absicht greift, bekräftigt die in Kapitel 2 angeführte Feststellung Zunkes, dass die Arbeit »mit teleologischen Begriffen« in der Biologie nicht zu vermeiden sei,[55] ebenso wie die zur Verteidigung des »Finalismus« angeführten Argumente Canguilhems.[56] Aber auch von der restlichen Darstellung abgesehen ist Goldsteins Abgrenzung von jeglicher Teleologie nicht ganz stimmig. Wenn er mit Verweis auf Driesch die Absicht der Teleologie in der »Bestimmung […] des Begriffes der Ganzheit«[57] erkennt, diese Bestimmung aber ablehnt, wird sein Ganzheitsbegriff nur wieder umso unbestimmter. Trotz dieser Inkonsistenzen bleibt allerdings Goldsteins zentraler Gedanke bei der Argumentation gegen die Teleologie erkennbar. In seinem Bezug auf Ungerer macht er sich auch die Feststellung zu Eigen, das Organische habe »nicht ›Zwecke‹, sondern nur *einen Zweck*, nämlich Bewahrung der Ganzheit eines Dinges im Werden.«[58] Alle von Goldstein angeführten ›zweckmäßigen‹ Verhaltensweisen und Strukturen von Organismen sollen also dem einzigen Zweck der Selbsterhaltung und damit der Ganzheit untergeordnet werden. Der Ausdruck »Ziel« sei außerdem passender, weil ein Ziel nicht wie ein Zweck »eine gewollte Aufgabe«, sondern »eine gegebene Richtung des Wirkens, ein vorgeschriebener Erfolg« sei. Der Grund für die Auffassung, dass dieses Verständnis des Organischen *nicht* teleologisch sei, muss wohl darin gesehen werden, dass »auch dies Ziel […] nicht im metaphysischen Sinne genommen werden« dürfe, »sondern nur als Leitlinie für den Weg der Erkenntnis.«[59] Demnach wäre Goldsteins Begriff von Ganzheit also gewissermaßen durch eine methodologische Teleologie bestimmt. Die Ganzheit selbst lässt sich dem *Aufbau des Organismus* zufolge aber sicherlich nicht als ausschließlich methodologisches Konzept verstehen, denn Goldstein sagt immer wieder und ausdrücklich, dass sie für ihn das ›Wesen‹ der Organismen kennzeichne. Nachträglich hat er allerdings das Buch insgesamt in dieser Richtung charakterisiert: »In […] *The Organism*, I endeavored to develop the basic methodology for studying organismic behavior, and there I made use

53 Ebd., 136f. – Im gleichen Zusammenhang kommt eine »zweckmäßige Bewegung« vor, sowie eine, die »in zweckmäßiger Weise« geschieht (ebd., 137)

54 Ebd., 127.

55 Zunke, Biologie und Ideologie, 6.

56 Canguilhem, Das Normale, 84.

57 Goldstein, Organismus, 263.

58 Ebd., 264, Herv. i.O. – Goldstein schreibt: »In der anorganischen [sic!] Natur gebe es nicht ›Zwecke‹, sondern nur *einen Zweck*«. Er meint aber offenbar ›organischen‹, wie auch der Text Ungerers bestätigt, den Goldstein fast wörtlich, an dieser Stelle jedoch ohne Anführungszeichen zitiert: »Nicht ›Zwecke‹ gibt es in der organischen Naturwissenschaft, sondern nur einen ›Zweck‹, nämlich Bewahrung der Ganzheit eines Dinges im Werden.« (Emil Ungerer: *Die Regulationen der Pflanzen. Ein System der ganzheitsbezogenen Vorgänge bei den Pflanzen*, Berlin u. Heidelberg ^{2}1926 [1919], 27, Herv. i.O.).

59 Goldstein, Organismus, 264. – Hier verweist Goldstein auf Karl Ernst von Baer (1792–1876).

of facts drawn from my experience chiefly as illustrations of the method proposed.«[60] Er hat damit die Bedeutung der Ganzheitstheorie im *Aufbau des Organismus* deutlich eingeschränkt und gleichzeitig einen Hinweis darauf gegeben, dass sie als Methodologie begriffen höhere Konsistenz besitzt.

Wie durch die Schlagworte Lokalisationskritik und – spiegelbildlich – Ganzheitstheorie wird Goldsteins Arbeit daher nicht weniger treffend von der methodischen Seite her und durch den Titel der ›Neuropsychologie‹ charakterisiert. Mitunter gilt er auch als deren Begründer.[61] Wie oben bereits erwähnt, ist ›Neuropsychologie‹ hier allerdings nicht im Sinn des heute vorherrschenden Gebrauchs des Ausdrucks zu verstehen.[62] Zudem ist anzumerken, dass Goldstein in seinen Schriften nicht selbst von ›Neuropsychologie‹ gesprochen hat.[63] Der Ausdruck passt jedoch zu der spezifischen Art der Verwendung psychologischer Methoden zur Erforschung somatischer Schädigungen. Goldstein entwickelte diese Vorgehensweise vor allem in Zusammenarbeit mit Adhémar Gelb[64] am Frankfurter *Institut für die Erforschung der Folgeerscheinungen von Hirnverletzungen*, anhand der Untersuchung der dort versorgten kriegsversehrten Soldaten. Die Erklärung des Begriffs der Neuropsychologie dreht sich wiederum um den gleichen Sachverhalt wie auch ›Lokalisationkritik‹ und ›Ganzheit‹, wobei die Betonung eben auf der methodischen Seite der Forschung und Goldsteins eigenen klinischen Beobachtungen liegt. Mit dem Bestreben, durch Hirnläsionen verursachte Symptome auf der individuellen Ebene verständlich und dadurch behandelbar zu machen, begründete er seine Suche nach psychologischen Untersuchungsmethoden, die tiefer drangen, als dies mit den von ihm als unzulänglich betrachteten, etablierten Kategorien möglich war.[65] In dieser Hinsicht ist der 1926 entstandene Aufsatz über *Das Symptom, seine Entstehung und Bedeutung für unsere Auffassung vom Bau und von der Funktion des Nervensystems* aufschlussreich, der für den russischen Neurologen Alexander Luria (1902–1977)[66] den Beginn der Neuropsychologie markiert:

---

60 Kurt Goldstein: *Human Nature in the Light of Psychopathology*, Cambridge [3]1951 [1940], viii. – Die Bemerkung stammt aus dem Vorwort zur Buchveröffentlichung einer Reihe 1938 und -39 gehaltener Vorträge.

61 Kreft, Edingers Institut, 209.

62 Siehe Kap. 4.1.

63 D.h. nicht in den hier untersuchten Quellen.

64 Harrington, Suche nach Ganzheit, 269.

65 Bei Laier heißt es: »Neuartig war der methodische Ansatz von Gelb und Goldstein, psychologische Methoden, so beispielsweise neu entwickelte Testverfahren, auf organische Hirnstörungen anzuwenden.« (Michael Laier: Der Neurologe Kurt Goldstein [1878–1965] und seine Beziehung zu Gestaltpsychologie und Psychoanalyse, in: Tomas Plänkers u.a. [Hg.]: *Psychoanalyse in Frankfurt a.M. Zerstörte Anfänge, Wiederannäherung, Entwicklungen*, Tübingen 1996, S. 235–253, 247) Diese Formulierung ist allerdings etwas ungenau. ›Psychologische Methoden‹ können ganz einfache Tests kognitiver Fähigkeiten sein und solche wurden seit langem, wie auch von Goldstein, auf ›organische Hirnstörungen‹ angewandt. Seine Kritik zielt vor allem darauf, dass die Forschung bei der Diagnose stehen blieb oder etwa der Diagnose ›Störung der motorischen Lautbildung‹ die Vorhersage ›Läsion des motorischen Sprachzentrums‹ hinzufügte ohne einen Fortschritt für die Therapie zu erzielen.

66 Alexander R. Luria: Kurt Goldstein and Neuropsychology, in: *Neuropsychologia* 4 (1966), S. 311–313, 312.

> »Wie wir uns das Nervensystem aus einzelnen Apparaten zusammengesetzt denken, so werden wir auch bei der Feststellung der Symptome von dem Bestreben geleitet, die einzelnen Teile des Nervensystems nach Möglichkeit zu isolieren und gesondert zu untersuchen. Diesem Verfahren verdanken wir die Kenntnis der Reflexe, des Gesichtsfeldes und seiner Störungen, der umschriebenen Sensibilitätsstörungen, verdanken wir die Trennung der Motilität von der Sensibilität, die Abgrenzung umschriebener Aphasien, Apraxien, Agnosien, die Kenntnis umschriebener Gedächtnisleistungen, umschriebener Intelligenzdefekte usw.«

Während Goldstein anerkennt, dass diese Perspektive – also auch die dazugehörigen Begriffe – »wichtig [...] für die praktischen Fragen der Neurologie, speziell die Lokaldiagnostik« seien, betrachtet er sie auch als »verhängnisvoll [...] für unsere Grundauffassung vom Bau und der Funktion des Nervensystems.«[67] Er verwendet dementsprechend durchaus auch die üblichen Kategorien, wie »Aphasien« für Sprachstörungen, »Apraxien« für Störungen des ›Handelns‹ bzw. der zielgerichteten Bewegungen oder »Agnosien« für Störungen des Erkennens von Objekten. Er betont jedoch, dass die Untersuchung von Symptomen nicht bei der Diagnose solcher Störungen stehenbleiben und nicht umstandslos dazu verwendet werden sollte, bestimmten Hirnarealen entsprechende ›Funktionen‹ zuzuordnen. Goldstein unterscheidet demgegenüber ›Funktionen‹ von ›Leistungen‹. Unter ›Leistungen‹ versteht er die beobachtbaren zweckmäßigen[68] Handlungen oder Verhaltensweisen eines Organismus. Die ›Funktion‹ diese Leistungen zu erbringen sei aber eine des ganzen Organismus bzw., auf Goldsteins empirisches Material bezogen, des ganzen Nervensystems. Dagegen waren die Korrelationen zwischen Funktionsstörungen und örtlichen Hirnläsionen für Goldstein vorerst nicht befriedigend erklärbar.[69] Diese »begriffliche Unterscheidung zwischen *Funktion* und *Leistung* konstituierte« nach der Einschätzung Gerald Krefts »die moderne Neuropsychologie.«[70]

Die Unterscheidung ist nun wiederum zentral für Goldsteins Kritik der Reflextheorie.[71] Während diese versuche, das gesamte Funktionieren von Organismen auf einzelne Reflexe zurückzuführen, argumentiert Goldstein sehr ausführlich, dass »Reflexe« nicht als »richtige«[72], nicht als die »eigentlichen Leistungen«[73] aufzufassen seien. Auch hier

---

67 Kurt Goldstein: Das Symptom, seine Entstehung und Bedeutung für unsere Auffassung vom Bau und von der Funktion des Nervensystems, in: *Archiv für Psychiatrie und Nervenkrankheiten* 76 (1926), S. 84–108, 84 (im Folgenden zitiert als: Goldstein, Symptom).

68 Ein möglicher, auch von Goldstein verwendeter, alternativer Ausdruck ist ›sinnvoll‹. Z.B. in der Rede von »einer sinnvollen Reaktion des Organismus« oder einer »sinnvollen Reizbeantwortung« (Organismus, 108 u. 109).

69 Goldstein, Organismus, 69.

70 Kreft, Edingers Institut, 210, Herv. i.O.

71 Dass diese Kritik den bedeutendsten Teil von Goldsteins *Aufbau des Organismus* ausmache, vertrat Paul Tillich in seiner Besprechung in der *Zeitschrift für Sozialforschung*: »Am wichtigsten ist seine ausführliche Widerlegung der Versuche, das Leben des Organismus vom isolierten Einzelreflex aus zu verstehen.« (Paul Tillich: Rezension von: Kurt Goldstein: Der Aufbau des Organismus. Einführung in die Biologie unter besonderer Berücksichtigung der Erfahrungen am kranken Menschen, Den Haag 1934, in: *Zeitschrift für Sozialforschung* 5 [1936], S. 111–113, 111)

72 Goldstein, Organismus, 114.

73 Ebd., 117.

geht es um die Kritik der Vorstellung, durch experimentelle Isolierungen eng umschriebener organischer Verhaltensweisen das Wesentliche an Organismen erkennen zu können. Laut Goldstein verfolgt die »Lehre von den Reflexen [...] das Ziel, das Verhalten des Organismus in solche Teilvorgänge zu zerlegen, die sich als gesetzmässige, unzweideutige Einzelreaktionen auf bestimmte Reize auffassen lassen.« Als Konsequenz sei »das zerstückelnde, isolierende Experiment die ideale Erkenntnisgrundlage für diese Anschauung« geworden.[74] Die mithilfe dieser Methode beobachtbaren Reaktionen seien aber ganz verschieden von solchen, die »in mehr natürlicher Situation« vorkämen.[75] Die Beobachtung von Reflexen zur Basis einer biologischen Theorie zu machen, verfehle daher die entscheidenden Merkmale des jeweils besonderen Organismus, aber auch des Organischen im Allgemeinen. Goldsteins Kritik an der unmittelbaren Verwendung vorgefertigter Kategorien zur Theoriebildung zog die Forderung nach »differenzierterer Untersuchung«[76] nach sich, die wiederum eine andere theoretische Ausrichtung begründen könne. Zu seinem Vorgehen erläutert Goldstein beispielsweise im *Aufbau des Organismus*:

> »Solange man bei einem Erklärungsversuch der amnestischen Aphasie sich an das hervorstechendste Symptom hielt, die erschwerte Wortfindung, konnte man sich wohl mit der Annahme begnügen, dass die Störung durch eine ›erschwerte Ansprechbarkeit‹ der Sprachdispositionen zustande kommt. Als wir aber eine vorher kaum beachtete Veränderung des Gesamtverhaltens der Kranken ebenso berücksichtigten, ergab sich nicht nur eine ganz andere Auffassung der zugrunde liegenden Funktionsstörung, sondern auch die rein sprachlichen Erscheinungen wurden in ganz anderer Weise verständlich, als es vorher der Fall war.«[77]

Zentral für Goldsteins methodische ›Innovationen‹ ist, folgt man dem Zitat, eine theoretisch sehr leicht zu fassende Vorstellung vom ›Ganzen eines Organismus‹. Das Ganze ist in der Praxis dadurch bestimmt, dass es alle Phänomene umfasst, die bei medizinischen Untersuchungen berücksichtigt werden können. Nach Goldsteins Auffassung *müssen* sie aber – so weit wie möglich – berücksichtigt werden, wenn aus ihrer Beobachtung theoretische Schlussfolgerungen gezogen werden sollen. Das Besondere an seiner Methode liegt also darin, möglichst viele verschiedene Methoden zusammenzuführen bzw. die Beobachtung so umfassend wie möglich zu gestalten.

Ein drittes (bzw. viertes) Label, das die Historiographie für Goldsteins Werk verwendet, ist das der Gestalttheorie.[78] In einem autobiographischen Text von 1959 grenzt er selbst sich jedoch recht deutlich von dieser Bezeichnung ab:

> »I was impressed by the demonstrations of Wertheimer and the Gestalt psychologists which proved that many performances can be understood only from the Gestalt aspect. [...] But later I became increasingly aware of the difference between Gestalt theory and

74 Ebd., 44.
75 Ebd., 52.
76 Ebd., 117.
77 Ebd., 14.
78 Finger etwa zählt ihn zu den »major figures in the Gestalt movement« (Origins, 57).

> my own organismic concept. So I think it is not justified that I am often considered a ›Gestaltist‹.«[79]

Während er hier bloß eine Entwicklung seiner Selbstbezeichnung schildert, bleibt die Frage nach der Entwicklung seiner theoretischen Orientierung bestehen. Mehr äußerlich dürfte Goldsteins Herausgeberschaft bei der ›Gestaltzeitschrift‹ *Psychologische Forschung* von deren Gründung 1922 bis 1933[80] für seine Zuordnung zu dieser ›Schule‹ in diesem Zeitraum sprechen. Inhaltlich grenzt er sich 1934 im *Aufbau des Organismus* etwa dadurch von der »Gestaltpsychologie« ab, dass anders als dieser »mir als ›Ganzheit‹, ›Gestalt‹ stets der ganze Organismus, nicht die Erscheinungen auf einem Gebiet oder gar nur die ›bewussten Erlebnisse‹ vorschwebten«[81] Im Sinne einer Übertragung bzw. Erweiterung des Gestaltbegriffs auf somatische Vorgänge geht es also um eine wichtige Quelle für das Organismuskonzept bei Goldstein. So verwendet er die der Gestalttheorie entlehnten Begriffe von ›Figur‹ und ›Hintergrund‹ auch zur Erklärung einzelner ›Leistungen‹ und der mit diesen verbundenen Tätigkeiten des Nervensystems. Statt als ›isolierte Vorgänge‹ würden die Erscheinungen als ›Figuren‹ verständlich, die nur zusammen mit dem ›Hintergrund‹, also dem restlichen Organismus, Sinn ergäben. Goldstein möchte sogar, »die […] Erregungsgestaltung in Form eines *Vordergrund-Hintergrundgeschehens* als die Grundform des nervösen Geschehens überhaupt […] betrachten.«[82] Verkompliziert wird seine theoretische Verortung zwar durch die gemeinsamen Veröffentlichungen mit Gelb, dessen Kennzeichnung als Gestaltpsychologe weniger strittig ist. Deutlich erscheint aber, dass gerade mit dieser Kooperation auch die Gestalttheorie für die Konzepte Goldsteins wichtig wurde, die Konzepte insgesamt allerdings kaum als Gestalt*psychologie* zu fassen sind.

Im Lauf ihrer Zusammenarbeit und gemeinsamen Theorieentwicklung prägten Goldstein und Gelb verschiedene Begriffe, die sie im Gegensatz zu ›Ganzheit‹ und ›Gestalt‹ auch mit eigenen Ausdrücken kenntlich machten und die – nicht nur sprachlich – für die Abgrenzung von anderen Ganzheitslehren aufschlussreich sind. Hervorzuheben sind vor allem die von ›kategorialem‹ bzw. ›abstraktem‹ und ›konkretem Verhalten‹.[83] Hinsichtlich der Fragestellung der vorliegenden Arbeit sind sie besonders relevant, weil Goldstein sie mit verschiedenen Aspekten seiner Vorstellung von der Natur des Menschen, darunter auch seiner Vorstellung von Freiheit verknüpft. Die Unterscheidung zwischen ›kategorialem‹ und ›konkretem Verhalten‹ bezeichnet einerseits solche alltäglichen Handlungen, die ohne Reflexion an greifbaren Gegenständen und insofern ›konkret‹ ausgeführt werden, andererseits Handlungen, für die Begriffe, also Abstraktionen oder Kategorien, notwendig sind, wie etwa das Treffen von Entscheidungen.[84]

79 Goldstein, Development of my Concepts, 10.

80 Teuber, Goldstein's role, 301.

81 Goldstein, Organismus, 330.

82 Ebd., 74, Herv. i.O.

83 In Noppeney, Abstrakte Haltung und Belz u.a., Vom Konkreten zum Abstrakten werden sie offenbar als zentral betrachtet.

84 Gemeint sind hier freilich keine ›Entscheidungen‹, wie sie in neurowissenschaftlichen Laborsituationen wie beim Libet-Experiment untersucht werden. Die ›Entscheidung‹, einen Knopf in einem

Goldstein und Gelb verwenden den Ausdruck ›kategoriales Verhalten"[85] offenbar erstmals 1925 in einem Artikel über *Farbennamenamnesie*. Darin analysieren sie die Folgen der Hirnverletzung eines Soldaten, die sich als »eigenartige Störungen im Verhalten zu Farben«[86] äußerten. Die Amnesie, die es dem Patienten unmöglich machte, zu sagen, welche Farbe ein bestimmtes Objekt habe, war insofern eigenartig, als er durchaus »[prompt] die Farbe einer reifen Erdbeere, des Briefkastens, des Billardtuches [...] aus einer großen Anzahl von Farben (Wollproben, farbigen Papierchen) [wählte]«.[87] Außerdem – und dies ist hier entscheidend – war auch die Fähigkeit, Wollproben und andere Objekte zu sortieren, beeinträchtigt. Goldstein und Gelb verwendeten hier u.a. einen 1875 von dem schwedischen Physiologen Alarik Frithiof Holmgren (1831–1897) entwickelten Test der Farbwahrnehmung. Dieser bis heute in der Augenheilkunde bekannte Holmgren-Test, bestand aus einer Sammlung farbiger Wollstränge – jeweils eines Teststrangs in Rot, Rosa und Gelb-Grün und 125 Strängen in verschiedenen Helligkeitsstufen dieser Farben –, die von der getesteten Person den Grundfarben zuzuordnen waren.[88]

Obwohl Gelbs und Golsteins Patient in einer von ihnen vorgenommenen Abwandlung des Holmgren-Tests die Farben von konkreten Gegenständen auswählen konnte, also offenbar nicht farbenblind war, gelang es ihm nicht, Objekte des gleichen Grundtons einander zuzuordnen.[89] Ihre Interpretation dieser Beeinträchtigung betrifft nun auch das ›Normale‹, mithilfe des Begriffs des ›kategorialen Verhaltens‹ soll also auch verständlich werden, was das Sortieren nach Farbkategorien möglich macht:

> »Die Farbe wird aus dem anschaulich gegebenen Verbande heraus gelöst und nur als *Repräsentant für eine bestimmte Farbkategorie, als Repräsentant für Röte, Gilbe, Bläue usw. hingenommen*. Dieses ›begriffliche‹ Verhalten wollen wir, um im folgenden einen kurzen Ausdruck zu haben, *als ›kategoriales Verhalten‹ bezeichnen*.«[90]

---

bestimmten Moment zu drücken, ohne dass dies irgendwelche Konsequenzen hätte, lässt sich wohl schwer begründen und verlangt jedenfalls keine Abstraktionen, Kategorien oder Begriffe.

85 Nach seiner Emigration spricht Goldstein vom ›abstract behavior‹ (s.u.).

86 Adhémar Gelb u. Kurt Goldstein: Psychologische Analysen hirnpathologischer Fälle X. Über Farbennamenamnesie nebst Bemerkungen über das Wesen der amnestischen Aphasie überhaupt und die Beziehung zwischen Sprache und dem Verhalten zur Umwelt, in: *Psychologische Forschung* 6 (1925), S. 127–186, 128 (im Folgenden zitiert als: Gelb u. Goldstein, Farbennamenamnesie).

87 Ebd., 135.

88 Jennifer Birch u. Nita Patel: Design and use of the Holmgren Wool test, in: Bruce Drum (Hg.): *Colour Vision Deficiencies XII. Proceedings of the twelfth Symposium of the International Research Group on Colour Vision Deficiencies, held in Tübingen, Germany, July 18–22, 1993*, Dordrecht 1995, S. 495–500, 495f. – Der Test war von der staatlichen schwedischen Eisenbahn nach einem Unfall, den Holmgren auf die falsche Wahrnehmung eines farbigen Signals durch den Lokführer zurückführte, als Eignungsprüfung eingeführt und seitdem in verschiedenen Ländern zum Standard in der Transportindustrie gemacht worden (Algis J. Vingrys u. Barry L. Cole: Origins of colour vision standards within the transport industry, in: *Ophthalmic & physiological optics* 6/4 [1986], S. 369–375, 370–372).

89 Gelb u. Goldstein, Farbennamenamnesie, 145.

90 Ebd., 152f., Herv. i.O.

Goldstein hat diesen Begriff später verallgemeinert, um sowohl verschiedene Symptome bei »Patienten mit Rindenschädigung«[91] zu kennzeichnen, als auch eine Erklärung des ›normalen‹ kognitiven Verhaltens zu finden.

> »Man kann sagen: überall, wo der Patient von einer konkreten Gegebenheit absehen muss, um etwas zu leisten, wo er sich lediglich imaginär auf etwas beziehen müsste, da versagt er; überall dort, wo der Effekt durch konkretes Tun anhand eines ›handgreiflich‹ vorliegenden Materiales zustande kommen kann, da leistet er Brauchbares. Jedes Hinausgehen-müssen über das ›Wirkliche‹ in bloss ›mögliche‹ nur ›gedachte‹ Sphären bringt ihn zum Scheitern.«[92]

Bei bestimmten Patienten mit Hirnverletzungen sei also das ›konkrete Verhalten‹ intakt und lediglich das ›kategoriale‹ beeinträchtigt. Der Bezug auf »bloss ›mögliche‹ nur ›gedachte‹ Sphären« legt zunächst den Gedanken an einen Subjektbegriff nahe, der die Fähigkeit das Gegebene gedanklich zu transzendieren einschließt, für den die Vernunftbegabung zentral und der insofern mit Kants Begriff des mündigen Subjekts verwandt ist. Goldstein spräche damit seinen Patienten nicht die Subjektivität oder das Menschsein als solches ab, wie die sehr absolute Formulierung (»Jedes Hinausgehen-müssen«) implizierte. Eine weitere Umschreibung der gleichen klinischen Beobachtungen zeigt dies, indem sie sie in relativierenden Ausdrücken (»*Beeinträchtigung*«, »*Einbuße an*«, »*größerer Gebundenheit*«) darstellt. Außerdem wird aus dieser klinischen Beschreibung deutlich, dass Goldstein den Begriff des ›abstrakten Verhaltens‹ mit einem Begriff von (menschlicher) Freiheit im Sinne eines Nicht-Gebundenseins an Umwelten verbindet:

> »Man kann auch von einer *Beeinträchtigung des willkürlichen Verhaltens* bei relativem Erhaltensein des durch die Situation direkt bedingten Tuns sprechen, von einer Unfähigkeit, *sich und die Welt zu trennen und sich der Welt gegenüber zu stellen, von einer Einbuße an Freiheit und größerer Gebundenheit an die Umwelt.* Die allgemeinste Formel, auf die sich die Veränderung bringen lässt, ist wohl folgende: der Patient hat die Fähigkeit *eingebüßt sich auf nur Mögliches einzustellen.*«[93]

Das Konzept des ›abstrakten Verhaltens‹ schließt also auch eine bestimmte Vorstellung von Freiheit ein. An anderen Stellen macht Goldstein seine Vorstellung vom menschlichen Subjekt deutlicher. In einem kurzen Text über Sprachstörungen von 1940 bezeichnet er das abstrakte Verhalten als ›essentiell‹ für das Menschsein:

> »In ordinary life, the concrete behavior plays a very great part, and most of our performances are carried out in a concrete way. But the mental set-up which these performances require as their conditional background is the abstract attitude. Otherwise, we would simply be robots or behave like the patients described above. Thus, the abstract attitude is essential to the human being. Its importance can be nowhere grasped so clearly as in the change of the behavior in patients under observation; in their lack

91 Goldstein, Organismus, 17.

92 Ebd., 18.

93 Ebd., 19, Herv. i.O.

of activity, creativeness, freedom, social adaptation, and in the changes of their language.«[94]

Der Bezug dieser Vorstellung von Freiheit auf neurologisches Wissen liegt allerdings lediglich in der Abgrenzung vom Pathologischen. Goldstein will nicht durch seine Forschung die Annahme, dass Menschen Freiheit besäßen, begründen, sondern behandelt es als Gegebenheit, dass der Mensch die Freiheit zur Distanzierung von Umwelten und zu eigenständigen Entscheidungen habe, was sich auch in der als normal zu betrachtenden menschlichen ›Aktivität‹ und ›Kreativität‹ zeige. Wenn er von einem ›Mangel an Freiheit‹ bei seinen Patienten spricht, setzt er also lediglich voraus, dass am ›normalen‹ Verhalten Freiheit beobachtbar bzw. der ›Normale‹ offensichtlich kein Roboter sei. Eine eher positive Formulierung findet sich in der überarbeiteten englischen Ausgabe von *Der Aufbau des Organismus* von 1939:

»We have called it ›abstract behavior‹, embodying in this notion the ability of voluntary shifting, of reasoning discursively, oriented on self-chosen frames of reference, of free decision for action, of isolating parts from a whole, of disjoining given wholes, as well as of establishing connections, for example, in learning.«[95]

Dennoch bleibt auch der Begriff des ›abstrakten Verhaltens‹ insofern negativ bestimmt, als Goldsteins neurologische Wissensproduktion an bzw. mit (s.u.) Patienten stattfindet. Er betreibt in der Praxis keine »normalpsychologischen«[96] also auf die normale oder gesunde Psyche gerichteten Forschungen. Allerdings beruht die positive Vorstellung vom abstrakten Verhalten auch nicht bloß auf allgemein üblichen Vorstellungen oder ähnlichem. Im Aufsatz zur *Farbennamenamnesie* werden einerseits an einer Stelle Vergleiche mit dem »phänomenalen Hergang«, also dem subjektiven Erleben, in »Versuchen mit Normalen (Studenten)« erwähnt. Dass Gelb und Goldstein diese Versuche überhaupt durchgeführt haben, bemerken sie allerdings lediglich in einer Fußnote, während aus den Formulierungen im Text deutlich wird, dass die Versuche vor allem eine Art Erweiterung der Introspektion darstellen. Sie beschreiben etwa, was »[d]er Normale« oder was »wir [...] erleben«.[97] Andererseits aber erörtern sie hier, was entscheidend sein dürfte, auch eher theoretisch – und direkt an die Ergebnisse der Introspektion anschließend – die Frage, was die spezifische Fähigkeit kennzeichnet, deren Störung die Symptome zeigen. Dabei kommen sie zunächst auf das oben zuerst erwähnte, weniger charakteristi-

94 Kurt Goldstein: Significance of Speach Disturbances for Normal Psychology, in: Ders.: *Selected Papers/Ausgewählte Schriften*, Den Haag 1971 [1940], S. 360–364, 363.

95 Kurt Goldstein: *The Organism. A Holistic Approach to Biology Derived from Pathological Data in Man*, New York 2000 [1939/1963], 301. – Die ganze *Summary of the two holistic notions* (ebd., 300–302), der das Zitat entnommen ist, ist der englischen Fassung neu hinzugefügt.

96 Kurt Goldstein u. Adhémar Gelb: Psychologische Analysen hirnpathologischer Fälle I. Zur Psychologie des optischen Wahrnehmungs- und Erkennungsvorganges, in: *Zeitschrift für die gesamte Neurologie und Psychiatrie* 41 (1918), S. 1–143, 3 (im Folgenden zitiert als: Goldstein u. Gelb, Psychologische Analysen I). – An der zitierten Stelle wird Gelb als »Normalpsychologe« bezeichnet, dessen Wissen allerdings nun die pathologische Forschung unterstützen sollte.

97 Gelb u. Goldstein, Farbennamenamnesie, 151f. u. 151, Anm. 1.

sche Symptom, nämlich das Vergessen der Bezeichnungen von Farben zurück. Farben zu benennen beziehe sich offenbar nicht auf »das singuläre, in bestimmter Weise charakterisierte Farbphänomen«, es richte sich vielmehr auf eine »Kategorie«.[98] Da die Amnesie sich aber vor allem als »Wortfindungsstörung« bemerkbar mache, erhebe sich die Frage, ob »die Sprachstörung die Grundstörung darstellt.«[99] Aufgrund des Vergleichs der verschiedenen möglichen Symptome, die den Zusammenhang zwischen Wahrnehmung und Benennung von Farben betreffen, in Verbindung mit verschiedenen erhaltenen Fähigkeiten halten sie dies allerdings für ausgeschlossen. Stattdessen stellen sie die »*Darstellungsfunktion*« der Worte in den Mittelpunkt und verknüpfen darüber Sprache und kategoriales Verhalten. »*Kategoriales Verhalten und Haben der Sprache in ihrer signifikativen Bedeutung ist der Ausdruck ein und desselben Grundverhaltens*.«[100]

Diese Erwägungen können auch als Reflexion der Untersuchungsmethode selbst aufgefasst werden, ungefähr in dem Sinne, in dem Goldstein sich in seinem Aufsatz über *Das Symptom* äußert:

> »Die Symptome sind Antworten, die der Organismus auf ganz bestimmte, von uns gestellte Fragen gibt, sie sind also zum mindesten mitbedingt durch unsere Fragestellung, die wiederum ihrerseits völlig von der theoretischen Grundauffassung bestimmt wird, die wir vom Bau und von der Funktion des Nervensystems haben.«[101]

Explizit bezieht Goldstein dies zwar nur auf die von ihm kritisierten atomistischen Konzepte. Da aber seine Methoden sich von den sonst üblichen nicht im Einzelnen, sondern nur durch ihre Bedeutung für die Gesamtperspektive unterscheiden, wird die Kritik der Begrenztheit einzelner Methoden auch bestimmend für die Ausbildung seiner eigenen Theorie.

Neben der Negation menschlicher Freiheit durch die Reduktion des Verhaltens auf das Konkrete, hat Goldstein noch einen weiteren Bereich pathologischer Phänomene beschrieben und mit einem eigenen Ausdruck belegt, nämlich mit dem des ›Katastrophenverhaltens‹ oder der ›Katastrophenreaktion‹. Goldstein unterscheidet »zwei objektiv feststellbare Grundverhaltungsweisen«, die er als »geordnetes [Verhalten]« auf der einen und »ungeordnetes, ›katastrophales‹«[102] auf der anderen Seite bezeichnet. Er versteht darunter »Leistungen«, die im ersten Fall als »konstant, ›richtig‹, dem Organismus, dem sie zugehören, entsprechend«, also als zweckmäßig oder sinnvoll aufgefasst werden können. Das ›geordnete Verhalten‹ stimmt unter veränderter Perspektive also mit dem oben bereits erwähnten ›ausgezeichneten Verhalten‹ überein.

> »Die katastrophalen Reaktionen erweisen sich demgegenüber nicht nur als ›unrichtig‹, sondern als ungeordnet, wechselnd, widerspruchsvoll, eingebettet in Erscheinungen körperlicher und seelischer Erschütterung. Der Kranke erlebt sich in diesen Situationen als unfrei, hin und her gerissen, schwankend, er erlebt eine Erschütterung der Welt um

98 Ebd., 154.

99 Ebd., 154 u. 155.

100 Ebd., 158, Herv. i.O.

101 Goldstein, Symptom, 84.

102 Goldstein, Organismus, 24, im Original teilweise kursiv.

sich wie seiner eigenen Person. Er befindet sich in einem Zustand, den wir gewöhnlich als *Angst* [...] bezeichnen.«[103]

Solche Reaktionen zeigten sich häufig als das erste Verhalten nach einer schweren Verletzung wie eben einer des Gehirns. Damit »der Organismus«, bei dem es sich auch um ein Tier handeln kann, »*wieder einen geordneten Zustand erreicht*«,[104] auch wenn keine Heilung möglich ist, sei eine Umstellung notwendig, die etwa im Wechsel der »Umgebung« bestehen kann, wenn der Organismus dadurch »den Gefahren, die ihm infolge seiner Veränderung drohen, nicht ausgesetzt ist.«[105] Aber auch andere Verhaltensänderungen könnten die Ordnung wiederherstellen, während das Scheitern an einer solchen Anpassung die ›katastrophale‹ Situation bestehen lasse. Ein einfaches von Goldstein der Literatur entnommenes Beispiel ist ein Experiment, bei dem einem Hund ein Bein derart gefesselt wird, dass dessen Benutzung unmöglich ist. Hier zeige sich, dass »die *Fesselung anders als die Amputation* [wirkt]«. Bei jener sei das »Tier [...] dauernd darauf gerichtet, sich aus der Fesselung zu befreien. Die Unmöglichkeit führt zu dauernder allgemeiner Unruhe, zu Katastrophenreaktionen, die das Eintreten einer neuen Ordnung, der Umstellung zu andersartiger Benutzung der Extremitäten zum Laufen unmöglich macht«.[106] Anders als der Ausdruck vielleicht vermuten lässt, bezieht sich der Begriff der Katastrophenreaktion also nicht nur auf die Folgen schwerwiegender Verletzungen. Deshalb kann Goldstein auch den Reflex als die »einfachste Katastrophenreaktion« bezeichnen. Ganz im Sinne seiner Kritik der Reflextheorie geht es dabei um die Feststellung, dass Reflexe in außergewöhnlichen, dem Organismus nicht gemäßen »*Grenzsituationen*« stattfänden.[107] Am anderen Ende des Spektrums stehe »die Tendenz zur Selbstvernichtung als Ausdruck schwerster katastrophaler Erschütterung«.[108]

Da also Katastrophenreaktionen prinzipiell durch das Missverhältnis von Umwelt und Organismus hervorgerufen würden und daher in leichter Form ein notwendiger Teil der normalen »*Auseinandersetzung des Organismus mit der Umwelt*« seien, schreibt Goldstein auch dem »Phänomen der Angst«, das bei »ernste[n] Katastrophenreaktionen«[109] auftrete, allgemeine Relevanz für die Biologie zu und widmet ihm einen eigenen Abschnitt im *Aufbau des Organismus*. Er stellt dazu einige grundsätzliche Überlegungen in Verbindung mit seinen klinischen Beobachtungen an und unterscheidet, so wie »alle, die sich mit dem Problem der Angst beschäftigt haben«, die Angst von der Furcht.[110] Für Goldstein ist die Angst, die er bei seinen Patienten gesehen habe, anders als die Furcht, insofern »*gegenstandslos*«, als das Gefühl nicht mit einer bewusst wahrgenommenen Ursache verknüpft sei. Da er die Angst als die subjektive Seite einer Katastrophenreaktion betrachtet, diese aber überhaupt keine »geordnete Reizverwertung« erlaube, sei die Wahrnehmung eines entsprechenden Gegenstandes unmöglich. Er legt aber Wert auf

103 Ebd., 24, Herv. i.O.
104 Ebd., 25, Herv. i.O.
105 Ebd., 27.
106 Ebd., 151, Herv. i.O.
107 Ebd., 115, Herv. i.O.
108 Ebd., 279.
109 Ebd., 187, Herv. i.O.
110 Ebd., 189.

die Feststellung, dass der »Organismus […] selbstverständlich in Auseinandersetzung mit einer bestimmten objektiven Wirklichkeit« stehe, und zwar, als Ursache von Angst, mit einer »den Organismus in seiner Wesenheit objektiv gefährdenden Umwelt«.[111] Angst sei also immer existentiell, auch wenn sie im normalen Leben meistens, etwa beim Erschrecken, nur für einen Moment auftrete.[112] Die Furcht, die im Bewusstsein mit einem Gegenstand verbunden sei, werde dagegen durch die Aussicht auf »das Eintreten der Angst« hervorgerufen und lasse die Möglichkeit bestehen, sich zur »Außenwelt […] in zweckmäßiger Weise« zu verhalten: »Die Furcht stärkt die Sinne, die Angst macht sie unbenutzbar, die Furcht treibt zum Handeln, die Angst lähmt.«[113]

Goldstein gibt keine zusammenhängende oder systematische Erläuterung des Konzepts des Katastrophenverhaltens und stellt es nicht explizit in Beziehung zu denen von abstraktem und konkretem Verhalten, es wird aber deutlich, dass diese beiden – bei kranken wie gesunden Menschen – dem ›geordneten Verhalten‹ zuzurechnen sind. Ein großer Teil seiner eigenen Beobachtungen im Zusammenhang mit dem Katastrophenverhalten richtet sich auf die Strategien zu dessen Vermeidung bei »mit Defekt ›geheilten‹ Patienten«[114] und hierin zeigen sich starke Parallelen zu den Einschränkungen des abstrakten Verhaltens. Ganz allgemein erfolge die »Milieuänderung« bei Hirnverletzten durch »*Veränderungen der erhaltenen Leistungen*«. Die auffälligste Veränderung sei das »Vermeiden gefährlicher Situationen«, wobei die ›Gefahr‹ in der Möglichkeit liege, mit Anforderungen konfrontiert zu werden, deren Bewältigung der Defekt nicht zulässt, mitunter also auch in der Aufforderung »scheinbar ganz harmlose Dinge zu tun«.[115] Diese Vermeidung werde wiederum häufig durch »Ersatzleistungen« erreicht, durch andauernde Beschäftigung mit einfachen Tätigkeiten, die meistens »einen möglichst gleichmäßigen, wenig Wechsel enthaltenden Charakter« hätten und auch »in gewisser Weise unzweckmäßig« sein könnten, aber eine »Abgeschlossenheit von der Aussenwelt« bewirkten.[116] Sehr bezeichnend für das Verhalten seiner Patienten sei außerdem ihr »geradezu fanatische[r] Ordnungstrieb« und dessen Sinn liege in der Reduktion der Zahl verschiedener Handlungsmöglichkeiten.

> »Völlige Unordnung, soweit sie überhaupt möglich ist, würde nichts aufdrängen, sondern völlig freie Wahl lassen. […] Der ›Ordnungssinn‹ des Kranken ist also ein Ausdruck des Defektes, ein Ausdruck der Verarmung an einer wesentlichen Fähigkeit des Menschen, der Fähigkeit zum ›sinnvollen‹ Wechsel im Verhalten.«[117]

In diesem von Goldstein beobachteten Vermeidungsverhalten liegt also ebenfalls eine Negation seiner Vorstellung von menschlicher Freiheit zur selbstbestimmten Wahl

111 Ebd., 190, Herv. i.O.

112 Ebd., 192f.

113 Ebd., 191.

114 Ebd., 25.

115 Ebd., 27.

116 Ebd., 28.

117 Ebd., 29f.

verschiedener Verhaltensweisen, die er vor allem mit dem abstrakten Verhalten verbindet.[118]

Im Zusammenhang seiner Erörterung der Angst bringt er auch das gesunde Verhalten zu potentiell beängstigenden Situationen mit dieser Freiheit, zunächst aber auch mit der Gefahren vermeidenden Unfreiheit in Verbindung. Als ein Mittel »die Angst zu verkleinern« sei im menschlichen Leben stets »die Tendenz zur Ordnung, zur Kontinuität, zur Gleichartigkeit« vorhanden. Demgegenüber besitze der Mensch aber auch einen »Trieb zum Neuen, zur Eroberung der Welt, zur Erweiterung seines Umkreises«,[119] und nehme deshalb mitunter Angst in Kauf. Goldsteins Darstellung geht hier, im Vergleich zu seiner meist eher sachlichen Ausdrucksweise, in einige recht leidenschaftliche – wenn auch darin für den *Aufbau des Organismus* nicht ungewöhnliche – Formulierungen über:

> »Das Maß des Einzelnen Angst zu ertragen, ist verschieden: Das Maß des Hirnverletzten sehr gering, das des Kindes größer, das des schöpferischen Menschen am größten. Hier zeigt sich der wahre Mut, bei dem es ja letztlich nicht um die Dinge der Welt geht, sondern um die Existenzbedrohung, *der Mut, der in seiner tiefsten Form ja nicht anderes ist als eine Bejahung der Erschütterung der Existenz als eine Notwendigkeit zur Verwirklichung der eigenen Wesenheit.* Diese Form der Überwindung der Angst setzt die Fähigkeit der Einordnung einer Einzelsituation in einen größeren Zusammenhang voraus d.h. die *Einstellung auf Möglichkeiten*, die nicht gegenwärtig verwirklicht sind, im höchsten Sinne Einstellung auf geistiges Sein. Sie setzt weiter die Freiheit der Entscheidung für diese Möglichkeiten voraus.«[120]

Zu diesen Sätzen ist zunächst anzumerken, dass Goldstein, im Rahmen der von ihm selbst definierten Kategorien, wohl eher von einer Überwindung der Furcht sprechen sollte, weil er den Zustand der Angst zuvor dadurch charakterisiert hat, dass dieser jede deutliche Wahrnehmung unmöglich mache. Für die Frage nach Goldsteins Begriff vom menschlichen Subjekt ist aber die Feststellung entscheidend, dass er auch der erfolgreichen Auseinandersetzung mit den Schwierigkeiten des Lebens, die Menschen Angst machen können, das abstrakte Verhalten zugrunde legt.[121]

Gerade durch die Verknüpfung der Abstraktionsfähigkeit mit einer allgemeinen Vorstellung vom ›menschlichen Wesen‹ nimmt Goldstein nun, wie schon Anne Harrington hervorgehoben hat, auch eine besondere Position innerhalb des Spektrums der verschiedenen Ganzheitslehren ein.

---

118 Vielleicht wegen Goldsteins unsystematischer Darstellung oder weil er für das Vermeidungsverhalten keinen spezifischen Ausdruck benutzt, bringen Hoffmann und Stahnisch die Begriffe durcheinander: »Wie Goldstein weiter beobachten kann, besteht die Reaktion seiner Patienten auf diesen Verlust ihres ›Zur-Welt-Seins‹ oft in einer existentiellen Angst und einem Rückzug in die Isolation. Er bezeichnet dieses Verhalten als ›Katastrophenreaktion‹.« (Einführung, XXVIII) Die Angst ist das die Katastrophenreaktion begleitende Gefühl, der »Rückzug in die Isolation« dient der *Vermeidung* von Katastrophenreaktion und Angst und stellt eine, wenn auch reduzierte, *geordnete* Situation her.

119 Goldstein, Organismus, 196.

120 Ebd., 197f.

121 Er verwendet den Ausdruck in diesem Zusammenhang zwar nicht, die Rede von der »*Einstellung auf Möglichkeiten*« verweist aber hinreichend deutlich auf das Konzept.

> »In einem kulturellen Klima, in dem ›Lebensphilosophen‹ wie Ludwig Klages den Intellekt wegen seiner Inauthentizität und der Atomisierung der Realität verdammten, war die Vorstellung, dass von der Fähigkeit zu abstrahieren die zentralen Werte des Lebens wie beispielsweise Freiheit abhängen könnten, bei weitem nicht selbstverständlich. Goldstein verbündete sich hier mit den Rationalisten, die die gegnerische Trommel rührten, und erklärte diese Fähigkeit zur Grundlage der Kreativität, zu einer Eigenschaft, ohne die menschliche Kultur undenkbar sei.«[122]

Im *Aufbau des Organismus* wendet Goldstein sich explizit gegen die Auffassung Klages', bei dem »der Geist als der Widersacher des Lebens, als lebensfeindliche Macht erscheint.«[123] Goldstein betont demgegenüber, dass der Geist Teil der ›Ganzheit‹ des Menschen sei, sowie »die ungeheure Bedeutung des Bewusstseins« für dessen ›Wesen‹:

> »Von hier aus muss jene romantische Betrachtung, die besonders unter der Führung von Klages Verbreitung gefunden hat und die den Geist gegenüber den vitalen Kräften zu diskreditieren versucht, abgelehnt werden. So sehr Klages mit seinem Kampf gegen die Überwucherung des Intellektes in Manchem Recht haben mag, so verkennt er völlig, dass erst mit dem Bewusstsein auch die ›vitalen‹ Kräfte, wie sie im menschlichen Organismus angelegt sind, sich in jener Weise auswirken können, wie es dem Wesen Mensch entspricht.«[124]

Worin er Klages Recht gibt, führt er dabei nicht aus. Aber auch davon abgesehen, stellt sich vor dem Hintergrund der verschiedenen, manchmal reaktionären, Ganzheitslehren die Frage nach den Verbindungen von Goldsteins Ganzheitsbegriff mit irrationalistischen Philosophien. Dabei geht es weniger um die Ebene der Ausdrucksweise und der mit ihr verbundenen ›Verwechslungsgefahr‹, die wohl auch bestanden haben mag. Hinsichtlich dieses Problems ist an dieser Stelle auf Harrington zu verweisen.[125] Für eine kritische Betrachtung von Goldsteins wissenschaftlicher Arbeit ist es für die vorliegende Arbeit wichtiger zu erörtern, inwiefern seine Suche nach dem ›Wesen Mensch‹ mit einer konsequenten Opposition zum antimodernen Denken vereinbar sein kann, was im Rahmen des nun folgenden Resümees der bis hierhin besprochenen Charakteristika seines Forschungsprogramms geschehen soll.

Der harte Kern dieses Forschungsprogramms ist, wenn es wie bei Lakatos vor allem als Theorie (bzw. Glied in einer Reihe von Theorien) aufgefasst wird, zweifellos das Konzept der Ganzheit der Organismen. Dass Goldstein dies selbst so gesehen hat, geht aus dem *Aufbau des Organismus* mehr als deutlich hervor. Wenn dagegen das Postulat, die Ganzheit sei das Wesentliche der Organismen, widerlegt (d.h. wenn eine Widerlegung akzeptiert) würde, bliebe von der Theorie auch wenig spezifisches übrig. So läuft Goldsteins Kritik der Lokalisation stets auf die Betonung der Ganzheit hinaus, während ein-

122 Harrington, Suche nach Ganzheit, 283.

123 Goldstein, Organismus, 293.

124 Ebd., 219.

125 Da die vorliegende Arbeit auf den Vergleich eines holistischen und eines lokalisatorischen Forschungsprogramms ausgerichtet ist, kann sie den ausführlichen Vergleich mit anderen Ganzheitslehren nicht leisten. Einen solchen Vergleich bietet Harrington, Reenchanted Science.

zelne Kritikpunkte durchaus mit einem (tendenziell) lokalisatorischen Ansatz vereinbar wären. Seine neuropsychologischen Methoden unterscheiden sich im Einzelnen ebenfalls nicht von den im Rahmen anderer Forschungsprogramme verwendeten. Das von Goldstein stets betonte Besondere seines Vorgehens liegt vielmehr in der Verknüpfung einer Vielfalt von Methoden mit dem Ziel, ein möglichst umfassendes Bild des *ganzen* Organismus zu gewinnen. Auch die einzelnen, durchaus bemerkenswerten Teilbegriffe seiner Theorie sind weniger geeignet, diese von anderen Ansätzen abzugrenzen. Sein Gestaltkonzept hat zwar eine weitergehende Bedeutung als das der Gestalt*psychologie*, steht dieser aber sehr nahe. Das Konzept des ›abstrakten Verhaltens‹ wiederum steht zwar in deutlichem Gegensatz zu den Begriffen anderer Ganzheitslehren wie auch zu einer mechanistischen Perspektive. Dem menschlichen Geist im Widerspruch zu bestimmten vitalistischen oder mechanistischen Vorstellungen besondere Eigenschaften wie das Abstraktionsvermögen zuzuschreiben, kann aber nur im Vergleich mit anderen biologischen Theorien als originell bezeichnet werden.[126]

Dass Goldstein gerade den besonders hervorzuhebenden Begriff des ›abstrakten Verhaltens‹ ausschließlich aufgrund von Beobachtungen an Menschen entwickeln konnte, verweist nun aber auf die historische Tatsache, dass seine Forschungs*praxis* im Kern nicht biologisch sondern medizinisch ausgerichtet war.[127] Das »Kernstück« von Goldsteins Forschungsprogramm läge demnach, mit Canguilhem gesprochen, »in Klinik und Therapie […], das heißt in einer Technik der Herstellung und Wiederherstellung des Normalen«.[128] Freilich kann eine Technik ohnehin nicht widerlegt, aber die Theorieentwicklung kann von dieser Seite aus untersucht werden. Mit Rücksicht auf die mit der klinischen unmittelbar verknüpfte Forschungspraxis lässt sich in diesem Sinn das Postulat, das Wesen des Menschen liege in seiner Ganzheit, dahingehend umformulieren, dass der Erfolg einer Therapie von der Gründlichkeit der Diagnose abhänge. Wenn diese These aber als äußerst unoriginell erscheint, ist zunächst daran zu erinnern, dass für neurologische Erkrankungen im Allgemeinen und vielleicht noch mehr für Hirnverletzungen im Besonderen im frühen 20. Jahrhundert häufig überhaupt keine Therapien zu Verfügung standen und dass die Behandlung psychischer Leiden bis in die Gegenwart in mancher Hinsicht kritikwürdig ist. Dennoch kann an dieser Stelle auch eine kritische Betrachtung von Goldsteins Ganzheitsbegriff ansetzen. Goldstein erläutert nämlich ›Ganzheit‹ durchaus nicht als eine theoretisch sehr leicht zu fassende Gegebenheit, die auf die Vielfalt der Möglichkeiten, therapeutische Techniken aufgrund bisher unbeachteter körperlicher und geistiger Phänomene zu finden, hinausläuft. Vielmehr beharrt er eben darauf, allen Organismen einschließlich des Menschen ein ganzheitliches ›Wesen‹ zuzuschreiben. Bei der Bestimmung dieser Ganzheit tritt neben den oben angesprochenen Inkonsistenzen nun auch ein Widerspruch zum Begriff des abstrakten Verhaltens und damit zu dessen Verknüpfung mit einer fortschrittlichen,

126 Dieser Punkt wird im Zusammenhang der verschiedenen Quellen für Cassirers *Pathologie des Symbolbewußtseins* noch ausgeführt werden (Kap. 6.1).

127 Dass auch die Rezeption neurologischer und biologischer Literatur eine Praxis darstellt, ändert daran nichts, weil Goldstein die Literatur immer mit der Perspektive des Arztes, der eigene Beobachtungen anstellt, konfrontiert.

128 Canguilhem, Das Normale, 15.

modernen oder demokratischen Sicht auf das Leben der Menschen auf. Wenn Goldstein im *Aufbau des Organismus* erläutert, das »Ziel« des organischen Verhaltens sei »eine gegebene Richtung des Wirkens, ein vorgeschriebener Erfolg«,[129] und auch das spezifisch menschliche im Rahmen der biologischen Theorie diskutiert, impliziert er damit, dass der Verlauf eines menschlichen Lebens biologisches Schicksal sei. Auch die ausführliche Behandlung ›adäquater‹ Verhaltensweisen läuft auf eine biologische Vorherbestimmtheit hinaus.[130] Dass er Menschen in der gleichen Schrift »die Fähigkeit [...] *sich auf nur Mögliches einzustellen*«[131] zuschreibt, ist also mit der von ihm selbst gegebenen Bestimmung von Ganzheit kaum vereinbar.

Die von ihm nicht ausgesprochene, aber mit der Idee des biologischen Schicksals regelmäßig verknüpfte Wertvorstellung besagt, dass Menschen – dem tierischen Vorbild entsprechend – ihrem Schicksal aktiv gerecht werden müssten. Daneben lässt sich allerdings mit der Vorstellung von mit Ganzheit verknüpfter Selbsterhaltung auch eine, ebenfalls nicht von Goldstein formulierte, mit einer demokratischen Einstellung gut vereinbare Wertvorstellung verbinden, nämlich die, dass Menschen, weil sie *auch* biologische Wesen sind, auch biologische Bedürfnisse haben, die sich nicht durch irgendeine Technologie abschaffen lassen, denen die Medizin Rechnung tragen muss und die zuletzt auch in politischen Zusammenhängen nicht geleugnet werden sollten.

Die Charakterisierung von Goldsteins Forschungsprogramm muss aber auch nicht zwingend den *Aufbau des Organismus* als die entscheidende Quelle behandeln. In Anbetracht seiner zahlreichen Aufsätze, die sich weitaus stärker an seinen eigenen Beobachtungen und damit an seiner klinischen Praxis orientieren, lässt sich zunächst die Auffassung seiner Forschung als medizinischer im Gegensatz zur biologischen veranschaulichen. Dazu gehört auch eine andere Antwort auf die Frage nach dem Zusammenhang des harten Kerns mit forschungsleitenden Wertvorstellungen einerseits, mit den Beobachtungssätzen des Schutzgürtels andererseits. Wenn Goldsteins Forschung nicht in erster Linie als Mittel zur Entwicklung einer Theorie verstanden wird, kann der Kern seines Programms trotzdem als Annahme (also als theoretische Aussage), formuliert werden. Dem Ziel der medizinischen Technik entsprechend, handelt es sich um die Annahme, dass Therapien möglich sind, und die Verbindung eines solchen ›harten Kerns‹ mit dem Wert der Gesundheit ist unleugbar vorhanden. Innerhalb eines so charakterisierten Forschungsprogramms werden sich dann auch die Vorstellungen vom menschlichen Subjekt auf andere (wenn auch nicht gänzlich neue) Weise darstellen.

Der folgende Abschnitt wird sich eingehender mit den Details der Forschungspraxis, insbesondere mit der Rolle, die die Forschungsobjekte darin als Subjekte spielen, befassen. Zunächst folgt er damit der Fragestellung der vorliegenden Arbeit, die sich gleichermaßen auf die Theorie wie auf die materielle Praxis bezieht. Darüber hinaus dient er dazu, die weiter konkretisierte Frage zu beantworten, inwiefern Vorstellungen vom menschlichen Subjekt sich in detaillierten Beschreibungen der Forschungstätigkeit Goldsteins anders ausdrücken als in seinem theoretischen Hauptwerk.

---

129 Goldstein, Organismus, 264.

130 Da Goldstein selbst den *Aufbau des Organismus* später vor allem als Methodologie gekennzeichnet hat, können diese Implikationen allerdings auch als Problem der Darstellung verstanden werden.

131 Ebd., 19, Herv. i.O.

4.2.2 Das Subjekt im psychologischen Versuch

Die nähere Betrachtung der von Gelb und Goldstein praktizierten Forschung zeigt, dass ihre Patienten nicht nur in der Theorie als Subjekte erscheinen, deren Individualität und Reflexionsvermögen für das neurologische Forschungsprogramm bedeutsam sind, sondern diese Eigenschaften teils schon aufgrund der gewählten Methoden zeigen können, tendenziell aber ohnehin als Objekte von *medizinischer* und *psychologischer* Forschung besitzen. Dies wird in verschiedenen Hinsichten in einer Reihe von Veröffentlichungen deutlich. Ein in der vorhandenen Literatur über Goldstein schon verschiedentlich zitierter, 1918 erschienener Aufsatz (der erste Teil einer Reihe von *Psychologischen Analysen*) *Zur Psychologie des optischen Wahrnehmungs- und Erkennungsvorganges* behandelt einen Soldaten mit einer Verletzung »des linken Hinterhauptlappens« durch einen Minensplitter.[132] Dessen Symptome beschreiben die Autoren zunächst wegen ihrer scheinbaren inneren Widersprüchlichkeit als rätselhaft. So »ergab die allgemeinorientierende Untersuchung der Sehleistungen eine vom Normalen kaum abweichende Sehschärfe und auch keine sonstige irgendwie charakteristische, die optische Wahrnehmung, bzw. Erkennung betreffende Störung«,[133] während eine »merkliche Verlangsamung beim Lesen [...] und die dabei zutage tretende große Ermüdung« von Goldstein und Gelb nicht als spezifisch das Optische betreffend gesehen werden.

> »Um so auffallender war es, daß der Patient v ö l l i g v e r s a g t e, als sein Auffassungs- und Erkennungsvermögen für Worte, Buchstabenkombinationen ohne Wortzusammenhang (z.B. brfsam), Figuren, Bilder usw. bei ungewöhnlich kurzer Darbietungszeit, t a c h i s t o s k o p i s c h, geprüft wurde.«[134]

Bei dem verwendeten »Pendeltachistoskop« handelte es sich um eine Scheibe mit »sektorartige[m] Ausschnitt«,[135] die vor einem Projektor aufgestellt durch ihre Drehung eine »Expositionszeit ungefähr zwischen 20/1000 und 1 1/2 Sekunden« oder auch länger[136] ermöglichte (siehe S. 121, Abb. 1). Tachistoskope wurden spätestens seit 1859 – in verschiedenen technischen Ausführungen – für psychologische Untersuchungen verwendet,[137] nach der Erläuterung Gelbs und Goldsteins, um »den Einfluß der Augenbewegungen auf die Auffassung des gebotenen Objekts auszuschließen«. Während erfahrungsgemäß Worte oder Bilder innerhalb von ungefähr einer Zehntelsekunde gelesen bzw. erkannt werden könnten,[138] zitieren sie aus den Reaktionen des Patienten auf solche Versuche u.a.: »Das war wie ein Blitz.«[139] Bei deutlich länger dauernder Projektion von einer bis zwei Sekunden erkannte er nur unförmiges, Worte erschienen

132 Goldstein u. Gelb, Psychologische Analysen I, 11.

133 Ebd., 13f.

134 Ebd., 14, Herv. i.O.

135 Ebd., 140.

136 Ebd., 142.

137 Ruth Benschop: What Is a Tachistoscope? Historical Explorations of an Instrument, in: *Science in Context* 11 (1998), S. 23–50, 27.

138 Goldstein u. Gelb, Psychologische Analysen I, 14, Anm. 2.

139 Ebd., 14.

ihm »wie Stenographie«, die Strichzeichnung einer Ente z.B. wie ein »schwarzer Punkt, so groß wie eine Hand«.[140] Die weitergehende Feststellung, »daß [...] nicht die Dauer der Beobachtungszeit allein« entscheidend für das Erkennen von Worten und Bildern sei, beruht auf einer banal anmutenden Methode, nämlich der »aufmerksame[n] Beobachtung des Gesamtverhaltens des Patienten«. Goldstein und Gelb betonen allerdings die Bedeutung dieser Aufmerksamkeit, wenn sie ausführen, dass sie um Zweifel auszuschließen »den Patienten einige Tage nacheinander geprüft und ihn dabei immer scharf beobachtet hatten«. Das Resultat »waren kleine, gewöhnlich ganz unauffällige Bewegungen, die der Kranke während des ›Lesens‹ ausführte. Der Patient mußte alles, was er ›las‹, gleichsam mitschreiben, indem er die Buchstaben in eigenartiger Weise nachzog.« Lediglich ein kleiner, teilweiser Eingriff dient dem Versuch der Bestätigung: »Hielt man nun dem Patienten die Finger der rechten Hand und diese selbst fest, so hinderte ihn dies nicht im geringsten, das angeschriebene Wort zu ›verstehen‹; der Patient las jetzt nur ›mit dem Kopf‹.«[141] Erst im Anschluss an die Darstellung des beobachteten Phänomens und seiner ›Entdeckung‹ verweisen sie dann auf die wissenschaftliche Tradition: »Daß Patienten mit Lesestörungen sich mit schreibenden Bewegungen helfen, ist eine nicht unbekannte Erscheinung.«[142] Einen entscheidenden Unterschied sehen sie in der Perfektion dieser Technik bei ihrem Patienten.[143]

Als eine wichtigere Neuerung in der neurologischen Wissensproduktion erscheint aber vor allem die Deutung des Falls mithilfe des Gestaltbegriffs. Zentral für Goldsteins und Gelbs Erklärung ihrer Beobachtungen ist die »Grundannahme einer ›Störung des Gestalterfassens‹«.[144] Sie verweisen hierzu auf Max Wertheimer, der diese Annahme in Bezug auf bestimmte Fälle von Alexie (Unfähigkeit zu Lesen trotz intakten Sehvermögens) formuliert hatte.[145] Zur Erläuterung des dabei zugrunde gelegten Gestaltbegriffs unterscheiden sie die Gestalt als »subjektiven, psychologischen Sachverhalt« von einem »objektive[n] (physikalische[n]) Sachverhalt« des Wahrgenommenen.[146] Gestalten seien »nicht ›Summen‹, sondern einheitliche, in sich geschlossene und charakteristische Ganze, Strukturen von spezifisch eigenartigem Gepräge.«[147] Aufgrund einer Reihe weiterer Tests gelangen Gelb und Goldstein dann zur Bestätigung ihrer Annahme sowie zur Feststellung einer noch weitergehenden Störung der Wahrnehmung von Gestalten. Ihrer Beobachtung zufolge »hatte der Patient nicht einmal das Charakteristische des Geradheits- und Krümmungseindruckes.«[148] Sie kommen daher zu dem Schluss, dass »man – sit venia verbo – von einer ›totalen Gestaltblindheit‹ spre-

140 Ebd., 14 u. 15.

141 Ebd., 18, Herv. i.O.

142 Ebd., 19.

143 Ebd., 20.

144 Ebd., 57.

145 Ebd., 56.

146 Ebd., 57, Herv. i.O.

147 Ebd., 58, Herv. i.O.

148 Ebd., 71, Herv. i.O.

chen [könnte].«[149] Vergleichbare Störungen wurden um 1918, wie auch etwa einleitend durch Gelb und Goldstein, als »Seelenblindheit«,[150] später und bis heute eher als Agnosie bezeichnet.[151]

Abbildung 1: Pendeltachistoskop und Projektor

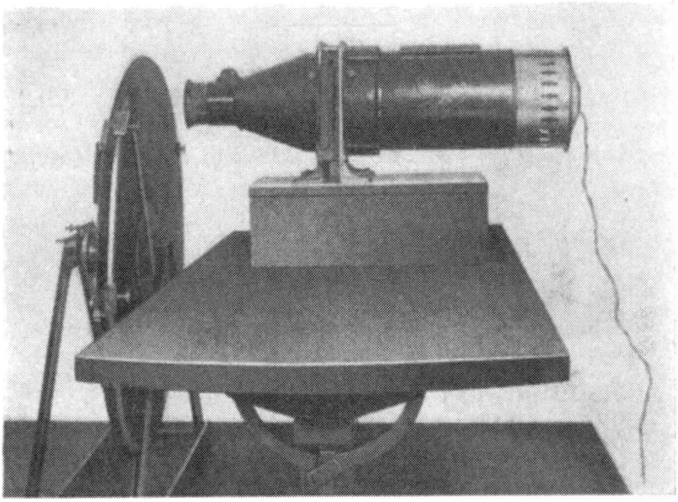

(Goldstein u. Gelb, Psychologische Analysen I, 141)

Für die Weise, in der die Subjektivität des Patienten sich in diesem Aufsatz darstellt, ist es nun in erster Linie entscheidend, dass es sich eben um eine *psychologische* Untersuchung handelt. Dass die Hirnverletzung die Ursache der Wahrnehmungsstörung ist, steht dabei zwar außer Frage, aber diese Verletzung wird nicht zum Gegenstand der praktischen Forschung. Sie wird zunächst im Rahmen der zu Beginn berichteten Krankengeschichte erwähnt, welche allerdings zu einem großen Teil auf Aufzeichnungen anderer Ärzte beruht. Bei der Verlegung des Patienten in das von Goldstein geführte Lazarett war die Wunde bereits verheilt.[152] Darüber hinaus ist die Läsion nochmals ein Thema im Fazit des Aufsatzes, in dem Gelb und Goldstein einige Vermutungen über die physischen Aspekte der Auswirkungen der Hirnverletzung äußern. Sie deuten dabei einerseits die Vorstellung eines ›Parallelismus‹ zur Erklärung des Verhältnisses von Gehirn und Psyche an – in dieser Hinsicht also eine Theorie, die z.B. derjenigen Wilhelm Wundts ähnelt.[153] Andererseits machen sie deutlich, dass Physiologie und Anatomie nicht zum eigentlichen Gegenstand ihrer Studie gehören:

149 Ebd., 129.

150 Ebd., 9.

151 Z.B. Paul Eling: Neurognostics Answer, in: *Journal of the History of the Neurosciences* 21 (2012), S. 119–125, 123.

152 Ebd., 9.

153 Vgl. Kap. 3.2.3.

»Als Ursache für seine Störung müssen wir wohl annehmen, daß bei dem Patienten diejenigen spezifischen, anatomisch-physiologischen Vorgänge, die wir entsprechend der psychischen Besonderheit der Gestalteindrücke als materielle Korrelate hierfür einsetzen müssen, geschädigt waren. Wir verzichten darauf, des näheren über die physiologischen Vorgänge, die solchen Eindrücken entsprechen, und über die Art der Schädigung derselben bei unserem Patienten in eine Erörterung einzutreten, weil dazu eine prinzipielle Auseinandersetzung über die Art physiologischer ›Parallelvorgänge‹ überhaupt notwendig wäre, die uns hier zu weit abführen würde.«[154]

Hinsichtlich der Möglichkeit, dass sie damit tatsächlich eine Art von ›psycho-physischem Parallelismus‹ vertreten haben, ist anzumerken, dass dies einen deutlichen Widerspruch zur fünfzehn Jahre später von Goldstein formulierten Ganzheitstheorie darstellen würde, also auf deren historische Entwicklung verweist, die weiter unten eingehender behandelt wird (Kap. 4.4). An dieser Stelle soll stattdessen betont werden, dass Gelb und Goldstein sich ausdrücklich auf die Psyche als Gegenstand der Untersuchung konzentrierten.

Für die Erforschung der Psyche *als solcher* (also nicht nur als Abstraktion, die Verhaltensweisen erklären soll) war nun das Sprechen der Forschungsobjekte, die sich dadurch als menschliche Subjekte zeigten, eine notwendige Voraussetzung, wenn die praktische Untersuchung sich nicht auf die Introspektion, also auf die Psyche des Forschers beschränken sollte.[155] Dass die Introspektion für die Theoriebildung Goldsteins und Gelbs bedeutsam war, wurde oben bereits erwähnt, aber da ihre Forschung zunächst den *Folgeerscheinungen von Hirnverletzungen* galt, war dies freilich meistens kein gangbarer Weg. In der Verwendung der Aussagen von Testpersonen lag nun eine *praktische* Gemeinsamkeit mit der experimentellen Psychologie Wundts (wie sicherlich auch mit anderen psychologischen Schulen) und im Versuchsaufbau findet sich noch eine weitere, grundlegendere, wie aus Gelbs und Goldsteins Text ausdrücklich hervorgeht: »Wir haben uns bemüht, die H i l f s m i t t e l d e r e x a k t e n E x p e r i m e n t a l p s y c h o l o g i e, soweit es möglich war, heranzuziehen«. Hier bestätigt sich also auf spezifischere Weise die im vorigen Abschnitt getroffene Feststellung, dass die Methoden der goldsteinschen Neuropsychologie sich im Einzelnen nicht von den schon länger etablierten unterscheiden. Die Einschränkung (»soweit es möglich war«) lag neben der begrenzten Verfügbarkeit von Ressourcen in den Gegebenheiten der pathologischen Forschung, nämlich darin, dass die »Kranken [...] oft für Untersuchungen, die kompliziertere technische Anordnungen erfordern, nicht geeignet sind.«[156] Ein entscheidender Teil der meisten angewandten Methoden, war aber die Befragung der Patienten und das Protokoll ihrer Antworten.

154 Goldstein u. Gelb, Psychologische Analysen I, 129.

155 Warum auch der Behaviorismus, eine Verhaltensforschung, die vom Bewusstsein ihrer Objekte nichts wissen will, als Psychologie gilt, kann in der vorliegenden Arbeit nicht diskutiert werden. Wird der Begriff des Psychischen etwa mit Freud dadurch bestimmt, dass es aus »Vorgänge[n] von der Art des Fühlens, Denkens, Wollens« bestehe (Sigmund Freud: *Vorlesungen zur Einführung in die Psychoanalyse*, Frankfurt a.M. 1991 [1916/17], 20 [im Folgenden zitiert als: Freud, Vorlesungen]), ist das Interesse des Behaviorismus wohl überhaupt nicht auf die Psyche selbst gerichtet.

156 Goldstein u. Gelb, Psychologische Analysen I, 5, Herv. i.O.

In dem Text finden sich dementsprechend fortlaufend – meistens allerdings recht kurze, manche als nicht exakt wörtlich erkennbare sowie auch indirekte – Zitate der Aussagen des Patienten bzw. Auszüge aus den Versuchsprotokollen. In diesem Zusammenhang wird zunächst nochmals deutlich und damit etwas anschaulicher, dass Goldstein und Gelb bei ihrer Studie mit völlig etablierten Methoden ansetzen, die als neuropsychologisch bezeichnet werden könnten, wenn damit nur die psychologische Untersuchung der Folgen von körperlichen Schäden gemeint wäre. So zitieren sie aus einem von ihnen angefertigten »Protokoll über eine Untersuchung von der Art, wie man sie gewöhnlich in den Arbeiten über Seelenblindheit findet.« Diese Untersuchung betrifft die »optischen Vorstellungsbilder« oder synonym »Erinnerungsbilder«, d.h. die Forschungsfrage, ob der Patient sich Objekte bildlich ins Bewusstsein rufen kann. Hier lautet beispielsweise eine Testfrage: »Wie sieht ein Löwe aus?« Der Patient antwortet: »Er hat ein gelbes Fell. ... Das Männchen hat Haare am Hals, das Weibchen ist bös.«[157] Goldsteins und Gelbs Argumentation läuft hier allerdings darauf hinaus, dass ein derartiges »Protokoll allein [...] zu der Entscheidung über die Frage der Erinnerungsbilder ganz ungeeignet« sei. »Es ist dazu ein näheres Eingehen auf jede einzelne Antwort notwendig«. Die vom Patienten gemachten Angaben könnten nämlich, auch wenn sie sehr knapp und manchmal falsch seien, zu dem Schluss führen, dass er über einige »Erinnerungsbilder« verfüge, während sie tatsächlich auch nur auf einem abstrakten Wissen beruhen könnten. Goldstein und Gelb bemerken etwa zu den Angaben über den Löwen, dass sie »möglicherweise einfach nur eine sprachliche Reproduktion« sei.[158] Auf weitere Nachfrage habe der Patient »immer wieder« versichert, »niemals etwas Optisches sich vorstellen zu können«.[159]

Im Gegensatz zu den einfachen Testfragen, die – als die psychologische Seite der Lokalisation – lediglich der Zuordnung von Störungen zu vorgegebenen Kategorien dienen, stehen die Fragen bei Goldstein und Gelb aber im Zusammenhang einer explorativen Studie. Wenn sie auch teilweise mit vorhandenen Begriffen der Gestaltpsychologie operieren, versuchen sie doch eine gestörte bzw. veränderte Wahrnehmung zu verstehen, über die noch nichts (in ihren Augen wissenschaftlichen Ansprüchen genügendes) bekannt ist. Die von ihrem Patienten gegebenen Antworten zeigen daher auch mehr spezifisch menschliche Subjektivität, als die mit der bloßen Sprachfähigkeit verbundene. Mit einem ihrer Tests suchen sie eine Bestätigung ihrer gestaltpsychologischen These[160] im Hinblick auf die Methode, mit der der Patient liest. Dabei soll dieser mehrfach durchgestrichene Worte zu lesen versuchen, was, da er die Schrift nachzeichnen muss, an der Ablenkung durch die »Nebenstriche« scheitert, im Fall, dass die Durchstreichung eine andere Farbe als die Schrift hat, aber wieder gelingt.

> »Nur das erstemal vermochte er die Aufgabe nicht spontan zu lösen, zeigte eine Verwirrung und fragte, › o b e s D o p p e l b u c h s t a b e n , b l a u e u n d r o t e ,

157 Ebd., 113f.

158 Ebd., 115.

159 Ebd., 116.

160 Der Test kann auch als der einfachen Beschreibung oder Analyse dienend aufgefasst werden. Im Text wird sein Ablauf vor der Erläuterung der theoretischen Annahmen dargestellt.

w ä r e n‹. Als man ihn aber aufforderte, nur die blauen zu lesen, so ging das wieder: er ›las‹ nur das Blaue. Und bei einer Wiederholung des Versuches nach einigen Tagen – es war ihm irgendein anderes Wort (Wort rot, Nebenstriche grün) geboten – fragte der Kranke spontan: ›Soll ich das Rote oder das Grüne lesen?‹«[161]

Indem Gelb und Goldstein ihre Anwendung der verschiedenen, für sich genommen weiterhin nicht über den Rahmen des Üblichen hinausgehenden Testmethoden als Suche nach einem neuen Verständnis einer Wahrnehmungsstörung schildern, stellen sie das Verhalten des Patienten als das eines vernunftbegabten Individuums dar. Ihr detaillierter Bericht veranschaulicht einerseits u.a. an dieser Stelle die Notwendigkeit, dass das Testobjekt die ihm gestellte Aufgabe versteht.[162] Andererseits kommen unter der Vielzahl von Details auch solche vor, die erkennen lassen, dass die Reaktionen des Patienten häufig nicht vorhersehbar sind, weshalb sie auch ausdrücklich als »spontan« bezeichnet werden. Diese Darstellung dient allerdings nicht unmittelbar der Theoriebildung. Die These, nach der die normale Wahrnehmung die psychische Herstellung von Gestalten erfordert, ist allgemein formuliert, nicht auf das Individuum gerichtet. Dass der Forschungsbericht den Patienten dennoch deutlich als Individuum beschreibt, scheint eher eben den Eigenheiten einer Exploration zu entsprechen, für die es nützlich ist, auch das Unvorhergesehene sowie das möglicherweise nebensächliche zu beachten.

Die nicht-mechanischen und die spezifisch menschlichen Züge dieses sowie anderer Versuchsobjekte werden dort noch deutlicher, wo Gelb und Goldstein auf den Umfang der jeweiligen Untersuchungen sowie auf die an den Patienten währenddessen vorgehenden Veränderungen verweisen.[163] Es ist dazu weder eine bestimmte Theorie noch eine besondere Methode nötig, die entsprechenden Beobachtungen können sozusagen nebenbei geschehen – eben unter der Voraussetzung der umfassenden bzw. langfristigen Untersuchung. In einer späteren Folge der *Psychologischen Analysen* gibt Gelb die spontanen Äußerungen zweier Patienten wieder, an denen er ein »pathologisch verändertes Sehen der Form der Objekte«[164] untersucht hat:

»Als die Patienten durch die Untersuchung auf ihre Sehstörung besonders aufmerksam wurden, berichteten sie unabhängig voneinander über Beobachtungen aus dem gewöhnlichen Leben, die sie von selbst in Zusammenhang brachten mit den Ergebnissen der Prüfung. Fall 1 erzählte, daß ihm ›ähnliches‹ besonders an den (in unmittelbarer Nähe des Lazaretts befindlichen) Fabrikschornsteinen aufgefallen sei; sie erschie-

161 Ebd., 25, Herv. i.O.

162 Auch darin liegt *kein* Gegensatz zur Experimentalpsychologie Wundts und seiner Nachfolger. Inwiefern die Methode im Rahmen einer theoretisch anders ausgerichteten Forschung dennoch auch zu einer anderen Darstellung menschlicher Subjektivität führen kann, wird der Vergleich mit den psychologischen Vorannahmen der Vogtschen Forschung und deren psychotherapeutischen Erfahrungen zeigen (s. Kap. 5.2).

163 Erst später hat Goldstein den Umfang von Untersuchungen als Ganzheitlichkeit bezeichnet.

164 Adhémar Gelb: Psychologische Analysen hirnpathologischer Fälle IX. Über eine eigenartige Sehstörung (»Dysmorphopsie«) infolge von Gesichtsfeldeinengung. Ein Beitrag zur Lehre von den Beziehungen zwischen »Gesichtsfeld« und »Sehen«, in: *Psychologische Forschung* 4 (1923), S. 38–63, 38, im Original kursiv (im Folgenden zitiert als: Gelb, Psychologische Analysen IX). – »Fall 1« ist der auch in *Psychologische Analysen I* untersuchte.

nen ›höchstens so dick wie Telegraphenstangen‹, – ›so dünne Fabrikschornsteine gibt es doch nicht‹. Fall 2 berichtete von dem merkwürdigen Aussehen der Straßenpassanten, die er von seinem Fenster aus sehen könne. Alle Menschen sähen so schmal und hager aus; auch an seinen Kameraden, die er doch als normal starke Menschen kenne, habe er das gleiche beobachtet.«[165]

Nicht nur stellen die Patienten »von selbst« Verbindungen zwischen bestimmten Tests und ihren Alltagserfahrungen her, sondern darüber hinaus sind »Beobachtungen« hier anstelle des Werks des Wissenschaftlers, das seiner Forschungsobjekte – eben von Menschen mit einem »gewöhnlichen Leben«.

In der ersten *Psychologischen Analyse* erhält die Subjektivität des Forschungsobjekts für die Experimentalanordnung noch eine weitere Bedeutung. Für deren Funktionieren ist nämlich nicht nur die Mitarbeit des Patienten, und eben ein Subjekt als Objekt, sondern auch sein Verständnis von Gelbs und Goldsteins Absicht notwendig, eine ›phänomenale Analyse‹ durchzuführen. Die Beobachtung der Wahrnehmungsstörung und der Kompensationsstrategie des Patienten hatte noch keine Antwort darauf geliefert, »wie die tatsächlichen optischen Erlebnisse des Patienten qualitativ beschaffen sind.«[166] Eine Beschreibung dieses Phänomens ist nun nur den Aussagen des Patienten selbst zu entnehmen, die zudem bestimmten Anforderungen genügen müssen: »Jede phänomenale Analyse stellt an das auffassende Subjekt die Aufgabe, das jeweilig unmittelbar Gegebene genau zu beobachten und ohne gedankliche Zutat zu beschreiben«.[167] Dass darin nun eine besondere Herausforderung für den ›Seelenblinden‹ zu sehen ist, zeigt sich an dessen Beschreibung eines ›Nachbildes‹, des bei geschlossenen Augen bleibenden (oder auf einem neutralen Hintergrund wie einer weißen Wand sichtbaren) Eindrucks eines starken visuellen Reizes, als »ganz eigenartig, ›es wäre weder rund noch eckig, noch irgendwie so, daß man es beschreiben könnte‹«.[168] Die ›Nachbildversuche‹ sollen einen sinnlichen Eindruck hervorrufen, dessen Mangel an ›Gestalt‹ nicht durch Bewegungen kompensiert, der im Gegensatz zur tachistoskopischen Projektion aber für eine längere Zeit wahrgenommen werden kann. Diese Versuche dienen nun als ein experimenteller Zwischenschritt ausdrücklich auch dazu, jenes Verständnis von Gelbs und Goldsteins Erkenntnisinteresse zu ermöglichen:

> »Die Versuche glückten: sie ergaben überraschende Resultate. Ihre Bedeutung liegt aber vor allem darin, daß sie dem Patienten den Sinn unserer phänomenalen Fragestellung aufklärten; durch die Nachbildversuche hat er erfahren, worauf es uns ankommt, und später vermochte er auch bei anderen Versuchen viel brauchbarere Beobachtungen zu machen.«[169]

Ein Verständnis vom Erkenntnisinteresse der Forscher auf Seiten des Testobjekts und als Voraussetzung dafür sein Vermögen zur Selbstreflexion werden folglich zu notwen-

---

165 Gelb, Psychologische Analysen IX, 43f.

166 Goldstein u. Gelb, Psychologische Analysen I, 43, im Original gesperrt.

167 Ebd., 49.

168 Ebd., 63, Herv. i.O.

169 Ebd., 61.

digen Bestandteilen der Experimentalanordnung. Wenn darin eine besondere Bedeutung der Subjektivität des Forschungsobjekt zu erkennen ist, liegt dies nicht nur in der ›Natur‹ der Psychologie, sondern ist auch durch den explorativen Charakter dieser Studien und die Idee einer ›phänomenalen Analyse‹ begründet. Der Patient musste dazu »den Unterschied zwischen Optisch-Phänomenalem und Objektivem« nachvollziehen können.[170] Da er in Alltagssituationen fähig war, »viele optische Gebilde [...] prompt zu e r s c h l i e ß e n« und dadurch objektive Gegebenheiten zu erkennen, war ihm nicht bewusst, dass »der Normale« solche Gegenstände »o p t i s c h e r k e n n t und n i c h t erschließt«,[171] die Auffassung der äußeren Wirklichkeit dabei, so die psychologische Annahme, also auf einem anderem subjektiven Weg zustande kommt. Die Erfahrung der Nachbildversuche führte laut Gelb und Goldstein dazu, dass der Patient sein eigenes optisch-phänomenales Erleben von seinen Schlüssen unterscheiden und dann auch beschreiben (oder als unbeschreiblich kennzeichnen) konnte.

Hier liegt nochmals der Vergleich mit Wundts Experimentalpsychologie nahe. Auch für Wundts Versuche war es mitunter notwendig, dass Versuchspersonen deren Sinn verstanden. Da er im Gegensatz zu Gelb und Goldstein allerdings die normale Psyche studierte, musste er keine erkrankten Individuen testen, sondern konnte etwa mit seinen Doktoranden arbeiten, deren Wahrnehmungen von seinen eigenen nicht als prinzipiell abweichend aufgefasst wurden.[172] Ein wichtiges Ziel seiner Testreihen bzw. »die e l e m e n t a r s t e Aufgabe einer exacten psychologischen Analyse« waren vielmehr Größenmessungen, etwa der Stärke einer Empfindung.[173] Bei solchen Tests waren also weder spontane oder unerwartete Äußerungen von Interesse, noch ließen sich dadurch neue Phänomene, also solche, die Wundt nicht durch die eigene Selbstbeobachtung entdecken konnte, untersuchen. Eine Gemeinsamkeit der Versuchsanordnungen lag wiederum darin, dass sowohl Wundts Testpersonen, als auch Patienten wie der ›seelenblinde‹ Soldat durch Übung auf ihre Aufgabe vorbereitet werden mussten.[174] Hinsichtlich der Bedeutung, die das Verständnis der Versuche und die Fähigkeit zur Selbstbeobachtung bei den Versuchsobjekten für beide Forschungsrichtungen hatte, ist außerdem noch zu bemerken, dass diese Voraussetzungen ebenfalls in beiden Fällen nicht für alle Versuche erfüllt sein mussten. Wundt untersuchte etwa Reaktionszeiten dadurch, Testpersonen beim Aufleuchten einer Lampe einen Knopf drücken zu lassen,[175] also mit einer Methode, die kein Sprechen erfordert und wohl auch in einem behavioristischen Rahmen, also ohne Interesse am Bewusstsein, Verwendung finden könnte. In vergleichbarer Weise benutzten Gelb und Goldstein, wie oben dargestellt, den Holmgren-Test, indem sie lediglich das Verhalten ihres Patienten beobachteten, während die Herleitung des Begriffs des abstrakten Verhaltens von der Introspektion (und dessen teilweiser Erweiterung durch ›Versuche mit Normalen‹) und der theoretischen Reflexion und *nicht* von der Beobachtung des Patienten ausging.

170 Ebd., 67.

171 Ebd., 51, Herv. i.O.

172 L.T. Benjamin, Modern Psychology, 44.

173 Wundt, Logik, 178.

174 L.T. Benjamin, Modern Psychology, 44 u. Goldstein u. Gelb, Psychologische Analysen I, 50 u. 52.

175 L.T. Benjamin, Modern Psychology, 45.

Bei allen genannten Aspekten der Darstellung der Subjektivität von Patienten, ist es von Bedeutung, dass es sich eben um Patienten und nicht nur um Organismen handelt. Dies betrifft zunächst allgemeine Unterschiede, die zwischen menschlichen und nicht-menschlichen Organismen bestehen, etwa in der Sprachfähigkeit.[176] Durch das übergeordnete Ziel der Studien, das, wie Goldstein und Gelb zur Einleitung der ersten *Psychologischen Analyse* betonen, in der Schaffung der »rationellen Grundlagen für die psychische Übungstherapie und die Berufsberatung«[177] bestand, wurde diese Unterscheidung allerdings noch bekräftigt. Die Lokalisationsforschung konnte sich damit begnügen, Symptome zu registrieren, das Ableben erkrankter Menschen abzuwarten, um dann deren Gehirne untersuchen zu können, und das Verhalten von Tieren im physiologischen Experiment als Parallele zum menschlichen Handeln aufzufassen. Menschen mit Hirnverletzungen irgendeine Art von Hilfe zukommen zu lassen, erforderte dagegen eine weitaus offenere und detailliertere Untersuchung. In welchem Ausmaß die therapeutischen Ambitionen erfolgreich waren, kann in der vorliegenden Arbeit nicht geklärt werden. Entscheidend ist an dieser Stelle die Feststellung, dass aufgrund dieser Ambitionen das menschliche Subjekt in den wissenschaftlichen Veröffentlichungen auch deutlich menschliche Züge trägt. Dazu gehört als ein weiterer Aspekt schließlich auch noch eine bestimmte Verbindung des Therapieerfolgs bzw. der Herstellung von Normalität auf der einen und Freiheit auf der anderen Seite. Wie Harrington formuliert hat, »gehörte zur Gesundung auch die Entscheidung des Patienten, bestimmte Beschränkungen der Umgebung [...] zu akzeptieren«, um »das zurückzuerhalten, was Goldstein sein ›Wesen‹ nannte«. Daher seien »Krankheit und Gesundheit [...] zu Fragen der freien Wahl und der Bewertung« geworden.[178] Sie verweist hier auf spätere, eher theoretische Aufsätze Goldsteins, ein Beispiel findet sich allerdings auch in den *Psychologischen Analysen*:

> »Erst 2–3 Monate nach Beginn der Untersuchung [...] meinte er eines Tages, daß er sich nun wieder mehr ›als Mensch‹ fühlte, und dabei erklärte er gleichzeitig, daß es ihm ›auch klar geworden wäre, was ihm eigentlich fehlte‹; ›er müßte doch auch anders s e h e n als früher‹; namentlich durch die Fragen der Untersuchenden wäre er darauf aufmerksam geworden.«[179]

Die Einsicht in die Notwendigkeit ›anders zu sehen‹, die Entscheidung dieser Einsicht zu folgen und das Verständnis davon, wie dies möglich ist, sind, da die Hirnverletzung nicht als solche heilbar ist, in diesem Fall zentrale Bestandteile des eigentlichen Erfolgs der Therapie. Auch hier ist also, wie im Fall der *Farbennamenamnesie*, das abstrakte Verhalten als Voraussetzung von Freiheit von Bedeutung.

In den in diesem Abschnitt erörterten Quellen, steht die Darstellung der Subjektivität der Patienten nicht im Zusammenhang einer Theorie der Ganzheit der Organismen.

---

176 Wenn die Spontaneität auch als Merkmal etwa zur Unterscheidung zwischen Organismen und Maschinen aufgefasst werden kann, sind die *spezifischen* Äußerungen von Spontaneität der Patienten doch von der Sprachfähigkeit abhängig und die Möglichkeiten Spontaneität zu zeigen sind für Patienten weitaus vielfältiger als für tierische Versuchsobjekte.

177 Goldstein u. Gelb, Psychologische Analysen I, 3.

178 Harrington, Suche nach Ganzheit, 277.

179 Goldstein u. Gelb, Psychologische Analysen I, 50.

Vom ›Ganzen‹ ist etwa in Bezug auf subjektiv wahrgenommene Gestalten die Rede, nicht aber hinsichtlich der untersuchten Menschen. Auch andere Versuche, die klinischen Erkenntnisse mit irgendeiner anthropologischen Theorie zu verknüpfen, finden sich in den genannten Texten nicht. Wenn die *Psychologischen Analysen* dennoch als Teile eines Forschungsprogramms mit einem theoretischen Kern aufgefasst werden, liegt dieser wohl in der Annahme, dass die menschliche Wahrnehmung durch Gestalten strukturiert sei. Die Forschung Goldsteins in Frankfurt war allerdings nicht nur auf psychologische Untersuchungen ausgerichtet[180] und insofern die Psyche im weitesten Sinne in Betracht kam, ließen die Phänomene sich nicht immer gestalttheoretisch fassen.[181] Der Rahmen, in dem Goldstein forschte, war dagegen stets ein medizinischer. In dieser Hinsicht ist es zwar nicht ungewöhnlich, aber auch nicht irrelevant, dass die Forschung aufs engste mit der Suche nach Therapien verknüpft war. Gerade in Bezug auf Hirnverletzungen beschränkte die Medizin sich im betreffenden Zeitraum häufig auf die Versorgung von Patienten mit dem Lebensnotwendigen und, wie gesagt, mit der posthumen anatomischen Untersuchung.[182] Aber auch unter den therapeutischen Ansätzen gab es zu dem von Goldstein und Gelb verfolgten deutlich gegensätzliche, mit anderen Wertvorstellungen verbundene, wie den des oben erwähnten Poppelreuter mit seinem strengen »Disziplinierungsethos«.[183] Wird die Forschung Goldsteins in erster Linie als medizinische und nicht als biologische verstanden, ist ihr Kern also nicht die Ganzheit, sondern die Möglichkeit Kranken zu helfen. Die damit verknüpften Vorstellungen von der menschlichen Natur umfassen deren deutliche Abgrenzung sowohl von Tieren als auch von Maschinen, die Vernunftbegabung und die Fähigkeit Entscheidungen zu treffen.

Da Goldsteins theoretische Ambitionen allerdings unverkennbar sind, soll hier nicht argumentiert werden, dass jener medizinische Kern seiner Forschung der *eigentliche* sei. Der Vergleich der verschiedenen Quellen zeigt vielmehr, dass zwei verschiedene Kerne für die klinische Praxis einerseits und für die Theoriebildung andererseits bestimmend waren, die sich nicht in ein vollständig konsistentes Programm einfügen. Goldsteins ganzheitstheoretische Erklärung organischen Verhaltens durch dessen Adäquatheit läuft implizit auf eine biologische Determination menschlichen Handelns hinaus. Im Widerspruch dazu steht die Vorstellung der Möglichkeit autonomen Handelns, die hinsichtlich des abstrakten Verhaltens aus dem Versuch, bestimmte Wahrnehmungsstörungen zu verstehen, hervorgeht und hinsichtlich der »Wiederherstellung des Nor-

---

180 So publizierte er etwa über den Einfluss von Hirnverletzungen auf den Tonus, den Spannungszustand der Muskulatur: Kurt Goldstein: Über induzierte Tonusveränderungen beim Menschen (sog. Halsreflexe, Labyrinthreflexe usw.). II. Mitteilung. Über induzierte Tonusveränderungen beim Kranken. 1. Über Lageveränderungen in einem Gliede durch bestimmte Stellungen des Gliedes selbst. 2. Über Lageveränderungen durch Veränderung der Stellung anderer Glieder, in: *Zeitschrift für die gesamte Neurologie und Psychiatrie* 89 (1924), S. 383–428.

181 Etwa in Kurt Goldstein u. Frieda Reichmann: Über corticale Sensibilitätsstörungen, besonders am Kopfe, in: *Zeitschrift für die gesamte Neurologie und Psychiatrie* 53/1 (1920), S. 49–79 (im Folgenden zitiert als: Goldstein u. Reichmann, Sensibilitätsstörungen).

182 Siehe dazu auch Kap. 4.4.

183 Hagner, Geist bei der Arbeit, 120. Siehe Kap. 4.1.

malen«[184] eine notwendige Voranahme darstellt, wenn dieses Ziel als erreichbar angenommen werden soll.

Da sich bei der Untersuchung der biologischen Theorie Goldsteins gezeigt hat, dass deren Stärke – in Hinsicht auf das anhaltende Interesse – vor allem in der Kritik mechanistischer Hirnforschung im Allgemeinen und der Lokalisation im Besonderen liegt, während Goldsteins neuropsychologische Methoden sich demgegenüber gerade durch ihren klinischen Nutzen und weniger durch Erfolgsaussichten im Hinblick auf den theoretischen Fortschritt auszeichnen, wird der Vergleich mit dem Lokalisationsprogramm umso wichtiger. Dieser Vergleich gewinnt seine Bedeutung auf der anderen Seite gerade durch den sowohl zeitgenössischen als auch im weiteren Verlauf der Geschichte anhaltenden Erfolg der Lokalisation. Einer Feststellung Hagners zufolge hat der von Goldstein und anderen erhobene »Protest« gegen den »Reduktionismus« des Lokalisationsprogramms im Allgemeinen bzw. der Cytoarchitektonik der Vogts im Besonderen, »nichts daran ändern können, daß die Unterwerfung des Gehirns unter immer neue Darstellungsformen den weitaus größeren Anteil am Siegeszug der Hirnforschung im 20. Jahrhundert beanspruchen kann.«[185] In dieser Hinsicht wird der folgende Abschnitt also die Frage behandeln, ob bzw. in welchem Sinn der lokalisatorischen Hirnforschung trotz der Kritik eine »Ausgewogenheit [...] in ihrem eigenen Zeitalter«[186] zugeschrieben werden kann.

4.3 Cécile und Oskar Vogt: Anatomie statt Psychologie?

Das Forschungsprogramm der Vogts als spezifisches unter den mitunter durchaus gegensätzlichen im Rahmen der Lokalisation lässt sich durch seinen sehr umfassenden Erkenntnisanspruch charakterisieren. So formuliert etwa Hagner: »Oskar Vogt [...] aimed at a synthetic neurobiology including anatomy and physiology, clinical neurology, and psychology.«[187] Nicht erst durch den Vergleich mit Goldsteins Arbeit wird allerdings deutlich, dass die Psychologie in der Verwirklichung dieses Anspruchs in der für die Vogts erfolgreichsten Zeit eine untergeordnete Position einnahm und die klinische Forschung nur wenig höher rangierte.[188] Zwar hatten sie vor dem Ersten Weltkrieg noch umfassende Forschungen mit psychologischen Methoden, insbesondere der Hypnose betrieben,[189] stellten dann aber Anatomie und Physiologie in den Mittelpunkt. Für das Jahr 1911 hat Satzinger eine »Zäsur« im vogtschen Wirken festgestellt, nach der der »psychotherapeutische Zugang [...] zurück[trat]«.[190] Dazu läßt sich, wiederum mit

184 Canguilhem, Das Normale, 15.

185 Hagner, Lokalisation, 147.

186 Kuhn, Wissenschaftliche Revolutionen, 17.

187 Hagner, Cultivating the Cortex, 542.

188 Bezeichnenderweise fehlt die Psychologie in der ähnlichen Charakterisierung durch Breidbach: »[Oskar] Vogts Konzept war die Bildung einer integrativen Neurowissenschaft, die anatomische, klinische und physiologische Forschungsansätze zusammenzuführen suchte.« (Materialisierung, 229)

189 Satzinger, Cécile und Oskar Vogt, 100.

190 Ebd., 183.

Hagner, ergänzen, dass Oskar Vogt 1897 noch für die entgegengesetzte Rangfolge der Disziplinen argumentiert hatte. Weil für ihn damals »die experimentelle Psychologie besser fundiert war als Anatomie und Physiologie, diente sie als ›Pfadfinder für das Labyrinth des Faserbaus unseres Grosshirns‹«.[191] Vierzehn Jahre später standen für Oskar und Cécile Vogt allerdings Anatomie und Physiologie deutlich im Vordergrund. Neben dieser Relativierung des psychologischen Anspruchs ist außerdem hinzuzufügen, dass die Vogts seit der Mitte der 1920er Jahre ihrer Forschung auch noch einen genetischen Zweig hinzufügten, wozu allerdings auch früher bereits Ansätze vorhanden waren. Ihr nichtsdestotrotz weiterhin um die Anatomie zentriertes Forschungsprogramm folgte vor allem dem Konzept der ›Architektonik‹, sowohl in der cytoarchitektonischen als auch in der myeloarchitektonischen Variante. Da sie im Gegensatz zu Goldstein keine umfangreichere theoretische Schrift hinterlassen haben, ist ihre Forschung, auch wenn die Theorie darin nicht unbedeutend war, mehr von der empirischen Seite her zu charakterisieren.

4.3.1 Anatomische und physiologische Forschung

Im ›klassischen Lokalisationsprogramm‹ wurden pathologische (oder im Tierversuch experimentelle) Veränderungen des Gehirns – etwa durch Hirnblutungen – mit den am Verhalten beobachteten Symptomen verbunden, um der jeweils betroffenen Hirnregion eine ›Funktion‹ zuzuordnen, deren Störung das Symptom zeigen sollte (siehe Kap. 3). Nach Oskar Vogts Ansicht, wie er sie 1912 vertrat, hatte diese Forschung nach den 1880er Jahren »keine weiteren Fortschritte« gemacht, sie sei damals »auf einen toten Punkt gekommen.«[192] Die ›Architektonik‹ setzte dagegen bei der mikroskopischen Untersuchung von Hirnschnitten an, wie »die histologische Lokalisation« überhaupt, in Korbinian Brodmanns Worten, »jene Seite des Lokalisationsproblems« darstellt, »welche im Gegensatze zur Physiologie und Klinik, [sic!] ausschließlich anatomische Merkmale zum Ausgangspunkte der Untersuchung nimmt.«[193] Die architektonische Betrachtung des Gehirns beruhte auf der Differenzierung von Bereichen anhand der Verteilung und verschiedenen Beschaffenheit der Neuronen, also z.B. der Unterscheidung von Bereichen mit besonders zahlreichen oder solchen mit besonders großen Zellen bzw., wie von Cécile und Oskar Vogt formuliert, der »örtlichen Differenzen in der Anordnung, der Zahl und der groben Morphologie der Nervenzellen und der markumhüllten Leitungsfasern.«[194] Dabei blieb die Lokalisation von Funktionen das Ziel, weshalb die Vogts die physiologische Bedeutung der architektonisch beschriebenen Hirnbereiche vor allem mithilfe von Tierversuchen, daneben aber auch durch klinische

---

191 Hagner, Geniale Gehirne, 237.

192 Oskar Vogt: Bedeutung, Ziele und Wege der Hirnforschung, in: *Nord und Süd* 36 (1912), S. 309–314, 310 (im Folgenden zitiert als: O. Vogt, Bedeutung der Hirnforschung).

193 Brodmann, Lokalisationslehre, 1.

194 Cécile Vogt u. Oskar Vogt: Die vergleichend-architektonische und die vergleichend-reizphysiologische Felderung der Großhirnrinde unter besonderer Berücksichtigung der menschlichen, in: *Die Naturwissenschaften* 14/50-51 (1926), S. 1190–1194, 1190 (im Folgenden zitiert als: Vogt u. Vogt, Felderung).

Beobachtungen aufklären wollten. Die Architektonik sollte dafür allerdings die anatomische Grundlage schaffen und zu diesem Zweck konnte sie sich auf rein histologische Methoden beschränken.[195]

Das als erste empirische Grundlage für die Hirnarchitektonik in den 1910er und -20er Jahren zentrale und an der Entwicklung der Neurowissenschaften bis zur Gegenwart gemessen bedeutendste Resultat dieser Studien war eine Einteilung der Großhirnrinde in 52 Felder (siehe S. 135, Abb. 2).[196] Da diese »Felderlokalisation oder topographische Rindengliederung«, die für den größten Teil der anschließenden architektonischen Forschung die Basis, mindestens aber einen sehr wichtigen Teil des Kontexts dieser Forschung darstellte, vor allem auf Arbeiten Brodmanns beruhte, muss auch die historiographische Darstellung der vogtschen Architektonik bei den Schriften Brodmanns ansetzen. Er veröffentlichte zur ›Felderlokalisation‹ als Mitarbeiter des von Oskar Vogt geleiteten *Neurobiologischen Laboratoriums* zwischen 1903 und 1908 sieben *Mitteilungen* im *Journal für Psychologie und Neurologie* und 1909 eine Monographie mit dem Titel *Vergleichende Lokalisationslehre der Großhirnrinde*. In dieser erläutert er zur Einleitung die begrifflichen und methodischen Grundlagen der Cytoarchitektonik, wozu er sie einerseits von der Myeloarchitektonik (siehe unten) abgrenzt, andererseits in sich in drei verschiedene Ausrichtungen teilt. Die »Elementarlokalisation« setze bei der Unterscheidung von »Zellindividuen von bestimmt charakterisierter Eigenart«[197] an und schreibe diesen Arten von Zellen bestimmte Funktionen zu. Da sich die meisten dieser mit den verfügbaren Mitteln unterscheidbaren Zelltypen allerdings über den gesamten Cortex verteilten, sei auf diese Weise vorläufig keine sinnvolle Lokalisation möglich.[198] Der einzige Fall einer – möglicherweise – haltbaren »histologischen Elementarlokalisation« sei Vladimir Alekseyevich Betz' (1831–1894) Charakterisierung des direkt vor dem »Sulcus Rolando«, heute Sulcus centralis oder Zentralfurche (die quer etwa über die Mitte der Hirnhemisphären verläuft), liegenden Gebiets als »motorisches Zentrum«. Diese Zuschreibung beruhte

---

195 Spätestens 1919 haben die Vogts den Ausdruck Histologie der ›Architektur‹ entgegengesetzt und für die Lehre vom »feineren Bau der e i n z e l n e n geweblichen Elemente des Gehirns« verwendet (Cécile Vogt u. Oskar Vogt: Allgemeinere Ergebnisse unserer Hirnforschung, in: *Journal für Psychologie und Neurologie* 25, *Erg.-Heft* 1 [1919], S. 277–461, 287, Herv. i.O. [im Folgenden zitiert als: Vogt u. Vogt, Allgemeinere Ergebnisse]), also für das Feld, das nach heutigem allgemeinem Sprachgebrauch als Zytologie bezeichnet wird.

196 Für Satzinger »ist die Aktualität der Brodmannschen Hirnkarte in der lokalisatorischen Hirnforschung ein merkwürdiges Phänomen, insbesondere deshalb, als die heutigen computergestützten Abbildungen der Funktionen und Läsionen im Gehirn lebender Menschen die Brodmannschen architektonischen Felder gerade nicht zeigen.« (Cécile und Oskar Vogt, 262) Dass diese Felder eine anatomische Tatsache sind, ist allerdings unstrittig. Darüberhinaus werden zwar nicht alle, aber einige von ihnen mit Funktionen verbunden. Z.B. »[wird der] die Area 4 nach Brodmann einnehmende Gyrus precentralis [...] auch als primär **somatomotorische Rinde** oder kurz **Motokortex** bezeichnet«, weil er »die letzte Station [...] ist, den die Bewegungsimpulse durchlaufen haben« (Trepel, Neuroanatomie, 243, Herv. i.O.). Tatsächlich können allerdings auch funktional und anatomisch definierte Felder voneinander abweichen. So »[entspricht die] prämotorische Region im weiteren Sinne [...] der Area 6 und *Anteilen der* Area 8« (ebd., 246, Hervorhebung hinzugefügt).

197 Brodmann, Lokalisationslehre, 4., im Original gesperrt bzw. kursiv bzw. fett.

198 Ebd., 6f.

auf der Verknüpfung der hier zu findenden besonders großen – im Rindenschnitt etwa dreieckig erscheinenden – Pyramidenzellen mit der von Gustav Fritsch und Eduard Hitzig bei Hunden gefundenen »excitomotorischen Zone«.[199] Die »Schichtenlokalisation oder stratigraphische Einteilung«[200] als zweiter cytoarchitektonischer Ansatz versuche die Rindenschichten »für bestimmte Grundfunktionen in Anspruch zu nehmen«[201], wofür es empirisch vorerst keine Rechtfertigung gebe. Die von Brodmann gewählte dritte Variante der Cytoarchitektonik sei daher die »topographische Lokalisation«. Er versteht darunter:

> »die örtliche Zerlegung der Großhirnrinde in strukturelle Rindenfelder oder was dasselbe heißt, die Einteilung nach flächenhaft ausgedehnten, regionär umschriebenen, in sich einheitlich, unter sich verschiedenartig gebauten räumlichen Bezirken der Hemisphärenoberfläche. Solche differente Strukturbezirke nennen wir *Areae anatomicae.*«[202]

Zentral für diese Perspektive – die die Cyto- mit der Myeloarchitektonik teile – auf die Hirnrinde sei deren Aufbau in Schichten sowie die Beobachtung, dass dieser Aufbau »regionär« große Unterschiede zeige.[203] Daher und wegen des ohnehin vorausgesetzten »Zusammenhang[s] der Funktion eines Organes mit seiner elementaren histologischen Struktur«[204] machte sich die Cytoarchitektonik also die Beschreibung dieser Unterschiede zur Aufgabe und zwar in Bezug auf die Zellkörper, im Gegensatz zu den Fasern.

Für eine solche »cytohistologische«[205] Lokalisation war nun zunächst die Herstellung möglichst dünner, gleichzeitig aber auch großflächiger Hirnschnitte notwendig, weil »an kleinen Schnitten leicht die Orientierung und damit auch die Möglichkeit einer zuverlässigen lokalisatorischen Abgrenzung verloren geht.«[206] Eine zentrale Voraussetzung dieser Untersuchungen bildete deshalb »ein nach unseren Angaben konstruiertes sog. ›D o p p e l s c h l i t t e n m i k r o t o m‹«, mit dem sich fünf bis zwanzig Mikrometer dünne Schnitte anfertigen ließen, so dass das komplette Gehirn eines erwachsenen Menschen zu zerlegen ungefähr 30.000 Scheiben ergab.[207] Die Anfertigung einer solchen vollständigen Serie war allerdings nicht die Regel und konnte es nicht sein, weil die dazu notwendige Arbeit eine einzelne Mitarbeiterin ungefähr

199 Ebd., 5.

200 Ebd., 4, im Original gesperrt bzw. kursiv.

201 Ebd., 7.

202 Ebd., 9, im Original teilweise gesperrt.

203 Ebd., 10.

204 Ebd., 285. – Merkwürdigerweise erwähnt Brodmann diesen Zusammenhang nicht in der Einleitung seiner Arbeit. Vielleicht sah er ihn als völlig selbstverständlich an, er bezeichnet ihn jedenfalls als »eine biologische Grundtatsache« (ebd.).

205 Korbinian Brodmann: Beiträge zur histologischen Lokalisation der Großhirnrinde. Erste Mitteilung: Die Regio Rolandica, in: *Journal für Psychologie und Neurologie* 2/2-3 (1903), S. 79–107, 80 (im Folgenden zitiert als: Brodmann, Beiträge 1).

206 Ebd., 92f.

207 Ebd., 92, Herv. i.O. – Brodmanns erster *Beitrag* behandelt Schnitte, die »abwechselnd 5, 10 und 20 μ dick« waren (ebd.), also zwischen einem Zweihundertstel und einem Fünfzigstel eines Millimeters. Vgl. Satzinger, Cécile und Oskar Vogt, 80, Anm. 103.

ein Jahr lang beschäftigte.[208] Das weiche Gewebe eines Gehirns musste zunächst mit einer Formaldehydlösung fixiert werden.[209] Anschließend wurde es in dickere Scheiben geteilt, die zur weiteren Stabilisierung in Paraffin eingebettet wurden, bevor die eigentliche Schnittserie hergestellt werden konnte.[210] Zuletzt erfolgte die Färbung, nicht nach der Golgi-Methode, sondern mit einem von Franz Nissl entwickelten Verfahren mit Anilinfarben.[211] Das Erkennen der gesuchten Strukturunterschiede war darüber hinaus »nicht selten erst an photographischen Übersichtsbildern möglich«, auch bei »großer Übung und Erfahrung«.[212] Zur Bewältigung des für die Studien nötigen vorbereitenden Aufwands beschäftigte das *Neurobiologische Laboratorium* daher drei Mitarbeiterinnen für die Produktion von Hirnschnitten und einen Mitarbeiter für die der Fotografien.[213]

Auf diese Weise mit Forschungsobjekten ausgestattet setzte Brodmanns *vergleichende Lokalisationslehre* nun bei der Beschreibung der Strukturmerkmale des Cortex »in der Säugetierreihe« einschließlich des Menschen an,[214] wobei der Vergleich seiner Ansicht nach eine notwendige Voraussetzung jeglicher relevanter Feststellungen war:

> »Es kam […] zunächst […] darauf an, aus der unendlichen Mannigfaltigkeit morphologischer Einrichtungen in der Hirnrinde der verschiedenen Mammaliergruppen solche Formbildungen herauszufinden, welche für irgendeine Frage von entscheidender Bedeutung und somit für den Gang der Darstellung notwendig waren.«[215]

Die erste Feststellung besteht darin, dass die Hirnrinde aller Säugetiere einen »sechsschichtige[n] tektonische[n] Grundtypus«[216] aufweise, und wegen der Vielzahl dem zuwiderlaufender Ansichten anderer Forscher gibt Brodmann für seinen Standpunkt sowohl eine »entwicklungsgeschichtliche« als auch eine »vergleichend anatomische [Begründung]«.[217] So zeige die fötale Entwicklung des Menschen ungefähr vom sechsten bis zum achten Monat »den gemeinsamen Grundriß der definitiven Cortexschichtung […] und so gewissermaßen den Schlüssel für den einheitlichen Bauplan der Cytoarchitektonik bei Mensch und Tier«.[218] In dieser Phase sei am deutlichsten die Ausbildung

208 Satzinger, Cécile und Oskar Vogt, 80, Anm. 103.

209 Brodmann, Lokalisationslehre, 38.

210 Brodmann, Beiträge 1, 93.

211 Brodmann, Lokalisationslehre, 38. – Die spezifische verwendete Farbe wurde als »Thionin« bezeichnet (Brodmann, Beiträge 1, 92).

212 Brodmann, Lokalisationslehre, 68.

213 Satzinger, Cécile und Oskar Vogt, 78.

214 Brodmann, Lokalisationslehre, 13.

215 Ebd., 239.

216 Ebd., 20, im Original fett.

217 Ebd., 20. – Zu den widerstreitenden Meinungen: 13–19. Für die Bedeutung der ›Entwicklungsgeschichte‹ argumentiert Brodmann mit »dem in den allgemeinen Grundzügen in den meisten Fachkreisen anerkannten biogenetischen Grundgesetze Haeckels« (21). Entsprechend erläutert er auch die Relevanz der »vergleichende[n] Anatomie«: »Indem sie von den niedrigsten Organisationsformen in der Tierreihe ausgeht, führt sie, gleich der Embryologie, nur von einem anderen Ausgangspunkte her, ebenfalls an den Ursprung morphologischer Differenzierung und enthüllt uns so gewissermaßen im Entwurfe den von der Natur aufgestellten Bauplan« (34).

218 Ebd., 22.

von »drei hellen und drei dunkleren Zellstreifen [in abwechselnder Reihenfolge]«[219] zu erkennen, die mit der mehr oder weniger dichten Anordnung der Neuronen einhergehe (siehe S. 135, Abb. 3). Die Abweichungen von dieser sechsschichtigen Struktur, die am erwachsenen Gehirn zu beobachten seien, beruhten dann auf einer »sekundäre[n] Umbildung«.[220] Für den anatomischen Vergleich berichtet Brodmann von Gehirnen »aus allen Ordnungen der Mammalierklasse« außer den Walen[221] und davon, dass er auch dort immer, in bestimmten Bereichen bzw. Entwicklungsphasen, die sechsschichtige Hirnrinde gefunden habe.[222] Die teilweise von früheren Autoren übernommene Benennung der Schichten folgt entweder der Form und Größe der dort vorwiegend gefundenen Zellen, wie bei der »Lamina granularis interna« oder »innere[n] Körnerschicht«, deren Zellen verhältnismäßig rund und klein erscheinen, oder ihrer Anordnung, so bei der »Lamina ganglionaris« oder »Ganglienschicht«,[223] in der die Zellen nicht kontinuierlich verteilt, sondern in Gruppen (Nervenknoten oder Ganglien) zusammengedrängt gefunden werden. Für die spezifischen Zellen selbst verwendet Brodmann dagegen auch im letzteren Fall einen Ausdruck, der auf deren sichtbare Form bezogen ist, und spricht wie Betz von »Riesenpyramiden«.[224] Als »Ganglienzellen« bezeichnet er wiederum wie heutige Neurowissenschaftler, synonym mit »Nervenzellen«, alle Neuronen. Dieser Sprachgebrauch ist auf die ersten Beschreibungen von Nervenzellen, die in den Ganglien von Wirbellosen gefunden wurden, um 1840 zurückzuführen.[225]

Die Beobachtung von Rindenarealen mit mehr oder weniger als sechs Schichten, also die bei Menschen und Tieren feststellbare »Schichtenverminderung« oder »Schichtenvermehrung«,[226] die er auch als »tektonische Verschiebungen«[227] bezeichnet, liefert gleichzeitig das erste Kriterium der Definition von Hirnbereichen. Brodmann bildet aufgrund dessen »zwei Hauptkategorien«,[228] nämlich »homotypische Formationen« (»Variationen der Tektonik bei erhaltener Sechsschichtung«) und »heterotypische Formationen« (»Extreme Varianten mit abgeänderter Schichtenzahl«).[229] Darauf aufbauend unterscheidet er wiederum die Ersteren nach den oben bereits genannten kleinteiligeren histologischen Merkmalen, in seinen Worten nach der »Zelldichtigkeit«,[230]

219 Ebd., 23.

220 Ebd., 25.

221 Ebd., 38.

222 Ebd., 37–42.

223 Ebd., 23.

224 Ebd., 5.

225 Sven Dierig: Rudolf Virchow und das Nervensystem. Zur Begründung der zellulären Neurobiologie, in: Ernst Florey und Olaf Breidbach (Hg.): *Das Gehirn – Organ der Seele? Zur Ideengeschichte der Neurobiologie*, Berlin 1993, S. 55–80, 68.

226 Ebd., 27, im Original kursiv.

227 Ebd., 43, im Original gesperrt.

228 Ebd., 44.

229 Ebd., 44f. im Original kursiv bzw. gesperrt.

230 Ebd., 45, im Original gesperrt.

»der Zellgröße und der speziellen Zellart«,[231] sowie außerdem nach »der relativen Breite einzelner Schichten zueinander«[232] und schließlich »der Rindendicke im ganzen«.[233]

Abbildung 2: Brodmann-Areale

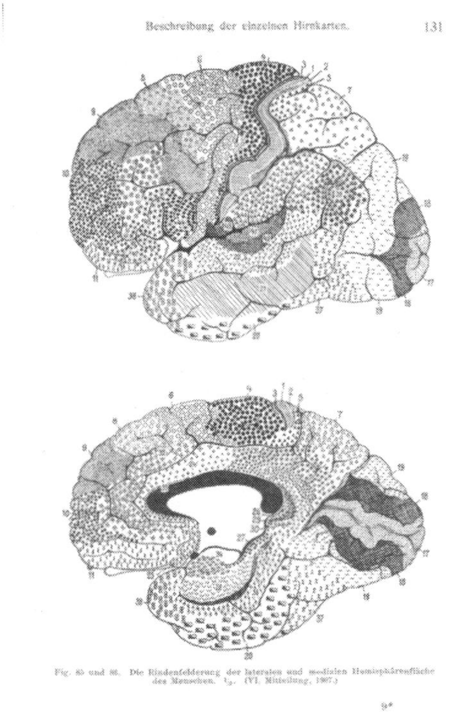

(Brodmann, Lokalisationslehre, 131)

Abbildung 3: »Schichtung bei einem sechsmonatlichen menschlichen Fetus«

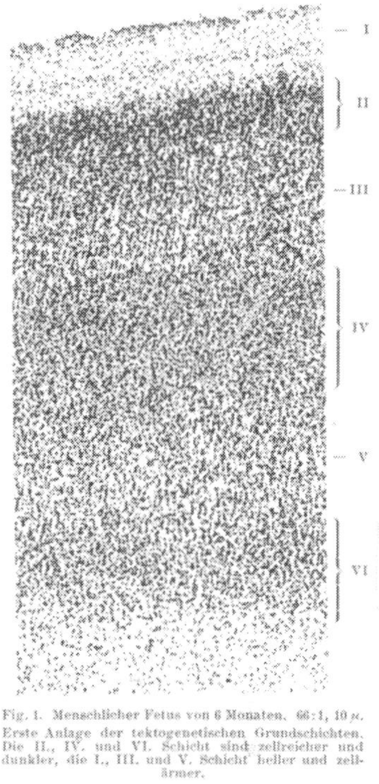

(Brodmann, Lokalisationslehre, 22)

Die Letzteren unterteilt er zusätzlich nach ihrer Entstehung, also danach, ob Schichten in mehrere gespalten werden, ob einzelne als Ganze verschwinden oder sich mehrere zu einer verbinden.[234] Die Anwendung all dieser Differenzierungen ergibt dann die einzelnen »Typen«, die jeweils bei verschiedenen Tierarten oder bei Menschen und an verschiedenen Rindenstellen auffindbar sein können,[235] allerdings in ihrer cytoarchitektonischen Struktur mit den schließlich abzugrenzenden Arealen übereinstimmen. Als Illustration der Beschreibung eines Typus kann daher auch Brodmanns Darstellung des »histogenetischen Grundtypus« aus seiner 2. *Mitteilung* dienen (während er in der Mono-

231 Ebd., 46f., im Original gesperrt.

232 Ebd., 47, im Original teilweise gesperrt.

233 Ebd., 48, im Original gesperrt.

234 Ebd., 50f., 52 u. 55.

235 Ebd., 106.

graphie zur *Lokalisationslehre* die entsprechenden Merkmale von Typen in erwachsenen Gehirnen über die Erläuterung der Unterscheidungsprinzipien verstreut angibt):

> »Wie beim Erwachsenen ist als äußerste Schicht ein zellarmer schmaler Saum vorhanden, unter ihm befindet sich als zweite Schicht ein dichter Streifen gedrängt stehender Rundzellen, die äußere Körnerschicht M e y n e r t s [...]. Als dritte Schicht sieht man die in einer breiten Gewebslage in säulen-oder palisadenförmiger Anordnung locker übereinanderstehenden unentwickelten Pyramidenzellen; unter dieser tritt als vierte Schicht sehr deutlich die ›innere Körnerschicht‹, die eigentliche Körnerformation M e y n e r t s, hervor; die fünfte Schicht wird gebildet durch eine zellärmere Zwischenschicht mit vereinzelten größeren weiter differenzierten Pyramidenzellen, die spätere Ganglienschicht; die innerste, wieder dichtere Gewebslage schließlich entspricht der Spindelzellen-oder polymorphen Schicht der Autoren.«[236]

In dieser Weise konnten nun 52 verschiedene Felder beschrieben werden. Durch diese Beschreibung selbst war aber noch nichts über verschiedene Funktionen der Felder ausgesagt. Brodmann widmet dieser Frage das abschließende Kapitel der *Lokalisationslehre* unter der Überschrift des *Versuch[s] einer physiologischen Cortexorganologie*.[237] Er setzt hier mit der Frage der *Lokalisation nach Elementen* an, die er aufgrund seiner histologischen Befunde mit zwei Feststellungen beantwortet. Er argumentiert erstens, dass die deutlich erkennbare Verschiedenheit der äußeren Form der Nervenzellen schon an sich für die Verschiedenheit ihrer Funktion spreche.[238] Zweitens sei das Wilhelm Wundt zuzuschreibende »*Prinzip der Indifferenz der Funktion*«, das die Funktion vom Verhältnis einer Zelle zum restlichen Nervensystem abhängig mache und daraus auch die verschiedenen Erscheinungsbilder erkläre, wegen der »u n g l e i c h z e i t i g e [n] h i s t o g e n e t i s c h e [n] D i f f e r e n z i e r u n g« der Zellen zu verwerfen. Jenes Prinzip könne nämlich nicht »erklären, warum gewisse Zellkategorien sehr frühzeitig, lange vor allen übrigen Zellen und lange auch, bevor irgendeine funktionelle Inanspruchnahme in Betracht kommt, in der Ontogenie sich zu differenzieren beginnen.«[239] Zusammengenommen folgert Brodmann aus diesen Argumenten allerdings nur, *dass* verschieden gebaute Zellen verschiedene Funktionen hätten, während die Frage, um *welche* Funktionen es sich dabei handelt, gänzlich offen sei. Es bleibe die funktionelle »Bedeutung einzelner Zelltypen [...] in völliges Dunkel gehüllt.«[240]

Wichtiger ist für Brodmanns *Lokalisationslehre* die von ihm anschließend behandelte *Regionale Funktionslokalisation*, zu der eben seine »*topographische Rindengliederung*«[241] beitragen soll. Auch hier führt er als erstes Argument die von ihm beschriebenen Unterschiede im Aufbau der verschiedenen Rindenbereiche an[242] und verknüpft die

236 Korbinian Brodmann: Beiträge zur histologischen Lokalisation der Grosshirnrinde. Zweite Mitteilung: Der Calcarinatypus, in: *Journal für Psychologie und Neurologie* 2/4 (1903), S. 133–159, 135f.

237 Brodmann, Lokalisationslehre, 285–321.

238 Ebd., 289.

239 Ebd., 290, Herv. i.O.

240 Ebd., 294.

241 Ebd., 4.

242 Ebd., 299, Herv. i.O.

Feststellung dieser Unterschiede mit dem »unbestrittene[n] Axiom«, nach dem »physiologisch ungleichwertige Teile [...] einen ungleichen Bau« hätten, was sich auch umgekehrt »mit demselben Rechte« behaupten lasse: »Organteile, welche s t r u k t u r e l l verschiedenartig sind, müssen v e r s c h i e d e n e n V e r r i c h t u n g e n dienen.«[243] Hinsichtlich der Frage, *welche* Funktionen den Arealen zuzuordnen seien, verweist er nun auf die physiologischen und klinischen Forschungen. Als vergleichsweise erfolgreich stellt er die physiologischen Studien über die *»elektromotorische Region«* dar, die vor kurzem zu einem großen Einvernehmen über den Sitz und die Ausbreitung dieses Bereichs geführt hätten. Von der »Regio rolandica« – einem nicht von Brodmann definierten Bereich – seien »ausschließlich die vor der Zentralfurche gelegenen Rindenabschnitte für schwache Ströme erregbar, d.h. der Sitz elektromotorischer Foci« und dieser Feststellung entsprächen auch die anatomischen Erkenntnisse.[244] Über eine solche »erfreuliche wie für die weitere Forschung ermutigende Übereinstimmung«,[245] also eine Festigung bestehenden Wissens hinaus, kann Brodmann auch anatomische Beobachtungen benennen, die eine gewisse Erweiterung der Wissensbestände bedeuten. In Bezug auf die stärker umstrittene »Sehsphäre«, über deren Umfang sehr verschiedene durch klinische Untersuchungen begründete Meinungen existierten, sei die anatomische Beschreibung der »Area striata« wichtig, weil diese »ein histologisch so wohlcharakterisiertes und topisch so scharf abgegrenztes Gebiet dar[stellt]«.[246] Brodmanns Argumentation läuft hier darauf hinaus, dass diejenigen klinischen Erkenntnisse, die mit den anatomischen übereinstimmten, als die wahrscheinlich richtigen anzunehmen seien.[247] In ähnlicher Weise erläutert er, dass dem Broca-Areal vermutlich ein größerer Umfang zuzuschreiben sei als bisher üblich.[248] Obwohl in allen diesen Argumenten keine cytoarchitektonischen Erkenntnisse vorkommen, die von sich aus zur Lokalisation von Funktionen führen würden,[249] kommt Brodmann zu dem Schluss, dass »eine funktionelle Lokalisation der Großhirnrinde [...] künftighin ohne Führung durch die Anatomie [...] schlechterdings unmöglich« sei.[250]

An diese »histologische Lokalisation«[251] schlossen die Vogts, neben eigenen cytoarchitektonischen Arbeiten, mit verschiedenen anderen Methoden an. Während die vor allem mit dem Namen Flechsigs verbundene Myelogenetik (siehe Kap. 3.2.2) seit 1906 von den Vogts für die Lokalisation in der Großhirnrinde nicht mehr weiterverfolgt wurde, war die Myeloarchitektonik für ihre Arbeit ähnlich bedeutsam wie die Cytoarchitektonik.[252] Für diese Form der Lokalisation betrachteten die Vogts anstelle der Zellkörper

243 Ebd., 300, Herv. i.O.

244 Ebd., 309, Herv. i.O.

245 Ebd., 310.

246 Ebd., 312.

247 Ebd., 313.

248 Ebd., 316.

249 Oder auch von Symptomen. Bei den Ausführungen zur Aphasie trifft Brodmann durchaus eine der goldsteinschen ähnliche Unterscheidung. Es sei »keineswegs als feststehend zu betrachten, daß die Lokalisation der kortikalen Sprachvorgänge mit der der Aphasie zusammenfällt.« (Ebd., 316)

250 Ebd., 320f.

251 Ebd., 1.

252 Satzinger, Cécile und Oskar Vogt, 169.

die myelinisierten, d.h. von einer Markhülle umgebenen Zellfortsätze oder Nervenfasern, also die Axone.[253] Zur Färbung der Hirnschnitte benutzten sie deshalb eine Variante[254] der von Carl Weigert (1845–1904) entwickelten Methode mit Hämatoxylin,[255] einem aus dem amerikanischen Blutholzbaum gewonnenen natürlichen Farbstoff. Mit diesem Ansatz ließ sich der Cortex wie bei der Cytoarchitektonik zunächst in Schichten einteilen, nämlich anhand der unterschiedlichen Anzahl und Dicke der Fasern. Die im Anschluss daran insbesondere von Oskar Vogt[256] untersuchten Strukturmerkmale zur Unterscheidung von Arealen waren die Dicke der Schichten, wiederum die Anzahl und Dicke der Fasern sowie die Länge der senkrecht zur Rinde, also auch durch mehrere Schichten verlaufenden Fasern.[257] Einige grundlegende Prinzipien einer auf diesen Kriterien beruhenden *myeloarchitektonische[n] Felderung* erläutert er in einem 1910 erschienenen Aufsatz, zunächst hinsichtlich des *menschlichen Stirnhirns*. So wie Brodmann von der Beschreibung eines »Grundtypus« ausgeht, erstellt Vogt zunächst ein »myeloarchitektonische[s] Grundschema«, dass er jener cytoarchitektonischen Schichtung auch direkt gegenüberstellt.[258] Während die sechs »Zellschichten« dabei auch jeweils eine Entsprechung bei den »Faserschichten« finden, unterteilt und nummeriert Vogt vier dieser Schichten noch weiter und kennzeichnet verschiedene »Typen« von Rindenstellen. So bezeichnet er Areale mit bestimmten relativ dünnen Schichten als »rudimentäre Typen«, solche mit vier Unterteilungen der ersten Schicht als »quadrizonalen« und solche mit drei Unterteilungen als »trizonalen Typus« oder Areale mit wenigen Fasern in der dritten bis sechsten Schicht als »Areae pauperes«.[259] Die Anwendung der verschiedenen Unterscheidungskriterien führt ihn für das Stirnhirn zu einer Einteilung in fünf Regionen und insgesamt 66 Areale, die er mithilfe seiner eigenen Terminologie sehr kurz beschreiben kann. Zum fünfzehnten Areal, einer »Area Pauper« lautet beispielsweise die vollständige Beschreibung: »Ausgesprochen quadrizonal; [Schicht] ***1α*** mit weniger, ***4–5b*** mit mehr Horizontalfasern als in [den Areae] **12–14**.«[260]

Auf diese Weise fand Oskar Vogt also eine deutlich größere Anzahl verschiedener Areale als Brodmann bzw. teilte er die cytoarchitektonischen Areale weiter auf[261] und

253 Ebd., 138.

254 Vogt u. Vogt, Allgemeinere Ergebnisse, 314. – Die Hirnschnitte waren in diesem Fall etwas dicker, nämlich 40 Mikrometer dick (ebd., 313).

255 Kreft, Edingers Institut, 174.

256 Satzinger, Cécile und Oskar Vogt, 175.

257 Oskar Vogt: Die myeloarchitektonische Felderung des menschlichen Stirnhirns, in: *Journal für Psychologie und Neurologie* 15/4-5 (1910), S. 221–232, 221 (im Folgenden zitiert als: O. Vogt, Myeloarchitektonische Felderung).

258 Ebd., 221, im Original gesperrt u. 222.

259 Ebd., 221f.

260 Ebd., 226, Herv. i.O.

261 Hagner sieht zwischen der cyto-und der myeloarchitektonischen Felderung »Divergenzen«, d.h. sie stehen für ihn im Widerspruch zueinander: »Nach der strengen Definition der Vogts waren die funktionalen Felder eindeutig eingrenzbar, und deswegen *durfte* die Anzahl der Felder, ermittelt durch verschiedene Darstellungstechniken, nicht differieren. Aber genau das geschah bei der bevorzugten Anwendung der cyto-und der myeloarchitektonischen Techniken.« (Lokalisation, 138, Hervorhebung hinzugefügt) Für die Notwendigkeit der Übereinstimmung in der Anzahl gibt er aber keine Begründung oder Quelle an. Die Vogts erklärten demgegenüber z.B.: »So zerlegen wir,

so gelangte er bis 1911 zunächst zu 150, bis 1913 zu rund 180 und bis 1919 zu 200[262] spezifischen Bereichen. Die letztere Zahl findet sich in einer zusammenfassenden Darstellung der bis 1919 durchgeführten myeloarchitektonischen Untersuchungen zur Großhirnrinde, die die Vogts gemeinsam in einem umfangreichen Text über *Allgemeinere Ergebnisse unserer Hirnforschung* veröffentlichten.[263] Neben dieser Felderung ist als ein bedeutendes, nämlich bleibendes, also wirkmächtiges Ergebnis der myeloarchitektonischen Forschung die Einteilung der Großhirnrinde in »Isocortex« (dieser macht den weitaus größten Teil der Großhirnrinde aus) und »Allocortex« aufgrund der verschiedenen Längen der »Radiärbündel«, d.h. der Bündel der senkrecht zur Rinde verlaufenden Fasern hervorzuheben.[264]

Wie Brodmann betonten auch die Vogts die Wichtigkeit der Frage, welche physiologische Bedeutung den von ihnen beschriebenen anatomischen Strukturen zukommt, und eine Antwort sollte vor allem auf experimentellem Weg gefunden werden.[265] Vor der Erörterung ihrer physiologischen Experimente ist allerdings noch eine dritte anatomische Methode zu erwähnen. Von der Myeloarchitektonik – und nach Brodmann von der Architektur insgesamt bzw. auch von den »histologischen Methoden im engeren Sinne«[266] – zu unterscheiden ist die von den Vogts vor allem zu Beginn ihrer gemeinsamen Arbeit verfolgte ›Fasersystematik‹. Entscheidend für diese Methode war die Möglichkeit, die Fasern nach ihrem Verlauf zu solchen Gruppen zusammenzufassen, wie sie Cécile und Oskar Vogt etwa 1902 definierten: »Unter einem Fasersystem verstehen wir [...] die Gesammtheit aller der Nervenfasern, welche ein nervöses Centrum zu einem anderen entsendet.« Was dabei unter »nervösen Centren« zu verstehen sei, beruhe zunächst auf der physiologischen Beobachtung der verschiedenen Funktionen von Hirnbereichen; hier berufen sich die Vogts also auf die Tradition des 19. Jahrhunderts. Darüber hinaus sei ein solches Zentrum aber auch durch einen spezifischen »histologischen Bau«, also durch seine Architektur, sowie schließlich durch die Verknüpfung mit den »Fasersystemen« selbst gekennzeichnet. Wenn ein Hirnbereich mit bestimmten anderen Bereichen durch bestimmte Fasern verbunden sei, während eine dritte Gruppe von Bereichen »nicht die gleiche enge Faserverknüpfung« zu jenen besitze, charakterisiere

---

wie wir noch genauer zeigen werden, im Cercopithecinengehirn das B r o d m a n nsche Feld **4** in drei, das B r o d m a n nsche Feld **6** in vier und das B r o d m a n nsche Feld **8** ebenfalls in vier Abschnitte, wobei noch betont werden muß, daß teilweise noch eine weitergehende Felderung möglich ist.« (Allgemeinere Ergebnisse, 364f., Herv. i.O.) Die myeloarchitektonische Vermehrung der Felder kommt also lediglich durch die Aufteilung der weiterhin bestehenden cytoarchitektonischen zustande. Dementsprechend werden auch die Funktionen in speziellere Teilfunktionen aufgeteilt, ohne dadurch irgendwie in Zweifel gezogen zu werden (s.u.).

262 Satzinger, Cécile und Oskar Vogt, 175, 197 u. 255.

263 Vogt u. Vogt, Allgemeinere Ergebnisse, 364.

264 Ebd., 293. – Oskar Vogt hatte diese Unterscheidung schon 1911 benutzt (Oskar Vogt: La nouvelle division myéloarchitecturale de l'écorce cérébrale et ses rapports avec la physiologie et la psychologie, in: *Journal für Psychologie und Neurologie 17, Erg.-Heft* [1911], S. 369–377, 373 [im Folgenden zitiert als: O. Vogt, Division myéloarchitecturale]). – Zur Verwendung der Begriffe »Isocortex« und »Allocortex« in der Gegenwart: Trepel, Neuroanatomie, 241.

265 Z.B. Vogt u. Vogt, Allgemeinere Ergebnisse, 398.

266 Brodmann, Lokalisationslehre, 1.

dies ein »nervöses Centrum«.[267] Das Studium des weiteren Verlaufs der Axone unterhalb der Hirnrinde bot also einen dritten Weg, neben dem cyto- und dem myeloarchitektonischen, zur Unterscheidung verschiedener Areale.

Die Suche nach all diesen cyto- und myeloarchitektonischen sowie fasersystematischen Differenzen zwischen Hirnbereichen sollte nun, wie mehrfach betont, weiterhin – wie für die Lokalisierer in der direkten Nachfolge von Broca – dahin führen, den »unterschiedlichen Gehirnregionen eine funktionelle Bedeutung zuzuordnen«.[268] Diese Zuordnung von Funktionen versuchten die Vogts dann auch im Stil ihrer Vorgänger zu erreichen, vor allem im Rahmen der Tradition der ›Elektrophysiologie‹, also durch Tierversuche. Seit 1903 experimentierten sie an den verschiedensten Arten von Säugetieren, von Fledermäusen und Igeln bis hin zu Menschenaffen,[269] indem sie deren freigelegte Gehirne mit Stromstößen bearbeiteten und die dadurch ausgelösten Körperbewegungen registrierten. Ein Beispiel eines solchen Experiments, das die Vogts 1926 in einer in *Die Naturwissenschaften* erschienenen Abhandlung über die *vergleichend-architektonische und die vergleichend-reizphysiologische Felderung der Großhirnrinde* beschreiben, kann hier zur Veranschaulichung dienen. Es gehört zu einer Reihe von »Rindenreizungen an über 150 zur Gruppe der Meerkatzen gehörenden Affen«[270] und schließt neben dem elektrischen Reiz vor einer beim Menschen nicht vorkommenden Hirnfurche weitere Manipulationen ein:

> »Oral von dem absteigenden Schenkel des Sulcus arcuatus [...] ergeben die Unterfelder **8**δ, **8**α und **8**β bereits bei schwachen Reizen schnellste und am wenigsten unterbrochene Augenbewegungen. Nimmt man die Reizungen nicht bei Ruhestellung der Augen vor, sondern bei einem durch Ausspülen des Ohres mit kaltem Wasser hervorgerufenen Augenzittern (sog. Kältenystagmus), so gehen die Augen, wenn die rasche Komponente dieses Augenzitterns kontralateral gerichtet ist, auch nach dieser Seite, während ein homolateral gerichteter Kältenystagmus eine starke Umdrehung erfährt.«

Während die Vogts diese offenbar sinnlosen Bewegungen der Augen nicht ausdrücklich als Funktion der entsprechenden Rindenbereiche bezeichnen, sondern lediglich diese insgesamt als »Augenfeld«, führen sie auch solche Versuchsergebnisse an, die im engeren Sinne als Lokalisationen anzusehen sind. Aufgrund einfacher elektrischer Reizungen identifizieren sie etwa vor der – bei Meerkatzen wie bei Menschen vorhandenen – Zentralfurche ein »*Primärfeld* für *tonische Spezial*bewegungen [sic!]«, deren Besonderheit sie zwar nicht erläutern, die sie aber wiederum in Bewegungen verschiedener Körperteile differenzieren, so dass auch das ›Primärfeld‹ in mehrere Bereiche zerfällt, z.B. die »Gebiete der Zehen« und die »des Oberschenkels und der Wirbelsäule«.[271]

Auf der Basis dieser Versuche hatten die Vogts schon 1918 »eine physiologische Rindenfelderung« publiziert[272] und konnten nun aus aktuellem Anlass die über das Leben

267 Cécile Vogt u. Oskar Vogt: *Zur Erforschung der Hirnfaserung*, Jena 1902 (Neurobiologische Arbeiten 1), 5.

268 Satzinger, Cécile und Oskar Vogt, 134.

269 Ebd., 169f.

270 Vogt u. Vogt, Felderung, 1190, Herv. i.O.

271 Ebd., 1192. Herv. i.O.

272 Ebd., 1190.

von Meerkatzen hinausweisende Bedeutung dieser Hirnkarte bekräftigen, weshalb der Titel des Textes von *besonderer Berücksichtigung der menschlichen [Großhirnrinde]* spricht. In Anknüpfung an die Einteilung des Meerkatzencortex hatte sie der Vergleich mit anderen Tierarten zur Feststellung geführt, dass »bei verschiedenen Tieren gleichartig gebaute Rindengebiete die gleiche Reizreaktion zeigten«. Diese Beobachtung hatte hinsichtlich der Aussagekraft der Versuche für das Verständnis des menschlichen Gehirns allerdings weiterhin nur Vermutungen ermöglicht, die die Vogts freilich als gut begründet ansahen. Aufgrund der Übereinstimmungen zwischen den untersuchten Arten »war es für uns sicher, daß auch ähnliche Verhältnisse für den Menschen vorliegen müßten.« An dieser Stelle konnten sie nun auf die »[g]anz unabhängig von uns« durchgeführten Studien Otfrid Foersters verweisen. Dieser hatte im Rahmen von Hirnoperationen mit elektrischen Stimulationen des Cortex experimentiert (siehe Kap. 3.2.2) und für das Forschungsprogramm der Vogts sehr günstige Ergebnisse publiziert. Für zehn der von ihnen untersuchten Felder, denen sie aufgrund der architektonischen Eigenschaften die »menschlichen Homologa« zugeteilt hatten, fanden sie, dass »unsere Voraussage mit den Foersterschen Feststellungen vollständig überein[stimmt]«,[273] während in anderen Bereichen zumindest teilweise Entsprechungen zu finden waren. Angesichts dieser »geradezu verblüffende[n] Übereinstimmung« konnten sie den Schluss ziehen, dass diese »die große Bedeutung der mit physiologischen Experimenten einhergehenden vergleichend-architektonischen Rindenfelderung für die Vertiefung der menschlichen Lokalisationslehre [beweist]«.[274]

Dass die Vogts selbst die von Foerster im Experiment produzierten unwillkürlichen Bewegungen sowie auch »Grunzlaute oder Strangulationsgefühle«,[275] bereits als ›Funktionen‹ von Hirnbereichen gesehen hätten, sagten sie dabei allerdings wiederum nicht explizit und es erscheint auch aufgrund anderer Quellen als zweifelhaft. Hinsichtlich der Frage nach den Verbindungen zwischen Neurowissenschaft und Vorstellungen vom menschlichen Subjekt ist also noch näher zu untersuchen, wie die von den Vogts beanspruchte ›große Bedeutung‹ der Ergebnisse ihrer experimentellen Forschung einzuschätzen ist. Dazu soll nun zunächst dieser experimentellen die vogtsche klinische Forschung gegenübergestellt werden. In deutlichem Gegensatz – wenn auch nicht im eindeutigen Widerspruch – zu der in *Die Naturwissenschaften* ausgedrückten Sicherheit über die elektrophysiologischen Erkenntnisse, äußerte sich Cécile Vogt im folgenden Jahr in einem im engeren Sinne populärwissenschaftlichen Text.[276] In Bezug auf das menschliche Gehirn kenne man »noch nicht von einem einzigen Rindenfeld die genaue Funktion«, es sei lediglich bewiesen, *dass* »diese Rindenfelder verschiedene Funktionen haben.«[277] Es ist also anzunehmen, dass die Vogts durchaus einen Unterschied zwischen den experimentell hervorgerufenen Bewegungen und tatsächlichen ›Funktionen‹

---

273 Ebd., 1192.

274 Ebd., 1194.

275 Hagner, Lokalisation, 144.

276 Dabei handelt es sich um eine Stellungnahme zur Frage der intellektuellen Fähigkeiten von Frauen für ein 1927 erschienenes Buch der Schriftstellerin und Frauenrechtlerin Agnes von Zahn-Harnack (1884–1950): Agnes von Zahn-Harnack: *Die Frauenbewegung. Geschichte, Probleme, Ziele*, Berlin 1928 (im Folgenden zitiert als: Zahn-Harnack, Frauenbewegung). Siehe dazu Kap. 6.2.

277 Zahn-Harnack, Frauenbewegung, 154.

gesehen haben.[278] Daher können die von ihnen ebenfalls untersuchten pathologischen Erscheinungen als ebenso wichtig, wenn nicht als noch wichtiger für ihren Erfolg in der Lokalisation von Funktionen angesehen werden. Satzinger schreibt hier insbesondere Cécile Vogts Untersuchungen des Corpus striatum, die methodisch zur Myeloarchitektonik zu zählen seien, entscheidende Bedeutung zu.[279] Das Corpus striatum oder kurz Striatum ist ein subkortikaler Teil des Großhirns, über dessen Funktion, wie Cécile und Oskar Vogt 1920 in einer gemeinsam veröffentlichten umfassenden Darstellung in einem Ergänzungsheft des *Journal für Psychologie und Neurologie* ausführten, noch um 1910 kein anerkanntes Wissen vorhanden gewesen war.[280] Während es der makroskopischen Anatomie nach wiederum in Caudatum und Putamen aufzuteilen ist,[281] fassen die Vogts es aufgrund seiner architektonischen Eigenschaften zusammen, nämlich weil das »Caudatum [...] einen dem Putamen analogen Bau« zeigt.[282] Darüber hinaus definieren sie ein »striäre[s] System«, das sie als »physiologischen Begriff« kennzeichnen. Sie benennen damit nämlich die »Zusammenfassung derjenigen Grisea« – Hirnbestandteilen aus grauer Substanz – »und Faserungen, die in so engem funktionellen Zusammenhang mit dem Striatum stehen, daß eine Schädigung derselben an irgendeiner Stelle Bestandteile des Striatumsyndroms auslöst.« Wie sie dabei bemerken, könne das derart definierte System noch nicht exakt, sondern nur schematisch anatomisch begrenzt werden.[283] Als »Striatumsyndrom« wiederum bezeichnen sie hier eine »Krankheitsgruppe«,[284] die der hauptsächliche Gegenstand des Aufsatzes ist. Hinsichtlich des vogtschen Verständnisses dieser Erkrankungen ist als wichtiger Bestandteil des ›striären Systems‹ – neben dem Striatum selbst – das Pallidum zu erwähnen, dessen Abgrenzung vom Striatum sie wegen seines »ganz anderen Bau[s]« stark betonen.[285]

Als die erste spezifische Erkrankung beschreiben sie anhand von acht Fällen den »Etat marbré«[286] (also den ›marmorierten Zustand‹), der heute noch als »Status marmoratus« oder »Vogt-Syndrom« bezeichnet wird.[287] Der von den Vogts verwendete Name bezieht sich auf anatomische Befunde wie den folgenden, der am Putamen »bei 50facher Vergrößerung« gemacht wurde.

> »Hier haben wir eine ganze Reihe von Inseln [...], in welchen die Ganglienzellen mehr oder weniger vollständig verschwunden sind [...]. Es sind das die Stellen, welche im Fa-

278 Ob sich in den genannten Quellen ein Unterschied der Neigungen zu mehr oder weniger Zurückhaltung zwischen Oskar und Cécile Vogt ausdrückt, kann in der vorliegenden Arbeit nicht beantwortet werden.

279 Satzinger, Cécile und Oskar Vogt, 180–182.

280 Vogt u. Vogt, Erkrankungen des striären Systems, 634f.

281 Oskar Vogt: Cytoarchitektonik und Hirnlokalisation, in: *Psychiatrisch-neurologische Wochenschrift* 32/12 (1930), S. 127–128, 127 (im Folgenden zitiert als: O. Vogt, Cytoarchitektonik).

282 Vogt u. Vogt, Erkrankungen des striären Systems, 651f.

283 Ebd., 641.

284 Ebd., 638.

285 Ebd., 652. – Der Unterschied wird auch schon in der Einleitung erwähnt (635).

286 Ebd., 660–694.

287 Pschyrembel, 1985 u. 2235.

serbilde eine anormale Zahl feinster Markfasern darbieten und demselben das marmorierte Aussehen verleihen.«[288]

Die Beschreibung enthält also einen Vergleich zweier verschieden gefärbter Hirnschnitte – freilich desselben individuellen Organs –, von denen der eine die Nervenzellen oder deren Fehlen und der andere die myelinisierten Axone sichtbar macht.[289] Deren Vermehrung wird von den Vogts als die zentrale pathologische Erscheinung beurteilt.

Symptomatisch hatte sich die Erkrankung im ersten Fall vor allem als »eine typische Athétose double des Gesichts und des Körpers« geäußert, d.h. durch ständige unwillkürliche Bewegungen.[290] Ähnliche Symptome waren auch mit anderen der von den Vogts unter dem Namen ›Striatumsyndrom‹ gefassten Erkrankungen verbunden. So beschreiben sie einen Fall von »Etat fibreux« (faserigem Zustand), bei dem sie die »[c]horeatische[n] Bewegungen« bzw. »Zuckungen« auf einen »Untergang der Ganglienzellen« im Striatum zurückführen, der ein »Zusammenrücken [der Markfasern]« bewirkt habe.[291] Dagegen habe bei einem »Etat dysmyélinique« die »Verarmung der striären Markfaserung [...] und zwar besonders im Gebiet des Pallidum« zuerst »zunehmende Spannungserscheinungen mit athetotischen Bewegungen in der gesamten Körpermuskulatur« und in »den letzten Jahren vollständige Versteifung der Beine und des Rumpfes« verursacht.[292] Im Hinblick auf ihr Lokalisationsprogramm folgern die Vogts aus diesen Untersuchungen nun, »daß das Pallidum das Zentrum für zahlreiche primitive Kinesen darstellt«, die »unwillkürlich erfolgen« und »durch das Striatum« ebenso unwillkürlich »eine starke Zügelung [erfahren]«. Daher betrachten sie »das Striatum [...] als ein dem Pallidum übergeordnetes Zentrum für unser unwillkürliches ›Mienen- und Gestenspiel, für automatische Mitbewegungen und Positionsänderungen, für Abwehr- und Schutzreflexe‹.«[293] Damit demonstrierte also, wie Satzinger formuliert, Cécile Vogt, der der Hauptteil der diesbezüglichen praktischen Forschung zuzuschreiben sei, »daß mit der Methode der Myeloarchitektonik einem Griseum im Großhirn eine psychische Funktion zuzuschreiben war, wenn auch nur eine der Fähigkeit zur Bewegung bestimmter Körperteile, was immerhin einen Teil eines Reflexbogens darstellte.«[294] Dass darin nun, Satzingers Argumentation entsprechend, ein starker Gegensatz zu den elektrophysiologischen Experimenten zu sehen, die Erforschung des striären Systems nämlich weitaus bedeutender für die Lokalisation gewesen sei, scheint allerdings fraglich. Auch »zahlreiche primitive Kinesen« oder deren »Zügelung«[295], die durch die *Erkrankungen des*

288 Vogt u. Vogt, Erkrankungen des striären Systems, 662.

289 Der erstere zeigt außerdem, dass »Neurogliakerne in größerer Menge in Erscheinung treten« (ebd., 662). Als Gliazellen werden Bestandteile des Nervensystems bezeichnet, die keine Neuronen sind und aus denen der größte Teil des zentralen Nervensystems besteht. Heute werden ihnen Funktionen wie »Stützfunktion, Ernährung, Regeneration von Neuronen«, »Markscheidenbildung«, »Abwehr- und Abräumvorgänge« und anderes zugeschrieben (Trepel, Neuroanatomie, 8).

290 Vogt u. Vogt, Erkrankungen des striären Systems, 661.

291 Ebd., 704 u. 708, im Original teilweise gesperrt oder kursiv.

292 Ebd., 747 u. 751, im Original teilweise gesperrt oder kursiv.

293 Ebd., 834f.

294 Satzinger, Cécile und Oskar Vogt, 180.

295 Vogt u. Vogt, Erkrankungen des striären Systems, 834f.

striären Systems gestört wurden, sind keine klarer umschriebenen Funktionen als etwa die »Augenbewegungen«,[296] die von den Vogts durch elektrische Reizungen bei Affen und von Foerster bei Menschen hervorgerufen wurden. Die Studien zum striären System wurden allerdings von den Vogts selbst an menschlichen Gehirnen durchgeführt, sodass in diesem Fall keine Berufung auf andere Forscher als Zwischenschritt nötig war, um eigene Resultate mit einem Menschenbild zu verknüpfen. Gewisse Umwege mussten dazu, wie im folgenden Abschnitt zu zeigen ist, jedoch immer noch gemacht werden.

Hinsichtlich der klinischen Forschung und der damit verbundenen Theorieentwicklung müssen allerdings – als Voraussetzung der Darstellung im fünften und sechsten Kapitel – noch drei von den Vogts gebildete Begriffe, die eng mit der Erforschung der am Gehirn sichtbaren Erkrankungen verknüpft waren, angesprochen werden, nämlich *Topistik, Pathoklise und Pathoarchitektonik*. Sie erläutern diese Konzepte als theoretischen Rahmen einer ausführlichen, zusammenfassenden Darstellung von Forschungsergebnissen zu *Erkrankungen der Grosshirnrinde*, die 1922 im *Journal für Psychologie und Neurologie* erschienen ist. Als Topistik bezeichnen sie dort eine gegenüber der Architektonik erweiterte Forschung, die sich zusätzlich zu den »*topographischen* Einheiten«, wie etwa den Brodmann-Feldern, auch auf die »*systematische[n]*« richte.[297] Zu den systematischen Einheiten im Sinne der Topistik zählen die Vogts zum Beispiel die Fasersysteme oder die physiologischen Neuronensysteme, wie das aus verschiedenen anatomischen Teilen bestehende striäre System.[298] Als neues definierendes Merkmal einer ›topistischen Einheit‹ führen sie außerdem die »Pathoklise« ein, worunter sie die Eigenschaft bestimmter Hirnbereiche oder Zellarten verstehen, in verschiedenem Ausmaß mit einer pathologischen Entwicklung auf Umwelteinflüsse zu reagieren. Ein von ihnen zur Erläuterung des Begriffs angeführtes Beispiel ist die durch eine Vergiftung mit Leuchtgas verursachte »isolierte Totalnekrose des Pallidum«, die sie und andere Forscher mehrfach beobachtet hätten.[299] Das Pallidum, das gleichzeitig ein anatomisch zusammenhängender Hirnbereich ist, verstehen sie daher als eine der »p a t h o k l i n e n Einheiten *topographischer* Natur.«[300] Parallel zur Erweiterung der Perspektive in der Topistik sei überdies eine Ausdehnung der architektonischen Forschung selbst auf Krankheitserscheinungen erstrebenswert, wie die Vogts aus den Untersuchungen des striären Systems geschlossen hätten. In der »Pathoarchitektonik« solle also die architektonische Methode auf das Studium von Krankheitsursachen angewendet werden.[301]

---

296 Vogt u. Vogt, Felderung, 1194.

297 Cécile Vogt u. Oskar Vogt: Erkrankungen der Grosshirnrinde im Lichte der Topistik, Pathoklise und Pathoarchitektonik, in: *Journal für Psychologie und Neurologie* 22/1-6 (1922), S. 1–171, 23, Herv. i.O. (im Folgenden zitiert als: Vogt u. Vogt, Erkrankungen der Grosshirnrinde).

298 Ebd., 25 u. 30f.

299 Ebd., 40.

300 Ebd., 25, Herv. i.O.

301 Ebd., 49.

4.3.2 Die Verknüpfung von Anatomie und Physiologie mit einem Menschenbild

Wenn die Vogts nun auch keine umfassende biologische Theorie formulierten, verbanden sie mit der anatomischen und der daran anknüpfenden physiologischen Beschreibung des Gehirns sowie der seiner Erkrankungen doch ausdrücklich Erklärungsansprüche, die deutlich über die Lokalisierung von Funktionen, vor allem weit über die von lediglich motorischen Funktionen, hinausgingen, wie sie 1919 in den, oben bereits zitierten *Allgemeinere[n] Ergebnisse[n] unserer Hirnforschung* darlegten:

> »Die Endziele unserer ›Hirnforschung‹ sind: 1. ein weiteres Eindringen in das Hirnleben, 2. das Aufdecken gesetzmäßiger Beziehungen zwischen bestimmten materiellen Vorgängen im Gehirn und unseren Bewußtseinserscheinungen und 3. die allmähliche Anbahnung einer empirischen Lösung des für unsere ganze Weltanschauung so wichtigen Leib-Seele-Problems.«[302]

Von diesen drei Punkten wirft vor allem der zweite interessante Fragen in Bezug auf das durch die vogtsche Arbeit produzierte Menschenbild auf. Die in einzelne Aspekte aufzuteilende Frage nach dem genauen Zusammenhang zwischen Gehirn und Psyche in der Neuropsychologie der Vogts ist für die vorliegende Arbeit zentral. Allerdings sind auch die Punkte eins und drei nicht unwichtig und sollen hier zuerst erörtert werden.

Schon beim ersten genannten Ziel, dem »weitere[n] Eindringen in das Hirnleben«, machen die Vogts recht deutlich, dass die Reihenfolge in der Liste der Ziele auch die der Prioritäten ist, es handele sich nämlich um ihr »nächstliegendes Ziel«, und es kann wohl auch als die am wenigsten anfechtbare Rechtfertigung ihrer Forschungspraktiken gesehen werden. Ihre weitergehende Überzeugung, jedem der Ziele »am besten durch weiteren Ausbau der Lokalisationslehre zu dienen«, ist jedoch schon für das erste erklärungsbedürftig. Wie schon die Debatte um die Neuronentheorie oder etwa die Studien Alzheimers zeigen, betrafen schließlich nicht alle aktuellen Gegenstände der Hirnforschung die Lokalisation (oder ihre Kritik). Der Ausgangspunkt der vogtschen Begründung ihrer Konzentration auf die Lokalisation ist das nicht weiter erläuterte Postulat, dass »das tiefere Eindringen in das (materielle) Hirngeschehen […] nur durch das Studium des Hirnlebens unter a) experimentellen, b) krankhaften Veränderungen seiner Bedingungen erreicht werden« könne.[303] Implizit bekräftigen sie durch diese Behauptung die im vorigen Abschnitt getroffene Feststellung, dass für sie die Architektonik selbst, die ja weder experimentell noch vorwiegend klinisch vorgeht, noch keine relevanten, nämlich erklärenden, Erkenntnisse hervorbringt. Durch die Verknüpfung der pathologischen Phänomene im Allgemeinen mit der Lokalisation blenden sie gleichzeitig bestimmte schon bekannte Erkrankungen des Nervensystems aus. Warum z.B. die klinische und mikroskopische Beschreibung der Alzheimer-Erkrankung, die nicht auf bestimmte Hirnbereiche begrenzt ist, kein bedeutsames

302 Vogt u. Vogt, Allgemeinere Ergebnisse, 281, Herv. i.O.

303 Ebd., Herv. i.O.

medizinisches Wissen[304] herstellen sollte, wäre dagegen unverständlich.[305] Auf der Basis dieser Vorentscheidung argumentieren sie dann, dass durch die psychologische Differenzierung der »seelischen Korrelate« der »komplexen Funktionen« des Nervensystems ein vielversprechender Ansatzpunkt für physiologische Experimente geschaffen worden sei. Sie führen als Beispiel u.a. »die Gliederung des [...] ›Körpergefühls‹ in Tast-, Druck-, Wärme-, Kälte-, Schmerz-, Lage-, Bewegungs-, Schwere-Empfindung usw.« an. Für jede einzelne dieser Funktionen könne die Hirnforschung nun die anatomische Entsprechung suchen, woran wiederum Experimente anschließen könnten:

> »Bei dieser Sachlage müßte sich der experimentellen Hirnphysiologie ein reiches Arbeitsfeld in demjenigen Augenblick eröffnen, wo es gelingen würde, die komplexen Funktionen der bisherigen Lokalisationslehre in Teilfunktionen aufzulösen und diese zu räumlich getrennten Rindengebieten in Beziehung zu bringen.«

Die von den Vogts mit der Lokalisation verbundenen Hoffnungen beziehen sich also auch auf die Möglichkeit, die Funktionsweise des gesamten Gehirns durch die Erforschung der Wechselwirkungen zwischen verschiedenen Arealen erklärbar zu machen. Hinsichtlich der »hirnphysiologischen Ausnutzung der Hirnerkrankungen« stellen sie zunächst fest, dass die Lokalisation durch die fehlende Übereinstimmung erkrankter und funktional bestimmter Bereiche erschwert werde. Dass die Lokalisation trotzdem auch hier fruchtbar sei, begründen sie damit, dass »[jede] neu aufgedeckte Lokalisation« es erlaube, »aus dem bisherigen vieldeutigen Beobachtungsmaterial neue einwandsfreie Lokalisationen abzuleiten.«[306]

Auch die eher zurückhaltende Rede von einer »allmähliche[n] Anbahnung« hinsichtlich des dritten Ziels, der »empirischen Lösung des [...] Leib-Seele-Problems«,[307] bekräftigt die Übereinstimmung von Reihenfolge und Prioritätensetzung und in ihrer weiteren Erläuterung gestehen sie bei diesem dritten Punkt ein, daß sie von einer »Lösung [...] noch sehr weit entfernt«[308] seien. Gleichzeitig enthält diese Erläuterung einen bemerkenswerten Hinweis auf den harten Kern des Forschungsprogramms, denn die Hoffnung, in wie ferner Zukunft auch immer, das ›Leib-Seele-Problem‹ durch ihre Hirnforschung lösen zu können, verknüpfen die Vogts ausdrücklich mit dem Bekenntnis, dass sie an der »Existenz einer geschlossenen Naturkausalität [...] als dem höchsten heuristischen Prinzip der Naturwissenschaft bis zu seiner Widerlegung fest[halten]«.[309] Diese Aussage steht einerseits quer zu Lakatos' Begriff des Forschungsprogramms, was

---

304 Siehe Kap. 3.2.2

305 Sie könnten damit auch unausgesprochen das von ihnen gemeinte »Hirnleben« auf das normale bzw. gesunde, d.h. auch ihr Interesse an Krankheiten auf deren dem Experiment analogen Nutzen für die Forschung beschränken. Nur ein Jahr später haben die Vogts ihr letztendlich ausschließliches Interesse an » n o r m a l e[n] Erscheinungen des Seelen- und Nervenlebens« (Vogt u. Vogt, Erkrankungen des striären Systems, 633, Herv. i.O.) auch ausdrücklich und in klarem Widerspruch zur Erläuterung ihrer ›Endziele‹ bekundet (siehe dazu ausführlicher Kap. 5.2).

306 Vogt u. Vogt, Allgemeinere Ergebnisse, 282.

307 Ebd., 281.

308 Ebd., 285.

309 Ebd., 284.

freilich wissenschaftstheoretisch unproblematisch ist. Die von den Vogts implizierte Ansicht, ein oberstes heuristisches Prinzip könne widerlegt werden, verdeutlicht lediglich, dass sie eine andere Vorstellung von wissenschaftlichem Fortschritt haben als Lakatos, was nicht verwundern kann. Interessanter ist dagegen die direkte Verbindung der Heuristik mit der Teil-Definition des äußerst weiten Gegenstandsbereichs, der eben das ›Leib-Seele-Problem‹ einschließen soll. Demnach schließen also die (sozusagen metaphysischen) Vorannahmen den Glauben ein, das Verhältnis von Körper und Geist und damit die Rationalität selbst in den Rahmen der »geschlossenen Naturkausalität« zwängen und mit den entsprechenden Kategorien tatsächlich erklären zu können. Jenes Verhältnis könnte nämlich nicht ohne einen klaren Begriff von *beiden* Gegenständen verstanden werden. Die Hoffnung der Vogts geht also dahin, die philosophische Frage, worin Rationalität besteht, durch ihre Hirnforschung zu beantworten.

Wichtiger als ihre Erörterung des »Leib-Seele-Problems« ist für die Charakterisierung der vogtschen Forschung das zweite ihrer ›Endziele‹ – »das Aufdecken gesetzmäßiger Beziehungen zwischen bestimmten materiellen Vorgängen im Gehirn und unseren Bewußtseinserscheinungen«[310] –, weil es von ihnen (zumindest zeitweise) tatsächlich bearbeitet worden ist. Es ist außerdem von besonderem Interesse für die Fragestellung der vorliegenden Arbeit, weil bei der ausdrücklichen Verknüpfung von Erkenntnissen der Hirnforschung mit Vorstellungen von der menschlichen Natur der Bezug auf psychologische Vorstellungen den notwendigen, vermittelnden Zwischenschritt darstellt. Zu ihrem Verständnis des Zusammenhangs von Psychologie und Hirnforschung geben sie eine knappe grundsätzliche Erklärung:

> »Die Psychologie hat die Kausalität der Bewußtseinserscheinungen zwecks künftiger Voraussage zu ergründen. Dieser ursächliche Zusammenhang tritt nun bekanntlich in den uns zum Bewußtsein kommenden Phänomenen bei weitem nicht vollständig in Erscheinung. Es spielen eine Menge Hirnprozesse hinein, die sich in unserem Bewußtsein nicht widerspiegeln und ohne deren Berücksichtigung die Psychologie keine kausal erklärende Wissenschaft wird. Dies ist der Grund, warum wir eine Vertiefung unserer Erkenntnis der gesetzmäßigen Beziehungen zwischen dem Hirnleben und den Bewußtseinserscheinungen anstreben.«[311]

Hier ist zunächst hervorzuheben, dass demnach das psychologische Interesse der Vogts ausschließlich auf den bewußten Anteil der Psyche gerichtet ist. Während sie dabei »Hirnprozesse« und »Hirnleben« ausschließlich auf die (unbewussten) physiologisch und anatomisch zu erforschenden materiellen Gegenstände beziehen, leugnen sie allerdings an dieser Stelle nicht die Existenz eines im engeren Sinne psychischen Unbewussten.[312] Es sei nämlich möglich mithilfe »besondere[r] Methoden (Assoziati-

---

310 Ebd., 281, Herv. i.O.

311 Ebd., 283.

312 In dieser Hinsicht besteht hier also auch kein Gegensatz zu Freud, für den die Gleichsetzung von Bewusstsein und Psyche am Anfang des 20. Jahrhunderts die vorherrschende (psychologische und populäre) Vorstellung war: »Das Bewußtsein gilt uns geradezu als der definierende Charakter des Psychischen, Psychologie als die Lehre von den Inhalten des Bewußtseins. Ja, so selbstverständ-

onsversuche, Traumanalyse usw.) [...] Vorstellungen bewußt zu machen, welche unbewußt den Bewußtseinsinhalt beeinflußten.« Daher könnten Psychologen erfolgreich »Kausalanalysen psychischer Phänomene« vornehmen, »ohne sich um das Hirnleben zu kümmern.«[313] Diese Methoden seien jedoch nur für das Studium »des normalen Seelenlebens« ausreichend, denn bei »allen schweren psychischen Erkrankungen« seien »primäre Strukturveränderungen des Gehirns« die entscheidenden Ursachen.[314] Wo die Grenze zwischen schweren und leichten Erkrankungen zu ziehen wäre, erörtern die Vogts hier nicht.[315] Und auch ihre Begründung für die Bevorzugung der Lokalisation vor anderen Ansätzen geht über sehr knappe Bemerkungen, die zudem recht weitgehende Vorannahmen enthalten, nicht hinaus. Dass die »Beziehungen [...] zwischen bestimmten Bewusstseinsinhalten und bestimmten Hirnprozessen [...] rein lokalisatorischer Natur« seien, erklärt sich für die Vogts von selbst bzw. durch die zu folgernde implizite Annahme, dass ›bestimmte Prozesse‹ gleichbedeutend sind mit Prozessen an einem bestimmten Ort. Die Behauptung, dass neben den Beziehungen von Hirnfunktionen zu spezifischen Inhalten auch die zu allgemeineren Zuständen des Bewusstseins durch Lokalisation zu erforschen seien, so etwa für die »Aufdeckung des physiologischen Korrelats der Aufmerksamkeit«, begründen sie damit, dass »auch derartige allgemeine Fragen immer an einer bestimmten Hirnstelle geprüft werden« müssten, wozu die Kenntnis der Funktion einer solchen Stelle für das Bewusstsein vorteilhaft sei.[316] Wie sie sich eine solche Prüfung vorstellen, ob etwa getestet werden soll, ob die elektrische Reizung des Gehirns die Aufmerksamkeit hebt oder senkt, und welchen Erkenntniswert ein solcher Versuch haben könnte, erörtern sie an dieser Stelle nicht.

Die von den Vogts formulierte Zielsetzung, die Phänomene des bewussten Teils der Psyche durch Physiologie kausal zu erklären, setzt erstens eine zumindest beschreibende Kategorisierung dieser Phänomene voraus, weil diese andernfalls nicht in eine geordnete Beziehung zu den physiologischen Ursachen bzw. Erklärungen gesetzt werden können. Sie erfordert zweitens eine allgemeine Vorstellung davon, wie die psychologischen Kategorien mit beobachtbaren physiologischen Phänomenen verknüpft werden können, und legt also die Frage nahe, welche psychologische Theorie im Hintergrund des Forschungsprogramms der Vogts stand. Da sie in der Zeit nach 1911 dazu nicht ausführlich publiziert haben, erfordert die Antwort darauf ein gewisses

---

lich erscheint uns diese Gleichstellung, daß wir einen Widerspruch gegen sie als offenkundigen Widersinn zu empfinden glauben, und doch kann die Psychoanalyse nicht umhin, diesen Widerspruch zu erheben, sie kann die Identität von Bewußtem und Seelischem nicht annehmen. Ihre Definition des Seelischen lautet, es seien Vorgänge von der Art des Fühlens, Denkens, Wollens, und sie muß vertreten, daß es unbewußtes Denken und ungewußtes Wollen gibt.« (Vorlesungen, 20)

313 Vogt u. Vogt, Allgemeinere Ergebnisse, 283.

314 Ebd., 284. Herv. i.O.

315 Sie geben auch keine Rechtfertigung dafür, dass sie sich nicht um die von ihnen selbst als reale Phänomene anerkannten unbewussten Anteile der Psyche kümmern.

316 Ebd., 283.

Maß der historischen ›Interpretation‹.[317] Als erste, naheliegende Möglichkeit kommt hier die Reflextheorie in Betracht, die wenigstens für die frühen Jahre der vogtschen Hirnforschung als sehr einflussreich gilt und ihnen einen Ansatz zur Erklärung psychischer Vorgänge als Funktionen von Hirnbereichen geboten hätte (siehe Kap. 3.2.3). Die für die vorliegende Arbeit untersuchten Texte der Vogts enthalten allerdings nicht nur keine Erläuterungen von reflextheoretischen Annahmen, sondern häufig nicht einmal eine Verwendung des Reflexbegriffs. So taucht der Ausdruck in den Ausführungen zu den psychologischen Zielen der vogtschen Hirnforschung in den *Allgemeineren Ergebnissen* überhaupt nicht auf.[318] In der im vorigen Abschnitt behandelten Schrift über die *Erkrankungen des striären Systems*, findet sich dagegen eine kurze Erörterung des Zusammenhangs zwischen den Forschungsergebnissen zu Striatum und Pallidum und dem Begriff des »Reflexbogens«. Hier läuft die Argumentation der Vogts darauf hinaus, dass dieser Begriff zwar nicht abzulehnen sei, der von ihnen festgestellten Komplexität der Verhältnisse hinsichtlich der Bewegungssteuerung jedoch nicht den besten Ausdruck verleihe.[319] In diesen, wie in verschiedenen anderen, Quellen gehen die Bezüge auf ein Reflexmodell des Nervensystems also über sehr knappe Bemerkungen nicht hinaus und drücken im Ganzen keine klare Position, mitunter sogar eher Skepsis aus.

Eine weitere um 1900 bedeutsame Theorie, die die Vogts in Betracht ziehen konnten, ist die von Wilhelm Wundt vertretene, die sich unter dem Titel einer »physiologischen Psychologie« und damit auch als Neuropsychologie fassen lässt.[320] Gewisse Bezüge auf diese psychologische Theorie finden sich ebenfalls in den vogtschen Ausführungen über jene ›Endziele‹ ihrer Forschung, nämlich in impliziten Verweisen auf die Elementaranalyse. So sehen sie in dem Versuch »für jedes Element unserer Bewußtseinserscheinungen die Existenz eines physiologischen Korrelats aufzudecken«, die Möglichkeit der Lösung des »Leib-Seele-Problem[s]«.[321] Auch hier zielt die Argumentation zwar eher auf eine Distanzierung, in diesem Fall aber nur in forschungspraktischer Hinsicht. Die oben angesprochene Würdigung der Möglichkeit von »Kausalanalysen psychischer Phänomene« ohne Untersuchung des Gehirns, gilt den Methoden der Experimentalpsychologie,[322] die, wie gesagt, als ungeeignet zur Erforschung pathologischer Phänomene beurteilt wird. Ihre theoretischen Grundlagen werden von dieser Abgrenzung jedoch nicht berührt.

Neben den spärlichen, häufig impliziten oder vagen Bezügen auf Reflextheorie und Elementaranalyse finden sich in den vogtschen Schriften viele Begriffe, mit denen psychische Erscheinungen zu physischen erklärt werden, die aber keiner bestimmten Theorie zuzuordnen sind. In den Schlussfolgerungen aus den Untersuchungen der *Erkrankungen des striären Systems* heißt es etwa, »Emotionen« seien »vermutlich cortico-

317 Vgl. Satzinger, Cécile und Oskar Vogt, 103. – Satzingers »Interpretation« bezieht sich allerdings auf »die Frage nach der Übersetzbarkeit des psychotherapeutischen Ansatzes in die genetisch orientierte lokalisatorische Hirnforschung ab 1922« (ebd.), während sie die Frage, welche psychologischen Vorstellungen der Arbeit der Vogts zugrunde lagen, als weniger problematisch behandelt.

318 Vogt u. Vogt, Allgemeinere Ergebnisse, 283–285.

319 Vogt u. Vogt, Erkrankungen des striären Systems, 835.

320 So etwa bei Hagner (Neuropsychologie, 68–70).

321 Vogt u. Vogt, Allgemeinere Ergebnisse, 284f.

322 Ebd., 283.

thalamische Reize«,[323] also Funktionen der Großhirnrinde und des Thalamus, eines Striatum und Pallidum benachbarten Teils des Zwischenhirns. In einem kurzen Aufsatz Cécile Vogts zu *Ergebnisse[n] unserer Neurosenforschung* von 1921, einer der wenigen explizit der Psychologie gewidmeten Schriften aus den 20er Jahren, ist weitaus unspezifischer von einer durch ein »affektive[s] Erlebnis geschaffenen psychophysischen Spannung« die Rede, die einer »Entladung« bedürfe und daher auf »Sicherheitsventile« angewiesen sei.[324]

Weder das an der Elementaranalyse noch das an der Reflextheorie orientierte noch ein anderes bestimmtes Verständnis der Psyche wird in späteren Schriften ausdrücklich als theoretische Grundlage der vogtschen Hirnforschung gekennzeichnet. Da aber, wie gesagt, die Frage, worin im Rahmen dieser Forschung die Vermittlung zwischen Vorstellungen vom Gehirn und von der Psyche bestand, für die vorliegende Arbeit von entscheidender Bedeutung ist, werden sowohl die Reflextheorie als auch die Elementaranalyse weiter unten (Kap. 4.5) noch ausführlicher auf ihre Bedeutung für diese Forschung hin untersucht. Für den Zeitraum zwischen 1911 und 1933 ist zunächst festzuhalten, dass die Vogts ihre psychologischen Grundannahmen nicht mehr explizit gemacht haben, dabei jedoch Einflüsse verschiedener Konzepte erkennbar bleiben. Eine wichtige Gemeinsamkeit dieser Konzepte ist allerdings der Materialismus bzw. Naturalismus, der sich an der oben bereits zitierten Vorstellung einer »geschlossenen Naturkausalität«[325] orientiert und in demselben Zeitraum sowie bis zurück ins Jahr 1900 recht konsistent in den Quellen vertreten wird. Durchaus nicht im Widerspruch zu dieser steht die Vogtsche Fassung des »psycho-physischen Parallelismus«,[326] die mit der von Wundt formulierten verwandt ist,[327] in der Bestimmung des Verhältnisses von Psyche und Physis allerdings erstere schon seit 1900 der Anatomie unterordnet[328] und um 1920 nicht mehr als Gegenstand für sich erläutert.[329]

Im Gegensatz zu Wundts Theorie fehlt in den vogtschen Erläuterungen des Parallelismus die Idee einer von der physischen unterschiedenen psychischen Gesetzmäßigkeit. Daher ist auch das von ihnen vertretene Menschenbild als in strengerem Sinne reduktionistisch bzw. diese Reduktion als weitergehend aufzufassen. Darauf bezogen bemerkt Breidbach etwa mit Verweis auf einen Aufsatz Oskar Vogts[330] über Lenins

---

323 Vogt u. Vogt, Erkrankungen des striären Systems, 834.

324 Cécile Vogt: Einige Ergebnisse unserer Neurosenforschung, in: *Die Naturwissenschaften* 9 (1921), S. 346–350, 348 (im Folgenden zitiert als: C. Vogt, Neurosenforschung).

325 Vogt u. Vogt, Allgemeinere Ergebnisse, 284.

326 Satzinger, Cécile und Oskar Vogt, 144. – Für Oskar Vogt widerspricht er auch nicht notwendigerweise dem Monismus bzw. der Identitätslehre, von der er 1911 lediglich den Audruck, und zwar aus sozusagen diplomatischen Gründen, nicht übernimmt: »Ce parallélisme, pour ne pas dire cette ›identité‹, nous permet d'étudier les phénomènes psychophysiologiques sous leur côté psychique d'une part et sous leur côté physiologique d'autre part.« – »Je reconnais que la logique scientifique […] nous mène à la théorie moniste […]. Mais je pense que des hommes qui ne nous suivent pas dans nos dernières inductions peuvent travailler avec nous à l'approfondissement de nos connaissances.« (O. Vogt, Division myéloarchitecturale, 369 u. 369, Anm. 1)

327 Satzinger, Cécile und Oskar Vogt, 145.

328 Ebd., 143.

329 Vogt u. Vogt, Allgemeinere Ergebnisse.

330 O. Vogt, Moskauer Staatsinstitut.

Gehirn und allgemeiner das Moskauer Hirnforschungsinstitut: »Das Ich ist – mit aller Konsequenz – materialisiert.« Nur kurz führt Breidbach dabei allerdings aus, woraus all diese Konsequenz konkret besteht, nämlich daraus, dass Vogt individuelle Eigenschaften von ›Denken‹ und ›Bewußtsein‹ durch die Anzahl von ›Pyramidenzellen‹ erklärt.[331] Allgemeiner und grundsätzlicher als in diesen Äußerungen über Lenin, die eben einen spezifischen Typus beschreiben (mehr dazu unten), hatten die Vogts 1919 ihr Verständnis der menschlichen Psyche umrissen:

> »Heute haben wir [...] das Recht 200 Sonderfunktionen beim Menschen anzunehmen und jede derselben in ein Rindenfeld zu lokalisieren, welches aus einer großen Zahl von Schichten in einer ihm eigenen Art zusammengesetzt ist. Da scheint es uns geboten zu sein, die architektonischen Rindendifferenzen als die Hauptursache unseres so äußerst komplizierten Seelenlebens anzusprechen. Man vergegenwärtige sich nur einmal, wie unendlich viele psychische Variationen durch das verschiedenartigste Zusammenspiel von 200 funktionell verschiedenen Rindenstellen zustande kommen können, welche weitgehende Grundlage für individuelle Variationen des Seelenlebens durch eine ungleiche Ausbildung dieser 200 Zentren und eine differente Gestaltung ihres Zusammenarbeitens gegeben ist und welche Fülle verschiedener klinischer Bilder durch ungleiche Kombinationen der geschädigten Felder und der einzelnen erkrankten Schichten in diesen möglich wird, und man wird sehr bald mit uns die architektonischen Rindendifferenzen als die Hauptursache der Kompliziertheit unseres Seelenlebens und seiner individuellen Variationen anerkennen!«[332]

Die psychischen Phänomene sind hier – als Kombinationen von ›Sonderfunktionen‹ – in der Tat auf das Wirken von ›Rindenstellen‹ reduziert, die ihr ›Zusammenspiel‹ alleine bewerkstelligen. Während verschiedene, experimentelle wie nicht-experimentelle, empirische Beobachtungen die Annahme von 200 funktionell unterscheidbaren bzw. definierbaren Feldern rechtfertigen sollen, schließt daran die Gleichsetzung etwa von durch Stromstöße hervorgerufenen Bewegungen mit jeglichen Aspekten des ›Seelenlebens‹ mit Verweis auf jene Zahl selbst an.[333] Die Hoffnung, die Psyche von der Lokalisation ausgehend erforschen zu können, ist aber gleichzeitig nur durch jene Annahme psychischer Elemente zu erklären.

Wiederum spezifischer als die Behauptung, psychische Phänomene in der Zukunft durch die Anzahl von Rindenfeldern erklärbar machen zu können, ist eine Formulierung Cécile Vogts in einem kurzen programmatischen Text zur Frage *Warum stellen wir die Hirnanatomie in den Mittelpunkt unserer Forschung?*, der 1933 in *Die Naturwissenschaften* erschien:

---

331 Breidbach, Materialisierung, 296. – Zum von Breidbach verwendeten Begriff des Ich siehe Kap. 1.

332 Vogt u. Vogt, Allgemeinere Ergebnisse, 443, Herv. i.O.

333 Eine große Zahl als Argument hatte auch schon Meynert verwendet. Die »meiner Berechnung nach mindestens 61 212 200 Nervenkörper« in der Hirnrinde bestätigten ihm die Möglichkeit der Speicherung von »Erinnerungsbildern« (*Vom Gehirn der Säugethiere* 1872, zit.n. Breidbach, Materialisierung, 207).

> »Jeder Unvoreingenommene, mit der Methodik empirischer Wissenschaften Vertraute und im Denken genügend Disziplinierte wird mit mir ein *gesetzmäßiges* (logisches) *Zugeordnetsein* aller Bewußtseinserscheinungen zu gewissen biologischen Prozessen annehmen. Schon die *stetige* Abhängigkeit des Seelenlebens von Vererbung und rein materiellen Einwirkungen zwingt uns zu dieser Auffassung. Es gibt aber weiterhin beim Menschen keine einzige seelische Erscheinung bis zum Ichbewußtsein und dem Gefühl des freien Willens, deren pathologische Veränderungen nicht ein solches Zugeordnetsein zu Hirnveränderungen erkennen oder wenigstens mit weitgehender Sicherheit vermuten lassen.«[334]

Hier befindet sie sich ganz im Einklang mit den Thesen zur Willensfreiheit, die mit dem Neuro-Hype der 1990er und 2000er Jahre verbunden sind.[335] Dass der freie Wille lediglich ein Gefühl sei, setzt sie als selbstverständlich voraus. Dementsprechend hatte Oskar Vogt schon 1895 nur eine »scheinbare Freiheit unseres Willens« gekannt,[336] woran sich konkret zeigt, dass die vogtsche architektonische Forschung als Begründung für diese Anschauung nicht gebraucht wurde. Aber auch die »*stetige* Abhängigkeit des Seelenlebens von Vererbung und rein materiellen Einwirkungen« wird von Cécile Vogt nicht erläutert, sie zählt diese Annahme – so wie den ganzen zitierten Absatz – vielmehr zu ihren »heuristischen Anschauungen«.[337] Sie macht damit deutlich, dass die »Abhängigkeit« und, fast gleichbedeutend, das »Zugeordnetsein«, ohnehin aus der Voraussetzung der »geschlossenen Naturkausalität« hervorgehen. Ihre Rede von Unvoreingenommenheit, Kenntnis wissenschaftlicher Methoden und Disziplin verlangt von den Leserinnen und Lesern also auch die Akzeptanz jenes »höchsten heuristischen Prinzip[s] der Naturwissenschaft«.[338] Während demnach die reduktionistische Auffassung von der menschlichen Natur sich durch ihre Forschung nicht *verändert*, drückt Cécile Vogts Text doch deutlich aus, dass ihre Arbeit diese Auffassung *bekräftigt*, jedoch nicht im Sinne eines logischen Rechtfertigungszusammenhangs. Ihre knappe Darstellung der verschiedenen Forschungsmethoden und ihrer Ergebnisse enthält keine ›Beweise‹ (auch nicht die Behauptung, solche gefunden zu haben) für die »Abhängigkeit« der psychischen von den physischen Phänomenen. Stattdessen legt Vogt lediglich dar, dass die empirisch feststellbare Komplexität der Struktur des menschlichen Nervensystems einen solchen Kausalzusammenhang vorstellbar macht. Indem sie aber das Interesse am menschlichen Bewusstsein als Motivation der Untersuchung des Gehirns an den Anfang stellt, wirken

334 Cécile Vogt: Warum stellen wir die Hirnanatomie in den Mittelpunkt unserer Forschung?, in: *Die Naturwissenschaften* 21 (1933), S. 408–410, 409, Herv. i.O. (im Folgenden zitiert als: C. Vogt, Hirnanatomie).

335 Dafür, dass diese Ansicht über die Willensfreiheit im frühen 20. Jahrhundert keineswegs ungewöhnlich war, spricht etwa der Vergleich mit Freud, der in anderer Hinsicht ja stark entgegengesetzte Positionen vertrat. 1919 hat er etwa von der »Illusion des freien Willens« gesprochen (Das Unheimliche, in: *Imago. Zeitschrift für Anwendung der Psychoanalyse auf die Geisteswissenschaften* 5/5 [1919], S. 297–324, 310).

336 Oskar Vogt: Zur Kenntniss des Wesens und der psychologischen Bedeutung des Hypnotismus, in: *Zeitschrift für Hypnotismus* 3 (1895) S. 277–340, 279 (im Folgenden zitiert als: O. Vogt, Bedeutung des Hypnotismus).

337 C. Vogt, Hirnanatomie, 409, Herv. i.O.

338 Vogt u. Vogt, Allgemeinere Ergebnisse, 284.

sämtliche anschließenden Erläuterungen der greifbaren Fortschritte der Hirnforschung als Argument für den Sinn der Verknüpfung von Hirnforschung und psychologischer Fragestellung.

Wenn nun auch die Rede von einem ›Zugeordnetsein‹ noch als vorsichtig verstanden werden könnte, liegt eine weitere und potentiell praktische, jedenfalls politisch bedeutsame Konsequenz des Reduktionismus in den eugenischen Punkten des vogtschen Forschungsprogramms. Äußerungen in dieser Richtung finden sich an verschiedenen Stellen der vogtschen Schriften. In Cécile Vogts Darstellung der *Hirnforschung* als *Mittelpunkt unserer Forschung* heißt es dazu: »Unser Endziel gilt der Erfassung der *seelischen* Persönlichkeit und ihrer *Vererbungspotenzen* im Interesse einer Förderung sozial nützlicher und einer Hemmung schädlicher Eigenschaften.«[339] Auf welche Weise Vererbung und sozialer Nutzen miteinander zu verbinden wären, spricht sie in diesem Text allerdings nicht aus. Auf bestimmte Eingriffsmöglichkeiten verweist stattdessen die von ihr angesprochene Möglichkeit »pharmakologisch-therapeutische[r] Vorversuche« an Tieren.[340] Die Verbindung der von ihr ausführlicher dargelegten genetischen Gesichtspunkte mit dem sozialen Nutzen bleibt dagegen implizit. Deutlicher hatte Oskar Vogt sich 1927 im *Berliner Tageblatt* geäußert und die Anatomie als aussichtsreichsten Weg zu Erkenntnissen angepriesen, die die »Voraussetzung für ein künftiges Züchten sozial wertvoller Gehirne und ihre geeignetste Pflege« bildeten.[341] Auch dieser Text enthält allerdings keine Ausführungen zu konkreten Verknüpfungen von Hirnforschung und Eugenik, sondern gibt nur das Versprechen auf derartige Erkenntnisse.[342]

Als Ganzes ist das vogtsche Forschungsprogramm allerdings nicht von der Eugenik her zu charakterisieren, die in ihrer Arbeit, vor allem der eigentlichen Forschungspraxis eine recht kleine Rolle gespielt hat. So zählt zu den Veröffentlichungen der Vogts lediglich ein einziger kurzer Aufsatz von Oskar Vogt, der ausdrücklich einer eugenischen Fragestellung gewidmet war.[343] Demgegenüber finden sich die meisten Äußerungen, die die Hirnforschung mit eugenischen oder rassenhygienischen Versprechungen verbinden, in popularisierenden Texten. Diese erwecken vor allem den Eindruck einer opportunistischen Verwendung bekannter eugenischer Gedanken als Werbemittel für die Hirn-

---

339 C. Vogt, Hirnanatomie, 408, Herv. i.O.

340 Ebd., 410.

341 Oskar Vogt: Vom »Schaltwerk der Gedanken«. Die neuesten Forschungsergebnisse über das menschliche Hirn und die örtliche Bestimmung unserer Fähigkeiten, in: *Berliner Tageblatt Nr. 591* (15.12.1927), 1. Beiblatt, im Original zentriert und fett (im Folgenden zitiert als: O. Vogt, Schaltwerk der Gedanken).

342 Anatomische Forschung sei die »Voraussetzung für eine einstmalige Erkennung« entsprechender Zusammenhänge (ebd.). Aufgrund verschiedener Äußerungen wie dieser, weiterer politischer Stellungnahmen und vor dem Hintergrund der allgemeineren wissenschaftlichen Arbeit der Vogts urteilt Hagner, dass sie an einer »Verwebung von Gehirn und Politik, Eugenik und Sozialismus« (Geniale Gehirne, 236) arbeiteten.

343 Oskar Vogt: Neurology and Eugenics. The Role of Experimental Genetics in their Development, in: *The Eugenics Review* 24/1 (1932), S. 15–18 (im Folgenden zitiert als: O. Vogt, Neurology and Eugenics). – Dieser Aufsatz wird in Kap. 6.2 besprochen.

forschung im Allgemeinen und das vogtsche Institut im Besonderen.[344] Darüber hinaus ist anzumerken, dass die Vogts, wie Hagner formuliert hat, dem »›*mainstream* der eugenischen Bewegung‹ [...] dezidiert nicht angehörten«. Seine weitergehende Einschätzung, dass dennoch »die genetische Verbesserung des Menschen [...] den Vogts ebenso am Herzen [lag] wie dem *mainstream*«,[345] sollte allerdings ein wenig relativiert werden, weil, neben dem geringen Umfang ihrer diesbezüglichen Äußerungen, die vogtschen Versprechungen auf den Nutzen ihrer Hirnforschung stets sehr unbestimmt und tendenziell auf eine ferne Zukunft bezogen geblieben sind.[346]

Wenn in der vorliegenden Arbeit also den eugenischen Versprechungen eine weniger umfassende Bedeutung für das vogtsche Forschungsprogramm zugeschrieben wird als in Hagners Darstellung, soll die Feststellung, dass »auch die Vogts ihren Platz« in einer »Eugenik als Diskurs mit unterschiedlichen Akzentuierungen und Akteuren [hatten]«[347] weder bestritten noch als weniger wichtig beurteilt werden. Unabhängig von jenen Versprechungen bzw. dem ausdrücklichen Bekenntnis zur Eugenik ist nämlich das von den Vogts vertretene biologistische Verständnis von sozialen Hierarchien bezeichnend, das, als solches nicht spezifisch für die Eugenik, eine zentrale Voraussetzung für sie bildet. Aber auch dieses allgemeinere Motiv biologistischen Denkens findet vor allem in den populärwissenschaftlichen Veröffentlichungen der Vogts Ausdruck und wird unter diesem Aspekt weiter unten ausführlicher behandelt.[348]

Umgekehrt blieben die verschiedenen Äußerungen über die erbliche soziale Ungleichheit der Menschen und die Bedeutung der neurowissenschaftlichen Untersuchung dieser Ungleichheit der konkreten Forschungsarbeit lange eher äußerlich. Tatsächlich scheint (soweit es die Veröffentlichungen betrifft) erst durch die Untersuchung von Lenins Gehirn eine materielle Verknüpfung zwischen den Auffassungen über die Vorherbestimmtheit des menschlichen *sozialen* Lebens (im Gegensatz zur Frage von Krankheit und Gesundheit) und der wirklichen Forschung zu entstehen und insofern ist Breidbachs Fokus auf diese Untersuchung zur Charakterisierung der spezifischen vogtschen *Materialisierung des Ichs* völlig angemessen. In diesem Gehirn werden anatomische Merkmale und individuelle psychologische Eigenschaften unmittelbar aufeinander bezogen:

> »Wir haben also in dem L e n i nschen Gehirn auffallend große und besonders zahlreiche große Pyramidenzellen in der III. Schicht, wie der Athlet durch eine besonders stark entwickelte Muskulatur charakterisiert ist. Die Pyramidenzellen stellen nun nach G o l g i-Bildern A s s o z i a t i o n s z e l l e n dar. [...] Aus allen diesen Gründen läßt

344 Statt umgekehrt etwa, wie Hagner hinsichtlich des bekanntesten Beispiels meint, mit »Lenins Gehirn [...] Werbung für [Oskar Vogts] rassenhygienisch motivierte Hirnforschung zu machen« (Geniale Gehirne, 235).

345 Hagner, Geniale Gehirne, 244, Herv. i.O.

346 Es ist eine andere Frage, welche Bedeutung das Forschungsprogramm der Vogts umgekehrt für die Eugenik hatte. So betrachten Weingart u.a. die Arbeit an den beiden genetischen Abteilungen des KWIH als diejenigen im engeren Sinne genetischen »Forschungen mit der größten Tragweite für die rassenhygienische Diskussion« in Deutschland (Eugenik, 550).

347 Hagner, Geniale Gehirne, 244.

348 In Kap. 6.2.

> unser hirnanatomischer Befund Lenin als *Assoziationsathleten* erkennen. Speziell machen uns diese großen Zellen das von allen denjenigen, die Lenin gekannt hatten, angegebene außergewöhnlich schnelle Auffassen und Denken Lenins, sowie das Gehaltvolle in seinem Denken oder – anders ausgedrückt – seinen Wirklichkeitssinn verständlich.«[349]

Dass die ›Psychologie‹ in diesem Zusammenhang ausschließlich in der Berufung auf Bekannte Lenins[350] besteht, soll hier zunächst nur als Bestätigung für die annähernde Bedeutungslosigkeit der Psyche als Forschungsobjekt für die Vogts festgehalten werden. In Hinblick auf die Cytoarchitektonik, insbesondere Brodmanns *Lokalisationslehre*, zeigt sich eine deutliche Verschiebung im Urteil über die Bedeutung bestimmter Hirnstrukturen. Zwanzig Jahre nachdem Brodmann die Verknüpfung spezifischer Zellarten mit psychischen Funktionen als wenig erfolgversprechendes Ziel der »Elementarlokalisation« eingeschätzt hat,[351] stellt Oskar Vogt sie hier in den Mittelpunkt der Elitegehirnforschung. Die Deutung der Pyramidenzellen als »Assoziationszellen« begründet er dabei anatomisch durch den »Verlauf der Achsenzylinder« (der Axone) »zu anderen Rindenstellen«.

Empirische Erkenntnisse über das dem ›Assoziationsathleten‹ bzw. der Elite gegenüberstehende Extrem, das Oskar Vogt in »schwachsinnigen Verbrechern« und (nicht kriminellem) »progressivem ›Schwachsinn‹« sah, finden sich in den vogtschen Veröffentlichungen dagegen nur in Andeutungen. So werden diese pathologischen Erscheinungen in den Erläuterungen zu Lenins Gehirn als Bekräftigung der Bedeutung der dritten Rindenschicht angeführt, denn bei den betreffenden Forschungsobjekten hätten »wir [...] eine Zellarmut« bzw. »eine Erkrankung speziell der *III.* Schicht gefunden«.[352] Jegliche weitere Ausführungen über diese Untersuchungen fehlen allerdings, über die Herkunft der Gehirne, über deren genauere Eigenschaften oder die konkreten Charakteristika des Schwachsinns ist hier also nichts zu erfahren. Oskar Vogt verweist zwar auf einen weiteren Text, der im folgenden Jahr in der *Psychiatrisch-neurologischen Wochenschrift* erschien, aber auch dieser gibt kaum Aufschluss, abgesehen von zwei Details. Erstens wird der nicht mit Verbrechen assoziierte Schwachsinn dadurch näher bestimmt, dass er aus »zahlreichen Formen angeborenen oder im späteren Alter erworbenen Schwachsinns« bestehe. Zweitens »[zeigen bei] einem schweren Psychopathen« die betreffenden Zellen »eine starke Verschiebung der Kernplasmarelation zugunsten des Kernes«, die Zellkerne seien also verhältnismäßig groß, weshalb diese Neuronen mit »›embryonalen‹ Zellen« vergleichbar seien.[353] In einer unveröffentlichten Schrift *Zur hirnanatomischen Erfassung constitutioneller Verbrechertypen* kennzeichnen die Vogts diese Typen außerdem durch ihre »Hemmungslosigkeit«, in der sich ein »Infantilismus« ausdrücke, beschreiben die dritte Rindenschicht als ungewöhnlich dünn und vergleichen die relativ kleinen Zellen dieser Schicht außer mit denen von Säuglingen auch mit den

349 O. Vogt, Moskauer Staatsinstitut, 110f., Herv. i.O.

350 Eine naheliegende Vermutung wäre, dass es sich hierbei vor allem um kommunistische Parteifunktionäre handelt.

351 Brodmann, Lokalisationslehre, 5.

352 O. Vogt, Moskauer Staatsinstitut, 110.

353 O. Vogt, Cytoarchitektonik, 128.

Zellen in Affengehirnen.[354] In Bezug auf diese Quelle ist einerseits, wie Hagner anmerkt »[natürlich] zu berücksichtigen, daß die Vogts ihre Arbeit nicht publiziert haben.« Andererseits soll auch der Feststellung nicht widersprochen werden, dass »keine Rede davon sein [kann], daß [Oskar Vogt] sich von seiner Fixierung auf die III. Rindenschicht distanziert hätte.«[355] Gegenüber Hagners Darstellung ist allerdings auch hier zu betonen, dass ebenso wenig wie die Eugenik die Elite- und Verbrechergehirnforschung das Zentrum des vogtschen Forschungsprogramms insgesamt darstellt.

Während die dennoch unbestreitbar vorhandenen eugenischen Vorstellungen der Vogts nun, wie auch Hagner zugibt, bei ihnen kaum zu praktischen politischen Forderungen führten,[356] war in Hinblick auf ihre Überzeugung, individuelle Unterschiede kognitiver Fähigkeiten durch Vererbung erklären zu können, die Einrichtung einer genetischen Abteilung im KWIH folgerichtig. Über Anatomie und Physiologie hinaus erweiterten die Vogts also ihr Programm ab 1925 sogar noch um genetische Forschungen, deren Bedeutung für das Wissen über Gehirne allerdings weitaus stärker durch Theorie begründet werden musste. Seitdem wurde am KWIH eine genetische Abteilung aufgebaut, für die Oskar Vogt Elena und Nikolaj W. Timoféeff-Ressovsky engagierte.[357] Er hatte allerdings schon früher zu genetischen Untersuchungen veröffentlicht und bereits als Jugendlicher ein Interesse an Fragen der Vererbung gezeigt, insbesondere durch den 1886 begonnenen Aufbau einer Hummelsammlung.[358] An diese schlossen seine *Studien über das Artproblem* an, zu denen er 1909 und 1911 jeweils eine *Mitteilung* publizierte. Darin behandelt er »anhand der Färbungsvariationen und des geographischen Vorkommens der Hummeln« die Entstehung neuer erblicher Merkmale.[359] Erläuterungen zum Zusammenhang dieser Untersuchung und Fragen der Hirnforschung gibt er dabei allerdings nicht. Er erklärt lediglich einleitend, es sei »das A r t p r o b l e m [...] auch für denjenigen von weitgehender Bedeutung, der wie ich seine Hauptaufgabe in der Erforschung eines einzelnen Organes sieht.«[360]

Erst in den 20er Jahren machten Cécile und Oskar Vogt ihre Vorstellungen von der Verbindung von Hirnforschung und Genetik in ihren Publikationen explizit. 1926 erläuterte Oskar Vogt zum Beispiel in der *Zeitschrift für die gesamte Neurologie und Psychiatrie*, wie *Psychiatrische Krankheitseinheiten im Lichte der Genetik* zu betrachten seien. In diesem Text setzt er mit einer Erläuterung einiger seiner Grundbegriffe wie der Unterscheidung

354 Vogt u. Vogt, Verbrechertypen, zit.n. Hagner, Geniale Gehirne, 261.

355 Hagner, Geniale Gehirne, 261 u. 262.

356 Ebd. – Stattdessen gaben sie etwa die Empfehlung einer am intellektuellen Niveau orientierten Partnerwahl. Die damit direkt verbundene politische Forderung nach Förderung der Berufstätigkeit von Frauen, könnte, da sie mit Blick auf eine ›genetische Verbesserung des Menschen‹ formuliert wurde, wohl als eugenisch bezeichnet werden, würde diesen Begriff aber sehr weit dehnen. – Siehe zu politischen Forderungen Kap. 5.2.

357 Satzinger, Cécile und Oskar Vogt, 90.

358 Ebd., 28.

359 Ebd., 212.

360 Oskar Vogt: Studien über das Artproblem. 1. Mitteilung. Über das Variieren der Hummeln. 1. Teil, in: *Sitzungsberichte der Gesellschaft Naturforschender Freunde zu Berlin*, 1 (1909), S. 28–84, 28.

von »Genenvariationen« und »Somavariationen« an,[361] um dann zu erläutern, warum er sämtliche »krankhaften Änderungen der Lebensprozesse nur als eine besondere Form von Variationen« versteht.[362] Unter seinen genetischen Konzepten mag zunächst das von der Genetik selbst bemerkenswert sein, denn er betrachtet sie als »die Lehre von denjenigen Gesetzen, nach welchen sich die heutigen Lebewesen entwickelt haben, erhalten und weiter umformen.«[363] Die neben den ›Genenvariationen‹ (die wohl nach heute gebräuchlicher Terminologie den Phänotypen entsprechen) durch diese Gesetze zu erklärenden ›Somavariationen‹ seien dabei aber »nicht erbliche, exogen bedingte«,[364] die Genetik ist für ihn folglich keineswegs nur eine Vererbungslehre.[365] Für seine Ansicht, dass alle Krankheiten einschließlich der psychischen als »Variationen« aufzufassen seien, bezieht er sich dann auf, für die klassische Genetik kennzeichnende, Untersuchungen an Modellorganismen. Die Existenz von »[lichtscheuen] Drosophila« und Ameisen, die einen »aggressiven Charakter« zeigten, genügt ihm für den Schluss, dass »kein Grund vor[liegt], psychische Störungen als solche nicht den Variationen zuzurechnen.«[366] Als positive Argumente führt er einerseits die von anderen Forschern festgestellte Erblichkeit einer »Reihe von Psychosen«, andererseits einige hirnanatomische Studien wie die zum Striatumsyndrom an, mit denen die Vogts die materielle Ursache bestimmter Symptome zeigen konnten.[367]

Hinsichtlich der Verknüpfung ihrer Hirnforschung und des Menschenbilds, das sich in ihren Schriften ausdrückt, lässt sich die Integration der Genetik in ihr Forschungsprogramm als Maßnahme auffassen, durch die sowohl die wissenschaftliche Autorität bekräftigt, als auch das Menschenbild mit weiteren Details versehen wurde. Während die Genetik, insbesondere die von den Timoféeff-Ressovskys betriebene Drosophilagenetik, von menschlichen Gehirnen als Forschungsobjekten denkbar weit entfernt war, bot sie auf theoretischer Ebene die Möglichkeit, die längst vorhandene Grundannahme, dass die Psyche durch Anatomie und Physiologie erklärbar sei, zu stärken. Wie schon Satzinger erläutert hat, boten die an Modellorganismen entwickelten Konzepte von ›Penetranz‹, ›Expressivität‹ und ›Spezifität‹ eine Möglichkeit, »dem Problem zu begegnen, daß angeblich erbliche Nervenkrankheiten nicht so klar wie die mendelschen Blüten-

361 Oskar Vogt: Psychiatrische Krankheitseinheiten im Lichte der Genetik, in: *Zeitschrift für die gesamte Neurologie und Psychiatrie* 100 (1926), S. 26–34, 27, im Original kursiv (im Folgenden zitiert als: O. Vogt, Krankheitseinheiten).

362 Ebd., 31.

363 Ebd., 26.

364 Ebd., 27.

365 Dieses Verständnis war allerdings insbesondere in Deutschland in den 1920er Jahren sehr verbreitet, wie schon in den gegensätzlichen Ausdrücken Transmissions- und Entwicklungsgenetik zum Ausdruck kommt. Siehe zur Entwicklungsgenetik in Deutschland in den 1920er Jahren: Harwood, Styles of Scientific Thought, 51–61.

366 O. Vogt, Krankheitseinheiten, 31. – Er verweist außerdem noch auf »die normalerweise Vollsalamander gebärende Salamandra atra«, die durch »[das Vorhandensein von Wasser und wassergesättigter Umgebung] zum Gebären von Molchen [veranlaßt]« werde (ebd.). Bei diesem Beispiel bleibt vollständig unklar, worin der Bezug zu psychischen Erkrankungen bestehen soll.

367 Ebd., 32f.

farben als vorhanden versus nichtvorhanden auftraten«.[368] Dementsprechend stellte Oskar Vogts genetische Theorie, die sowohl auf ›Genen-‹ als auch auf ›Somavariationen‹ bezogen war, einen Versuch dar, individuelle menschliche Eigenschaften, ob vererbt oder erworben, als materiell verursacht und daher feststehend zu erklären. Die mit der naturalistischen Grundannahme verbundene Vorstellung von Schicksalsverfallenheit erhielt durch die mendelistische Empirie weitere Anschaulichkeit, indem die Verschiedenheit menschlicher Charakterzüge und seelischer Zustände auf Verhaltensweisen reduziert wurde, die auch Fruchtfliegen und Ameisen zeigen konnten.

Die Annahme der »geschlossenen Naturkausalität« hat sich in dieser Übersicht des vogtschen Forschungsprogramms sehr deutlich als dessen ›harter Kern‹ gezeigt. Nicht nur bezeichneten die Vogts diese Annahme selbst als ihr »höchste[s] heuristische[s] Prinzip«,[369] sondern sie orientierten sich an ihr auch sehr konsequent in allen von ihnen praktisch bearbeiteten Forschungsbereichen. Spezifischer in Bezug auf die Hirnforschung formuliert besagt der Grundsatz, dass alle menschlichen Verhaltensweisen und psychischen Phänomene in der Anatomie und Physiologie des Nervensystems eine Erklärung finden könnten. Die Vogts führten dies als Begründung der Relevanz der Cyto- und Myeloarchitektonik an, sie stellten es als Erkenntnisinteresse bei ihren elektrophysiologischen Experimenten dar und sie erhärteten es weiter durch die Kombination mit genetischer Theorie. Während ihre Argumentation dabei rückblickend häufig eher schwach erscheint bzw. die konkrete Verbindung von Gehirn und Psyche bloßes Postulat blieb, bestand die praktische Konsequenz darin, dass sie sich an ihre Grundannahme hielten und das Gehirn überaus gründlich, die Psyche aber überhaupt nicht erforschten. Dabei lässt sich der Erfolg ihres Programms zwar weniger in der logischen Verbindung von ›Kern‹ und ›Schutzgürtel‹, aber sehr wohl in einer ›Zunahme des empirischen Gehalts‹ erkennen.

Im Einzelnen versuchten die Vogts etwa, ganz wie heutige Hirnforscher, ihre Auffassung von Willensfreiheit als lediglich gefühlte durch Beobachtungen zu begründen, führten dies jedoch nicht im Einzelnen aus. Da sie sich allerdings zur Annahme einer »geschlossenen Naturkausalität« als ihrem obersten »heuristischen Prinzip« bekannten und gleichzeitig das ›Leib-Seele-Problem‹ zu ihren Forschungsgegenständen zählten, lässt sich folgern, dass jene Beobachtungen für die Entwicklung ihrer Ansicht zwar unnötig waren – diese sich vielmehr aus jenem Prinzip unmittelbar ergab –, sie in dieser Ansicht allerdings durchaus bestärken konnten. Die Vielzahl der angehäuften Daten, aufgrund derer das Gehirn als höchst differenziertes Organ anzusehen war, wurde von den Vogts ausdrücklich als Argument für die Plausibilität einer mechanistischen Erklärung des Denkens angeführt. Wenn z.B. Hasler heute den Herstellern von Psychopharmaka ihr »Scheitern an der Komplexität des Gehirns«[370] vorhält, ist dem also entgegenzuhalten, dass unter der Voraussetzung der »geschlossenen Naturkausalität« gerade diese Komplexität die Hoffnung auf die – wenn nicht gegenwärtige, dann zukünftige – medikamentöse Kontrollierbarkeit der Psyche begründen kann.

---

368 Satzinger, Cécile und Oskar Vogt, 293. – Im Gegensatz dazu »[förderte die] Kombination von Genetik und Elitegehirnen […] keine konkreten Ergebnisse zutage« (Hagner, Gehirnführung, 202).

369 Vogt u. Vogt, Allgemeinere Ergebnisse, 284.

370 Hasler, Neuromythologie, 175.

Ebenso konsequent wie die »geschlossene Naturkausalität« vertraten die Vogts die von Goldstein kritisierte Auffassung der Lokalisierbarkeit von Funktionen. In der Forschungspraxis zeigte sich dies besonders deutlich in den elektrophysiologischen Experimenten, die völlig seiner Darstellung der ›isolierenden Methode‹ entsprachen, wenn sie im Rahmen von Vivisektionen durch Stromstöße unkontrollierte Bewegungen auslösten, die sie selbst kaum als normale ›Funktionen‹ bezeichnen mochten. Auch in den durch die vogtschen Schriften verbreiteten Vorstellungen von einer Natur des Menschen ist der Gegensatz zu Goldstein mehr als deutlich zu erkennen. Während die Frage nach den Beweggründen für die jeweilige theoretische und praktische Orientierung der Forschungen aufgrund der bis hierhin behandelten Texte nur sehr spekulativ beantwortet werden könnte, lässt sich der Zusammenhang zwischen Theorie und Methode auf der einen und dem in den Texten ausgedrückten Menschenbild auf der anderen Seite ganz konkret bestimmen. Goldsteins psychologische, aber auch im engeren Sinne neurologische Untersuchungen fanden an lebenden Menschen statt und, da die Forschung neue Erkenntnisse liefern sollte, wurden die Lebensäußerungen sehr detailliert betrachtet. Die Darstellung dieser Untersuchungen verlieh den Patienten weder Ähnlichkeit mit Tieren noch mit Maschinen. Da das Erkenntnisinteresse darüberhinaus einer medizinischen Forderung folgte, in deren Zentrum die Wiederherstellung einer selbständigen Lebensführung stand, wurde auch die Möglichkeit der Selbstbestimmung als theoretische Annahme vorausgesetzt. Für die cyto- und myeloarchitektonische Forschung der Vogts war der Tod der menschlichen Forschungsobjekte die erste, die Trennung des Gehirns vom restlichen Körper und dessen aufwendige Verarbeitung zu Hirnschnitten die zweite Voraussetzung. Subjekte oder Akteure waren bei der mikroskopischen Untersuchung der Gehirne nicht zu erkennen. Der aus älteren (und anderen aktuellen) Beobachtungen bekannte Zusammenhang des menschlichen ›Seelenlebens‹ mit dem Gehirn erschien aber als der interessanteste Aspekt dieses Organs und wurde deshalb fortwährend betont. In den betreffenden Darstellungen kommen daher nur in den Schlussfolgerungen handelnde Subjekte vor, nämlich Neuronen oder Hirnareale. Die physiologischen Tierversuche wurden ebenfalls mit Blick auf den Menschen durchgeführt, was durch den Vergleich der anatomischen Strukturen gerechtfertigt werden konnte. Das beobachtete Verhalten der Tierkörper war weder menschlich noch zweckmäßig, wurde aber mangels besserer Methoden als Analogie und Erklärung menschlichen Handelns verwendet, um die Relevanz der Studien zu begründen.

Diese Gegensätzlichkeit der Forschungsobjekte und der ihnen gemäßen Betrachtungsweisen in der ganzheitlichen und der lokalisatorischen Hirnforschung wirft erneut die oben[371] angeschnittene Frage auf, inwiefern es sich hier um zwei Richtungen innerhalb des gleichen Forschungsgebiets handelt. Einen ersten Ansatz zur Antwort darauf geben die jeweiligen Arbeitsbiographien, die bei Goldstein und bei Cécile und Oskar Vogt mit durchaus eng verwandten neurologischen Studien, unter anderem in allen drei Fällen mit anatomischen Doktorarbeiten begannen. Die frühen Veröffentlichungen wurden in der vorliegenden Arbeit allerdings bis hierhin weitgehend ausgeklammert, weil sie für die beiden Forschungsprogramme, die nicht mit den Berufslaufbahnen übereinstimmen, sondern nur die mit klar formulierter Zielsetzung erfolgreich betriebene For-

371 In Kap. 4.1.

schung umfassen, wenig charakteristisch sind. Sie bilden aber in beiden Fällen einen wichtigen Teil des Hintergrunds, ohne den die Gleichzeitigkeit der Gegensätze innerhalb eines Faches nicht vollständig verständlich wird. So wurde zwar in allen in diesem Abschnitt untersuchten Einzelbereichen des vogtschen Forschungsprogramms auf psychologisches Wissen als Voraussetzung der Verknüpfung des Gehirns mit der Natur des Menschen verwiesen, aber die Psyche wurde, wie an verschiedenen Stellen festgestellt, im betreffenden Zeitraum von den Vogts nicht mehr erforscht. Da jene Verweise nun einerseits kaum Aufschluss über die Entstehung der psychologischen Vorannahmen geben, die Vogts andererseits aber durchaus an deren Herstellung beteiligt waren, müssen für eine Antwort auf die Frage nach dem konkreten Zusammenhang von Hirn und Subjekt weitere, ältere Schriften in die Untersuchung einbezogen werden. In ähnlicher Weise lassen insbesondere Goldsteins psychologische Studien, genaugenommen aber auch seine Ganzheitstheorie nicht oder nur undeutlich erkennen, welches Wissen über das Gehirn selbst in diese Forschung eingeflossen ist.

Im folgenden Kapitel werde ich daher zunächst den anatomischen Studien der Vogts die frühe anatomische Forschung Goldsteins gegenüberstellen, wobei der direkte Vergleich deutliche Gemeinsamkeiten zeigen wird. Während diese Gemeinsamkeiten angesichts der Ähnlichkeit der Forschungsobjekte nicht erstaunlich sind, ist die Entwicklung Goldsteins, die ihn von der Anatomie entfernt, aufschlussreich für die Bedeutung des klinischen Rahmens, in dem auch seine anatomische Arbeit stattfand. Neben dem direkten Vergleich mit der vogtschen Anatomie werde ich dabei auch die Frage behandeln, ob oder inwiefern die in dieser Forschung behandelten Gehirne eine materielle Grundlage für die holistische biologische Theorie darstellten. Anschließend werde ich dann den psychologischen Hintergrund der vogtschen Hirnforschung untersuchen und daraufhin befragen, ob oder in welchem Sinn die Erforschung lebender menschlicher Subjekte mit einer mechanistischen psychologischen Theorie vereinbart werden konnte. Auch dabei wird sich die Bedeutung der historischen Entwicklung, die in diesem Fall von den menschlichen Forschungsobjekten wegführte, für das Verständnis des ausgereiften Forschungsprogramms zeigen.

5. Die gemeinsame Herkunft gegensätzlicher Neurowissenschaften

5.1. Goldsteins anatomische Studien und theoretische Umorientierung

Nachdem Goldsteins Neuropsychologie oben durch ihren Fokus auf psychologische Methoden gekennzeichnet wurde, muss sie umgekehrt auch von einer im engeren Sinne psychologischen Forschung abgegrenzt werden, nicht nur insofern sie Störungen aufgrund somatischer Schädigungen behandelt, sondern auch weil sie historisch wie theoretisch auf dem Studium dieser Schädigungen und der Anatomie des Gehirns aufbaut. In dieser Hinsicht ist es zunächst bemerkenswert, dass Goldsteins eigene Arbeit vor dem Ersten Weltkrieg v.a. in theoretischer Hinsicht noch deutlich anatomisch orientiert und noch nicht durch eine Abgrenzung vom ›Lokalisationsprogramm‹ geprägt ist. Für die historische Untersuchung stellen sich daher zwei Fragen, denen ich in diesem Abschnitt nachgehen werde. Erstens geht es um die Frage, ob bzw. in welcher Weise die anatomischen Beobachtungen die Goldstein selbst gemacht hat, während er den Sinn der Lokalisation nicht in Zweifel zog, als empirische Grundlage in seine späteren holistischen Konzeptionen eingegangen sind. Zweitens schließt sich daran die Frage an, welche Probleme der lokalisatorischen Forschung oder welche sonstigen Gründe ihn bewogen haben können, sich theoretisch neu zu orientieren. Die Antworten auf beide Fragen sollen zu einer präzisieren Bestimmung des Verhältnisses zwischen den Gehirnen als materiellen Forschungsobjekten und der Entwicklung von Goldsteins Auffassungen über das menschliche Subjekt oder die ›menschliche Natur‹ dienen.

Ein charakteristisches Beispiel für Goldsteins frühe anatomische Forschung bietet seine Untersuchung eines Falls von ›motorischer Apraxie‹. Dieser ist gleichzeitig in anderer Hinsicht bemerkenswert, zunächst weil er auch in der neueren Neurologie noch zitiert wird. Der Grund hierfür liegt wiederum darin, dass es sich um die erste Dokumentation des ›alien hand syndrome‹ bzw. nach anderer Anschauung der ›anarchischen Hand‹ handelt,[1] und in dieser Hinsicht kann diese Episode auch als die Lokalisierung infrage stellende Instanz verstanden werden. Für Goldstein allerdings

1 Z.B. Georg Goldenberg: Apraxie, in: Hans-Otto Karnath u.a. (Hg.): *Kognitive Neurologie*, Stuttgart u. New York 2006, S. 34–47, 39.

ist es eben lediglich ein Fall von Apraxie, wenn auch ein leicht ungewöhnlicher, und die beiden 1908 und 1909 dazu erschienenen Aufsätze illustrieren sehr deutlich seine anfängliche Orientierung am ›klassischen‹ Lokalisationsprogramm. Für Mitchell Ash stellt das von Hugo Liepmann (1863–1925), der wie Goldstein zu dieser Zeit in der psychiatrischen Universitätsklinik in Königsberg arbeitete, entworfene Konzept der Apraxie (»a disturbance of sensorimotor coordination«) den Höhepunkt dieses Programms dar.[2]

Die klinische Untersuchung dieses Falls schildert Goldstein in dem Aufsatz *Zur Lehre von der motorischen Apraxie*.[3] Dabei geht es um eine Patientin, die nach einem Schlaganfall in Behandlung ist, und u.a. eben jenes Symptom der später so benannten ›anarchischen Hand‹ zeigt.

> »Sie empfindet den Arm als von ihrer Willenskraft getrennt. ›Das sind ja zweierlei Menschen, der Arm und ich.‹ Sie wisse ganz genau, wie sie die Bewegungen zu machen habe, könne es aber nicht, weil der Arm ihr nicht gehorche.«[4]

Ihre Bewegungen, selbst diejenigen, die den ärztlichen Anweisungen annähernd entsprechen,[5] »mache die Hand ganz alleine«.[6] In Goldsteins Untersuchung steht diese ungewöhnliche Erscheinung allerdings nicht im Mittelpunkt. Er beschreibt die »sehr eigentümliche subjektive Störung«, also »d a s F e h l e n j e d e s W i l l e n s g e f ü h l s für die tatsächlich mit der linken Hand ausgeführten Bewegungen«, stellt dazu aber lediglich fest, dass eine »zufriedenstellende Erklärung für diesen eigentümlichen Befund schwer zu erbringen sein [dürfte]«, und daher »begnüge [ich] mich mit der Anführung der Tatsache«.[7] Der Fall dient vielmehr als Beispiel für die motorische Apraxie als solche, also die Störung des ›Handelns‹ bzw. der willkürlichen Bewegungen ohne Störung des Sprachverständnisses oder eine Lähmung,[8] und die Fragestellung bezieht sich auf die mögliche Lokalisation einer Hirnläsion sowie auf die Bedeutung weiterer Hirnregionen.

Da Bewegungen der linken Hand, wenn auch kaum mit bewusst gesetztem Zweck, durchaus möglich seien, nimmt Goldstein als Erstes »eine ziemliche I n t a k t h e i t d e s S e n s o m o t o r i u m s«, also der Gesamtheit von Arealen mit sensorischen und motorischen Funktionen, der rechten Hirnhälfte an,[9] während er die gänzliche Unversehrtheit der linken aufgrund des Fehlens einer Störung der rechten Körperhälfte ohnehin als Gewissheit ansieht.[10] Als Ursache der Apraxie, die das willentlich gesteuerte

---

2 Ash, Gestalt psychology, 277.

3 Kurt Goldstein: Zur Lehre von der motorischen Apraxie, in: *Journal für Psychologie und Neurologie* 11 (1908), S. 169–187 u. 270–283 (im Folgenden zitiert als: Goldstein, Motorische Apraxie).

4 Ebd., 175.

5 Ebd., 282.

6 Ebd., 171.

7 Ebd., 282, Herv. i.O.

8 Vgl. die Definition Harringtons in Bezug auf Liepmanns Beschreibung: »incapacity to carry out tasks on command, *without* loss of verbal comprehension or any defects in general motor capability (paresis or paralysis)« (Double Brain, 155, Herv. i.O.). Die Kategorie soll aber freilich nicht nur Störungen des Verhaltens in klinischen Untersuchungssituationen (»on command«) umfassen.

9 Goldstein, Motorische Apraxie, 178, Herv. i.O.

10 Ebd., 282.

Bewegen des linken Arms enorm erschwere bzw. je nach der spezifischen Anforderung unmöglich mache,[11] vermutet er unter Verweis auf ähnliche Fälle anderer Neurologen eine »Unterbrechung des Balkens«, also des Corpus callosum, der die Hirnhälften miteinander verbindet. Da die Patientin über die »reine Apraxie« hinaus aber auch eine Störung des Tastsinns und der Berührungswahrnehmung sowie in Verbindung damit der reflexartigen Bewegungen in der linken Körperhälfte zeige, stellt er sich eine weitergehende Frage: »Dürfen wir auch diese Störung auf eine Balkenläsion zurückführen, oder müssen wir zu ihrer Erklärung auf die Unterbrechung bestimmter direkter Bahnen zwischen den Sinnesgebieten und dem Motorium requirieren?« Bevor er eine Antwort darauf in den »tatsächlichen Beobachtungen« sucht, geht er allerdings zunächst dazu über, die Frage »rein psychologisch« zu behandeln und widmet sich dazu der Diskussion einer »Theorie des Handelns«,[12] an der sich ein von den mit Gelb gemeinsam durchgeführten Analysen deutlich verschiedenes Verständnis von Psychologie zeigt. Diese psychologischen Erörterungen beginnt Goldstein mit der Gegenüberstellung von »Reflexen« und »Eigenleistungen des Sensomotoriums«, die wie jene unwillkürlich ablaufen könnten, aber »erlernt« seien und daher »ein Bewußtseinsmoment des Willkürlichen« besäßen. Dafür nimmt er als anatomische Grundlage »motorische Merksysteme« an und für den unwillkürlichen Ablauf eine »Nebenleitung«. Demgegenüber sei die »Hauptleitung, [...] der Weg jeder willkürlichen Innervation auf sensorischen Reiz hin, [...] keine direkte Überleitung von Reiz zu Reaktion, sondern [sie] geht über den Umweg der Vorstellung.«[13] Diese Vorstellung charakterisiert Goldstein dadurch, dass sie erstens stets eine »Raumkomponente« enthalte und zweitens als »räumliche Vorstellung« unabhängig von der bestimmten Art jenes Reizes sei, also etwa einen Gegenstand zu sehen oder dessen Namen zu hören, die gleiche Vorstellung hervorrufe.

> »Diese Identität der räumlichen Vorstellung bei völliger Verschiedenheit des sinnlichen Moments fordert, daß wir sie uns in einem von den Sinnesfeldern verschiedenen Rindenabschnitt zustande gekommen denken, das [sic!] wir nach Storchs Vorbild als stereopsychisches Feld bezeichnen. Die Erregungen der ›Stereopsyche‹ kommen uns als räumliche Vorstellungen zum Bewußtsein.«[14]

Der Begriff der »Stereopsyche« bzw. des »stereopsychische[n] Feld[s]«, den Goldstein von dem Breslauer Neurologen Ernst Storch (1866–1916) übernimmt, steht dann im Zentrum der weiteren theoretischen Ausführungen. Diese drehen sich im Wesentlichen um die Argumentation für die Notwendigkeit der Annahme einer solchen ›Stereopsyche‹, vor allem anhand einer Vielzahl von Beispielen für die Unmöglichkeit einer direkten Verursachung von Handlungen durch Reize. Die von Goldstein als psychologische bezeichneten Spekulationen dienen also der Identifikation eines funktional charakterisierten Hirnareals, das durch anatomische oder physiologische Methoden nicht direkt auffindbar ist.

11 Ebd., 171–175.

12 Ebd., 180.

13 Ebd., 181, Herv. i.O.

14 Ebd., 182.

Das Hindernis für den letzteren Weg liegt vor allem in der Schwierigkeit, die Entstehung des Willens zu einer Körperbewegung als Funktion zu beschreiben, deren Störung sich ohne jene Spekulationen an Krankheitssymptomen erkennen ließe. Anders formuliert wäre es einerseits unsinnig, einem Hirnareal etwa – analog zur Funktion der motorischen Areale – die Funktion ›Bewegungen auf Kommando ausführen‹ oder ›Bewegungen, wie man sie ausführen will, ausführen‹ zuzuordnen.[15] Andererseits waren offenbar keine Erkrankungen bekannt, bei denen Patienten unfähig waren, bestimmte Bewegungen ausführen zu ›wollen‹. Dagegen nimmt Goldstein in der Tat an, dass jede »räumliche Vorstellung« eine »Leistung des gesamten stereopsychischen Feldes« sei. Er bedarf zur Untermauerung der These von der Stereopsyche allerdings auch keines Krankheitsbildes, bei dem keine räumlichen Vorstellungen möglich wären, denn das, als recht ausgedehnt gedachte, Feld soll ebenfalls für den Willen zu Bewegungen zuständig sein: »Erreicht die stereopsychische Erregung eine gewisse Höhe, die uns als Wille zur Bewegung zum Bewußtsein kommt, so tritt eine Erregung der motorischen Foci ein, deren Ergebnis die tätsächliche Bewegung ist.«[16] Eine Läsion des auf diese Weise definierten stereopsychischen Felds könne deshalb als Ursache durchaus verschiedener Symptome verstanden werden.

Goldsteins Argumentation gipfelt in einer – ganz der Position Storchs entsprechenden[17] – konsequent reduktionistischen Darstellung des menschlichen Bewusstseins:

> »So ist die Stereopsyche das Zentralorgan alles Erkennens, aller höheren psychischen Tätigkeit, aller willkürlichen Bewegung. Damit wird sie auch das Zentralorgan des ›Handelns‹. In der Stereopsyche entsteht der ideatorische Entwurf der Handlung. [...] Das Handeln ist prinzipiell nicht anderes als eine einfache Bewegung; es ist nur durch die Kompliziertheit, durch die bestimmte Verbindung einer großen Anzahl Einzelbewegungen zu einer Einheit ausgezeichnet.«[18]

Hier ist zunächst die Anmerkung einzufügen, dass Goldstein das Sprechen nicht zum derart aufgefassten »Handeln« zählt, obwohl er von »weitgehende[n] Ähnlichkeiten« zwischen beidem ausgeht.[19] Für das Verständnis der von ihm 1908 vertretenen psychologischen Theorie ist allerdings vor allem hervorzuheben, dass er nicht nur jedes menschliche Handeln auf Körperbewegungen zurückführt, sondern auch eine Reduktion »alles Erkennens, aller höheren psychischen Tätigkeit« auf die Funktion eines Rindengebiets vornimmt. Da diese Funktion in der Produktion von Raumvorstellungen bestehen soll, reduziert er damit auch jede bewusste Wahrnehmung und das Denken

15 Siehe Anm. 8.

16 Goldstein, Motorische Apraxie, 183.

17 Storch hatte 1902 formuliert: »Jede willkürliche Bewegung, sowie jede zielbewusste Handlung stellt sich äusserlich dar als eine Kombination von Elementarbewegungen, deren jeder ein elementarer spinaler Innervationsmechanismus entspricht. Innerlich aber, subjektiv, erscheint sie uns als eine vom Willen begleitete Vorstellung. [Absatz] Diese Vorstellung aber ist lediglich eine räumliche [...] und findet ihre cerebrale Grundlage [...] in einer bestimmten Veränderung der Stereopsyche.« (Ernst Storch: Der Mechanismus der Willkürbewegungen, in: *Centralblatt für Nervenheilkunde und Psychiatrie* 25/22 [1902], S. 601–620, 603)

18 Goldstein, Motorische Apraxie, 187.

19 Ebd., 270.

auf räumliches Vorstellen. Er führt das entsprechende Konzept von psychischen Aktivitäten nicht weit aus, erklärt aber, dass »Erinnerungen [...] wesentlich in räumlichen Vorstellungen« bestünden. Darüber hinaus sei »ein wesentlicher Teil der Arbeit des Wiedererkennens von Objekten« eine Funktion der Stereopsyche, »denn in ihr verbinden sich die verschiedenen sinnlichen Komponenten eines Objektes durch die einheitliche Raumvorstellung zur Einheit des Objektes.«[20]

Die von Goldstein mit diesen psychologischen Erwägungen verfolgte Fragestellung bezieht sich aber, wie gesagt, auf den Ort der Hirnverletzung, die – neben der Verursachung der Apraxie – zur Störung des Tastsinns führe. Die für seinen Aufsatz hauptsächlich relevante Schlussfolgerung aus der Theorie ist also die von ihm vorgenommene Bestimmung der Ausdehnung des stereopsychischen Felds. Diesbezüglich führt die Theorie Goldstein zu der Annahme, dass das gesuchte »Feld [...] einen großen Teil beider Hemisphären zwischen den sensorischen und motorischen Gebieten« sowie »einen Teil des Balkens« einschließe.[21] Mit dieser Annahme als Voraussetzung geht Goldstein dann zur detaillierteren Diskussion anatomischer Beobachtungen über, die von anderen Autoren veröffentlicht wurden, vor allem einiger durch Liepmann und Fritz Hartmann (1871–1937) beschriebener Fälle. Aus diesen Arbeiten, die nicht für sich, sondern nur auf der Grundlage der Theorie die Annahme eines stereopsychischen Feldes ermöglichen, folgt für ihn außerdem, dass »die linke Hemisphäre eine weit größere Bedeutung für die Bildung und Reproduktion komplizierterer Bewegungsvorstellungen hat« und dass »wir im Stirnhirn einen wesentlichen Bestandteil des stereopsychischen Feldes sehen [müssen]«.[22] Hinsichtlich seiner Patientin lautet Goldsteins Schlussfolgerung, dass deren Hirnläsion höchstwahrscheinlich »im subcorticalen Marklager der rechten Zentralwindungen direkt unter der Rinde gelegen und, die Zentralwindungen selbst leidlich intakt lassend, ihre Verbindungen mit dem Stirnhirn, vielleicht auch dem übrigen rechten Cortex und mit dem Balken schwer geschädigt hat«.[23] Da seine theoretischen Vorannahmen, auf denen diese Annahme beruhe, allerdings teilweise »nicht bewiesene Hypothesen« seien, erwähnt er auch die alternative »Möglichkeit, daß es sich um mehrere Herde handelt, von denen einer den Balken selbst betrifft.«[24]

1909, nachdem die Patientin aufgrund einer hinzugetretenen anderen Erkrankung verstorben war, veröffentlichte Goldstein unter dem Titel *Der makroskopische Hirnbefund in meinem Falle von linksseitiger motorischer Apraxie* über diesen Fall einen zweiten, weitaus kürzeren Text.[25] Darin beschreibt er als die Ursache der Apraxie recht detailliert die Aus-

---

20 Ebd., 186.

21 Ebd., 274.

22 Ebd., 274f.

23 Ebd., 281f., im Original gesperrt. – Für die Störung des Tastsinns im Besonderen vertritt Goldstein die »Annahme einer Unterbrechung der Verbindung zwischen rechtsseitigem corticalen Sensibilitätsfeld und rechtsseitigem Abschnitt des stereopsychischen Feldes« (ebd., 281, Herv. i.O.).

24 Ebd., 282.

25 Über die Natur der »interkurrenten Krankheit« (Kurt Goldstein: Der makroskopische Hirnbefund in meinem Falle von linksseitiger motorischer Apraxie, in: *Neurologisches Zentralblatt* 28/17 (1909), S. 898–906, 899 [im Folgenden zitiert als: Goldstein, Der makroskopische Hirnbefund]) gibt Goldstein keine weiteren Informationen.

breitung einer Hirnerweichung, die er wiederum auf einen Verschluss der *Arteria cerebri anterior*, einer der drei großen Gehirnarterien, zurückführt. Als entscheidend für die Erklärung der apraktischen Erscheinungen betrachtet er es dabei, dass die Läsion erstens den »hintersten Abschnitt der medialen Rinde der ersten Stirnwindung und einen Teil ihrer Markfaserung« und zweitens den »Balken in seiner ganzen Ausdehnung« betreffe. Während er einräumt, dass also der Ort, den er dafür als den »wahrscheinlichsten« angesehen hatte, nicht verletzt war, findet er dennoch, dass in Bezug auf die »Verbindungsfasern« seine »Annahme [...] im wesentlichen bestätigt« worden sei,[26] weil es sich eben um die »Unterbrechung derselben Fasern, die ich zerstört erwartete«, handele. Weil die Läsion des *Corpus callosum* eine Trennung der rechtsseitigen motorischen Areale von der linken Hemisphäre bedeutet, biete das Sektionsergebnis auch eine Bestätigung »der Liepmann'schen Anschauung von der Prävalenz der linken Hemisphäre für das Handeln auch der linken Hand«.[27]

An diesen beiden Aufsätzen zeigt sich bereits sehr deutlich, dass Goldstein sich zwischen 1908 und 1918 nicht nur methodisch, sondern auch theoretisch umorientiert hat, und zwar umfassender, als es bereits seine auf den Ort der Hirnläsion bezogene Fragestellung erkennen lässt. Im Hinblick auf seine sehr konsequente Orientierung an der Frage der Lokalisation ist es etwa bemerkenswert, dass er ohne Andeutung seiner späteren Kritik den verschiedenen Hirnarealen ›Leistungen‹ zuschreibt, während von einer Unterscheidung zwischen Funktion und Leistung nicht die Rede ist. Demgegenüber fällt an den knappen Bemerkungen zur ›anarchischen Hand‹ auf, dass Goldstein auch dieses Phänomen gerade nicht zum Anlass nimmt, den Sinn lokalisatorischer Erklärungen von Bewusstseinserscheinungen (öffentlich) zu hinterfragen. Einen markanten sprachlichen Hinweis auf Goldsteins Treue zur lokalisatorischen Tradition bietet auch seine Verwendung des Ausdrucks »Broca« als Synonym etwa »des Brocaschen Zentrums«[28] oder »der Brocaschen Windung«.[29] Die darin ausgedrückte Selbstverständlichkeit, mit der die Geltung dieser anatomischen Tatsache angenommen wird, legt – vor dem Hintergrund von deren Geschichte – den Gedanken an eine Bedeutung des Broca-Areals nahe, die der der von Kuhn beschriebenen Paradigmata als »Vorbilder oder Beispiele«[30] nahe kommt. Goldsteins eigene theoretische Überlegungen zielen in der Tat auf die Nachbildung dieses Modells, nämlich darauf, das Gehirn insgesamt in funktional bestimmte Areale einzuteilen. Dass dieses ›Paradigma‹ in dem betreffenden Zeitraum allerdings nicht zur Bildung *einer* zusammenhängenden Theorie führt, zeigt der Vergleich mit der von den Vogts betriebenen Lokalisation. Deren 200 Rindenfelder und Sonderfunktionen bilden einen scharfen Kontrast zur sehr ausgedehnten Stereopsyche, die verschiedene Aufgaben erfüllen soll, welche wiederum innerhalb ihres Bereichs nicht lokalisierbar sind. Eine wichtige theoretische Gemeinsamkeit zwischen diesen unterschiedlichen Ansätzen zeigt sich allerdings darin, dass Goldstein ebenso

---

26 Goldstein, Der makroskopische Hirnbefund, 905.

27 Ebd., 906.

28 Z.B. in der Wendung »Isolierung des Broca« (Goldstein, Motorische Apraxie, 270).

29 Goldstein, Motorische Apraxie, 273.

30 Kuhn, Wissenschaftliche Revolutionen, 186.

wie die Vogts nicht nur die Hirnforschung, sondern auch die gesamte psychologische Theorie der funktionalen Bestimmung von Hirnbereichen unterordnet.

Ähnlich mechanistisch wie die psychologischen Implikationen der Apraxie behandelte Goldstein in diesem Abschnitt seiner Laufbahn auch die Psychologie der von ihm auch später noch ausführlich erforschten Aphasie. Dies lässt sich an einem 1905 erschienenen Aufsatz über die *Frage der amnestischen Aphasie und ihrer Abgrenzung gegenüber der transcorticalen und glossopsychischen Aphasie* demonstrieren. Goldstein beschreibt hier zunächst den Fall einer von ihm untersuchten Patientin, die »das ziemlich reine Bild der *amnestischen Aphasie*«[31] biete, und diskutiert anschließend die Literatur zu den verschiedenen neurologischen bzw. psychologischen Konzepten. Über den Anlass des Krankenhausaufenthalts der Patientin erwähnt Goldstein lediglich, dass diese »in leicht verwirrtem Zustand [...] gebracht« worden sei, während er den Grund dafür, »dass man sie zwangsweise zurückhielt«, wie sie trotz der Verwirrung richtig verstanden habe, gar nicht erläutert.[32] Die Rechtfertigung muss wohl im »Eindruck eines geringen Schwachsinns« gesehen werden.[33] Die amnestische Aphasie definiert Goldstein durch die »erschwerte Wortfindung bei erhaltenem Wiedererkennen«[34] einerseits, durch die »Intactheit der Begriffsbildung«[35] andererseits. Die von ihm über ca. acht Seiten zusammenhängend wiedergegebenen Untersuchungsprotokolle machen die Symptomatik recht anschaulich. Auf die Präsentation von abgebildeten oder materiellen Gegenständen hin konnte die Patientin sie zwar nicht benennen, aber deren Zweck beschreiben, wozu ihr allerdings wiederum viele Worte fehlten. So lautete etwa die Antwort auf das Zeigen eines Schlüssels: »Schöns Stückle, so zu machen, wo man kann überfahren (macht Schliessbewegungen an der Thür).«[36] Sie erkannte also die Gegenstände und hatte einen Begriff von ihnen, hauptsächlich auf ihre Nutzung bezogen, und das einzig beständig auftretende Symptom war die Unfähigkeit, die Namen der Objekte zu finden.[37] Zur weiteren Rechtfertigung seiner These, dass die Erkrankung dieser Patientin zu den seltenen »reine[n] Fälle[n] amnestischer Aphasie«[38] zu zählen sei, erörtert Goldstein die Unterschiede zu anderen Störungen, wie der »motorischen und sensorischen Aphasie«.[39] Die Kompliziertheit der Abgrenzung dieser verschiedenen Krankheitskategorien ist seiner Darstellung zufolge dadurch bedingt, dass die jeweiligen Symptome meistens zusammen mit einem oder mehreren der anderen auftreten.

31 Kurt Goldstein: Zur Frage der amnestischen Aphasie und ihrer Abgrenzung gegenüber der transcorticalen und glossopsychischen Aphasie, in: Ders.: *Selected Papers/Ausgewählte Schriften*, Den Haag 1971 [1905], S. 13–57, 30, Herv. i.O. (im Folgenden zitiert als: Goldstein, Amnestische Aphasie). Für das spezifische Konzept von amnestischer Aphasie beruft er sich auf Albert Pitres (1848–1928).

32 Ebd., 14.

33 Ebd., 15.

34 Ebd., 30, im Original kursiv.

35 Ebd., 34, im Original kursiv.

36 Ebd., 19.

37 Auf den Nutzen ist diese Begriffsbildung auch bei Objekten, die keine Artefakte sind, bezogen, wie bei einem auf einem Bild präsentierten Huhn: »Wo man Eier bekommt, weisse Rundellele.« (Ebd., 21)

38 Ebd., 34.

39 Ebd., 39, im Original kursiv.

Dass im von Goldstein präsentierten Fall die Sprache in motorischer (Aussprechen) und sensorischer Hinsicht (Verstehen) funktioniert, ist allerdings nicht fraglich, wie auch die Protokolle deutlich zeigen. So lautet ein weiterer unter vielen ähnlichen Ausschnitten, der Goldsteins Fragen einschließt, wieder bezüglich eines Schlüssels: »Ist es ein Schloss« – »Nein kein Schloss« – »Schlüssel?« – »J a, j a *Schlüssel, Schlüssel*.«[40] Aus bestimmten von anderen Autoren publizierten Fällen lasse sich demgegenüber auch folgern, »dass sowohl corticale motorische, wie sensorische Aphasie ohne Amnesie vorkommt, d.h. mit anderen Worten eine Läsion der Broca'schen oder der Wernicke'schen Stelle keine amnestische Aphasie zur Folge hat.« Da aber auch viele Fälle der mit der Verletzung des Broca- oder Wernicke-Areals verbundenen Sprachstörungen *mit* Amnesie vorkämen, stelle sich die Frage nach *deren* Ursache, die auf anatomischem Weg bisher nicht auffindbar sei. Seine Erläuterungen zu einer möglichen Antwort leitet er mit einer Feststellung ein, die auf das gleiche Verständnis von Psychologie verweist, das sich auch in seinen Abhandlungen zur Apraxie gezeigt hat: »Glücklicherweise bedürfen wir nicht unbedingt der Anatomie, sondern können durch die psychologische Analyse allein zu einer ziemlich eindeutigen Entscheidung kommen.« Die von ihm psychologisch behandelte Frage, ebenso wie die weitere nach der Ursache der eigentlichen amnestischen Aphasie, sollte sich demnach also auch anatomisch beantworten lassen, wenn nur ein hinreichendes Maß an Forschungsmaterial und Ressourcen zu dessen Untersuchung zur Verfügung stünde.

Nachdem er die theoretische Voraussetzung festgelegt hat, dass für »die Wortfindung«, deren Störung das bei der Diagnose der amnestischen Aphasie ausschlaggebende Symptom sei, die »anatomische Grundlage [...] die Association zwischen den den Begriff constituirenden Rindenbezirken und dem Sprachfeld darstellt«, widmet er sich zunächst jener anderen Art von Erkrankung, nämlich der »Amnesie bei Störung des Wortbegriffes«.[41] Diese sei die in der Regel zusammen mit den Aphasien bei Verletzung des Broca- oder Wernicke-Areals auftretende Form der Amnesie, die wahrscheinlich durch die »Mitverletzung eines zwischen beiden Centren gelegenen Gebietes« verursacht werde. Goldsteins Annahmen über dieses Gebiet stützen sich, wie seine *Lehre von der motorischen Apraxie*, auf eine Hypothese Storchs. Von diesem übernimmt er die Vorstellung des »glossopsychischen Feldes«, das »als Sitz der einheitlichen Sprachvorstellung« aufgefasst werden könne. Diese sei, wie die in der Stereopsyche verortete Raumvorstellung, notwendigerweise mit einer motorischen Komponente verbunden. Für Goldstein hat Storch überzeugend »die psychologische Unmöglichkeit der Trennung zwischen Klangerinnerungsbildern und Sprechbewegungsvorstellungen« dargelegt.[42] Sprachstörungen, die ausschließlich durch eine Läsion dieses hypothetischen Hirnareals zustande kämen, fasst Goldstein unter dem Begriff der »glossopsychischen Aphasie«.[43] Während es ungewiss sei, ob diese schon in reiner Form beobachtet wurde,

40 Ebd., 21, Herv. i.O. – Zu den Sperrungen enthält das Protokoll die Anmerkung, dass diese eine »lebhafte Betonung« kennzeichnen (ebd., 20, Anm. 1).

41 Ebd., 41, im Original teilweise kursiv.

42 Ebd., 42, im Original teilweise kursiv.

43 Ebd., 45.

folge doch aus der Theorie, dass sie sich vor allem als Paraphasie, d.h. durch Versprechen oder Vertauschung von Wörten äußern müsste, eben weil »die Sprachvorstellung« gestört sei. Je nachdem, wie schwer das Feld verletzt sei, könnten allerdings auch Verständnis und Aussprache betroffen werden, weil diese ebenfalls jene Vorstellung der Sprache voraussetzten.[44]

Eine weitere von der amnestischen Aphasie abzugrenzende Sprachstörung sei die durch Wernicke so bezeichnete »transcorticale Aphasie«.[45] Deren Symptome bestünden zusammengefasst in einer »Störung der Willkürsprache und des Sprachverständnisses«, der einzige nicht betroffene Aspekt sei also der motorische Anteil der Aussprache, so dass etwa »sinnloses Aneinanderreihen von Worten« beobachtet werde.[46] Diese Form von Aphasie ist nach Goldsteins Überzeugung die »Folge einer Läsion der Begriffe«. An dieser Stelle meint er nun keine anatomische Ursache, erklärt die Frage danach vielmehr für »zunächst gleichgültig« und deutet an, dass verschiedene Möglichkeiten dafür bestünden. Eine dieser Möglichkeiten findet sich dann in seinen Überlegungen zur amnestischen Aphasie. Die dieser zugrundeliegende »Schädigung der Association zwischen Begriff und Wort«, sei die »Folge einer gestörten Assonanz zwischen glossopsychischem und stereopsychischem Felde«.[47] Goldsteins Erläuterung dieser These dreht sich um »die viel discutirte Eigenthümlichkeit«, dass an amnestischer Aphasie Leidende Gegenstände zwar nicht benennen, gehörte Worte aber mit Gegenständen richtig in Verbindung bringen könnten, was der Annahme über die gestörte Verbindung zu widersprechen scheine. Die von ihm angebotene Lösung besteht im Hinweis auf die »grosse Bedeutung«, die »den vielfältigeren sinnlichen Stützen zukommt, durch die der Akt des Wiedererkennens sich vor dem der Wortfindung auszeichnet.« Wiedererkennen meint in diesem Fall das Erkennen eines Objekts, dessen Name vom Arzt genannt wurde. Da dabei sowohl das Wort als auch das Objekt wahrgenommen würden und bloß miteinander verknüpft werden müssten, handele es sich dabei um eine leichtere Aufgabe als beim Benennen, das die »freie Reproduction der Wortvorstellung« erfordere. Als Ursache der amnestischen Aphasie sei daher eine »Herabsetzung der Assonanz zwischen Wort und Begriff« im Gegensatz zu ihrer völligen Aufhebung anzunehmen.[48] »Eine totale Unterbrechung« führe demgegenüber zur transcorticalen Aphasie.[49]

An diesen Ausführungen Goldsteins wird besonders deutlich, dass er die psychologischen und die anatomischen Ausdrücke, und damit prinzipiell auch die Konzepte,

---

44 Ebd., 43.

45 Ebd., 45 u. 46. – Zur Bezeichnung *transcorticale Aphasie* erläutert Goldstein in einem 1908 erschienenen Aufsatz, dass der Ausdruck keineswegs »anatomisch zu verstehen« sei, sondern »nur das Verhältnis der betreffenden Störungen zu der als ›cortical‹ bezeichneten Störung der inneren Sprache bezeichnen und darthun [soll], dass es sich […] um eine centraler localisirte, complicirtere Associationsmechanismen in Anspruch nehmende, Läsion handelt.« (Kurt Goldstein: Einige Bemerkungen über Aphasie im Anschluss an Moutier's »L'aphasie de Broca«, in: *Archiv für Psychiatrie und Nervenkrankheiten* 45/1 [1908], S. 408–440, 413) Von der »sog. corticalen« spricht Goldstein bezüglich der »motorischen und sensorischen Aphasie« (ebd., 414, im Original gesperrt).

46 Goldstein, Amnestische Aphasie, 47.

47 Ebd., 48, im Original teilweise kursiv.

48 Ebd., 49, im Original teilweise gesperrt.

49 Ebd., 49f.

weitgehend analog verwendet, weshalb er mitunter die einen für die anderen einsetzen kann. ›Wort‹ und ›Begriff‹ verwendet er – synonym mit »Wortvorstellung und Objectvorstellung«, oder kurz »Object« – für die psychologischen Bewusstseinsphänomene, die jeweils im glossopsychischen und stereopsychischen Feld entstehen sollen. Trotzdem spricht er u.a. von der abzulehnenden anatomischen Hypothese, »dass zwei Bahnen existierten, von denen die eine, die vom Object zum Wort, zerstört, dagegen die umgekehrt leitende intact wäre.«[50] Eine ähnliche Vermengung der Perspektiven enthält die bereits zitierte Formulierung »Läsion der Begriffe«,[51] die einen psychologischen Sachverhalt mit einem der anatomischen Forschung entlehnten Ausdruck beschreibt. Diese Formulierung verdeutlicht außerdem den starken Gegensatz zwischen der anatomisch orientierten Theorie und der späteren gestaltpsychologisch inspirierten, wenn sie mit dem Konzept des ›kategorialen Verhaltens‹ konfrontiert wird. In diesem Konzept bedeutet die Fähigkeit Kategorien, also Begriffe zu bilden oder zu abstrahieren auch, sich auf »bloss ›mögliche‹ nur ›gedachte‹ Sphären«[52] beziehen zu können. Die Abstraktionsfähigkeit zu lokalisieren wäre für Goldstein und Gelb – jedenfalls mithilfe der verfügbaren anatomischen und physiologischen Techniken – wohl nicht möglich gewesen und eine lokalisatorische Hypothesenbildung gehörte für sie offenbar nicht (für Goldstein: nicht mehr) zur psychologischen Analyse. Umgekehrt kommt eine dem kategorialen Verhalten entsprechende Bedeutung von Begriffen bei Goldsteins Spekulationen über deren ›Läsion‹ nicht in Betracht. Hier besteht der ›Objektbegriff‹ vielmehr im Wissen von den konkreten Eigenschaften eines Gegenstandes. Tatsächlich erläutert Goldstein die »*Intactheit der Begriffsbildung*« mit der Feststellung, dass die Patientin »mit allen Gegenständen vollkommen zweckmäßig umzugehen und auch sonst über ihre Eigenschaften genügend Bescheid« wisse.[53] Dieser ›sonstige‹ Anteil des Wissens kann zwar als der abstrakte angesehen werden, er wird aber gerade nicht von jenem konkreten unterschieden.[54]

Im Gegensatz zum Fall der motorischen Apraxie kommt Goldstein bei der amnestischen Aphasie allerdings zu einem weniger eindeutigen lokalisatorischen Ergebnis. Wohl weil das glossopsychische und das stereopsychische Feld jeweils als sehr großflächig angenommen werden und über die Axone, die beide verbinden, nichts bekannt ist, ist seine Vermutung über die anatomische Ursache der Störung »eine allgemeine Atrophie des Gehirns«. welche »[möglicherweise] in gewissen Partien stärker ausgesprochen« sei.[55] Hier tritt also der Gegensatz zur architektonischen Hirnforschung noch deutlicher hervor. Da Goldsteins Lokalisationsversuche von den Symptomen ausgingen, blieben sie in großem Ausmaß spekulativ und die dementsprechenden Rindenareale relativ ausgedehnt und mit umfangreichen Funktionen betraut. Die sehr zahlreichen

50 Ebd., 49.

51 Ebd., 47.

52 Goldstein, Organismus, 18.

53 Goldstein, Amnestische Aphasie, 34, Herv. i.O.

54 Die Abbildung eines Huhns mit dem Gedanken an Eier zu verknüpfen (siehe Anm. 37), stellt offenbar eine solche Abstraktion im Sinne der Vorstellung einer – wenn auch lediglich passiv zu erfahrenden – Möglichkeit dar. Als Teil des ›Objektbegriffs‹ ist dieses Abstrakte aber eins mit den konkreten Eigenschaften des Gegenstands.

55 Ebd., 55.

von den Vogts durch anatomische Beobachtungen identifizierten Rindenfelder waren demgegenüber räumlich klar definiert, besaßen aber hauptsächlich hypothetische Funktionen. Trotzdem bleibt festzuhalten, dass die beiden methodisch entgegengesetzten Forschungsrichtungen einen gemeinsamen theoretischen Kern besaßen, weshalb in beiden Fällen psychische Phänomene lediglich als Repräsentationen von Hirnbereichen betrachtet wurden. Die Gegensätzlichkeit ist demnach dadurch näher zu bestimmen, dass die auf verschiedenen methodischen Wegen gemachten Beobachtungen zwar mit der gleichen zentralen Annahme, aber nicht miteinander verknüpft werden konnten.

Demgegenüber betrifft der Gegensatz zwischen den theoretischen Auffassungen, die sich in den besprochenen zwischen 1905 und 1909 erschienenen Aufsätzen Goldsteins ausdrücken, und seiner später formulierten Ganzheitstheorie den jeweiligen Kern des Forschungsprogramms. Dennoch lässt sich auch für bestimmte Aspekte der lokalisierenden Hirnforschung konkret zeigen, dass sie für ihn nach seiner Umorientierung weiterhin Bestand hatten. Dabei geht es vor allem um die empirischen Erkenntnisse und an diesen kann daher auch untersucht werden, auf welche Weise spezifische Beobachtungen mit verschiedenen Kernthesen verknüpft wurden. Inwiefern bestimmte schon in der Vorkriegszeit gebildete Anschauungen von Goldstein auch in den 20er Jahren noch als gültig angesehen wurden, verdeutlicht etwa ein von ihm verfasster, 1927 erstmals erschienener Handbuch-Artikel über *Lokalisation in der Großhirnrinde.* In dieser umfangreichen Überblicksdarstellung führt er, neben sehr zahlreichen von anderen Forschern gemachten Einzelbeobachtungen, auch den Apraxie-Fall von 1908/9 an. Die Apraxie behandelt er im Rahmen der Erörterung der Funktion des *Corpus callosum* und zu diesem Zusammenhang erklärt er zunächst, »daß der Balkenverbindung beim Menschen zwar nicht für gewöhnliche Bewegung, aber für die Handlungen, im besonderen die der linken Hand, eine große Bedeutung zukommt.«[56] Er würdigt hier vor allem die Arbeit Liepmanns und kommt nach der Erläuterung verschiedener anderer Details zu der Feststellung, dass bei Schädigungen des Balkens ohne Läsionen der linken Gehirnhälfte »die Praxie der rechten Extremitäten völlig intakt« bleibe. Dies untermauert er mit seinen eigenen, 19 Jahre zuvor gemachten klinischen Beobachtungen und dem anschließenden *makroskopische[n] Hirnbefund.*[57] Neben diesem Detail gibt Goldsteins Darstellung aber vor allem eine Übersicht der vielfältigen lokalisatorischen Einzelbeobachtungen, von denen er nicht wenige gleichfalls gelten lässt. Dies betrifft zunächst die, wohl ohnehin wenig umstrittenen bzw. kaum anfechtbaren, »auf rein anatomischem Wege« gewonnenen Erkenntnisse, von denen er als erstes »die cyto- oder myeloarchitektonischen Differenzierungen« erwähnt.[58] Es erstreckt sich aber auch auf die Zusammenhänge zwischen lokal begrenzten Hirnläsionen und spezifischen Krankheitsbildern. So behandelt er es etwa als unbestrittene Tatsache, dass Verletzungen des Broca-Areals (mit gewissen Modifikationen), die von ihm so bezeichnete *»periphere Form der motorischen Aphasie«* verursachen: »Was die *anatomische Lokalisation* der Herde betrifft, die zu dieser Form der Aphasie führen, so handelt es sich hier um die

56 Goldstein, Lokalisation, 837f.

57 Ebd., 839.

58 Ebd., 600.

Schädigung der klassischen Stelle von Broca, nur nicht in jener engen Begrenzung auf den Fuß der III. Stirnwindung, wie sie gewöhnlich angenommen wird.«[59]

Alle derartigen anatomischen und pathologischen Beobachtungen stellt Goldstein hier allerdings in den Zusammenhang einer kritischen Perspektive auf »die sog. klassische Lehre«[60] der Lokalisation, womit er einige für den *Aufbau des Organismus* zentrale Punkte bereits ausformuliert und zwar teilweise im wörtlichen Sinn. Mehrere Absätze aus der *Lokalisation in der Großhirnrinde* übernahm Goldstein bis auf wenige Details unverändert in den *Aufbau des Organismus*.[61] Dazu zählt etwa sein Anschluss an Monakows Kritik an der mangelnden Berücksichtigung der »Beschaffenheit des übrigen Gehirns«[62] in Fällen von lokalen Verletzungen. Neben diesem und anderen anatomischen Aspekten behandelt Goldstein besonders ausführlich den »Einwand vom symptomatologischen Gesichtspunkt.«[63] Auch die hierzu angeführten Argumente stimmen weitgehend mit den in seinem Hauptwerk vertretenen Positionen überein, deren Grundlagen er ja, wie oben angesprochen, bereits im 1926 erschienenen Aufsatz über *Das Symptom* entwickelt hatte. 1927 bezeichnet Goldstein es u.a. als den »Grundirrtum« der »klassischen Lehre« von der Aphasie, »daß man die Problematik, die in der *Methodik der Feststellung von Symptomen* überhaupt liegt, ganz übersah.«[64] Einer der daraus resultierenden Mängel jener Lehre, den er als Beispiel nennt, betrifft die amnestische Aphasie. Die diesbezügliche Formulierung, die sich ebenfalls im *Organismus* wiederfindet, wurde oben bereits zitiert, ist nun aber nochmals im Kontrast zu Goldsteins eigener früher Aphasieforschung von Interesse. Ein Fehler der Theoriebildung habe darin bestanden, dass »man bei einem Erklärungsversuch sich an das hervorstechendste Symptom hielt, die erschwerte Wortfindung«, und dies als das »Hauptsymptom« betrachtete.[65] Er erklärt sich dafür zwar nicht selbst verantwortlich, hatte im Aufsatz zur *amnestischen Aphasie* aber in der Tat als das »Hauptsymptom […] die erschwerte Wortfindung« bezeichnet.[66]

1927 machte Goldstein also deutlich, dass er die Gültigkeit einer Vielzahl anatomischer und pathologischer Beobachtungen anerkannte, diese aber in einen grundlegend anderen methodischen und theoretischen Zusammenhang stellen wollte. Dass seine theoretische Umorientierung kein plötzliches Ereignis gewesen ist, sondern sich über einen längeren Zeitraum hinweg vollzogen hat, lässt sich auch an verschiedenen Punkten seiner praktischen Forschungstätigkeit in den 20er Jahren zeigen. In bestimmten Veröffentlichungen aus diesem Zeitraum sind die Kontinuitäten zu jenen frühen lokalisatorischen Arbeiten nämlich noch klar erkennbar. In einem Aufsatz *Über corticale Sensibilitätsstörungen* (1920) etwa, den Goldstein gemeinsam mit seiner Mitarbeiterin Frieda Reichmann (1889–1957) veröffentlichte, richtet sich das Erkenntnisinteresse und damit auch die Forschungsmethode explizit auf lokalisatorische Schlussfolgerungen.

59 Ebd., 763, Herv. i.O.

60 Ebd., 623.

61 U.a. findet sich der Text von Goldstein, Lokalisation, 622–625 wieder in Goldstein, Organismus, 161–165.

62 Goldstein, Lokalisation, 623, im Original kursiv.

63 Ebd., 625.

64 Ebd., 626, Herv. i.O.

65 Ebd., 627.

66 Goldstein, Amnestische Aphasie, 41.

Der hauptsächliche Gegenstand dieses Textes sind Beschreibungen der »Ausbreitungsbezirke der Störungen« am Kopf, also die Frage, an welchen Stellen, aber ausdrücklich nicht, auf welche Weise die Empfindlichkeit gestört ist. Als Ziel der Darstellung geben Goldstein und Reichmann an, zur Aufklärung der »Anordnung der Sensibilität des Kopfes in der Hirnrinde« beizutragen.[67] Eine der Schlussfolgerungen begründen sie beispielsweise durch Beobachtungen an Fällen, in denen Störungen der Sensibilität im Bereich des Munds zusammen mit solchen an den Daumen feststellbar seien, und sie besteht darin, »daß Mundwinkel und Daumen eine benachbarte Rindenvertretung im unteren Teil der hinteren Zentralwindung haben«.[68] Der letztere Teil ihrer Deutung, die ungefähre Lokalisation beider Hirnareale, wird in Bezug auf Goldsteins und Reichmanns eigene Untersuchungen allerdings nur durch den »Wahrscheinlichkeitsschluß, den wir durch Projektion der äußeren Verletzung auf die Hirnrinde für den Sitz der corticalen Herdläsion zu machen suchten«, gerechtfertigt.[69] Wie die psychologischen Analysen Goldsteins und Gelbs erfolgen nämlich auch diese Untersuchungen, da es um lebende Patienten geht, denen durch Hirnoperationen nicht geholfen werden kann, nicht *am Gehirn*. Wichtig für die Sicherheit, mit der Goldstein und Reichmann ihre Folgerung vortragen, ist daher die von ihnen angeführte Literatur, die die klinischen mit anatomischen und physiologischen Beobachtungen kombiniert.[70] Während der Aufsatz in dieser Hinsicht also über die reine Beschreibung der Beobachtungen hinausgeht, findet sich ihm keinerlei Hinweis auf eine Kritik der ›klassischen Lehre‹ der Lokalisation oder Anhaltspunkt für die Annahme, dass jene Beobachtungen mit dieser Lehre nicht vereinbar wären. Vor diesem Hintergrund ist hier an die oben getroffene Feststellung zu erinnern, dass die 1918 erschienene erste Folge der *Psychologischen Analysen* noch keinen Begriff vom Ganzen des Organismus enthält, sowie daran, dass die dort vorgetragene Kritik sich zwar nicht auf die Lokalisation insgesamt, aber auf einige ihrer zentralen methodischen Voraussetzungen richtet. Für die Zeit um 1920 ist also erstens zu bemerken, dass Goldsteins Forschungstätigkeit noch nicht als Ganze durch Lokalisationskritik oder Ganzheitstheorie bestimmt war, allerdings bereits wichtige Ansätze dazu entwickelt hatte. Zweitens ist nun anhand der Untersuchung der *Sensibilitätsstörungen* zu betonen, dass diese Ansätze nicht jede Publikation Goldsteins in einen Widerspruch zur ›klassischen Lehre‹ bringen mussten, von der er sich dann ausdrücklich etwa 1926 bezüglich des *Symptom[s]* abgegrenzt hat. Dass drittens die Vereinbarkeit der einzelnen Beobachtungen (im Gegensatz zu einem expliziten Erkenntnisinteresse) mit gegensätzlichen Theorien bzw. deren Kernen auch danach noch gegeben war, zeigt sich sehr deutlich an der Abhandlung zur *Lokalisation* von 1927.

Wenn Goldstein die Geltung lokalisatorischer Beobachtungen einerseits nicht leugnete, sich andererseits aber theoretisch und gleichzeitig in seiner wissenschaftlichen

67 Goldstein u. Reichmann, Sensibilitätsstörungen, 49, Herv. i.O.

68 Ebd., 71, im Original gesperrt.

69 Ebd., 72.

70 Ebd., 71. – Zu den betreffenden Arbeiten anderer Forscher gehören auch von Max Lewandowsky und Arthur Simons durchgeführte elektrische Reizexperimente an Affen (Max Lewandowsky u. Arthur Simons: Über die elektrische Erregbarkeit der vorderen und der hinteren Zentralwindung, in: *Zeitschrift für die gesamte Neurologie und Psychiatrie* 14 [1913], 276–280).

Praxis umorientierte, lässt sich das wohl durch sein Interesse an Möglichkeiten der Therapie erklären. Diese Deutung findet sich bereits in seiner eigenen retrospektiven Darstellung. 1959 schreibt Goldstein in den *Notes on the Development of my Concepts* über die Zeit, in der die oben behandelten Arbeiten zur motorischen Apraxie entstanden (ab 1907): »[I]n Koenigsberg [...] I was extremely dissapointed because psychiatric care was at that time mainly custodial«. Er nennt in Bezug auf dieses Problem namentlich nur Kraepelin, dessen Arbeit in der Klassifizierung psychischer Krankheiten für therapeutische Zwecke fruchtlos erschienen sei, schreibt aber der großen Mehrheit der Neurologen jener Zeit ein Desinteresse an der Therapie zu. Er selbst dagegen habe bemerkt, dass, während üblicherweise nur die auffälligsten Symptome in Betracht gezogen worden seien, die Berücksichtigung weiterer Krankheitsphänomene eher Hoffnung auf Möglichkeiten der Therapie geweckt habe.[71] Goldstein zieht von hier aus eine gerade Linie über die Gründung des *Instituts für die Erforschung der Folgeerscheinungen von Hirnverletzungen* und die Anstellung Gelbs zur gemeinsamen Entwicklung neuer neurologischer Konzepte in den 20er Jahren. Er stellt hier also vor allem seine Entschlossenheit und seine Aufmerksamkeit für das offenbar reale Leid der Patienten und Patientinnen als Ausgangspunkt seiner späteren Theoriebildung dar. Dabei lässt er allerdings auch die enorm erhöhte Zahl der Patienten als Folge des Kriegs, die die Dringlichkeit des von ihm zuvor bereits wahrgenommenen Problems verstärkt habe, nicht unerwähnt.[72]

Die posthume Würdigung Goldsteins durch Walther Riese (1890–1974), einen weiteren von dessen Frankfurter Mitarbeitern, enthält einen Hinweis auf eine Kontinuität in den theoretischen Auffassungen selbst. Riese erkennt in Goldsteins früheren Veröffentlichungen bereits Ansätze zu dem späteren ganzheitlichen Verständnis des Gehirns, das im folgenden Zitat zuerst charakterisiert wird.

> »His thought was constantly dominated by the idea of a total, unitary function of all nervous events – indeed of all organic events. This prevented him from localizing more than the most elementary primitive functions of motion and sensation (his ›periphery of the brain‹). In a sense, this view was anticipated by his early work on hallucinations. Though at that time he considered hallucination still as a regionally-determined disorder, he postulated, in addition to the activity of the sensory centers, an extensive involvement of the cerebral cortex.«[73]

Demnach hätten auch Beobachtungen und Erklärungsversuche von sich aus (ohne das äußere medizinische Interesse) zum Umdenken beigetragen.[74] Dieser Perspektive

71 Goldstein, Development of my Concepts, 2.

72 Ebd., 2–4.

73 Walther Riese: Kurt Goldstein – The Man and His Work, in: Marianne L. Simmel (Hg.): *The Reach of Mind. Essays in Memory of Kurt Goldstein*, New York 1968, S. 17–29, 18.

74 Riese macht hier keine Quellenangabe, aber in Goldsteins *Theorie der Hallucinationen* von 1908 findet sich etwa der Satz: »Die complicirte Hallucination selbst ist die Leistung der Grosshirnrinde.« Allerdings erklärt Goldstein sich an dieser Stelle mit »den meisten neueren Psychiatern« einverstanden (Kurt Goldstein: Zur Theorie der Hallucinationen. Studien über normale und pathologische Wahrnehmung, in: *Archiv für Psychiatrie und Nervenkrankheiten* 44 [1908], S. 584–655 u. 1036–1106, 641).

entsprechend lassen sich die Texte, die in diesem Kapitel bisher analysiert wurden, teilweise als Beschreibungen der Vermehrung von Anomalien verstehen, die möglicherweise schon als solche in die Richtung einer ›Krise‹ deuteten.

Während Rieses Darstellung, die Goldsteins Denken in den Mittelpunkt stellt, allerdings eine gewisse, ihrem Genre angemessene, hagiographische Tendenz unterstellt werden darf – eine Annahme, die durch die oben durchgeführte Analyse von Goldsteins frühen Schriften bekräftigt wird –, sind auch Erinnerungen häufig nicht sehr verlässlich, was auch für diejenigen Goldsteins zutreffen kann. Nach Simmels Darstellung hatte Goldstein – wie auch Edinger – bei seinem Wechsel nach Frankfurt vorgesehen, dass er sich hier mit neuroanatomischer und neuropathologischer Laborforschung beschäftigen würde, womit seine Forschung sich also in eine andere Richtung bewegt hätte.[75] Dieser Umstand sowie die starken Gegensätze zwischen Goldsteins frühen und späten Schriften sprechen nun zwar nicht gegen die Auffassung, dass auch persönliche Eigenschaften wie die Einstellung zu den Patienten und Patientinnen oder eine Neigung zum kritischen Denken eine Rolle für die Entwicklung seiner Konzepte gespielt haben. Sie legen es aber nahe, die Bedeutung historischer Gegebenheiten, die eher zufällig oder von Außen hinzugetreten sind, zu betonen. So ist wohl die Begegnung mit Gelb, die offenbar für die Theoriebildung Goldsteins sehr wichtig war, treffend als »glücklich«, nämlich nicht vorhergesehen, zu bezeichnen, wie es Belz u.a. getan haben.[76] Auch lässt sich im Kriegsbeginn und der Gründung mehrerer Lazarette in Frankfurt ein starker externer Faktor bei der Abwendung von der lokalisatorischen Arbeit erkennen, die für die Behandlung der Hirnverletzten wenig Nutzen gehabt hätte. Bei diesem letzteren Umstand ist überdies in Betracht zu ziehen, dass Goldstein und Gelb vor allem mit der langfristigen Behandlung und Versorgung der Kriegsversehrten beschäftigt waren, was keine chirurgischen Eingriffe einschloss.[77] Diese Besonderheit der historischen Gegebenheiten, vor denen Goldstein ab 1916 stand, erscheint gerade durch den Vergleich mit dem weiteren Kontext des vogtschen Forschungsprogramms als relevant. In Klaus Joachim Zülchs Würdigung Foersters findet sich nämlich eine bemerkenswerte Parallele zu Goldsteins Selbstdarstellung:

> »Vergessen wir nicht, daß [Foersters] erste Studie der ›praktischen Therapie‹ in der Neurologie gewidmet war und das zu einer Zeit, in der die Schulen von London und Paris sich im wesentlichen mit der *Diagnose* zufriedengaben, in der *Therapie* aber zu einer völligen Resignation neigten. [...] Daß die pathophysiologische Analyse ihm [...] nur zur Lösung eines *Behandlungs*-Problems diente, das er vom Krankenbett kannte, daß diese Analyse später auch wieder in einem therapeutischen Vorschlag, oft operativer Art, mündete, übersieht man allzu leicht.«[78]

Die von Zülch angesprochene Resignation ist diejenige, deren Kritik auch am Anfang von Goldsteins Rückblick auf seine Laufbahn steht, auf die er jedoch in völlig anderer Weise reagiert hat, vielleicht auch reagieren musste, als Foerster. Dessen Erforschung der

75 Simmel, Kurt Goldstein, 4.

76 Belz u.a., Vom Konkreten zum Abstrakten, 22.

77 Goldstein, Behandlung, 2.

78 Klaus Joachim Zülch: *Otfrid Foerster. Arzt und Naturforscher. 9.11.1873-15.6.1941*, Berlin u.a. 1966, 6.

Möglichkeiten chirurgischer Eingriffe führte ihn zu lokalisatorischen Beobachtungen, die den Vogts als wichtiges Argument dienten. An diesem Gegensatz wird also deutlich, dass Goldsteins Wendung zu einer stark von der Gestaltpsychologie und der Idee der Ganzheit beeinflussten Forschung durch sein Interesse an wirksamen Therapien nicht hinreichend zu erklären ist. Gleichzeitig zeigt sich aber, dass die an ihn gestellte Aufgabe durch ihre spezifischen Erfordernisse möglicherweise besser mit einer gestaltpsychologischen oder Ganzheitstheorie vereinbar war, als die gleichfalls auf Hirnverletzungen gerichtete Arbeit Foersters. Für die vorliegende Arbeit ist es allerdings keine zentrale Frage, welches relative Gewicht die verschiedenen historischen Umstände für die Neuausrichtung von Goldsteins Forschungsprogramm hatten. Entscheidend ist vielmehr die Feststellung, dass übereinstimmende anatomische und in nicht geringem Umfang gleiche klinische Beobachtungen zwar mit entgegengesetzten Theorien verbunden wurden, dass aber auch bestimmte Abweichungen zwischen den Beobachtungen, die teilweise durch die spezifischen Forschungssituationen bestimmt waren, die jeweilige Theorie stützten. In Anbetracht der in Kapitel 4 dargelegten Gegensätze zwischen den weiterentwickelten Forschungsprogrammen Goldsteins und der Vogts ist hier jedoch zu betonen, dass die Verschiedenheit der Beobachtungen durch die Konzentration auf klinische Untersuchungen im einen und anatomische Studien im anderen Fall keine bestimmten Details mehr betraf, sondern für die gegensätzliche Theorieentwicklung zentral wurde.

Die Bedeutung der materiellen Realität der Forschungsobjekte, die sich in der Gegensätzlichkeit der Beobachtungen Goldsteins und der Vogts in den 1920er Jahren ausdrückt, und im Besonderen derjenigen, die für Goldstein seit 1916 durch seine Beschäftigung im Frankfurter Lazarett gegeben war, für die Theorieentwicklung wird indirekt noch durch eine weitere historiographische Beobachtung bekräftigt. Dabei handelt es sich um eine Bestätigung der relativen Unbestimmtheit der (über Fragen der Lokalisation hinausgehenden) theoretischen Vorstellungen Goldsteins vor dieser Veränderung seiner Aufgaben. Noch vor Goldsteins Wechsel nach Frankfurt steht nämlich seine Veröffentlichung der in Königsberg gehaltenen Vorträge *Über Rassenhygiene* als Monographie, die in ganz anderer als der späteren holistischen Richtung von anatomischen Fragen, genaugenommen allerdings auch von der Hirnforschung insgesamt wegführt. Hier lässt sich also noch unter einem anderen Aspekt als dem der Lokalisation zeigen, wie weit Goldstein von seiner späteren Theorie entfernt war. Mit diesen Vorträgen hat er sich einerseits bereits weitaus ausführlicher als die Vogts zu Rassenhygiene bzw. Eugenik und deren weiterem Zusammenhang, etwa mit der Sozialhygiene, geäußert. Andererseits handelt es sich um Goldsteins einzige veröffentlichte Stellungnahme für die Rassenhygiene und zudem um eine Veröffentlichung, die er später eher beschwiegen hat.[79] Da sie, wie bereits angedeutet, auch inhaltlich in starkem Gegensatz zu seinen späteren Schriften steht, ist hier zu betonen, dass sie kaum charakteristisch für sein Gesamtwerk ist, anders als die vergleichsweise spärlichen Äußerungen der Vogts für ihres. Sie ist an dieser Stelle vor allem von Interesse, weil sie gerade in dem Zeitraum entstanden ist, den

79 In *Development of my Concepts* etwa taucht sie nicht auf. Auch darüber hinaus ist mir keine spätere Bezugnahme Goldsteins auf diesen Text bekannt. Vgl. die Darstellung Harringtons: »it seems Goldstein never referred to this monograph after 1920« (Reenchanted Science, 142).

Goldstein mit seiner beruflichen Unzufriedenheit assoziiert hat, und recht kurz vor seiner Begegnung mit Gelb und der Gestaltpsychologie.

Die Vorträge waren, Goldsteins eigener Darstellung zufolge, motiviert durch den »Wunsche [...], ein größeres Publikum mit den Problemen der Rassenhygiene bekannt zu machen«, die Publikation als Monographie durch »vielfache Anregung aus dem Kreise meiner Zuhörer«.[80] Einer solchen popularisierenden Intention entsprechend gibt Goldstein eine weit ausgreifende Übersicht seiner Ansichten von den verschiedenen Aspekten des Themas. Er beginnt mit einer Erläuterung seines Begriffs von »Rasse im biologischen Sinne« und definiert diese als »eine Gesamtheit von Lebewesen, die unter sich so ähnlich sind, daß für sie die gleichen günstigen Lebensbedingungen gelten, und die so ähnliche Nachkommen haben, daß für diese dasselbe gilt.«[81] Während daher »alle Menschen« als »eine Einheit« betrachtet werden könnten, gebe es »aber auch unter den einzelnen Bestandteilen der Menschheit recht große Unterschiede«, die Goldstein allerdings nicht weiter erläutert. Er begründet damit vielmehr die Begrenzung seiner Betrachtungen »auf die uns besonders nahe liegende w e i ß e R a s s e«,[82] eine Einschränkung, die er weitgehend, aber nicht vollständig einhält. Neben dem Rassenbegriff erläutert er noch eine Reihe weiterer Konzepte, die er der »Rassenbiologie« zuordnet.[83] Seine Ausführungen dazu reichen von einigen knappen Bemerkungen zur Vererbung im Allgemeinen[84] über eine längere Darstellung der »absteigenden Variationen« oder der »Degeneration«[85] bis zur Erörterung der »Besonderheiten unserer modernen Übergangszeit«. Dass Goldstein den letzteren Aspekt, der eine »neue Kulturstufe« betrifft,[86] als einen der Biologie auffasst, hängt mit seiner Vorstellung dessen zusammen, was »eine Verschlechterung« der »Rasse« bewirken könne. Eine »Verschlechterung« ist für ihn gleichbedeutend mit dem »Auftreten unzweckmäßiger Abweichungen von der Norm« und die »Unzweckmäßigkeit einer Rasse« könne »durch Verschlechterung des Keimes oder durch Veränderung des Milieus bedingt sein«. Wegen dieser Bedeutung der Umwelt kann Goldstein auch Kultur bzw. Gesellschaft als Gegenstand der Biologie betrachten. Den Ausdruck »Entartung« will er dagegen nur dann gelten lassen, »wenn wirklich eine z u n e h m e n d e V e r s c h l e c h t e r u n g des Keimes sich nachweisen läßt«.[87]

Ob der von Goldstein weitaus häufiger verwendete Ausdruck ›absteigende Variationen‹ ebenfalls nur auf Veränderungen des biologischen Erbmaterials oder auch auf die Folgen sozialer Veränderungen bezogen werden soll, bleibt dagegen unklar. Entsprechend der Perspektive auf die Gesellschaft als biologisches Milieu führt Goldstein al-

80 Goldstein, Rassenhygiene, III.

81 Ebd., 5f., im Original gesperrt. – Für dieses Konzept verweist Goldstein auf Alfred Ploetz (1860–1940). Dieser, »der Begründer der deutschen Eugenik [...], der für die neue Wissenschaft den Terminus ›Rassenhygiene‹ prägte«, verwendete nach Weingart, Kroll und Bayertz den Ausdruck ›Rasse‹ »weitgehend im Sinne des heutigen biologischen Artbegriffs« (Eugenik, 33 u. 41).

82 Goldstein, Rassenhygiene, 6, Herv. i.O.

83 Ebd., 4, im Original gesperrt. – Der betreffende Abschnitt nimmt ungefähr die Hälfte des gesamten Textes ein (Goldstein, Rassenhygiene, 3–55)

84 Ebd., 7–12.

85 Ebd., 13 u. 21.

86 Ebd., 49 u. 44, im Original gesperrt.

87 Ebd., 33, im Original teilweise gesperrt.

lerdings die »unzweckmäßige[n] Abweichungen« hauptsächlich auf »soziale Momente« zurück, nämlich auf »die gewaltigen Fortschritte der Kultur des 19. Jahrhunderts«, und erklärt sie zum »Ausdruck einer noch mangelhaften Anpassung«.[88] Zu den »absteigenden Variationen«, die er anscheinend durch soziale Gesichtspunkte erklären will, zählt er auch solche »in quantitativer [...] Beziehung«, also solche, die die »Erhaltung [...] der Zahl [...] unserer Rasse« beträfen, und diese erörtert er als erste.[89] Hier geht er von der Annahme aus, dass, während die Bevölkerung in den ihn interessierenden Ländern so wie überall wachse, die Anzahl der Geburten an sich bedeutsamer sei.[90] Zu diesem Zusammenhang urteilt er, es liege in der »Tendenz eines weiteren Rückganges der Geburtenziffern in den zivilisierten Ländern und im besonderen [...] bei den in ihrer Anlage und ihrem Milieu nach Besseren [...] für die Zukunft sicher eine große Gefahr.«[91] Diese Entwicklung rühre vor allem von »der gewollten Beschränkung der Kinderzahl, sei es durch Ehelosigkeit, sei es durch willkürliche Beschränkung in der Ehe« her. Dass dieses Moment nun in Goldsteins Sinn als soziales zu verstehen ist, geht aus dem Kontext seiner Ausführungen nicht hervor bzw. kann nur als naheliegend angenommen werden, der gleiche Kontext macht aber deutlich, dass das Soziale hier lediglich als einer unter verschiedenen Aspekten der Biologie aufgefasst wird. So stellt Goldstein die bewusste Entscheidung zur Kinderlosigkeit der »Abnahme der physischen Fortpflanzungsfähigkeit« entgegen,[92] behandelt sie aber als Ursache der »abnehmenden Fruchtbarkeit«.[93]

In ähnlicher Weise trennt Goldstein immer wieder Aspekte, die er als soziale kenntlich macht, von anderen, denen aber ein gesellschaftlicher Charakter kaum abzusprechen ist. Als eine Ursache der »absteigenden Variationen in qualitativer Beziehung« – »die Qualität der Nachkommenschaft« misst er vor allem an der Kindersterblichkeit[94] – nennt er »schlechte soziale Verhältnisse«, die eine »mangelhafte Ernährung der Mutter« bedingten. Anschließend führt er als andere Ursachen »Krankheiten verschiedenster Art« an, darunter »namentlich [...] Alkoholismus und [...] Syphilis«,[95] obwohl deren Verbreitung ohne die arbeitsteilige Getränkeproduktion und die spezifischen Umstände des sozialen Zusammenlebens kaum erklärbar wären. An dieser Stelle drängt sich der Verdacht auf, Goldstein verwende den Ausdruck ›soziale Verhältnisse‹ als Synonym für Klassenverhältnisse. Dass er das Soziale aber tatsächlich nicht mit der Klassenstruktur gleichsetzt, zeigt sich an seinen längeren Ausführungen über die »sog. nervöse Entartung«.[96] Hier grenzt er zunächst von anderen psychischen Erkrankungen die »Geistes-

---

88 Ebd., 54, im Original gesperrt.

89 Ebd., 13, im Original gesperrt.

90 Ebd., 13f.

91 Ebd., 17f., im Original gesperrt.

92 Ebd., 16, im Original teilweise gesperrt.

93 Ebd., 14. – Dass sich in ›der gewollten Beschränkung der Kinderzahl‹ eine ›absteigende Variation‹ ausdrücke, sagt er allerdings nicht, er handelt sie lediglich unter dieser Überschrift ab und verzichtet auf die Feststellung, dass ›absteigende Variationen in quantitativer Beziehung‹ ein relativ kleines oder kein Problem darstellten.

94 Ebd., 18, im Original teilweise gesperrt.

95 Ebd., 20f., im Original teilweise gesperrt.

96 Ebd., 38, im Original fett (Zwischenüberschrift).

krankheiten« ab und wendet sich gegen die Annahme, dass deren Zunahme bewiesen sei:

> »Daß die Geisteskrankheiten häufiger geworden sind, pflegt gewöhnlich daraus geschlossen zu werden, daß die Aufnahmen in Anstalten zweifellos sehr zugenommen haben – jedoch mit Unrecht. Hierfür dürften weit mehr soziale Ursachen der Grund sein als eine wirkliche Zunahme der Krankheiten. Die soziale Gesetzgebung, die vergrößerte Sachkenntnis der Ärzte, die Verfeinerung des öffentlichen Gewissens gegenüber hilfsbedürftigen Personen, die unter den heutigen Verhältnissen weit schwierigere häusliche Pflege der Geisteskranken usw. [...] haben einfach zu häufigerer Aufnahme von Geisteskranken geführt, als das früher der Fall war.«[97]

An dieser Stelle zeigt sich also, dass Goldstein um 1913 der Gedanke nicht fremd war, dass eine Vielzahl sozialer Umstände Auswirkungen auf die Gesundheit, ihre Pflege und das medizinische Urteil über ihre Entwicklung in der Bevölkerung haben könne. Nur wenige Seiten nach dieser Äußerung findet sich allerdings eine Bemerkung, die zu ihr in starkem Kontrast steht. Dabei geht es um die von Goldstein nicht als ›Geisteskrankheiten‹ klassifizierten Störungen:

> »Daß die Nervosität unserer Zeit im Wachsen begriffen ist, darüber herrscht allerdings kein Zweifel. Es wird dies von allen erfahrenen Beobachtern anerkannt, so wenig es sich auch statistisch zahlenmäßig beweisen läßt, und kommt z.B. in der enormen Zunahme der Nervensanatorien zum Ausdruck.«[98]

Goldstein führt fast das gleiche Argument, das er kurz zuvor mit Verweis auf die gesellschaftlichen Verhältnisse zurückgewiesen hatte, nun selbst an. Warum die Vermehrung der Kuranstalten nicht durch ähnliche Ursachen zu erklären sein soll, wie die der Patienten, die als geisteskrank gelten, erläutert er nicht. Seine weiteren Ausführungen legen es aber nahe, dass er die Zunahme der ›Nervosität‹ deshalb nicht anzweifelt, weil er sie, im Gegensatz zu der der ›Geisteskrankheiten‹, selbst für erklärbar hält und dass er aus dem gleichen Grund nicht die Möglichkeit einer falschen oder verzerrten medizinischen Wahrnehmung erklären muss.

Goldstein erklärt das angenommene vermehrte Vorkommen psychischer Leiden allerdings ebenfalls mit sozialen Ursachen, nämlich durch die bereits erwähnten »Übergangszeiten«, spricht dabei aber anstatt von Gesellschaft eher von ›Kultur‹ und ›Geist‹ und stellt seine Überlegungen zu deren Entwicklung in den Zusammenhang der gesamten Geschichte der Menschheit: »Jede neue Kulturstufe entwickelt sich aus einer früheren und bedeutet dieser gegenüber eine Zunahme der Differenzierung.« Diese äußerst umfassende Feststellung setzt er überdies in »Parallele [...] mit den Stadien der tierischen Entwicklung«, d.h. der Evolution der Arten.[99] Auch hier ist also das Soziale bzw. die ›Kultur‹ nur ein Spezialfall der Biologie.

97 Ebd., 38f., Herv. i.O.

98 Ebd., 42.

99 Ebd., 44, Herv. i.O.

Goldstein bezeichnet auch die von ihm angenommenen Folgen der Differenzierung als eine »allgemeine biologische Erscheinung«.[100] Für beide Entwicklungen, die der menschlichen Gesellschaften und die der Tiere, sei eine wesentliche Bedingung die »Zunahme des Verlangens, die Sicherheit gegenüber den Fährnissen der Natur immer mehr zu erhöhen«.[101] Wie an anderen Stellen gibt Goldstein auch für diese Behauptung keine Rechtfertigung, wohl weil er sie als unmittelbar plausibel betrachtet.[102] Entscheidend für seine weitere Argumentation ist allerdings die Annahme, dass durch die gesamte Geschichte der Menschheit – wie durch die der Tierwelt – »die Verrichtungen der Individuen komplizierter, die Anforderungen, die gestellt werden, größer« würden.[103] Im Anschluss an diese, zumindest hinsichtlich der zunehmenden Komplexität sicherlich sehr geläufige, Annahme kommt Goldstein auf das Gehirn zu sprechen, bezieht sich dabei allerdings nicht auf seine tatsächliche Forschungstätigkeit. Er erwähnt weder die anatomische Struktur des Gehirns noch die Folgen von Hirnläsionen. Stattdessen stellt das Gehirn in seinen Ausführungen fast nichts weiter als das nicht näher bestimmte Organ des Denkens – bzw. der Aufnahme und Verarbeitung von Reizen – dar, das er, zur Erklärung für die angenommene Zunahme der Nervosität, mit den allgemeinen kulturkritischen Annahmen über die »Übergangszeit«[104] verknüpft:

> »Je größer das Verlangen nach Sicherheit und um so komplizierter dadurch die Anforderungen werden, desto mehr sehen wir den Körper gegenüber der Intelligenz zurücktreten. Das ist kein Zufall, sondern hat seinen Grund darin, daß, immer wenn es gilt, besonders große Leistungen hervorzubringen, dazu die Gehirntätigkeit benutzt wird, weil sie allein imstande ist, der größten Schwierigkeiten Herr zu werden, denen gegenüber der Körper, auch der kräftigste, bald versagt.«[105]

Aber auch seine sehr knappen Äußerungen über die ›Gehirntätigkeit‹ selbst beziehen sich nicht auf tatsächliche Erkenntnisse[106] neurologischer Forschung:

> »Das Gehirn, rein körperlich betrachtet, hat sich an die Anforderungen angepaßt, wir haben uns an den Lärm der Straßen gewöhnt, an die Geschwindigkeit unserer Beförderungsmittel; unser Gehirn arbeitet in einem Tempo, von dessen Schnelligkeit sich noch zwei Generationen vor uns nichts träumen ließen.«[107]

Der eine Teil der Argumentation besteht in der Beschreibung der Veränderung der Umwelt durch neue Technologien, mit denen etwa die Beschleunigung des Verkehrs einher-

---

100 Ebd., 45.

101 Ebd., 45, im Original gesperrt.

102 Daher bleibt auch unklar, ob er wirklich von der zweifachen Steigerung ausgeht, der der ›Sicherheit‹ und der des ›Verlangens‹ nach deren Steigerung.

103 Ebd., 44.

104 Ebd., 49.

105 Ebd., 45, im Original teilweise gesperrt.

106 Jedenfalls zitiert er dazu, im Gegensatz zu anderen Textstellen, keine wissenschaftliche oder sonstige Literatur und auch seine anderen sowie sämtliche sonstigen für die vorliegende Arbeit untersuchten Schriften erwähnen keine entsprechenden Beobachtungen oder Theorien.

107 Ebd., 67.

ging, und diese Beschreibung war für sein Publikum vermutlich leicht nachvollziehbar, weil sie auf alltäglichen Beobachtungen beruhte. Als ebenso leicht nachvollziehbar (wenn auch sicherlich nicht zwingend) erscheint als zweiter Teil die Vorstellung, dass das Gehirn – eben als das Organ des Denkens – als Reaktion auf die Alltagserfahrung schneller ›arbeite‹, aber diese Vorstellung hat keine empirische Grundlage in den Beobachtungen, die am Gehirn gemacht werden konnten. Kaum besser begründet ist noch eine weitere Randbemerkung. Zum Thema der »Krankheiten überhaupt« heißt es ohne weitere Ausführungen, dass »im übrigen [...] die Geisteskrankheiten nicht irgendwelchen geheimen psychischen Momenten ihr Entstehen verdanken, sondern ebenso Krankheiten eines körperlichen Organes sind wie alle anderen Krankheiten«.[108] Der sehr losen Verbindung der Vorstellungen von gesellschaftlichen Entwicklungen und Hirnfunktionen entsprechend gehen Goldsteins Äußerungen zu dieser Verbindung über die zitierten Textstellen kaum hinaus. Bemerkenswert ist an diesen allerdings noch, dass er von einer – teilweise[109] – bereits stattgefundenen Anpassung ausgeht und diese in der Tat als biologische auffasst.

Statt auf das Gehirn bezieht Goldstein sich vor allem auf die Symptome, die etwa – wie sich schließen lässt – an den Gästen der Nervensanatorien beobachtet werden konnten und die auf die »Unsumme von neuen Eindrücken und neuen Erfahrungen« zurückzuführen seien.[110] Diese Erfahrungen erzeugten nämlich, weil durch sie »[g]efestigte Anschauungen [...] ins Wanken gebracht« würden,[111] zunächst »selbstverständlich ein Gefühl der Unsicherheit«, welches mit »einer übermäßigen Tätigkeit des Gehirnes« beantwortet werde, die schließlich »zum Hauptcharakteristikum der Nervosität, der abnormen Ermüdbarkeit und Erschöpfbarkeit« führe.[112] Beides, die Erfahrungen im Zusammenhang mit technologischen und wissenschaftlichen Neuerungen und die darauf folgenden emotionalen Reaktionen, schildert Goldstein teilweise mit großem Pathos und sagt beispielsweise: »wie immer läßt jedes Fortschreiten der Erkenntnis nur größere Rätsel auftauchen und schraubt das Verlangen nach neuen Lösungen, neuer Sicherheit gegenüber der Unsicherheit der Welt ins Unermeßliche.«[113] Zwischen den äußeren, für Goldstein unvermeidbaren, Entwicklungen und den von ihnen bewirkten Gefühlen steht der eigentliche Gegenstand seiner Kritik, nämlich die anfangs mangelhafte intellektuelle Anpassung an jene Entwicklungen. Die »Überschätzung des Äußeren, des Materiellen« und die »Unterschätzung des Geistigen und Seelischen«, trügen zur Zunahme psychischer Leiden bei, weil sie die »Bedürfnisse des Menschen« nach »Idealismus« und »religiösen Gefühle[n]« missachteten.[114]

108 Ebd., 61, im Original gesperrt u. 64.

109 Im Zusammenhang mit der angenommenen Notwendigkeit einer Anpassung des Gehirns heißt es auch: »Diese neue Umwandlung des Organismus des modernen Menschen bahnt sich allmählich an. Wir haben die schlimmste Zeit hinter uns.« (Ebd., 67)

110 Ebd., 45.

111 Ebd., 46.

112 Ebd., 48.

113 Ebd., 46.

114 Ebd., 52 u. 53.

Die zweite Hälfte des Textes ist mit »Rassenhygiene« überschrieben und fokussiert stärker auf den Maßnahmenkatalog als auf die dahinter stehende biologische Theorie.[115] Die Forderungen, die er sich hier zu Eigen macht, reichen von der »[Bekämpfung] des Alkohols und der Syphilis«, »dieser beiden Volksseuchen«,[116] sowie der »Krankheiten überhaupt« über die Verbesserung der »Lage des Kindes in der armen Familie«[117] und die »Beseitigung der Schäden der sog. Übergangszeit« bis zur »harmonische[n] Gestaltung unserer geistigen und körperlichen Kräfte zu höchster Vollkommenheit«.[118] Demgegenüber äußert sich Goldstein über die Möglichkeit einer Höherzüchtung vor allem skeptisch: »[ich] glaube [...] nicht, daß wir [...] auf die Verbesserung unserer Anlage allzusehr rechnen dürfen.«[119] Seine Positionen sind allerdings, wie aus einigen genannten Punkten schon hervorging, nicht ausschließlich solche, die sich statt als Rassen- auch als Sozialhygiene zusammenfassen ließen. So überschreitet Goldstein beiläufig die von ihm selbst gesetzte Begrenzung seiner Darstellung auf die eigene ›Rasse‹ (die freilich durch die, nicht erläuterte, Behauptung der Verschiedenheit der ›Rassen‹ schon überschritten war) im Hinblick auf die »Rassenvermischung«. Weil diese eine »Gefahr« darstelle, seien »Maßnahmen wie das wenigstens teilweise in unseren Kolonien durchgeführte Verbot der Ehe zwischen Deutschen und Farbigen [...] nur anzuerkennen.«[120] Eine Begründung hat er als letzten Punkt zur Frage der »absteigenden Variationen in qualitativer Beziehung«[121] aufgeführt, wobei er die entsprechende Beobachtung zwar nicht als bewiesene Tatsache charakterisiert, sie anschließend aber schlicht wie eine solche behandelt.

> »O b d i e V e r m i s c h u n g v e r s c h i e d e n e r R a s s e n untereinander an sich verschlechternd auf die Nachkommenschaft wirkt, ist nicht ganz sicher; doch sollen die Mulatten, also die Mischlinge aus Weißen und Negern, geistig und körperlich minderwertiger als ihre Eltern sein. Die dadurch bedingte geringere Widerstandskraft erklärt die relativ geringe Zahl der Mulatten, die eigentlich viel höher sein müßte.«[122]

Zunächst soll hier die zweite Beobachtung, die der »geringe[n] Zahl der Mulatten«, die erste, die der »geringere[n] Widerstandskraft«, glaubhaft machen. Im später folgenden Abschnitt zur rassenhygienischen Praxis lässt Goldstein dann jeden Ausdruck von Unsicherheit über die »Gefahr« beiseite.

Insgesamt befasst er sich in der Tat hauptsächlich mit der europäischen Bevölkerung, aber auch dabei vertritt er Positionen, die klar im eugenischen Diskurs, wie ihn Weingart, Kroll und Bayertz charakterisiert haben, zu verorten sind, angefangen damit, dass sein ausdrücklicher »Bezugspunkt die Spezies oder die ›Rasse‹« ist, deren Interessen gegen das Individuum und den »Gleichheitsgrundsatz der Aufklärung«[123] gerichtet

115 Ebd., 55–95.

116 Ebd., 57, im Original gesperrt.

117 Ebd., 61 u. 64, im Original gesperrt.

118 Ebd., 65, im Original fett (Zwischenüberschrift) u. 88.

119 Ebd., 83.

120 Ebd., 56f.

121 Ebd., 18, im Original teilweise gesperrt.

122 Ebd., 22, Herv. i.O.

123 Weingart u.a., Eugenik, 18.

werden. Er erklärt diese zwar nicht für irrelevant, erwähnt vielmehr etwa im für das Buch verfassten Vorwort die Möglichkeit von »Mißverständnissen« und betont, dass der Rassenhygiene in seinem Sinne »ein gewaltsames Eingreifen in die Interessen des Einzelnen [niemals] gestattet sein« werde. Er konterkariert dieses Verbot aber nicht nur durch den im gleichen Satz aufgestellten »Imperativ des sittlichen Verantwortungsgefühls des Einzelnen, der freiwillig auf persönliche Rechte im Interesse der Gesamtheit Verzicht leistet«.[124] Ein sich durch den ganzen Text ziehendes Motiv ist darüber hinaus die Unterscheidung zwischen »brauchbaren« und »minderwertige[n] Individuen«,[125] also die Betonung des ungleichen Werts der Menschen. Dadurch und durch die wiederholte Beschwörung der ›Gefahr‹, die aus der unkontrollierten Reproduktion entspringe, provoziert Goldstein das ›Missverständnis‹, das lediglich darin bestünde, die Bedenken zurückzustellen, die theoretischen Annahmen dagegen zu akzeptieren.

Hinsichtlich der Frage nach der historischen Entwicklung der Verknüpfung von Erkenntnissen über das Gehirn mit Vorstellungen vom menschlichen Subjekt in Goldsteins Lokalisationskritik und Ganzheitstheorie verstärkt seine *Rassenhygiene* vor allem den Eindruck des Gegensatzes zwischen seinen frühen, stark anatomisch orientierten Versuchen der Theoriebildung und seiner später formulierten Theorie. Unter der Annahme, dass Goldstein in Königsberg in der Tat unzufrieden mit dem Mangel an therapeutischen Möglichkeiten war, zeigen seine rassenhygienischen Überlegungen zunächst, dass ihm gleichzeitig noch ganz andere Probleme Sorgen bereiteten. Dabei ist es in Anbetracht seiner späteren Lokalisationskritik bemerkenswert, dass er vor dem Wechsel nach Frankfurt anstelle des Versuchs, eine solche Kritik zu formulieren, den Befürchtungen um die ›Rasse‹ eine recht ausführliche Abhandlung gewidmet und dazu sein Spezialgebiet verlassen hat. Während er sich in der Hirnforschung durchaus kritisch zu bestimmten theoretischen Annahmen verhalten, die Kritik allerdings nicht auf den lokalisatorischen Kern gerichtet hat, sind seine rassenhygienischen Ausführungen noch weitaus unkritischer. Hier erscheint eine Formulierung seiner Einleitung in das Thema als sehr bezeichnend.

> »Es sind hervorragende Männer, wie Darwin, Spencer, Galton, Weißmann, Forel u.a., die den Niedergang des Menschengeschlechtes [...] fürchteten und diese Befürchtungen mit mehr oder weniger schwarzen Farben geschildert haben. Aus diesen Befürchtungen ist die rassenhygienische Bewegung hervorgegangen.«[126]

Goldstein behandelt zwar nicht alle rassenhygienischen Autoren ausdrücklich als »hervorragende Männer« und zeichnet seine eigenen »Befürchtungen« wohl »mit [...] weniger schwarzen Farben« als andere. Seine Bereitschaft, Behauptungen, die der Status ihrer Urheber zu wissenschaftlichen macht, als solche anzuerkennen und nicht zu hinterfragen, kommt aber immer wieder zum Vorschein. Für seine bis 1913 verfassten neurologischen Schriften bekräftigt also die *Rassenhygiene* die Feststellung, dass in

124 Goldstein, Rassenhygiene, Vf.

125 Ebd., 2.

126 Ebd., 3.

ihnen die Kritik, die für die spätere Theoriebildung zentral wurde, keine konsequent durchzuführende Methode war, weil Goldstein sie offenbar nicht als solche auffasste.

In umgekehrter Richtung lässt sich allerdings auch eine Kontinuität zwischen den rassenhygienischen Vorträgen und der Ganzheitstheorie erkennen, nämlich in der Kritik des Materialismus. Dies betont Harrington und verknüpft die Unzufriedenheit, die Goldstein in den *Notes on the Development of my Concepts* erwähnt, mit der *Rassenhygiene* durch sein in dieser ausgedrücktes »romantisch gefärbtes Misstrauen gegenüber dem intellektuellen Formalismus und Szientismus«.[127] Die Kehrseite des Misstrauens, der Glaube an die Notwendigkeit einer der biologischen ›Anlage‹ angemessenen Umwelt, ist überdies als ein Merkmal der Darstellung der ›Adäquatheit‹ im *Aufbau des Organismus* wiederzufinden, die oben bereits in Zusammenhang mit der biologistischen Tendenz des Ganzheitsbegriffs gebracht wurde. Hinsichtlich der Skepsis gegenüber der Reduktion des Erkennens auf die ›isolierende Methode‹, die in der Tat als verbindendes Element zwischen der *Rassenhygiene* und der Lokalisationskritik aufgefasst werden kann, muss allerdings hinzugefügt werden, dass erst mit Goldsteins Neuausrichtung seiner Kritik von der ›Kultur‹ auf die Forschungspraxis der Medizin und Biologie auch ein grundsätzlicher Einwand gegen den ›Machbarkeitswahn‹ der Eugenik entsteht.[128]

Die Untersuchung einer Auswahl der frühen Schriften Goldsteins hat zunächst den starken Gegensatz zwischen seiner theoretischen Orientierung vor dem Ersten Weltkrieg und seiner späteren Lokalisationskritik und Ganzheitstheorie gezeigt. Hinsichtlich der Verknüpfung von Erkenntnissen über Hirnfunktionen und Vorstellungen von einer menschlichen Natur hat sich dabei herausgestellt, dass jene frühen Schriften deutliche Gemeinsamkeiten mit der architektonischen Arbeit der Vogts, daneben allerdings auch gewisse Gegensätze zu dieser ausdrücken. Während die von Storch übernommenen Konzepte der Stereo- und der Glossopsyche eine ganz andere Richtung der Lokalisation charakterisieren, ist an Goldsteins psychologischer Theorie eben als einer im Kern lokalisatorischen auch die Verwandtschaft mit der vogtschen unverkennbar. Indem Willens- und Begriffsbildung als Funktionen der Stereo- beziehungsweise Glossopsyche erklärt werden, reduziert sich menschliches Handeln und Denken vollständig auf physiologische Prozesse. Die Vorträge über *Rassenhygiene* bekräftigen vor allem diese Feststellung des Gegensatzes zwischen Goldsteins frühen Schriften und seiner Lokalisationskritik sowie der Gemeinsamkeiten jener Schriften mit dem Werk der Vogts. Anders

---

127 Harrrington, Suche nach Ganzheit, 265. – In Bezug auf Goldsteins Unzufriedenheit mit der Neurologie spricht sie unter Verweis auf William Johnston von einem »therapeutische[n] Nihilismus« (ebd., 266), zur Bezeichnung einer verbreiteten Tendenz, sich mit Diagnosen zu begnügen.

128 Demgegenüber führt die von Harrington hergestellte Verbindung in einem wichtigen Punkt in die Irre. Sie stellt nämlich fest, dass Goldstein in der *Rassenhygiene* »[ganz besonders] die Tendenz seiner Kollegen [verurteilte], das atomisierende Denken der Naturwissenschaften […] auf die Bereiche des menschlichen Geistes anzuwenden, denen es nicht gerecht werden könne.« (Ebd., 264) Die mit dem Ausdruck ›Kollegen‹ nahegelegte Vorstellung, dass Goldstein 1913 das ›atomisierende Denken‹ anderer Ärzte kritisiert habe, ist aber falsch. Vielmehr gilt seine Ablehnung der »materialistische[n] Richtung in den Geisteswissenschaften, z.B. in der Geschichte, in der Philosophie« sowie dem »Materialismus in Literatur und Kunst« (Rassenhygiene, 53). Die neurologische Tendenz, etwa Intelligenz in erster Linie als angeborene Eigenschaft anzusehen, kritisiert Goldstein dagegen keineswegs, sondern folgt ihr selbst.

als die Lokalisationskritik trägt jedoch sein positiv entwickelter Ganzheitsbegriff dagegen einen essentialistischen Zug, in dem sich eine Kontinuität sehen lässt.

Anhand einiger zwischen der Veröffentlichung jener frühen Schriften und der Formulierung der Ganzheitstheorie entstandenen Arbeiten konnte außerdem, zumindest andeutungsweise, die Entwicklung von der einen zur anderen Theorie nachgezeichnet werden. In diesem Zusammenhang wurde auch das Verhältnis der Ganzheitstheorie zu den anatomischen Beobachtungen deutlicher. Erstens stehen die Beobachtungen, die im Rahmen der Lokalisationsarbeiten gemacht werden, nicht notwendigerweise im Widerspruch zur Ganzheitstheorie. Dies ging, auf einer abstrakteren Ebene, schon aus der Darstellung dieser Theorie in Kapitel 4 hervor, etwa in Bezug auf Goldsteins Unterscheidung zwischen Funktion und Leistung. Zweitens lässt sich nun mit Bezug auf seine früheren Schriften präzisieren, auf welche Weise sich die Bedeutung der empirischen Daten im Rahmen einer anderen Theorie verändert hat. Nachdem Goldstein etwa auf der Suche nach lokalisatorischen Erkenntnissen ein ›Hauptsymptom‹ von der Vielzahl gleichzeitig beobachtbarer Symptome trennen musste, diese anderen Symptome also als störende Faktoren (bzw. potentiell als Anomalien) auftraten, wurde die Gleichzeitigkeit verschiedener Symptome in der Ganzheitstheorie gerade zum Argument für das grundsätzliche Zusammenwirken aller Teile des Organismus. Drittens zeigt sich jedoch am *Aufbau des Organismus*, etwa vor dem Hintergrund der *Lokalisation in der Großhirnrinde* betrachtet, dass die von Goldstein durchaus akzeptierten Korrelationen zwischen bestimmten Hirnläsionen und ebenso bestimmten Symptomen, als Argumente für die Ganzheitslehre nicht geeignet waren. Dies erklärt auch die vergleichsweise untergeordnete Rolle, die die Darstellung der anatomischen Struktur des Gehirns in seinem Hauptwerk spielt, denn die Unterscheidung verschiedener anatomischer Areale würde nur in Verbindung mit ihrer funktionalen Unterscheidung einen erklärenden Nutzen haben. Die Kenntnis der Hirnstruktur und die der lokalisatorischen Korrelationen wird damit allerdings nicht irrelevant, sondern dient der Kritik der Lokalisation. Im Sinne der unter dem zweiten Punkt angeführten Vielgestaltigkeit der Krankheitsbilder werden die Störfaktoren absichtlich als (widerlegende) Anomalien gedeutet, was nur in Kenntnis der durchaus vorhandenen Korrelationen möglich ist.

Die Verbindung zwischen den Gehirnen als materiellen Forschungsobjekten und den Vorstellungen von einer menschlichen Natur muss allerdings nicht vollständig durch die biologische oder medizinische Theorie vermittelt werden, wie oben anhand der *Psychologischen Analysen* demonstriert wurde. Im Hinblick auf die Forschungspraxis zeigen nun Goldsteins frühe Schriften zunächst auch einen deutlichen Gegensatz zur Architektonik. Wie seine späteren Arbeiten bauen auch die frühen zu einem großen Teil auf der Untersuchung lebender Patientinnen und Patienten auf, weshalb auch die angewandten Methoden teilweise mit denen der *Psychologischen Analysen* übereinstimmen. Dass Ziel einer Nutzbarmachung der Erkenntnisse für die Therapie ist jedoch in den untersuchten Texten über Apraxie und Aphasie nicht zu erkennen. Die Lebensäußerungen etwa der dort zu Wort kommenden Patientinnen reichten, so ist zu folgern, nicht hin, um Goldstein von einer prinzipiell mechanistischen Darstellung des menschlichen Bewusstseins abzuhalten. Einerseits können die gleichwohl auch registrierten störenden Einflüsse neben den ›Hauptsymptomen‹ bzw. das jeweils entstehende Gesamtbild, einschließlich der späteren Sektionsergebnisse, zu den Erfahrungen gerechnet werden, die auch Goldsteins ganzheitliche bzw. lokalisationskritische Auffassungen prägten. Andererseits bekräftigt der Vergleich die in den *Psychologischen Analysen* sichtbare enge Verbindung der Ausweitung und kritischen Reflexion der Forschungsmethoden mit dem nicht-mechanistischen Bild des menschlichen Subjekts.

Während die frühen Schriften Goldsteins sich also theoretisch stark an der Anatomie des Gehirns orientierten, war die ihnen zugrundeliegende Forschungspraxis nicht durchgehend näher an den betreffenden Gehirnen als seine spätere Arbeit, wie der Aphasie-Aufsatz gezeigt hat. Dessen Untersuchung, wie auch die der Apraxie-Arbeiten, hat aber zu der bemerkenswerten Beobachtung geführt, dass auch Goldsteins Verständnis von Psychologie der Anatomie untergeordnet war bzw. vor allem der Formulierung anatomischer Hypothesen diente. Die Frage nach seinen früheren psychologischen Auffassungen gehörte nun nicht zu den durch die Erörterung seiner Ganzheitstheorie nahegelegten, weil die Entwicklung der psychologischen Seite dieser Theorie bereits recht nachvollziehbar war. Eine weiterführende Frage bezüglich der psychologischen Theorie hat vielmehr die Darstellung des vogtschen Forschungsprogramms aufgeworfen. Der folgende Versuch einer Antwort auf diese Frage wird sich zwar weiterhin hauptsächlich auf die lokalisationskritischen, ganzheitstheoretischen und gestaltpsychologischen Schriften Goldsteins als Vergleichsobjekt beziehen. Daneben wird aber auch seine mechanistische Psychologie, die, wie gesagt, einer anderen Richtung der Lokalisation als der Architektonik entsprach, als möglicher Gegenentwurf in Betracht kommen.

5.2 Cécile und Oskar Vogt: Pathologie und ›Normalpsychologie‹

Nachdem in Kapitel 4 zur ganzheitlichen Psychologie Goldsteins bemerkt worden war, dass dessen Folgerungen aus den Beobachtungen an Hirnverletzten einen negativ bestimmten Begriff von Freiheit implizieren, hat sich am Forschungsprogramm der Vogts gezeigt, dass die Entgegensetzung von Pathologie und Freiheit durchaus keine zwingende Folgerung ist. Aus den empirischen Befunden bei »pathologische[n] Veränderungen« von Gehirn und Psyche schließt etwa Cécile Vogt in ihrem oben zitierten, 1933 erschienenen Text über den anatomischen *Mittelpunkt unserer Forschung* direkt auf das Allgemeine oder Normale als Analogon und nicht als Gegensatz. Wegen der bekannten Korrelationen von Hirnläsionen und psychischen Störungen sei anzunehmen, dass sich sämtliche, also auch alle normalen »Bewußtseinserscheinungen […] biologischen Prozessen« zuordnen ließen.[129] Während die Vogts also die normale Psyche – unter anderem – aufgrund der Analogie zu ihren Erkrankungen als durch Anatomie und Physiologie erklärbar betrachteten, haben sie außerdem an verschiedenen Stellen bekundet, dass gerade in der Erklärung normaler psychischer Phänomene ihr eigentliches Erkenntnisinteresse liege. In diesem Sinn – und im starken Kontrast zu Goldsteins rückblickender Selbstdarstellung – hatten die Vogts sich schon 1920 zur Motivation für ihre Arbeit, hier im Speziellen für die Erforschung des Striatums geäußert. Sie seien nämlich überhaupt »nur Mediziner geworden, um später einmal aus pathologischen

129 C. Vogt, Hirnanatomie, 409.

Veränderungen Schlüsse auf n o r m a l e Erscheinungen des Seelen- und Nervenlebens ziehen zu können«.[130] Ganz ähnlich erklärte Cécile Vogt 1921 ihr und Oskar Vogts (früheres) Interesse an der *Neurosenforschung*. Ebenso wie den *Status marmoratus* hätten sie die »Neurosen [...] zum Zweck der Aufdeckung normalpsychologischer Kausalbeziehungen« untersucht.[131]

Darüber hinaus wurde in Kapitel 4 bereits ausgeführt, dass die Vogts ungefähr seit der Gründung des KWIH, wenn sie auch immer wieder ihr psychologisches Erkenntnisinteresse betonten, die Psyche nicht mehr als Gegenstand ihrer Forschung und theoretischen Erläuterungen behandelten. Allenfalls andeutungsweise bzw. durch die von ihnen gewählten Ausdrücke brachten sie die Architektonik einerseits mit der Reflextheorie und andererseits mit der Elementaranalyse in Zusammenhang. Im Hinblick darauf, inwiefern ihre Forschung einschließlich jener Interessenbekundungen eine »Ausgewogenheit [...] in ihrem eigenen Zeitalter«[132] zeigt, hat sich daher die weiterführende Frage gestellt, welche psychologischen Vorannahmen im Hintergrund standen. Zwar verknüpften die Vogts ihre in der Praxis auf Anatomie, Physiologie und Genetik beschränkte Forschung mit der Psychologie argumentativ durch die Annahme, dass alle psychischen Phänomene eine anatomische, physiologische oder genetische, also eine materielle Ursache haben müssten, und daher letztlich auch mit den von ihnen gewählten Methoden kausal erklärbar seien. Um aber tatsächlich eine solche Erklärung (nicht nur das Versprechen darauf) zu geben, wäre wenigstens die Frage, was unter psychischen Phänomenen zu verstehen sei, zu beantworten, die Psyche also zum Zweck ihrer Beschreibung zu studieren, wozu etwa die Unterscheidung verschiedener Phänomene gehörte, die mit verschiedenen Hirnarealen zu verbinden seien. Wie in diesem Kapitel auseinandergesetzt werden wird, enthalten Oskar Vogts frühe Schriften in der Tat eine solche Beschreibung und ermöglichen es damit, die von den Vogts in ihrem späteren Werk (wahrscheinlich) gemeinte Bedeutung des Versprechens auf psycho-physiologische Erklärungen zu erörtern. Zuvor soll allerdings die Stellung der Psychologie im theoretischen Rahmen der weiterentwickelten Architektonik noch etwas präziser bestimmt werden. Dadurch wird auch die Relevanz von Oskar Vogts deskriptiven psychologischen Darstellungen für diesen Rahmen und insbesondere für die in diesem explizit und implizit vorhandenen Aussagen über eine menschliche Natur deutlicher werden, als durch jene Interessenbekundungen.

Für die vogtsche Determination des Subjekts durch Anatomie ist nun als erstes festzustellen, dass die psychologische Theorie nicht nur implizit blieb und dadurch der Theorie Goldsteins entgegensetzt war. Während Goldstein Hirnverletzungen und deren Folgen, also somatisch bedingte Probleme, mit psychologischen Methoden bearbeitete, hätte die vogtsche Zielsetzung, ›normalpsychologische‹ Erkenntnisse zu gewinnen, es nahegelegt, dass sie unverletzte bzw. gesunde menschliche Gehirne mit deren Funktionen, also normalen bzw. nicht-pathologischen psychischen Phänomenen in (eine theoretische) Beziehung zu setzen versuchten. Tatsächlich untersuchten sie aber seit den 1910er Jahren nicht nur keine normalen, vielmehr pathologische psychische Phänomene und an

130 Vogt u. Vogt, Erkrankungen des striären Systems, 633, Herv. i.O.

131 C. Vogt, Neurosenforschung, 346.

132 Kuhn, Wissenschaftliche Revolutionen, 17.

›normalen Gehirnen‹ lediglich deren Anatomie, sondern sie grenzten sich zur Rechtfertigung sogar von der psychologischen Forschung als solcher ab.

Die Frage *Warum stellen wir die Hirnanatomie in den Mittelpunkt unserer Forschung?* beantwortete Cécile Vogt 1933 im Kern durch die »leichtere Erkennbarkeit von Veränderungen bestimmter Nervenzellarten gegenüber der Erfassung der dadurch bedingten psychischen Besonderheiten«.[133] Es sollten demnach die anatomischen Erkenntnisse psychische Phänomene erklären, die selbst nicht klar abgrenzbar waren. Mit einem ähnlichen Argument hatte Vogt schon 1921 die vor dem Ersten Weltkrieg vorgenommene Neuausrichtung begründet: »wir haben […] uns doch immer mehr der Hirnforschung zugewandt. Wir wollten unsere Hauptlebensarbeit einwandsfreieren Feststellungen widmen.« Freud sowie Joseph Babinski (1857–1932) führt sie in diesem kurzen Artikel zur *Neurosenforschung* dagegen als »warnende Beispiele« an. Dass sie Freuds Werk dabei als »phantastische[s] Lehrgebäude« bezeichnet, verdeutlicht, dass sie die spekulativen Anteile einer psychologischen Theorie vermeiden wollte. Auf der anderen Seite werden die angestrebten »einwandsfreieren Feststellungen«[134] der Anatomie leicht als in ganz praktischem Sinn weniger anfechtbare Feststellungen verständlich. Vogt erwähnt sogar selbst, dass Oskar Vogt, als er zu den psychologischen Fragen »eine Reihe seiner und unserer Feststellungen veröffentlicht« habe, »dafür von manchen ›führenden‹ Männern der Neurologie, Psychiatrie und Psychologie boykottiert worden« sei.[135] Cécile Vogt leugnet zwar, dass dies die Abwendung von der Psychologie motiviert habe, erklärt aber gleich im nächsten Absatz, dass »wir eine Reihe von Tatsachen« hinsichtlich der psychischen Erscheinungen »zweifelsfrei festgestellt zu haben [glauben]«, macht also deutlich, dass sie mögliche Einwände keineswegs als begründet ansieht.[136] Neben der eher dubiosen Rechtfertigung der Abwendung von der psychologischen Forschung, verraten die beiden Quellen aber eine schwerer wiegende Inkonsistenz in der argumentativen Verknüpfung von wenig anfechtbaren anatomischen Erkenntnissen und eher spekulativen psychologischen Begriffsbildungen. Wenn Vogt die sichtbaren Eigenschaften der Neuronen als die »ursächlichen Faktoren«[137] für die schwerer zu kategorisierenden psychischen Phänomene bezeichnet, unterschlägt sie, dass, um ein bestimmtes Merkmal der Anatomie als Ursache zu begreifen, auch ein Begriff von der Wirkung erforderlich wäre.

Einen anderen Ausdruck findet die Verbindung des Anspruchs, psychologische Erkenntnisse zu liefern, mit der Vermeidung der Erforschung der Psyche in Oskars Vogts oben schon kurz zusammengefasster[138] Abhandlung über *Psychiatrische Krankheitseinheiten im Lichte der Genetik*. Hier beklagt er zunächst, dass »die Psychiatrie […] bisher nicht nur zu keiner Klassifikation vorgedrungen [ist], sondern man […] sich heute sogar noch über die Möglichkeit einer solchen Klassifikation [streitet]. *Es gibt Autoren, welche die Existenz psychiatrischer Krankheitseinheiten leugnen.*«[139] In seiner Darstellung verwendet Vogt

133 C. Vogt, Hirnanatomie, 410.
134 C. Vogt, Neurosenforschung, 347.
135 Ebd., 346.
136 Ebd., 347.
137 C. Vogt, Hirnanatomie, 410, im Original kursiv.
138 In Kapitel 4.3.2.
139 O. Vogt, Krankheitseinheiten, 26, Herv. i.O.

nun ohne Rücksicht auf diesen Streit psychiatrische Krankheitsbegriffe, die er in höchst abstrakter Weise mit den Merkmalen etwa von Insekten vergleicht, postuliert ihre analoge Erklärbarkeit und kommt zu dem Schluss: *»es gibt in der Psychiatrie Krankheitseinheiten.* Der Glaube an ihre Existenz erscheint uns nicht als die Folge ›eines beträchtlichen Maßes von Illusionsfähigkeit‹ (Hoche), sondern als ein *logischer Schluß aus den empirischen Tatsachen der modernen Genetik!«*[140] Die Logik besteht dabei darin, dass sowohl bei Tieren als auch bei Menschen bestimmte Beobachtungen die Folgerung erlauben, dass es Verhaltensweisen gibt, die entweder von erblichen oder Umweltfaktoren in spezifischer Weise verändert werden. Als eine entscheidende Vorannahme, die Vogt nicht erläutert, kommt allerdings die Vorstellung hinzu, dass jede Art von Verhalten ein Ausdruck der Tätigkeit der Psyche sei und das Psychische sich umgekehrt in der Veranlassung beobachtbaren Verhaltens erschöpfe. Deshalb gelten Vogt beispielsweise die unwillkürlichen Körperbewegungen beim Striatumsyndrom als psychotisch und die Aggressivität von Ameisen als Ausdruck ihres »Charakter[s]«.[141] In deutlichem Widerspruch zum von den Vogts in den *Allgemeinere[n] Ergebnisse[n] unserer Hirnforschung* explizit behaupteten vorrangigen Interesse am bewussten Anteil der Psyche[142] kommt das Bewusstsein in keinem der von Oskar Vogt gewählten Beispiele hinsichtlich der *psychiatrische[n] Krankheitseinheiten* in Betracht.

Während also psychologische Methoden und Erkenntnisse seit ca. 1911 im vogtschen Forschungsprogramm der Anatomie deutlich untergeordnet waren bzw. nur noch als Hintergrundwissen verwendet und gleichzeitig als unzuverlässig kritisiert wurden, beriefen die Vogts sich weiterhin auf ihre früheren psychologischen Forschungen. So berichtet Cécile Vogt in dem oben ebenfalls schon zitierten, 1921 in *Die Naturwissenschaften* erschienenen Text über *Einige Ergebnisse unserer Neurosenforschung* und gibt damit zumindest eine ansatzweise Erläuterung ihrer psychologischen Vorstellungen zu Beginn der 20er Jahre.[143] Sie grenzt sich hier, wie bereits erwähnt, vor allem von Babinski und, etwas ausführlicher, von Freud ab, erläutert ihr Konzept der ›Dysamnesie‹ und schließlich ihren Glauben an eine bereits gelungene Verknüpfung der Lokalisation mit psychischen Vorgängen. Zu Babinski erklärt sie, dass er von den »hysterischen Erscheinungen [...] einen Teil auf Betrug und den Rest auf die Erwartung ihres Eintretens (d.h. auf Suggestion) zurück[führt].« Gegen diese Anschauung lasse sich die von ihr und Oskar Vogt beobachtete Möglichkeit »der Beseitigung oder Besserung der Symptome durch ein Eingehen auf die verursachenden Gemütsbewegungen«, vor allem mithilfe von Hypnose, anführen. Bei diesen Behandlungen habe nämlich »in zahlreichen Fällen [...] der Kranke gar nicht auf eine therapeutische Absicht unsererseits schließen und so sich eine entsprechende Autosuggestion geben« können. Gegen Freud beruft sie sich ebenfalls auf Erfahrungen der vogtschen Praxis, aus denen der psychoanalytischen Lehre ganz entgegengesetzte Schlussfolgerungen zu ziehen seien. Als einziges ein wenig ausgeführtes konkretes Beispiel verwendet sie allerdings eine Beobachtung aus dem Gebiet der »vasomotorischen

140 Ebd., 34.

141 Ebd., 31. Zu Striatum- und Pallidumsyndrom als »Psychosen«: 33.

142 Siehe oben, Kapitel 4.3.2.

143 Laut Satzinger ein Aufsatz, in dem Cécile Vogt »beider Grundsätze und Ergebnisse der psychotherapeutischen Arbeit zusammenfaßte und publizierte.« (Cécile und Oskar Vogt, 100)

Störungen«, die Oskar Vogt statt in seiner Funktion als Nervenarzt während der Laborarbeit an einer Mitarbeiterin gemacht hatte. Diese »tadelte in heftigen Ausdrücken die französische Regierung« wegen deren Bündnispolitik, woraufhin sich eine Rötung in ihrer linken Gesichtshälfte gezeigt habe. Oskar Vogt habe die »Patientin« hypnotisiert, ob mit dem unmittelbaren Ziel einer Heilung oder lediglich der Aufklärung der Ursache des Errötens, sagt Cécile Vogt nicht:

> »Sie durchlebte nun eine Szene, in welcher sie das gleiche Gespräch mit einem Vetter führte, den sie einst geliebt hatte. Während des Durchlebens trat eine Zunahme der Rötung ein. Nach dem Durchleben war die Rötung etwas schwächer als vor der Hypnose. Darauf erlebte die Patientin eine zweite Szene. In Gegenwart dieses Vetters gab die zweifellos ebenfalls psychopathische Mutter auf offener Landstraße der bereits erwachsenen Tochter eine kräftige Ohrfeige auf die linke Gesichtsseite. Während des Durchlebens nahm die Rötung einen bis dahin nicht erreichten Grad an, um nachher plötzlich zu verschwinden.«

Daran, sowie an die Aussage der Kollegin, dass sie die berichteten Ereignisse stets in Erinnerung behalten habe, knüpft Cécile Vogt verschiedene Schlüsse. Die durch die Hypnose »aufgedeckten Erlebnisse der Vergangenheit« der Patienten und Patientinnen seien »nicht *nur* sexueller Natur, […] bei konstitutionellen Neuropathen nicht ihrer Art und ihrer Intensität nach verschieden von den Erlebnissen normaler Menschen« und schließlich »zumeist nicht verdrängt.«[144] Für Vogt ist die Ursache von Neurosen »meist das Gegenteil: ein Nichtvergessenkönnen«, das sie »*Dysamnesie*« nennt. Sie stimmt Freud allerdings darin zu, dass »Affekte […] eine ›große assoziierende Kraft‹« hätten, also zur Verknüpfung verschiedener Erfahrungen in der Erinnerung führten. Während sie damit fortfährt, sich »der Ursache der Dysamnesie« zu widmen, lässt sie einige naheliegende Fragen zu dem von ihr erzählten Fall offen.[145] Am auffälligsten ist, dass sie die Bedeutung des Cousins nicht erörtert, insbesondere die Frage, warum, wenn die »Patientin« ihn »einst geliebt hatte«, kein sexueller Aspekt für den Fall in Betracht kommt.[146] Falls Vogt aber der Meinung war, dass bloß die Erinnerung an die Ohrfeige, auf dem Umweg über die politische Konversation und die Gegenwart des Cousins, die Hautrötung verursacht habe, bleibt die Frage, ob die Rötung auch bei jedem Anlass, der an die Mutter erinnern konnte, auftrat. Weiterhin lässt Vogt offen, ob die Mutter, neben ihrem »psychopathische[n]« Charakter, noch ein aktuelles Motiv für die Ohrfeige hatte und ob die Rötung nach der Hypnose dauerhaft unterblieben ist.[147]

Vogt macht aber deutlich, dass derartige Fragen für sie wenig interessant sind, weil sie in ihren Hypothesen bezüglich der Biologie des Gehirns einen hinreichend erfolgversprechenden Erklärungsansatz sieht. Als »Ursache der Dysamnesie« nennt

144 C. Vogt, Neurosenforschung, 347.

145 Ebd., 348, Herv. i.O.

146 Als unwahrscheinlich erscheint, dass Vogt von Freud annimmt, dieser glaube, dass jedes Erlebnis, das unter Hypnose ›aufgedeckt‹ werden kann, ein sexuelles sei. Wörtlich genommen laufen ihre Formulierungen zwar darauf hinaus, sie meint aber wohl nur die Neurosen verursachenden Erlebnisse.

147 Die Liste offener Fragen ließe sich freilich fortsetzen.

sie die »Unmöglichkeit einer genügenden Entladung der durch das affektive Erlebnis geschaffenen psychophysischen Spannung.« Sie treibt die mechanistische Metaphorik noch weiter, indem sie für den normalen Weg der »Entladung« auf »Sicherheitsventile« verweist. Anders als zu vermuten, bezeichnet sie damit zwar keine (hypothetischen) materiellen Bestandteile des Nervensystems, sondern erklärt, die »Entladung« geschehe »durch Änderungen der Bewußtseinslage mit Einschluß einer aktiven oder passiven Verdrängung, durch eigene oder fremde Korrektur zu inneren Konflikten führender Gedankengänge, durch Ausdrucksbewegungen, Aussprache oder reaktive Handlungen«.[148] Sie gibt auch keine direkte Erklärung für das Zustandekommen dieser Verhaltensweisen oder für deren Auswirkung auf die ›Spannung‹. Ihre weiteren Ausführungen lassen sich aber ohne weiteres als Ansätze zu einer solchen Erklärung deuten, beschränken sich in dieser Hinsicht allerdings auf die Physiologie. Sie nennt nämlich »drei Gruppen« von »*Mechanismen* der Gefühlswirkungen«, für die sie sich, vor dem Hintergrund der Beobachtungen bei Neurosen, eine Erklärung erhoffe:

> »1. Änderungen der zentralen Erregbarkeitsverhältnisse […], 2. motorische Entladungen, für die ich teilweise wohl schon heute auf Grund meiner pathologisch-anatomischen Erforschung der Erkrankungen des striären Systems sagen darf, daß sie unter Hemmung des Striatum über das Pallidum gehen, und 3. Enthemmungen tieferer Reflexe, z.B. pallidärer und subpallidärer«.[149]

Zum ersten und dritten Punkt sagt Vogt explizit, dass über die betreffenden Mechanismen nur Hypothesen vorliegen. Ebenso hypothetisch ist allerdings die Auffassung der Erkenntnisse über das striäre System als Erklärung der »Gefühlswirkungen«. Während aus der Darstellung der Neurosen klar hervorgeht, dass diese nach Vogts Verständnis mit Gefühlen zusammenhängen, die auf Erlebnisse zurückgehen, besteht etwa zwischen den Veränderungen der Myelinisierung beim Striatumsyndrom und Erlebnissen keinerlei Verbindung.[150] Als entscheidend für die Erklärung der ›Gefühlswirkungen‹ betrachtet Vogt in diesem Fall offenbar die Körperbewegungen, von denen sie annimmt, dass sie eine ›Entladung‹ bewirkten, nicht aber die Frage, auf welche Weise die ›Spannung‹ entsteht. Diese Frage behandelt sie vielmehr als mit den »genügend affektstarken Erlebnissen«[151] und, wie anzunehmen ist, der Veranlagung (die in dieser Quelle erwähnt, aber nicht erörtert wird) hinreichend beantwortet. Ihre Argumentation läuft darauf hinaus, dass die Erforschung der physiologischen Auswirkungen von Erlebnissen bzw. der anatomischen Grundlagen der Physiologie das »*Wesen* der Gefühle« erklären könne.[152] In diesem Sinn äußert sie zum Schluss dieses Textes die Überzeugung, »daß wir schon heute eine erste Brücke zwischen unserer topistischen (hirnlokalisatorischen)

---

148 Ebd., 348.

149 Ebd., 349, Herv. i.O.

150 Siehe oben, Kap. 4.3.1.

151 C. Vogt, Neurosenforschung, 348.

152 Ebd., 349, Herv. i.O. – Die oben bei der Erörterung ihres Texts zur *Hirnanatomie* angesprochene Leerstelle in der Behauptung eines kausalen Zusammenhangs zwischen pathologischen psychischen Phänomenen und »Veränderungen bestimmter Nervenzellarten« (Hirnanatomie, 410) taucht hier also auf der anderen Seite auf. Während dort die Anatomie als Ursache der unzureichend spezifi-

Forschung und dem Mechanismus der Gefühlswirkungen schlagen können«,[153] eine Brücke, die eben aus den Studien über die *Erkrankungen des striären Systems* gebaut sein soll.[154]

Bei der Erläuterung dieser Arbeit[155] wurde bereits Satzingers Feststellung zitiert, Cécile Vogt habe demonstriert, »daß mit der Methode der Myeloarchitektonik einem Griseum im Großhirn eine psychische Funktion zuzuschreiben war, wenn auch nur eine der Fähigkeit zur Bewegung bestimmter Körperteile, was immerhin einen Teil eines Reflexbogens darstellte.«[156] Aspekte der Psyche, mit denen diese Funktion – umgekehrt formuliert – nicht direkt verbunden ist, sind sowohl das Reflexionsvermögen und, allgemeiner, das Bewusstsein als auch jegliche Art von Affekten, die mit Erlebnissen assoziiert werden bzw. pathologische Erscheinungen, die auf empirischer Grundlage als psychogen gekennzeichnet werden können. Die vogtsche Annahme der anatomischen und physiologischen Erklärbarkeit sämtlicher psychologischer Phänomene beruhte, wie oben ausgeführt, auf der zentralen Annahme der ›geschlossenen Naturkausalität‹ bzw. stellte deren spezifisch neurowissenschaftlichen Inhalt dar. Eng mit diesem theoretischen Kern verbunden war die Vorstellung von der Erblichkeit von Charaktermerkmalen oder von deren Materialisierung aufgrund von Umwelteinflüssen, wie es etwa in den Konzepten von ›Genenvariationen‹ und ›Somavariationen‹ zum Ausdruck kam. Zusammengenommen bildeten diese unveränderlichen bzw. therapeutisch unzugänglichen physischen Ursachen psychischer Phänomene die ›Konstitution‹ eines Menschen. Hinsichtlich der konkreten Verknüpfung der anatomischen, physiologischen und genetischen Forschung und dem psychologischen Teil der theoretischen Voranahmen bietet Satzingers Darstellung einen interessanten Hinweis. Sie bezieht sich zwar nicht auf Lakatos, erläutert das Verhältnis von Forschungspraxis und Theorie in den frühen Jahren der vogtschen Arbeit jedoch in einer Weise, bei der sich der Gedanke an die Vorschriften der ›positiven Heuristik‹ aufdrängt:

> »Der Begriff der Konstitution hatte in der psychotherapeutischen Arbeit von Cécile und Oskar Vogt die Funktion, gegebenenfalls das Scheitern der Therapie erklären zu können. Damit stabilisierte er das assoziationspsychologische Verständnis vom Geschehen im Gehirn bzw. im Bewußtsein oder der ›Psyche‹.«[157]

Das ›assoziationspsychologische Verständnis‹ bildete demnach den ›harten Kern‹, die Hypothese über die ›Konstitution‹ gehörte zum ›Schutzgürtel‹. Für die theoretische Per-

---

zierten psychischen Phänomene fungieren sollte, werden hier die psychologischen Aspekte, deren Wirkung physiologische Prozesse seien, beiseite geschoben.

153 C. Vogt, Neurosenforschung, 349f.

154 Ihre im gleichen Absatz formulierte Ansicht, »daß wir nur von einer vereinten naturwissenschaftlichen und psychologischen Forschung die Klärung des Erkennbaren erwarten dürfen« (ebd., 349), bleibt dagegen ein Versprechen, zu dessen Einlösung die Publikationen der Vogts auf der psychologischen Seite schon seit den frühen 1900er Jahren nichts mehr beigetragen hatten.

155 Siehe oben, Kapitel 4.3.1.

156 Satzinger, Cécile und Oskar Vogt, 180.

157 Ebd., 122. – Anders als Breidbach unterscheidet Satzinger nicht zwischen assoziationspsychologischer und reflexphysiologischer Theorie.

spektive der vorliegenden Arbeit ist dies jedoch umzuformulieren. Zunächst ist die Hypothese über die ›Konstitution‹ ja, wie gesagt, eine Annahme, die direkt mit dem harten Kern verbunden ist. Eine Vermehrung des empirischen Gehalts kommt dagegen durch die praktische Forschung, wie etwa die anatomische Erforschung der erblichen pathologischen Formen der Myelinisierung, zustande und stärkt denjenigen Teil des Schutzgürtels, der auf das Physische bezogen ist. Mit Lakatos wäre die von Cécile Vogt erwähnte Brücke folglich eher – um im bildlichen Umkreis der Bauwerke zu bleiben – als eine Mauer zu bezeichnen. Für die Anomalien, die in gescheiterten Therapieversuchen liegen, solange diese auch wirklich unternommen werden, ist der Kern dagegen von vornherein unangreifbar, er wird durch sie allerdings auch nicht geschützt. Zusätzlich zu den von Satzinger genannten »Gründe[n] für Cécile und Oskar Vogts Ersatz der Psychotherapie durch eine genetisch orientierte Erforschung von Bau und Funktion des Gehirns«, die sie »im wesentlichen in einem wissenschaftlichen Ideal der Objektivität, das gleichzeitig einem Gesundheitsideal der Affektfreiheit entsprach«,[158] sieht, lässt sich also auch die ›positive Heuristik‹ anführen. Wenn die Theorie auch eine Erklärung unheilbarer Fälle bot, mussten in der therapeutischen Arbeit doch stets neue Anomalien produziert werden, während auch die erfolgreichen Fälle den ›empirischen Gehalt‹ nicht vermehrten, im Gegensatz zu den weiteren Details der Gehirnanatomie, die mit einiger Sicherheit zu erwarten waren.

Für den Rahmen des auf der Architektonik aufbauenden Forschungsprogramms lässt sich also festhalten, dass dessen Bedeutung für psychologische Fragestellungen in der Praxis vor allem durch die Vermeidung (oder den Aufschub) psychologischer Forschung bekräftigt wurde. Bei dieser Feststellung muss freilich auch in Betracht gezogen werden, dass die vogtsche so wie jede Forschung mit begrenzten Ressourcen betrieben wurde und dass daher für das Versprechen auf psychologische Erkenntnisse, als auf eine unbestimmte Zukunft bezogenes, dennoch eine – wenn auch unausgesprochene – Begründung existieren konnte. Da nun die anatomischen und physiologischen ebenso wenig wie die genetischen Veröffentlichungen, die bisher besprochen worden sind, befriedigende Erklärungen dafür geben, wie die Vogts mithilfe von Anatomie, Physiologie und Genetik Bewusstseinsphänomene zu verstehen hofften, erscheint es an dieser Stelle geboten, zu den frühen Schriften Oskar Vogts zurückzugehen. Dort finden sich einige Erläuterungen zu den »intellectuellen« und »emotionellen Elementen«,[159] zu seinen Vorstellungen von der Konstruktion der Psyche aus Elementen und zu den damit verbundenen allgemeineren psychologischen Konzepten.

Wie Oskar Vogt sich die Zusammengesetztheit der Psyche 1897 vorstellte, geht etwa aus seiner Erörterung der *directe[n] psychologische[n] Experimentalmethode in hypnotischen Bewusstseinszuständen* hervor. Er definiert hier die Psychologie als »die Lehre von der subjectiven Seite der Erscheinungen«. Da er sie außerdem streng empirisch bzw. vom »Standpunkt der reinen Erfahrung« betrieben wis-

158 Ebd., 305.

159 Oskar Vogt: Die directe psychologische Experimentalmethode in hypnotischen Bewusstseinszuständen, in: *Zeitschrift für Hypnotismus* 5 (1897), S. 7–30, 17 (im Folgenden zitiert als: O. Vogt, Experimentalmethode).

sen will, beschränkt er ihren Gegenstand auf die »Bewusstseinserscheinungen«.[160] Der »Begriff des ›U n b e w u s s t e n‹«, bezeichne nämlich offensichtlich ein Forschungsobjekt, das »jenseits aller Erfahrung liegt«, und der des »Unterbewussten« missachte die Unterscheidung zwischen beobachtbaren und nicht beobachtbaren Objekten.[161] Hier zeigt sich also zunächst ein – eher geringfügiger – Unterschied zur 1919 von den Vogts vertretenen Theorie, die die Möglichkeit, das Unbewusste bewusst zu machen und zu erforschen, anerkannte,[162] wenn sie dies auch nicht selbst umsetzten. 1897 erklärte Oskar Vogt den »p s y c h o p h y s i o l o g i s c h e n Standpunkte« zum einzig möglichen für die Analyse psychischer Phänomene und erläuterte diesen mit Verweis auf Wundt. Diesem folgend sollten Phänomene des Bewusstseins, die nicht innerhalb desselben verstanden werden könnten, durch physiologische Beobachtungen erklärt werden, was »wenigstens in einer Zukunft« möglich sein würde.[163]

Der Ausgangspunkt der Erforschung des Bewusstseins ist nun nach Oskar Vogts Erläuterung die Selbstbeobachtung, sie sei »die p r i m ä r e psychologische Erkenntnisquelle« und er bezeichnet sie als »absolut einwandsfrei.« Untersuchungen, die irgendeine Allgemeingültigkeit beanspruchen könnten, müssten freilich auf weitere Personen ausgedehnt werden und deren »Ausdruckserscheinungen«, vor allem die »adäquaten sprachlichen« Äußerungen, stellten die »s e c u n d ä r e psychologische Erkenntnisquelle« dar.[164] Ausgehend von diesen Methoden, der Selbstbeobachtung sowie den Aussagen über die Selbstbeobachtung geeigneter Testpersonen, seien »die Aufgaben der Psychologie« zu bearbeiten, die von Vogt ebenfalls sehr knapp zusammengefasst werden. Die Psychologie habe »einmal die Zahl und die Eigenschaften der psychischen Elemente und dann die Gesetze der psychischen Synthese festzustellen«.[165] Diesen beiden Aufgaben entspreche jeweils ein bestimmter Aspekt der »analytische[n] Thätigkeit«:

> »Im einen Fall sind die complexen Bewusstseinserscheinungen in ihre Elemente zu zerlegen, damit diese in ihren Eigenthümlichkeiten erkannt werden (Elementaranalyse). Im anderen Fall hat dasselbe zu geschehen, um für die einzelnen Elemente die ursächlichen Bedingungen, wie die Folgewirkungen klarzulegen (causale Analyse).«[166]

Vogt verweist hier nur hinsichtlich bestimmter Details auf Wundt – wie an anderen Stellen des Textes (dort mitunter auch zur Abgrenzung) –, aber die Übereinstimmung mit Wundts Methodologie betrifft deren Kern. Wundt teilt die psychologische Forschung in drei Arbeitsschritte: die »A n a l y s e der zusammengesetzten Vorgänge,« die »N a c h - w e i s u n g d e r V e r b i n d u n g e n, welche die durch diese Analyse aufgefunde-

160 Ebd., 9, Herv. i.O.

161 Ebd., 10, Herv. i.O.

162 Siehe Kapitel 4.3.2.

163 O. Vogt, Experimentalmethode, 11, Herv. i.O.

164 Ebd., 11f., Herv. i.O. – Die Deutung anderer Ausdrucksweisen wie »Lachbewegungen« oder »Weinen« sei dagegen zu unsicher, um »denselben wissenschaftlichen Werth wie die Ergebnisse der eigenen Selbstbeobachtung« beanspruchen zu können (ebd., 12, im Original teilweise gesperrt).

165 Ebd., 15, im Original teilweise gesperrt.

166 Ebd., 15.

nen Elemente miteinander eingehen,« und die »Erforschung der Gesetze, die bei der Entstehung solcher Verbindungen wirksam sind.«[167] Die der Psychologie durch Vogt gestellten Aufgaben sind dieselben, wobei er Wundts zweiten und dritten Arbeitsbereich zu einem zusammenfasst.[168]

Für diese methodischen Grundsätze ist die Vorannahme wesentlich, dass das Bewusstsein sich aus Elementen zusammensetze bzw. dass solche durch die Analyse isoliert werden könnten. Das Konzept des Elements wird von Vogt in der Abhandlung über die *Experimentalmethode* nicht eigens erläutert, eine knappe Begriffsbestimmung findet sich aber in seiner 1895 erschienenen Schrift *Zur Kenntniss des Wesens und der psychologischen Bedeutung des Hypnotismus*, auf die er 1897 einige Male verweist. Zu dieser Schrift erschienen zudem mehrere Fortsetzungen, aus denen weitere Merkmale der Elemente hervorgehen. Auch diese Begriffsbestimmung geht allerdings, wie der Titel des Aufsatzes nahelegt, von einer methodischen Erläuterung aus:

> »Die elementare Analyse stellt den Bewusstseinsinhalt als eine Zusammensetzung aus einzelnen – wenigstens gegenwärtig – nicht weiter zerlegbaren Elementen dar. Diese werden von elementaren Empfindungen und deren Erinnerungsbildern, den Vorstellungen, so wie von dieselben begleitenden elementaren Gefühlen, den Gefühlstönen, dargestellt.«[169]

Ein psychisches Element ist nach Vogt demnach erstens das Resultat der Unterscheidung verschiedener Aspekte der Bewusstseinsphänomene, also ihrer ›Zerlegung‹ oder Analyse, zweitens nicht wiederum in Einzelteile zerlegbar, und drittens entweder eine ›Empfindung‹, eine ›Vorstellung‹ oder ein ›Gefühlston‹ (wie er weiter ausführt, verwendet er den Ausdruck »Vorstellung […] als Synonym für Erinnerungsbild«[170]). Bei dieser Kategorisierung zeigt sich ein erster Unterschied zu Wundts Theorie, die nur von »zwei Arten psychischer Elemente«, nämlich »Empfindungs- und Gefühlselementen« ausgeht, die Vorstellungen dagegen zu den »psychischen Gebilde[n]« zählt.[171] Ein wichtigerer Gegensatz entsteht allerdings durch Vogts Verknüpfung seines »psychophysiologischen Standpunkt[s]« mit dem »Princip der geschlossenen Naturcausalität«.[172] Während nach Wundt die Psyche durch ihre eigene Gesetzmäßigkeit erklärt und diese nicht auf Physiologie reduziert werden könne,[173] behauptet Vogt von beidem das Gegenteil:

> »So wird die Empirie auch in der fernsten Zukunft nur auf physiologischem Gebiete unser Causalitätsbedürfniss befriedigen können. Das causale Verhältniss der physio-

167 Wundt, Grundriss, 31, Herv. i.O. – Diese Definition der Psychologie wurde bereits in Kapitel 3.2.3 innerhalb eines längeren Zitats wiedergegeben.

168 1895 hatte Vogt als »Aufgabe der Selbstbeobachtung« angegeben, diese habe »den [Bewusstseinsinhalt] zu zerlegen und dann die Form seiner Synthese zu studieren« (Bedeutung des Hypnotismus, 281) und dazu auf Hugo Münsterberg (1863–1916) verwiesen.

169 O. Vogt, Bedeutung des Hypnotismus, 281, Herv. i.O.

170 Ebd., 282.

171 Wundt, Grundriss, 34f. u. 109, im Original teilweise gesperrt.

172 O. Vogt, Bedeutung des Hypnotismus, 278.

173 Wundt, Grundriss, 397 u. Logik, 155.

logischen Reihe wird einst verständlich werden und so die psychische Reihe mittelbar erklären.«[174]

In diesem Punkt stimmt er mit August Forel überein, in dessen Formulierung der »Gegensatz zwischen innerer und äusserer Beobachtung [...] nur ein relativer und scheinbarer« ist.[175] Die Psychologie als Erforschung der Bewusstseinserscheinungen bezieht ihre Berechtigung für Vogt nur aus dem Umstand, dass die Physiologie »noch ungeheuer weit [...] entfernt« davon sei, die Erklärung des Psychischen zu verwirklichen, weshalb psychologische Beobachtungen als Grundlage der physiologischen Hypothesenbildung gebraucht würden.[176] Dass er das Verhältnis von Körper und Psyche einen »Parallelismus« nennt, ist für ihn die Antwort auf eine bloße Frage der »Nomenclatur«, über die er zugunsten einer weniger umständlichen Ausdrucksweise entschieden habe, ohne einen Widerspruch zur monistischen Auffassung bezeichnen zu wollen.[177] Dementsprechend enthält seine Erläuterung der ›Elemente‹ auch nicht deren Unterscheidung von realen Gegenständen, wie sie Wundt mit seiner Rede von »Erzeugnisse[n] einer Analyse und Abstraktion« betont.[178]

Im dritten Teil der *Bedeutung des Hypnotismus* präzisiert Vogt, dass die »emotionellen Elemente [...] ebenso wie die intellectuellen«, also die Empfindungen und Vorstellungen, »eine Q u a l i t ä t, I n t e n s i t ä t und eine Z e i t d a u e r« hätten. In diesem Text beschäftigen ihn vor allem die Gefühle, unter anderem hinsichtlich der Frage, ob

174 O. Vogt, Bedeutung des Hypnotismus, 280.

175 August Forel: Suggestionslehre und Wissenschaft, in: *Zeitschrift für Hypnotimus* 1 (1892/93), S. 1–10, 33–42 u. 73–83, 38. – Vogt verweist nicht direkt für seine Aussage über die physiologische Erklärbarkeit des Psychischen auf Forel, sondern im dem Zitat vorhergehenden Absatz auf Forels »Bewusstseinslehre« (Bedeutung des Hypnotismus, 280). In dessen 1893 erschienenem Aufsatz über *Suggestionslehre und Wissenschaft* ist das monistische Postulat auch ausdrücklich mit der Abgrenzung von dem »sonst hochverdienten Wundt und seiner Schule« verbunden (Suggestionslehre, 38).

176 O. Vogt, Bedeutung des Hypnotismus, 280f.

177 Ebd., 278 u. 280.

178 Wundt, Grundriss, 34. – Nach Hagners Darstellung vertrat Vogt zu dieser Zeit die »Auffassung, daß nicht die Anatomie, sondern Selbstbeobachtung und klinische Erfahrung die Existenz ›intellectueller und emotioneller Elemente und [die] Möglichkeit der Verküpfung dieser Elemente zu Complexen‹ plausibel gemacht hätten.« (Hagner, Geniale Gehirne, 237) Allerdings formuliert Vogt dies in dem von Hagner zitierten Text negativ. Die psychologische Forschung »zwingt« *nicht* dazu, »noch besondere ›Seelenvermögen‹« neben den Elementen zur Erklärung psychischer Phänomene anzunehmen. (Oskar Vogt: Flechsig's Associationscentrenlehre, ihre Anhänger und Gegner, in: *Zeitschrift für Hypnotismus* 5 (1897), S. 347–361, 358) Da Vogt unter einem Element einen nicht weiter zerlegbaren Gegenstand versteht, wäre dessen elementare Natur wohl auch kaum positiv zu bestimmen (im Sinn der Angabe einer, ggf. auch nur hypothetisch möglichen, empirischen Verifikation). Vgl. die Elementaranalyse Wundts, der dazu ausführt, dass die Annahme von psychischen Elementen zunächst willkürlich bzw. pragmatisch gesetzt und dadurch bekräftigt werde, dass sie in der experimentellen Praxis tatsächlich eine Analyse ermögliche: »Die experimentelle Variation der inneren Erlebnisse durch die in jeder möglichen Weise vorgenommene Variation ihrer äusseren Bedingungen ermöglicht nun eine derartige Elementaranalyse, indem man von dem Princip Gebrauch macht, als einfach sei jede in irgend welche psychische Vorgänge eingehende Qualität vorauszusetzen, die 1) eine Zerlegung nicht zulasse, und die 2) bei dem Wechsel des sonstigen Inhaltes der inneren Wahrnehmung unverändert gedacht werden könne.« (Wundt, Logik, 197f.)

es »nur ein Lust-und ein Unlustgefühl« oder von beidem jeweils »eine Reihe Unterarten« oder neben »L u s t und U n l u s t« noch »E r r e g u n g und H e m m u n g« sowie »S p a n n u n g und L ö s u n g« gebe. Letzteres sei die von Wundt vertretene Position.[179] Während Vogt diese Frage nicht für abschließend beantwortet hält, findet er in den von ihm geschilderten Versuchen zwei »Gefühlsqualitätenpaare«, nämlich »das Hebende und Verstimmende« sowie »das Angenehme und Unangenehme«,[180] wobei das erste Paar Erregung – bzw. in den Versuchen meist Heiterkeit – und Hemmung, das zweite Lust und Unlust entspricht. Seine folgende Argumentation dreht sich hauptsächlich um die von ihm vertretene Auffassung, dass Erregung und Hemmung unabhängig von Lust und Unlust auftreten und variieren könnten, sowie alle Arten von Gefühlen unabhängig von intellektuellen Elementen.

Welches konkrete Erscheinungsbild die psychischen Elemente in der praktischen psychologischen Forschung zeigen, deuten die von Vogt genannten Beispiele aus eben dieser Forschung an. Er gibt in der *Experimentalmethode* und der *Bedeutung des Hypnotismus* keine systematische Darstellung seiner gesamten Methodologie, führt die Beispiele vielmehr in beiden Fällen zum Zweck der Erläuterung der Vorzüge der hypnotischen Trance für das psychologische Experiment und der Erhärtung seiner These vom isolierten Vorkommen von Gefühlen an. Soweit es sich dieser Argumentation entnehmen lässt, befindet er sich allerdings auf dieser praktischen methodischen Ebene wieder sehr nah am Reduktionismus der Psychologie Wundts. Zum Beginn der experimentellen psychologischen Untersuchung müsse »man Bewusstseinserscheinungen willkürlich hervorrufen und modificiren«,[181] deren Analyse dann mit dem »V e r g l e i c h e n mehr oder weniger ähnlicher Phänomene miteinander« ansetze, wodurch »die specifischen Eigenthümlichkeiten einer bestimmten Bewusstseinserscheinung« bestimmt werden könnten. Ein möglicher Gegenstand sei »das Characteristische eines Tones« im »Vergleich mit verwandten Tönen«,[182] die mit Stimmgabeln produziert werden könnten. An die aufmerksame Wahrnehmung des äußeren Phänomens könne sich dann die Untersuchung der Verknüpfung verschiedener Elemente anschließen, man könne »z.B. bei Tönen einmal die angenehmen und unangenehmen (hedonistische Reihe), dann aber die heiteren und traurigen Gefühle (sthenische Reihe) studieren«.[183] Vogt schreibt in der Tat (wie auch Wundt[184]) – unbeeindruckt von den Argumenten der Gestaltheorie – einzelnen Tönen spezifische emotionale Wirkungen zu. Da es ihm um die Bedeutung der Hypnose für die Kontrolle der Experimentalanordnung geht, bezieht sich seine weitere Anwendung des Beispiels auf die gegenseitige Beeinflussung der verschiedenen Kategorien von Gefühlen:

---

179 Oskar Vogt: Zur Kenntniss des Wesens und der psychologischen Bedeutung des Hypnotismus, 2. Fortsetzung, in: *Zeitschrift für Hypnotismus* 4 (1896) S. 122–167, 125, Herv. i.O. (O. Vogt, Bedeutung des Hypnotismus 3).

180 Ebd., 128.

181 O. Vogt, Experimentalmethode, 22, im Original gesperrt.

182 Ebd., 15, Herv. i.O.

183 Ebd., 16.

184 Wundt, Grundriss, 91.

> »So ruft der Stimmgabelton c bei sehr trüber Stimmung ein schwaches, bei leicht trüber Stimmung das stärkste, bei sehr heiterer Stimmung gar kein (Indifferenzpunkt) angenehmes Gefühl hervor; dagegen ist C_3 bei sehr trüber Stimmung von einem sehr unangenehmen, bei leicht trüber Stimmung von einem leicht unangenehmen, bei sehr heiterer Stimmung vom angenehmsten Gefühl begleitet.«[185]

Die Wahrnehmung des Tons c oder C_3 ist in diesem Beispiel das intellektuelle Element. Die Hypnose hält Vogt, wie aus seiner weiteren Argumentation hervorgeht, für notwendig um eine Versuchsperson in einen Zustand zu versetzen, in dem sie derart aufmerksam für ihre Bewusstseinserscheinungen ist, dass sie z.B. das Lustgefühl getrennt von der Heiterkeit beobachten kann. Überdies verwendet er die Hypnose, um körperliche Sinneswahrnehmungen durch für ihn gleichwertige suggerierte intellektuelle Elemente zu ersetzen. Ein weiteres von Vogt gegebenes Beispiel für eine elementare (körperliche) Wahrnehmung ist die »Geschmacksempfindung Süss«, deren Intensität gemessen werden könne, wenn man »Zuckerlösungen von zunehmender Concentration auf das Geschmacksorgan einwirken« lasse. Wegen der »Ermüdung des Geschmacksorgans« seien die Messergebnisse allerdings nicht sehr präzise.[186] Wenn nun auch psychologische Experimente »das Ideal eines durchaus exacten Experimentirens nie erreichen« könnten,[187] behandelt Vogt seine eigenen Versuchsergebnisse als solche, die dem Anspruch der Exaktheit am besten genügten. Eine, insbesondere durch die langen Auszüge aus den Protokollen, relativ umfangreiche Darstellung seiner Versuche enthält etwa die Angabe, dass »in Pausen von 45" auf Suggestion hin eine 5" dauernde, sich auf 3 □ mm der linken Hand beziehende Druckempfindung auf[trat].« Diese (intellektuelle) Wahrnehmung sei auf Vogts Anweisung hin vierzehn Mal »einen Grad stärker« und anschließend ebenso oft »schwächer« geworden, wozu die Versuchsperson entsprechende gleichmäßige Variationen von Lust- und Unlustgefühlen beobachtet habe.[188]

Die Beschreibungen derartiger Versuche verbindet Vogt direkt mit seinen physiologischen Spekulationen. So habe er den Zusammenhang »eines intellectuellen Phänomens« mit dessen hypothetischer physiologischer Grundlage am Beispiel des »Lachen[s] als Ausdrucksbewegung« getestet. Das dazu durchgeführte Experiment habe damit begonnen, das er bei der Versuchsperson »in der Hypnose somnambule Träume heiteren Inhalts durch gewisse Stichworte« erzeugt, sie also zum Lachen gebracht habe (daher

185 O. Vogt, Experimentalmethode, 26f. – Welche Töne hier genau gemeint sind, geht auch aus dem dritten Teil von *Bedeutung des Hypnotismus*, in dem die entsprechenden Versuche dargestellt werden, nicht hervor (dort verwendet Vogt außerdem kein kleines c, sondern nur die Ausdrücke C_1 bis C_4) Je nach Schreibweise könnte C_3 sogar zwei Oktaven über oder unter c bzw. C_1 liegen. Im Zusammenhang des Textes (und weil C_4 als tiefster Ton nach bekannteren Schreibweisen außerhalb des vom menschlichen Gehör differenzierbaren Bereichs läge) erscheint es aber als wahrscheinlich, dass C_4 drei Oktaven über C_1 liegt. Es könnte dann etwa das eingestrichene oder das zweigestrichene c bezeichnen (ca. 260 bzw. ca. 520 Hertz. Die in der Musik verwendete genaue physikalische Tonhöhe unterliegt ebenfalls einem historischen Wandel).

186 Ebd., 23.

187 Ebd., 28.

188 O. Vogt, Bedeutung des Hypnotismus 3, 132f.

›somnambule‹ Träume), um sie dann während des Lachens zu wecken, so dass sie weiterhin lachte.[189] Die anschließende Befragung habe bei neun nacheinander angestellten Versuchen ergeben, dass der Zusammenhang der Elemente auf verschiedene Weise gegeben, die Erinnerung an den Traum also entweder vorhanden oder nicht vorhanden und das Lachen in verschiedenem Ausmaß mit den Gefühlen von Heiterkeit und Lust verbunden gewesen sei.

> »In den Fällen 1, 3 und 5 beobachten wir zwar das Lachen als automatische Ausdrucksbewegung, die durch eine Erregung ausgelöst wird, welche wir als das physiologische Correlat einer für das Wachbewusstsein bewusstseinsunfähigen intellectuellen Bewusstseinserscheinung anzusehen haben. Aber weder in diesen Fällen noch in den Fällen 4 und 7 ist das Lachen lustbetont. Es kann aber auch nicht in den zuletzt genannten Fällen die Ursache der Heiterkeit sein. Diese muss ebenfalls in ihrem Fortbestehen durch das physiologische Correlat des zur Zeit bewusstseinsunfähigen Traumvorstellungscomplexes bedingt sein.«[190]

Die Beschreibung und die Deutung dieses Versuchs machen sowohl im allgemeineren Sinn Vogts psycho-physiologische Theorie, als auch im spezielleren seine Perspektive auf das Psychische innerhalb dieses theoretischen Rahmens anschaulich. Die Verknüpfung der psychischen Elemente mit der Physiologie geschieht dadurch, dass Vogt das Unbewusste mit dem Physiologischen gleichsetzt. Der Sinn der Rede von einer »bewusstseinsunfähigen [...] Bewusstseinserscheinung« liegt zunächst darin, dass die Erscheinung, also der erheiternde Inhalt der »Stichworte«, im »Wachbewusstsein« tatsächlich nicht, sondern nur im Traum bzw. in der hypnotischen Trance existiert. Ihr »physiologisches Correlat« soll dagegen auch im Wachen die Ursache des emotionellen Elements, nämlich der »Heiterkeit« sein. An Vogts Darstellung der psychischen Elemente, in diesem Fall insbesondere des intellektuellen Elements, fällt vor allem auf, dass diese, obwohl sie anders als die Physiologie, die empirischen Gegenstände der Versuche sind, fast ebenso abstrakt wie die – rein hypothetischen – physiologischen beschrieben werden. Zu den erheiternden »Stichworte[n]« erklärt Vogt nicht nur nicht, was an ihnen lustig sei, sondern macht zu ihrem Inhalt überhaupt keine Angaben. In dieser Hinsicht sind sie den weiter oben erwähnten intellektuellen Elementen sehr ähnlich. Zu den Klängen der Stimmgabeln erörtert Vogt nicht die Frage, warum höhere Töne mehr mit Heiterkeit und tiefere mehr mit Lust verbunden seien. Zu der »Druckempfindung«[191] findet sich keine Erläuterung darüber, wodurch die Testperson dazu befähigt sei, auf die entsprechende Suggestion hin, den Druck auf einer Fläche von exakt drei Quadratmillimetern wahrzunehmen. Insgesamt verdeutlichen diese Darstellungen der psychischen Elemente, dass die Psyche als solche bei den betreffenden Versuchen nicht im Fokus des Interesses steht. Sie kommt vielmehr nur als »Spiegelung«, wie der von beiden Vogts auch später noch häufig zitierte Forel das Bewusstsein nennt,[192] als äußerlich sichtbare Erscheinung der weitaus wichtigeren – nämlich erklärenden – Physiologie in Betracht.

---

189 Ebd., 156.

190 Ebd., 157.

191 Ebd., 132.

192 August Forel: Gehirn und Seele, in: *Zeitschrift für Hypnotismus* 3 (1894/95), S. 1–19, 4.

Diese Perspektive auf die Psyche und die entsprechenden Methoden der psychologischen Forschung sind auch mit klar erkennbaren spezifischen Auswirkungen auf die mit ihnen gemeinsam vermittelten Vorstellungen von menschlicher Subjektivität verbunden. Wie die Versuche Gelbs und Goldsteins stellt auch Oskar Vogts Experimentalanordnung an die Versuchsobjekte über die einfache Mitarbeit hinausgehende Anforderungen. Die von Vogt gestellten Aufgaben unterscheiden sich allerdings stark, mitunter auch grundlegend von den im gestaltpsychologischen Rahmen zu erfüllenden. Die in der *Experimentalmethode* genannten Vorbedingungen stimmen dagegen in gewissem Ausmaß noch mit denen der von Gelb und Goldstein durchgeführten Experimente überein. So müsse die experimentelle Psychologie bei den zu untersuchenden Personen »ein sorgfältiges Studium der Bewusstseinserscheinungen und ferner die Fähigkeit, den Resultaten der Selbstbeobachtung einen adäquaten sprachlichen Ausdruck geben zu können, voraussetzen«.[193] Die Aussagekraft der Äußerungen von Testpersonen wird für Vogt, in prinzipiell mit bestimmten Feststellungen Gelbs und Goldsteins vergleichbarer Weise, durch Übung erhöht.[194] Völlig verschieden von den Methoden der gestaltpsychologischen Studien sind allerdings die von ihm für die Übung angewandten bestimmten Verfahren und die Art der dadurch ermöglichten Äußerungen. Die im dritten Teil der *Bedeutung des Hypnotismus* ausführlich beschriebenen Experimente wurden alle an derselben Testperson durchgeführt. Dabei handelte es sich um eine ehemalige Patientin Vogts, für deren besondere Eignung er mehrere Gründe angibt:

> »Ich habe [die fragliche Versuchsperson] ein ganzes Jahr hindurch zur Selbstbeobachtung erzogen und mich sehr oft von deren Vorzüglichkeit überzeugen können. Dabei ist die Versuchsperson s e h r w e n i g s u g g e s t i b e l. Erst nach ca. 500 Hypnosen gelang es mir, bei derselben Somnambulie zu erzielen. Dass ich überhaupt eine derartige Anzahl von Hypnosen bei ihr hervorrief, kam daher, dass ich jene Dame zunächst – und bei ihr erwies sich die hypnotische Heilbehandlung – natürlich in Verbindung mit anderen therapeutischen Maassnahmen – als bestes Heilmittel – von einer schweren Erkrankung zu heilen hatte. Hierzu kommt noch, dass die Versuchsperson – was ich vor allem für Gefühlsversuche als nothwendig erachte – nicht durch irgendwelche Theorien voreingenommen ist.«[195]

Die Voreingenommenheit betrachtet Vogt auf der einen Seite als das wesentliche Hindernis für die Verwendung ausgebildeter Psychologen als Testpersonen, worin einer der Punkte besteht, in denen er sich explizit von Wundt abgrenzt.[196] Die Vorbereitung, die die von ihm auf der anderen Seite als geradezu ideale Testperson dargestellte Frau erfahren hat, bezeichnet er aber wohl durchaus treffend als ›Erziehung‹. Nicht nur durch diesen Ausdruck wird deutlich, dass das Verhalten in der Testsituation einer bestimmten, vorgegebenen Vorstellung vom *richtigen* Verhalten entsprechen soll. Dass aufgrund dieser Art der Übung die theoretischen Vorannahmen Vogts die Ergebnisse seiner Experimente beeinflussen könnten, zieht er nicht in Erwägung. Es erscheint allerdings als

193 O. Vogt, Experimentalmethode, 12.

194 Ebd., 20.

195 O. Vogt, Bedeutung des Hypnotismus 3, 126f., Herv. i.O.

196 O. Vogt, Experimentalmethode, 20f.

unwahrscheinlich, dass die Versuchsperson ohne Erläuterungen theoretischen Inhalts zu Aussagen wie der folgenden gekommen wäre, die sie auf die Anweisung, »sich eine trübe Stimmung durch Reproduction [zu] schaffen«, hin, macht: »Fühlte eine reine t r ü b e S t i m m u n g, wie sie der Ton C_1 schafft, ohne ein Unlust- oder Lustgefühl dabei zu haben.«[197] Eine Person, die keine »reine trübe Stimmung« empfinden könnte oder kein in Qualität und Intensität spezifisches Gefühl mit einer bestimmten Schallfrequenz verbinden würde, wäre Vogt zufolge aufgrund von Veranlagung, mangelnder Übung, innerer oder äußerer Ablenkungen nicht zur nötigen konzentrierten Selbstbeobachtung befähigt. Seine hypnotische Technik, die er in den genannten Texten nicht erläutert, soll hinreichend talentierte und geübte Personen in den erwünschten konzentrierten Zustand bringen. Unter diesen methodischen Voraussetzungen kann eine Versuchsperson nur in völlig vorhersehbarer Weise, mit lediglich quantitativen Variationen, auf Reize oder Befehle reagieren und sich in diesem Sinn mechanisch verhalten. Dieser Folge der Methodologie entspricht Vogts theoretische Annahme, dass »individuelle Variationen für die uns hier interessierenden Fragen belanglos« seien.[198] Eine Konsequenz dessen besteht darin, dass über individuelle Eigenschaften der früheren Patientin über die oben zitierte Passage hinaus nichts zu erfahren ist.

Diese frühen Veröffentlichungen Oskar Vogts zeigen also sehr deutlich, auf welcher theoretischen und empirischen psychologischen Grundlage er und Cécile Vogt zu der Auffassung gelangen konnten, dass die Psyche mithilfe von Anatomie und Physiologie erklärbar sei. Die von Oskar Vogt verfolgte experimentelle Psychologie diente dem vorrangigen Zweck, die Psyche auf kleinste Einzelteile zu reduzieren und dies mitunter sogar im ganz praktischen Sinn. In bestimmten Momenten des zuletzt erörterten Versuchs sollte die Psyche der Testperson, da Vogt die Psyche ja mit dem Bewusstsein gleichsetzte, ausschließlich aus einem einzigen Element, wie der ›reinen trüben Stimmung‹, bestehen. Indem er die Möglichkeit dieser Reduktion demonstrierte, schuf er die positive psychologische Voraussetzung der Annahme, dass die anatomisch-physiologische Erklärung des Psychischen bloß von der Menge der angehäuften Daten bzw. vom hinreichend genauen Blick ins Gehirn abhänge. Ein entscheidender Teil der mit der empirischen Reduktion verknüpften Theorie war allerdings das, den Annahmen Wundts entgegengesetzte, Postulat, dass die psychischen Phänomene nicht als solche kausal erklärbar seien. Nur unter dieser Voraussetzung konnten die Vogts die psychologische Forschung gewissermaßen als abgeschlossen, den Fund der psychischen Elemente nämlich als einzige notwendige psychologische Beobachtung für die Erklärung der Psyche behandeln. Mit der Leugnung einer psychischen Kausalität wurde auch die Frage, wie die zusammengesetzten, also alle außerhalb des Experiments auftretenden psychischen Erscheinungen zu verstehen sind, hinfällig. Konkret hätte sich andernfalls etwa die Frage gestellt, wie die rasch aufeinanderfolgenden und häufig gleichzeitigen Wahrnehmungen heiterer und trüber, angenehmer und unangenehmer Gefühle sich zur emotionalen Reaktion auf ein Musikstück verbinden können.

Da die psychologische Theorie also in dieser Weise auf die Beschreibung von Elementen beschränkt war, blieben die Verknüpfungen psychologischer und anatomisch-

197 O. Vogt, Bedeutung des Hypnotismus 3, 161, Herv. i.O.

198 Ebd., 126.

physiologischer Erkenntnisse auch in späteren Veröffentlichungen sehr lose, insbesondere dort, wo anstelle von psychischen Elementen komplexere psychische Phänomene thematisiert wurden. Ein Beispiel für die Anwendung ›psychologischer‹ Kategorien, die sich auf Bewusstsein und Denken beziehen, in den von den Vogts selbst anatomisch untersuchten Fällen wurde oben bereits angesprochen, nämlich Oskar Vogts Erklärungen zu Lenins Gehirn. Vogts Rechtfertigung für die Bezeichnung Lenins als »*Assoziationsathleten*« von der sozusagen psychologischen Seite her durch »das von allen denjenigen, die Lenin gekannt hatten, angegebene außergewöhnlich schnelle Auffassen und Denken Lenins, sowie das Gehaltvolle in seinem Denken oder – anders ausgedrückt – seinen Wirklichkeitssinn«[199] musste dabei als äußerst schwache auffallen. Von einer psychologischen Untersuchung Lenins durch die Vogts kann keine Rede sein. Elemente kamen in diesem Zusammenhang nur auf der anatomischen Seite vor, nämlich die Pyramidenzellen, die – nicht nur von Oskar Vogt – eben mit Assoziationen in Verbindung gebracht wurden. Die psychologische Theorie war in diesem Fall also auf die Vorstellung reduziert, dass eine Vielzahl von Assoziationen (die durch eine Vielzahl großer Pyramidenzellen hergestellt würde) zusammengenommen die Schnelligkeit sowie einen großen ›Gehalt‹ des Denkens ermögliche.

Es wirkt wie eine Veranschaulichung der von Kuhn als für die normalwissenschaftliche Arbeit wesentlich gekennzeichneten Festlegung auf eine bestimmte theoretische Sichtweise, die sich auch als Sturheit bezeichnen ließe,[200] wenn Waldemar Wahren in seinem Nachruf auf Oskar Vogt das Lob von dessen Produktivität nicht ohne die Erwähnung möglicher Kritik an einer gewissen Beschränktheit des Denkens vorträgt:

> »Es hieße vorschnell urteilen, wenn man bei Vogt, der mehrere naturwissenschaftliche Disziplinen überblickte und über ein unerschöpfliches Realwissen gebot, in Hinblick auf das geistige Weltbild von einem ›biologistischen Blickverhang‹ spricht, ohne mit hineinzunehmen, daß er eben dieser gerichteten Aufmerksamkeit und den harten Ordnungsprinzipien seiner ›Kahlschlagphilosophie‹ den Kraftstrom zu einem Werke verdankt, dessen publikatorischer Umfang allein kaum anders als mit den Maßeinheiten des 19. Jahrhunderts zu begreifen ist.«[201]

Oskar Vogts frühe Veröffentlichungen verdeutlichen, dass die von ihm und Cécile Vogt stets betonte Überzeugung von der ›geschlossenen Naturkausalität‹, die für jeden möglichen Gegenstand gelte, schon seine psychologische Forschung und Theoriebildung geprägt hat. Indem beide sich von der Psyche als Gegenstand zumindest ihrer Publika-

199 O. Vogt, Moskauer Staatsinstitut, 111.

200 Kuhn bezeichnet als »stubbornly« die Forschung in dem Beispiel der »electricians«, die im 18. Jh. befreit vom »concern with any and all electrical phenomena« die selbstgewählten Fragen umso gründlicher bearbeiten konnten (Thomas S. Kuhn: *The Structure of Scientific Revolutions*, Chicago u. London ^{4}2012 [1962/1969], 18). – In der deutschen Übersetzung wird »more stubbornly« wohl so wenig abwertend wie möglich – und insofern vermutlich Kuhns Intention entsprechend – mit »ausdauernder« wiedergegeben (Wissenschaftliche Revolutionen, 33).

201 Waldemar Wahren: Oskar Vogt. 6.4.1870-31.7.1959, in: *Deutsche Zeitschrift für Nervenheilkunde* 180 (1960), S. 361–380, 366. – Wem die Kritik, von der er sich durch die Anführungszeichen distanziert, zuzurechnen wäre, sagt Wahren nicht.

tionen abwandten, entzogen sie sich der Notwendigkeit an Debatten teilzunehmen, in denen Vertreter neuerer Lehren wie der Gestaltpsychologie und der Psychoanalyse den Reduktionismus, auf den sie sich festgelegt hatten, immer wieder angegriffen hätten.

Der Vergleich der weiterentwickelten Forschungsprogramme Goldsteins und der Vogts sowie der durch diese Forschungsprogramme implizit oder explizit gerechtfertigten Vorstellungen von einer Natur des Menschen in Kapitel 4 hat gezeigt, auf welche Weise solche Vorstellungen jeweils mit konkreten Forschungsobjekten und -methoden verknüpft wurden. Im Fall Goldsteins war die Vorstellung eines freien Subjekts die Voraussetzung der Möglichkeit, Patienten mit Hirnverletzungen zur Rückkehr in eine bürgerliche Existenz, im Sinne der Autonomie durch Erwerbstätigkeit, zu verhelfen. Die spezifische medizinische Zielsetzung enthielt also bereits die Wertvorstellung der Freiheit. Das Forschungsprogramm der Vogts orientierte sich demgegenüber, im Laufe der Zeit zunehmend ausschließlich, an dem Ziel, der Psychologie eine materielle, d.h. anatomische und physiologische, in den 20er Jahren dann auch noch genetische, Grundlage zu geben. Die der physischen Körperlichkeit der Forschungsobjekte entsprechende Suche nach Kausalerklärungen bestätigte notwendigerweise die deterministische Auffassung der menschlichen Psyche. Die Psyche selbst dabei unbeobachtet zu lassen, ermöglichte es gleichzeitig, dem Determinismus widersprechende psychologische Phänomene auszublenden.

Die an die Charakterisierung der gegensätzlichen Neuropsychologien anschließende Untersuchung der frühen, anatomisch orientierten Forschung Goldsteins und der psychologischen Theorie der Vogts hat jeweils wichtige Gesichtspunkte des historischen Hintergrunds aufgezeigt und sowohl bestimmte Folgerungen aus jener vergleichenden Charakterisierung bekräftigt, als auch zu einer Relativierung einiger Aspekte des Gegensatzes geführt. Im Fall Goldsteins hat es sich bestätigt, dass die Suche nach anatomischen Erklärungen psychischer Phänomene für die Entwicklung von Therapien wenig geeignet war,[202] und überdies konkreter gezeigt, dass die Abwendung von der Lokalisation eine grundlegende theoretische Umorientierung erforderte, die Anatomie und Psychologie in ein gänzlich anderes Verhältnis setzte. Aus seinen frühen Schriften wurde allerdings auch deutlich, dass die Anwendung psychologischer Methoden auf somatisch bedingte Erkrankungen diese Umorientierung nicht erforderte. Demgegenüber muss die Bedeutung äußerer Impulse, vor allem der Arbeit im Lazarett und der Bekanntschaft mit Gelb betont werden. Im Fall der Vogts diente die Analyse der psychologischen Schriften zunächst dem Verständnis ihrer Vorstellungen von einer anatomisch und physiologisch erklärbaren Psyche. Die Untersuchung der diesen Vorstellungen zugrundeliegenden Theorie und Methode hat einerseits eine Bestätigung für die grundlegende Bedeutung der Vorannahme über die ›geschlossene Naturkausalität‹ gegeben. Andererseits wurde damit auch hier anschaulich, dass psychologische Methoden nicht als solche in einem theoretisch unüberbrückbaren Gegensatz zu Anatomie und Physiologie standen. Im Einklang mit jener Vorannahme konnte nämlich Oskar Vogt psychische Phänomene ebenso mechanistisch beschreiben wie die Architektur von Hirnarealen und die körperlichen Reaktionen von Versuchstieren auf die elektrische Reizung der Hirnoberfläche. In

202 Das Beispiel Foersters kann nur dann als Gegeninstanz gelten, wenn epileptische Krämpfe als psychische Phänomene aufgefasst werden.

der Unterordnung der Psychologie unter die Anatomie und Physiologie hat sich dabei eine bemerkenswerte Gemeinsamkeit mit der frühen Theoriebildung Goldsteins gezeigt. Die spätere Entwicklung der beiden Forschungsprogramme lässt sich auf dieser Grundlage als Fokussierung auf verschiedene Gegenstände mit jeweils ebenso verschiedener Intention darstellen. Goldstein stellte in seiner Arbeit die Anatomie des Gehirns als Forschungsgegenstand gegenüber den psychischen Phänomenen in den Hintergrund, um dem zuvor nachrangigen medizinischen Zweck gerecht zu werden. Die Vogts konzentrierten sich auf das Studium der Anatomie und Physiologie, weil die fortgesetzte psychologische Forschung das Ziel einer umfassenden kausalen Erklärung nicht zu fördern schien.

5.3 Zwischenfazit: Gegensätzliche neuropsychologische Forschungsprogramme

Die Forschungen Kurt Goldsteins und Cécile und Oskar Vogts können, wie schon in Kapitel 2.3 und Kapitel 4.1 angedeutet, nur mit wissenschaftstheoretisch sehr losem und historisch höchst abstraktem Bezug auf Lakatos als konkurrierende Forschungsprogramme bezeichnet werden. Einerseits müssen sie, wie ausführlich dargelegt, als Verbindungen wissenschaftlicher Theorie und klinischer sowie experimenteller Praxis, nicht nur als theoretische Entwicklungen betrachtet werden, gerade um die Gleichzeitigkeit der Gegensätze verständlich zu machen. Andererseits lässt sich der Wettbewerb nur als Konkurrenz um die Geltung der allgemeinsten Schlussfolgerungen der Forschung, die das Verhältnis von Anatomie, Physiologie und Psychologie zueinander betreffen, begreifen. Diese Einschränkungen vorausgesetzt kann die Gegensätzlichkeit der wissenschaftlichen Arbeit Goldsteins und der der Vogts allerdings mithilfe der Konzepte des unwiderlegbaren theoretischen Kerns und des durch die Vermehrung von Beobachtungen zu verstärkenden Schutzgürtels treffend beschrieben werden.

Die Vogts haben die Bedeutung der Vorstellung von der »geschlossenen Naturkausalität« für jenes Verhältnis von Anatomie, Physiologie und Psychologie ausformuliert und dabei ausdrücklich von ihrem »höchsten heuristischen Prinzip«, also dem Kern ihres Forschungsprogramms gesprochen.[203] Ebenso wie dieses Prinzip im Allgemeinen ist auch seine neuropsychologische Spezifizierung, anders als von den Vogts selbst impliziert (siehe oben, Kap. 4.3.2), von vornherein, nicht nur als Kern eines bestimmten Forschungsprogramms unwiderlegbar, weil das Fehlen einer kausalen Erklärung nicht als Bestätigung eines akausalen Verhältnisses verschiedener Beobachtungen dienen kann bzw. ein solches akausales Verhältnis eben nicht beobachtet werden könnte. In der neuropsychologischen Theorie der Vogts drückt sich die allgemeine Naturkausalität in der anatomischen und physiologischen Determination der psychischen Phänomene aus. Die Intelligenz einer Person sei durch deren individuelle Hirnstruktur zu erklären, die Wechselwirkungen der Neuronen erschienen im Bewusstsein als psychische Elemente usw. Wenn für bestimmte psychologische Beobachtungen keine konkrete physiologische oder anatomische Erklärung gegeben werden kann, zeigt sich für die

203 Vogt u. Vogt, Allgemeinere Ergebnisse, 284.

Vogts darin lediglich der Mangel an Daten, weshalb sie sich deren Vermehrung widmen. Die Orientierung an ihrem zentralen heuristischen Grundsatz erscheint dabei auch als wichtigster epistemischer Wert. Während sie die Nützlichkeit der Naturwissenschaften als selbstverständlich betrachteten, haben sie sich weniger darauf verpflichtet gesehen, ihre Forschung auf eine unmittelbare Anwendbarkeit hin zu fokussieren, als vielmehr darauf, das neurologische Wissen zu vermehren, das perspektivisch zu umfassenden Erklärungen führen sollte, die dann ihre Nützlichkeit beweisen würden.

In Goldsteins biologischer Theorie bildet das Konzept der Ganzheit der Organismen den Kern. Als Kern des Forschungsprogramms ist dieses Konzept dem der Naturkausalität insofern entgegengesetzt, als es auf einer Kritik reduktionistischer Erklärungen beruht, auch wenn der Reduktionismus nicht mit dem Kausalitätsprinzip in Eins zu setzen ist. Goldsteins Kritik richtet sich zunächst auf die konkreten Erklärungsversuche, die in der Tat verschiedene Verhaltensweisen von Organismen auf jeweils spezifische physiologische Mechanismen reduzieren und daher mit widersprechenden Beobachtungen konfrontiert werden können. Da für Goldstein praktisch alle einzelnen reduktionistischen Erklärungen auf diese Weise widerlegt oder in Zweifel gezogen werden konnten, erschien ihm auch eine vollständige kausale Erklärung organischen Verhaltens als unmöglich. Ohne kausale Erklärungen sämtlicher an Organismen möglichen Beobachtungen ist daher auch das Konzept der Ganzheit nicht widerlegbar. Goldsteins klinische Praxis fügt sich nun in dieses Konzept, insofern die in dieser Praxis zentralen Beobachtungen sich (wenigstens in entscheidenden Aspekten) physiologischen und anatomischen Erklärungen entziehen. Sie ist allerdings nicht durch den Versuch bestimmt, die Annahme der Ganzheit des menschlichen Subjekts zu erhärten, sondern dient der Entwicklung von Therapien. Dieses Ziel zeigt sich dabei als der zentrale forschungsleitende Wert, nicht der Versuch, eine möglichst umfassende ganzheitliche Erklärung des Lebendigen zu geben, die vielmehr als Mittel zu jenem Zweck zu verstehen ist.

Ebenso gegensätzlich wie die grundlegenden theoretischen Annahmen waren auch die mit diesen verknüpften Methoden. Die Vogts haben den Schutzgürtel ihres am KWIH verfolgten Forschungsprogramms mit physiologischen und anatomischen sowie schließlich auch mit genetischen Beobachtungen ausgebaut. Nachdem vor allem Oskar Vogt in seinen frühen Studien die Möglichkeit demonstriert hatte, psychische Elemente zu beobachten, haben sie diesen Forschungsbereich verlassen, vielleicht deshalb, weil sie aufgrund dieser Beobachtungen ihr Konzept als psychologisch hinreichend abgesichert betrachtet haben. Daneben ist zur Erklärung allerdings auch die Konkurrenz durch andere psychologische Ansätze wie die Psychoanalyse oder die Gestaltpsychologie in Betracht zu ziehen, die sich mit psychischen Phänomenen befassten, die einer Elementaranalyse nicht zugänglich gewesen wären, sowie die allgemein größere Anfechtbarkeit psychologischer Beobachtungen. Die architektonische Beschreibung der Hirnstrukturen war demgegenüber kaum anfechtbar, weshalb auch Goldstein ihre Geltung nicht bestritten hat, die Untersuchung der materiellen Ursachen des Striatumsyndroms lieferte ähnlich handfeste Ergebnisse und die der elektrophysiologischen Experimente waren zumindest in gewissem Ausmaß reproduzierbar. Zwar waren alle diese Beobachtungen von konkreten Erklärungen spezifischer psychischer Phänomene (die Kontrolle von Körperbewegungen ausgenommen) recht weit entfernt, und die genetischen Erkenntnisse vielleicht noch weiter, in jedem Fall bedeuteten sie aber eine Vermehrung des empirischen Gehalts.

Der empirische Gehalt wuchs im Forschungsprogramm Goldsteins seit ca. 1914 dagegen gerade durch die psychologischen Beobachtungen, während für ihn die anatomischen Kenntnisse den weniger erkenntnisfördernden, wenn auch notwendigen Hintergrund darstellten. In der Arbeit mit hirnverletzten Patienten waren mikroskopische Untersuchungen des Gehirns nicht möglich und die post mortem durchführbaren versprachen aufgrund der Komplexität und Vielgestaltigkeit der Symptome auf absehbare Zeit keinen greifbaren Nutzen. Goldstein konzentrierte sich deshalb auf die Analyse der Symptome selbst, die gerade deshalb, weil sie schwer zu kategorisieren waren, ein reichhaltiges Beschäftigungsfeld boten. Ihre Untersuchung erforderte die Anwendung ganz verschiedener psychologischer Methoden, von einfachen Wahrnehmungstest bis zur Beobachtung des Alltagsverhaltens, und schloss das Registrieren spontaner Äußerungen der Patienten sowie die Erläuterung bestimmter Erkenntnisinteressen für die Patienten ein. Zudem war die Theoriebildung für Goldstein insofern ein bedeutenderer Teil der Forschungspraxis als für die Vogts, als die Fremdheit der pathologisch veränderten für die normale Wahrnehmung eine Reflexion der Wahrnehmungsfunktionen als solchen erforderte. Im Rahmen dieser umfassenden, zu einem großen Teil explorativen psychologischen Untersuchungen stellte das menschliche Subjekt sich notwendigerweise als spezifisch menschlich dar, selbst dort, wo die Erkrankungen eine Verminderung dieser Besonderheit mit sich brachten. Auch darin bilden Goldsteins Methoden einen deutlichen Kontrast zu den von den Vogts angewandten. Die Hirnarchitekonik beschrieb die Anatomie von Toten, die Elektrophysiologie erzeugte sinnlose Körperbewegungen von Säugetieren und die Genetik erklärte die Charaktereigenschaften von Insekten.

6. Gehirn und Subjekt in Philosophie und Politik

Sowohl Goldstein als auch die Vogts haben ihre aus den neurologischen Beobachtungen gezogenen Schlussfolgerungen nicht ›nur‹ zu Vorstellungen von einer menschlichen Natur geführt. Der Holist wie die Lokalisierer haben Erkenntnisse der Hirnforschung mehr oder weniger direkt mit politischen Betrachtungen verbunden. Im Fall Goldsteins haben außerdem verschiedene Philosophen an das neurologische Wissen angeknüpft. Da die Einflüsse bei Ernst Cassirer im Zusammenhang eines persönlichen Austauschs zustande kamen, werde ich sie in die folgende Betrachtung der Überschreitungen von Fachgrenzen der untersuchten Forschungsprogramme einbeziehen.[1] In diesem Abschnitt geht es also um die Popularisierung im weitesten Sinne bzw. um *Science Exposition*, zuerst (Kap. 6.1) die philosophische Verarbeitung der gestaltpsychologischen und holistischen Neurologie bei Ernst Cassirer, bei der wie in Goldsteins Forschung die Pathologie im Mittelpunkt steht, dann (Kap. 6.2) um die vogtsche ›Vermarktung‹ ihrer Forschung, die – nicht nur – in ihren eugenischen Aspekten in explizit politische Zusammenhänge führt, zuletzt (Kap. 6.3) um Goldsteins – ebenso politischen – Ausflug in die Sozialpsychologie.

6.1 Die »Pathologie des Symbolbewußtseins«: Ernst Cassirers Anschluss an Goldstein

Die eingehende Beschäftigung Cassirers mit Goldsteins neurologischer Arbeit hat offenbar um den Jahreswechsel 1924/25, kurz vor dem Erscheinen des zweiten Bands der *Philosophie der symbolischen Formen*, begonnen. Im Januar 1925 drückte Cassirer in einem Brief seine Anerkennung für jene Forschung und insbesondere dafür aus, »daß es hier, vom Pathologischen aus, gelingt, Momente, die im normalen Seelenleben ineinander

1 Um mich nicht zu weit von der Frage nach den Vorstellungen von menschlicher Subjektivität *innerhalb* der neurowissenschaftlichen Forschungsprogramme zu entfernen, werde ich dagegen die Bezüge auf Goldsteins Werk bei Maurice Merleau-Ponty, Aron Gurwitsch und Georges Canguilhem hier außer Acht lassen. Zu Goldsteins Einfluss auf Merleau-Ponty und Canguilhem äußern sich Geroulanos und Meyers (Individuum, 101–127), zu dem auf Merleau-Ponty auch Noppeney (Abstrakte Haltung, 149–151) sowie Chadarevian (Soraya de Chadarevian: *Zwischen den Diskursen. Maurice Merleau-Ponty und die Wissenschaften*, Würzburg 1990).

verwoben sind, von einander abzulösen und ihren verschiedenen Grundcharakter rein herauszustellen.«[2] Im dritten Band, der 1929 erschien, fügte Cassirer seiner Philosophie eine solche Analyse des Psychischen, die von dessen Krankheitssymptomen ausgeht, ein und widmete ihr ein Kapitel *Zur Pathologie des Symbolbewußtseins*.[3] Er beschäftigt sich hier recht ausführlich mit den Forschungen zu durch Hirnläsionen verursachten Störungen kognitiver Fähigkeiten und bezieht sich dabei nicht nur auf Goldstein und Gelb, sondern u. a. auch auf Theodor Meynert, John Hughlings Jackson, Henry Head und Pierre Marie. Diese Erörterung der psychischen Symptome von Hirnverletzungen setzt mit der Feststellung an, dass »das Verhältnis von D e n k e n und S p r e c h e n die philosophische Betrachtung immer aufs neue beschäftigt [hat]«,[4] und die Beschäftigung mit diesem Problem kennzeichnet die eine Seite von Cassirers Interesse an Psychologie und Neurologie, das sich auf der anderen auch auf die Beziehung der Sprache und allgemeiner des Symbols zur Wahrnehmung richtet. In der Literatur zu Goldstein wird den Bezügen Cassirers auf neurologisches Wissen mitunter eine recht hohe Bedeutung für die Entwicklung von dessen Philosophie zugeschrieben. Geroulanos und Meyers etwa sprechen davon, dass Cassirer sich seit 1925 »immer wieder ausführlich« mit Goldsteins Arbeiten beschäftigt habe.[5] Die in der vorliegenden Untersuchung betonte Unterscheidung zwischen Erkenntnissen über Anatomie und Physiologie des Gehirns und Erkenntnissen über die Psyche findet dabei allerdings eher wenig Beachtung. Im Folgenden soll daher die Frage beantwortet werden, welche Relevanz den spezifischen Wissenselementen der Neuropsychologie Goldsteins für Cassirers Philosophie zukommt.

Dazu müssen zunächst einige Eckpunkte von Cassirers Auffassung der Sprache als symbolischer Form erläutert werden. Die *Philosophie der symbolischen Formen* beginnt mit der Untersuchung der Sprache und der ganze 1923 erschienene erste Band hat *Die Sprache* (so der Untertitel) zum Gegenstand, weil diese für Cassirer die erste Voraussetzung

---

2 Ernst Cassirer: *Ausgewählter wissenschaftlicher Briefwechsel* (Nachgelassene Manuskripte und Texte 18), Hamburg 2009, 70 (im Folgenden zitiert als: Cassirer, Briefwechsel).

3 Ernst Cassirer: *Philosophie der symbolischen Formen. Dritter Teil: Phänomenologie der Erkenntnis*, Berlin 1929, 237–323 (im Folgenden zitiert als: Cassirer, Symbolische Formen 3). – Darin findet sich auch die Anmerkung, dass er die Schriften Goldsteins und Gelbs erst nach der Fertigstellung der ersten beiden Bände kennengelernt und dadurch von der Bedeutung der Aphasieforschung für seine Philosophie erfahren habe (ebd. 243, Anm. 2).

4 Ebd., 237.

5 Geroulanos u. Meyers, Individuum, 91. – Sie geben für diese Behauptung leider keine Belege. Zur Relativierung kann Cassirers *Essay on Man* angeführt werden, mit dem er seine Philosophie für ein englischsprachiges Publikum verständlich machen wollte (Ernst Cassirer: *Versuch über den Menschen. Einführung in eine Philosophie der Kultur*, Hamburg ²2007 [1944], 9–11) und das Goldsteins Werk nur an zwei Stellen erwähnt und darauf insgesamt ca. zwei Seiten verwendet (a.a.O, 70f. u. 94f.). Bei Harrington heißt es: »Cassirer was granting Goldstein's brain-damaged soldiers a distinct paradigmatic status in his own thinking«, (Reenchanted Science, 148) was wörtlich genommen, wenn mit ›Paradigma‹ also nur ein Beispiel bezeichnet wird, allerdings eine weniger weitgehende Feststellung als die von Geroulanos und Meyers getroffene ist. Heinz Paetzold dagegen behandelt in seiner Cassirer-Einführung das *Pathologie*-Kapitel der *Philosophie der symbolischen Formen* nur im Zusammenhang mit Cassirers *Myth of the State* (1946), in der die »Pathologie der Zeichen« zu »einer Sozialpathologie der symbolischen Ideation« weiterentwickelt werde, und kommt dabei ohne Erwähnung des Gehirns aus (Heinz Paetzold: *Ernst Cassirer zur Einführung*, Hamburg ⁴2014 [1993], 99 [im Folgenden zitiert als: Paetzold, Ernst Cassirer]).

von Erkenntnis ist, weshalb wiederum die Frage nach ihrer Funktionsweise und deren menschheitsgeschichtlicher Entwicklung den Ausgangspunkt seiner eigenen Erkenntnistheorie bildet.[6] Er führt in das Thema mit einer Abhandlung zum »Sprachproblem in der Geschichte der Philosophie« ein, die von Platon bis zu Wilhelm von Humboldt und zur »modernen Sprachwissenschaft« reicht,[7] bevor er mit der systematischen und gleichzeitig anthropologischen (auch auf Studien über die »Sprachen der Naturvölker«[8] zurückgreifende) Untersuchung der Funktionen von Sprache beginnt, die für seine spätere Erörterung der Sprachstörungen grundlegend ist. Cassirer unterscheidet in der Entwicklung der Sprache zunächst die »Phase des sinnlichen Ausdrucks« von der des »anschaulichen Ausdrucks« und anschließend die »Sprache als Ausdruck des begrifflichen Denkens« von der »Sprache als Ausdruck der reinen Beziehungsformen«.[9] Eine der grundlegendsten und ältesten Sprachfunktionen, in der auch ein Unterschied zwischen Mensch und Tier liege, entstehe in der Gebärdensprache, im Fortschritt vom »sinnlich-physische[n] Greifen [...] zum sinnlichen Deuten«, d.h. zum Zeigen auf materielle Gegenstände. Darin, dass das Subjekt damit das Objekt »von sich selbst entfernt«, nämlich überhaupt als von sich selbst verschieden anerkenne, sei »der erste Ansatz zu den höheren Bedeutungsfunktionen« des Sprechens und Denkens zu sehen.[10] Demgegenüber halte die »Nachahmung« als ebenso zentrale Funktion von Gebärdensprachen zwar prinzipiell »das Ich im äußeren Eindruck und seiner Beschaffenheit befangen«. Sie besitze aber auch die Möglichkeit an ihrem Gegenstand »ein prägnantes Moment herauszuheben«, so dass »die Objekte nicht mehr einfach [...] hingenommen, sondern vom Bewußtsein [...] aufgebaut werden«, womit die Funktion der eigentlichen Darstellung angebahnt werde.[11] Diese Funktion erhalte jedoch auf der nächsten Entwicklungsstufe, durch das lautliche Sprechen, wenn es über bloße Gefühlsäußerungen hinausgehe, eine weitaus umfassendere Bedeutung. Da die gesprochene Sprache immer einen zeitlichen Ablauf besitze, könne sie sowohl »Beziehungen und [...] Verhältnisbestimmungen«, als auch »die Dynamik des Gefühls und die Dynamik des Denkens« ausdrücken und als gegliederte werde sie »zum Mittel für die Gliederung des Gedankens«. Durch ihre Gliederung trete die Sprache aus »der rein sinnlichen Sphäre«, der des »einfache[n] sinnliche[n] Tun[s]« hinaus und durch die vergrößerte Distanz zum Gegenstand des Sprechens »gewinnt der Laut [...] seine innere Freiheit«.[12]

Für die von Cassirer am ausführlichsten behandelte »Phase des anschaulichen Ausdrucks« sind die verschiedenen Arten dieser Gliederung oder »Formung« der Wahrnehmungen zentral. Zur anschaulichen wird die bloß sinnliche Wahrnehmung

---

6 "Welches sind die Bedingungen jener p r i m ä r e n F o r m u n g, die sich in der Sprache vollzieht und die für alle weiteren und komplexeren Synthesen des logischen Denkens die Grundlage bildet?« (Ernst Cassirer: *Philosophie der symbolischen Formen. Erster Teil: Die Sprache*, Berlin 1923, 246, Herv. i.O. [im Folgenden zitiert als: Cassirer, Symbolische Formen 1])

7 Cassirer, Symbolische Formen 1, 55–121. – Zur »modernen Sprachwissenschaft«: 112–121.

8 Ebd., 130.

9 Diesen Funktionen der Sprache widmet Cassirer jeweils ein Kapitel (ebd., 122–145, 146–243, 244–273 u. 274–293).

10 Ebd., 126f.

11 Ebd., 128f.

12 Ebd., 130f.

(bzw. ihr Ausdruck) Cassirers Darstellung zufolge durch ihre Beziehung auf eine gedankliche, nämlich räumliche, zeitliche oder zahlenmäßige Ordnung und auf diese Weise trete sie in das »Gebiet des Intellektuellen« ein, ohne jedoch vom »Gebiet des Sinnlichen« abgetrennt zu werden.[13] Die grundlegendste dieser Gliederungsweisen sei die »r ä u m l i c h e Anschauung«[14]:

> »So bildet [...] für die Sprache die genaue Unterscheidung der räumlichen S t e l l e n und der räumlichen E n t f e r n u n g e n den ersten Ansatzpunkt, von dem aus sie zum Aufbau der objektiven Wirklichkeit, zur Bestimmung der Gegenstände fortschreitet. Auf der Differenzierung der Orte gründet sich die Differenzierung der Inhalte – des Ich, Du und Er auf der einen, wie der physischen Objektkreise auf der anderen Seite.«[15]

Die bereits in den hinweisenden Gebärden vorhandene Unterscheidung zwischen Selbst und Objekt, sowie dessen bestimmte Verortung, werde also in der gesprochenen Sprache zu einem umfassenden Prinzip, das die viel differenzierteren Anschauungen ermögliche, die sich z.B. auch auf abwesende Gegenstände beziehen könnten.[16] Eine demgegenüber noch »wesentlich [...] komplexere Aufgabe«, die sich nicht aus der »Raumvorstellung« ableiten lasse, liege allerdings in der Bildung der »Zeitvorstellung«,[17] weil deren Verbindung zu den sinnlichen Wahrnehmungen weitaus stärker vermittelt sei. »Gerade dies kennzeichnet ja [...] Z e i tmomente, daß sie niemals [...] dem Bewußtsein zugleich [...] gegeben sind.«[18] In der historischen Entwicklung der Sprache sei aber auch die Zeitvorstellung als daher anschauliche zunächst noch mit »Dingcharakteren und Eigenschaftscharakteren« verknüpft,[19] wie sich in der häufigen Übereinstimmung der Ausdrücke für räumliche und zeitliche Verhältnisse (die sich teilweise bis zur höchsten Entwicklungsstufe erhalte) zeige. Erst das »entwickelte Zeitbewußtsein«, das eben die Entwicklung des ihm gemäßen sprachlichen Ausdrucks voraussetze, begreife die Zeit »als eine Einheit der Beziehung und als eine Einheit der Wirkung.«[20] Auf diesem Stand der Vorstellung von Zeit entstehe eine Verbindung zur am stärksten vom Sinnlichen abstrahierenden Anschauung, der Ordnung der Wirklichkeit durch Zahlen:

> »Am weitesten entfernt von der primären Stufe der Zeitanschauung sind schließlich diejenigen sprachlichen Ausdrücke, die zu ihrer Bildung bereits eine Form der Zeit-m e s s u n g voraussetzen, die also die Zeit als einen scharf bestimmten G r ö ß e n - w e r t fassen. Hier stehen wir freilich, streng genommen, bereits vor einer Aufgabe, die über den Kreis der Sprache hinausweist und die erst in den aus bewußter Reflexion entstandenen ›künstlichen‹ Zeichensystemen, wie sie die Wissenschaft ausbildet, ihre Lösung finden kann. Doch enthält die Sprache auch für diese neue Leistung eine entscheidende Vorbereitung: denn die Entwicklung des Systems der Zahlzeichen, das

13 Ebd., 146.
14 Ebd., 147, Herv. i.O.
15 Ebd., 152, Herv. i.O.
16 Ebd., 147–152.
17 Ebd., 166.
18 Ebd., 167, Herv. i.O.
19 Ebd., 171.
20 Ebd., 175.

den Grund für alle exakte mathematische und astronomische Messung bildet, ist an die vorangehende Ausbildung der Zahl w o r t e gebunden.«[21]

Zwar würden Zahlen in der Mathematik meistens als »stofflos und rein gedanklich« existierend aufgefasst, wodurch sie auch zutreffend der »Welt der intellektuellen P r i n - z i p i e n« zugeordnet würden.[22] Da sie in ihrer Entwicklung aber die vorhergehende Entstehung ihres sprachlichen Ausdrucks erforderten, stünden durch diesen auch sie in historischer Beziehung zum sinnlich Wahrnehmbaren, nämlich »der Materie des Zählbaren«.[23]

Alle diese Anschauungsweisen und die ihnen entsprechenden grammatischen Formen enthielten auch Ansätze zur Entwicklung des Ichbegriffs.[24] Die bereits erwähnte Verknüpfung der Raumvorstellung mit den Vorstellungen von Subjekt und Objekt zeige sich etwa in den Übereinstimmungen, die in verschiedenen Sprachen zwischen dem Hier und dem Ich, dem Gegenüber und dem Du, dem Dort (oder dem Abwesenden) und dem Er auffindbar seien.[25] So wie die Entstehung des Zeitbewusstseins an den sprachlichen Ausdruck von Handlungen (insbesondere durch Verben) geknüpft sei,[26] setze der entwickelte Zeit*begriff* die Vorstellung der »einheitliche[n] Energie des handelnden Subjekts« voraus.[27] Schließlich »[bildet der] eigene Leib [...] überall das Grundmodell der ersten primitiven Zählungen« (wie etwa an den Fingern) einerseits[28] und habe sich andererseits »[an der] Trennung des ›Ich‹ und ›Du‹ [...] das Bewußtsein der Zahl zuerst entfaltet«.[29]

Nachdem Cassirer also für den ›anschaulichen Ausdruck‹ bereits deutlich gemacht hat, dass mit diesem auch begriffliches Denken gegeben sei, grenzt er sich in der anschließenden Betrachtung der Begriffsbildung als solcher zunächst von der »traditionelle[n] logische[n] Lehre« ab. Während diese »den Begriff ›durch Abstraktion‹ entstehen‹« lasse,[30] betont Cassirer, es sei nicht »die p r i m ä r e Aufgabe der Begriffsbildung [...] die Vorstellung zu immer größerer A l l g e m e i n h e i t, sondern sie zu wachsender B e s t i m m t h e i t zu erheben.«[31] Der Begriff müsse also zuerst zwischen den Dingen unterscheiden, bevor er sie in Kategorien zusammenfassen könne. Die begriffliche Unterscheidung sei – hinsichtlich ihrer Realisierung durch die Sprache – wiederum dadurch gekennzeichnet, dass sie einen »t e l e o l o g i s c h e n Sinn« besitze. Für den Bewusstseinsprozess, in dem natürliche Gegenstände sowie Vorstellungen eine Bezeichnung erhielten, sei es entscheidend, dass er in aktiver Weise geschehe, wobei die bezeichneten Objekte nicht bloß an sich, sondern für das Bewusstsein bedeutend,

---

21 Ebd., 179f., Herv. i.O.
22 Ebd., 180, Herv. i.O.
23 Ebd., 182.
24 Ebd., 208.
25 Ebd., 165f.
26 Ebd., 171.
27 Ebd., 175.
28 Ebd., 183.
29 Ebd., 199.
30 Ebd., 245.
31 Ebd., 247, Herv. i.O.

also von Interesse sein müssten.[32] Die »Richtung der Sprachentwicklung überhaupt« sei allerdings durch den »ständigen Fortgang vom ›Konkreten‹ zum ›Abstrakten‹ [...] bestimmt« – der sich nicht mit der chronologischen Entwicklung decke[33] –, wobei sich der Begriff, beginnend mit der »Klassenbildung«,[34] immer weiter vom Anschaulichen entferne. Durch die vollständige Lösung sprachlicher Mittel von der Funktion als »sinnlich-gegenständlicher Ausdruck« entstünde schließlich »die sprachliche Bezeichnung der reinen Relationsbegriffe«, die eben keine konkreten, greifbaren Gegenstände, sondern die Verhältnisse zwischen Gegenständen benenne.[35]

In Cassirers Analyse der Begriffsbildung findet sich bereits eine Unterscheidung, die er später in enge Beziehung zu Gelbs und Goldsteins Konzept von konkretem vs. kategorialem Verhalten gesetzt hat. In seinem oben bereits zitierten Brief weist er Goldstein auf eine Textstelle hin, an der seine eigenen sprachhistorischen Beobachtungen ihn zu Schlussfolgerungen geführt hätten, die er nun als Parallele zu jenem im Aufsatz zur *Farbennamenamnesie* entwickelten Konzept sehe. Die präzise Charakterisierung der »sprachlichen Begriffsbildung« erfordere es, im Detail zu untersuchen, auf welche Weise »die Sprache allmählich von einer rein ›qualifizierenden‹ Auffassung zur ›generalisierenden‹, [...] vom Sinnlich-Konkreten zum Generisch-Allgemeinen fortschreitet.« Dies lasse sich an einem Gegensatz zwischen den »entwickelten Kultursprachen« und »den Sprachen der Naturvölker« nachvollziehen. Diese besäßen eine weitaus höhere »Ausdrucksfülle«, weil alle Bezeichnungen eines Gegenstandes oder eines Geschehens deutlich mehr der jeweiligen Besonderheiten einbezögen, also weniger von diesen abstrahierten.[36] An Goldstein gerichtet spricht Cassirer davon, dass »in ›primitiven‹ Sprachen ganz bestimmte Erscheinungen« zu finden seien, »die zu jenem Verhalten Eures Patienten, das Ihr als ein ›primitiveres‹ charakterisiert, ein genaues Analogon bilden.« Während dieser Patient zwar eine große Ähnlichkeit oder Gleichheit zweier farbiger Wollproben erkennen, eine größere Anzahl solcher Proben aber nicht nach einem Grundton sortieren konnte, weil ihm der Interpretation Goldsteins und Gelbs zufolge die entsprechende Kategorie (und damit etwa die Unterscheidung zwischen der Ähnlichkeit des Farbtons und der der Helligkeit) fehlte, stellt Cassirer für die von ihm untersuchten sprachlichen Ausdrucksmittel fest, dass diese »mehr am sinnlichen Eindruck als solchen [haften]« bzw. »in reinen ›Konvergenzerlebnissen‹ [wurzeln]«.[37]

Die übergeordnete Fragestellung, deren Beantwortung die Auseinandersetzung mit der Sprache dient, folgt für Cassirer aus dem Scheitern der »Abbildtheorie der Erkenntnis«, also einer Theorie, die auf der Annahme einer »Ähnlichkeit« zwischen dem Erkenntnisgegenstand und dessen Repräsentation beruhe. Demgegenüber zwinge die philosophische wie auch die naturwissenschaftliche Reflexion zur Einsicht, dass »die

32 Ebd., 255, Herv. i.O.

33 Ebd., 265.

34 Ebd., 264.

35 Ebd., 279.

36 Ebd., 257.

37 Cassirer, Briefwechsel, 70.

Definition, die Bestimmung des Erkenntnisgegenstandes immer nur durch das Medium einer eigentümlichen logischen Begriffsstruktur erfolgen kann«,[38] weshalb er die begrifflichen Erkenntnismittel »als selbstgeschaffene intellektuelle S y m b o l e« statt »als passive A b b i l d e r« bezeichnet.[39] Daraus, dass die Medien der Erkenntnis aber aktiv hergestellte seien, folge, dass diese sich in ihrer Funktionsweise durchaus unterscheiden könnten, und hieraus schließlich, »daß einer Verschiedenheit dieser Medien auch eine verschiedene Fügung des Objekts, ein verschiedener Sinn ›gegenständlicher‹ Zusammenhänge entsprechen muß.« Wegen dieser Bedeutung der Vermittlung zwischen äußerer Wirklichkeit und Erkenntnis im Allgemeinen ließen sich die Erkenntnisse der verschiedenen wissenschaftlichen Disziplinen, die mit verschiedenen Methoden arbeiteten, nicht mehr umstandslos als Teilbereiche der Erkenntnis einer zusammenhängenden Wirklichkeit verstehen.[40]

> »Von hier aus ergibt sich die neue Aufgabe, die der philosophischen Kritik der Erkenntnis gestellt ist. Sie muß den Weg, den die besonderen Wissenschaften im Einzelnen beschreiten, im Ganzen verfolgen und im Ganzen überblicken. Sie muß die Frage stellen, ob die intellektuellen Symbole, unter denen die besonderen Disziplinen die Wirklichkeit betrachten und beschreiben, als ein einfaches Nebeneinander zu denken sind, oder ob sie sich als verschiedene Äußerungen ein und derselben geistigen Grundfunktion verstehen lassen. Und wenn diese letztere Voraussetzung sich bewähren sollte, so entsteht weiter die Aufgabe, die allgemeinen Bedingungen dieser Funktion aufzustellen und das Prinzip, von dem sie beherrscht wird, klarzulegen.«[41]

Diese Fragestellung sei von der metaphysischen nach der »Einheit der Substanz« zu unterscheiden, denn sie beziehe sich auf die wissenschaftliche Tätigkeit selbst. Cassirer sucht daher »nach einer Regel«, an der sich alle Wissenschaften orientierten, so dass diese sich als Ausdruck eines »einheitlichen Tun[s]« begreifen ließen.

Neben der Wissenschaft, die Cassirer aufgrund früherer Untersuchungen als durch ein solches einheitliches Prinzip zusammengehalten sieht, nämlich durch das Ziel, »die Vielheit der Erscheinungen der Einheit des ›Satzes vom Grunde‹ zu unterwerfen«, fänden sich jedoch »im Ganzen des geistigen Lebens andere Gestaltungsweisen.« Gemeinsam sei diesen, dass sie »Weisen der ›Objektivierung‹« oder »Mittel, ein Individuelles zu einem Allgemeingültigen zu erheben« seien.[42] Diese Gesamtzusammenhänge, in denen die Symbole jeweils eine spezifische Funktion besäßen, bezeichnet Cassirer als symbolische Formen. Dazu zählt er wie die Wissenschaft u.a. »die Sprache, den Mythos, die Kunst«.[43] Wie bereits an der Einreihung der Sprache unter diese Formen deutlich wird, sagt er mit dieser Gegenüberstellung nicht, dass die Formen notwendigerweise unabhängig voneinander funktionierten. Gerade für den Mythos betont er vielmehr, dass dieser »untrennbar von Sprache, Dichtung, Kunst und von frühem historischen Denken«

38 Cassirer, Symbolische Formen 1, 6.

39 Ebd., 5, Herv. i.O.

40 Ebd., 6f.

41 Ebd., 7f.

42 Ebd., 8.

43 Cassirer, Symbolische Formen 3, 3.

sei.[44] Auch sei die frühe historische Entwicklung der Sprache eng mit dem Mythos verknüpft, mit dem sie anfangs die Eigenschaft teile, die Worte und die bezeichneten Gegenständen als »untrennbar mit einander verschmolzen« zu behandeln.[45] Im Bereich der Wissenschaften wiederum zeige allerdings umgekehrt die Entwicklung der modernen Physik, dass diese ihre Erkenntnisse nicht mehr sprachlich, sondern nur mithilfe der besonderen mathematischen Symbolik ausdrücken könne.[46]

Nachdem Cassirer die Sprache im ersten und den Mythos im zweiten Band der *Philosophie des symbolischen Formen* analysiert hat, widmet er sich im dritten, der das Kapitel zur *Pathologie des Symbolbewußtseins* enthält, der Wissenschaft, vor allem der Mathematik und Physik.[47] Er bemerkt dazu einleitend, dass er damit erneut denjenigen Gegenstand behandle, den er bereits 1910 in seiner Monographie über *Substanzbegriff und Funktionsbegriff* untersucht habe, den er nun allerdings aus einem anderen Blickwinkel betrachte.[48] In Erwägung der in den ersten beiden Bänden getroffenen Feststellung, dass schon die »Region [...] der ›gemeinen‹ Erfahrung [...] mit theoretischen Deutungen und Bedeutungen durchdrungen« sei, müsse die Untersuchung des »Oberbau[s] der theoretischen Wissenschaft« auch »den Unterbau, [...] die Welt der ›sinnlichen‹ Wahrnehmung« einbeziehen und dessen Funktionsweise begreifen.[49] In den Bereich dieses ›Unterbaus‹ gehört also Cassirers Würdigung der neurologischen Erkenntnisse über die Störungen der Wahrnehmung und des Denkens. Zuerst widmet er sich allerdings der Analyse der normalen Wahrnehmung und dabei zuerst der »Ausdrucksfunktion«, die für ihn »den Charakter eines echten ›Urphänomens‹« hat, die also keiner weiterführenden Erklärung zugänglich sei.[50] Die fundamentalste Weise des Wahrnehmens sei eine »Wirklichkeitse r f a h r u n g« – im Gegensatz zu »E r k l ä r u n g und D e u t u n g«, in der »das ›Sein‹ [...] nicht sowohl ein Sein von Dingen als bloßen Objekten ist, sondern [...] uns in der Art des Daseins lebendiger Subjekte entgegentritt.«[51] Cassirer begründet diese Auffassung einerseits mit gestaltpsychologischen Erkenntnissen, andererseits mit seinen eigenen Feststellungen zum mythischen Bewusstsein. Für das psychologische Argument verweist er auf Studien Kurt Koffkas, nach denen sich am Verhalten von Säuglingen zeigen lasse, dass diese nicht zuerst eine ungeordnete Ansammlung einfacher Reize wahrnähmen, sondern die Stimmen und Gesichter von Menschen und deren

---

44 Ernst Cassirer: *Vom Mythus des Staates*, Zürich 1949 [1946], 33.

45 Cassirer, Symbolische Formen 1, 21.

46 Ebd., 18,

47 Im Untertitel dieses Bands wird der Gegenstand als *Phänomenologie der Erkenntnis* bezeichnet. Wie Cassirer in der Vorrede erläutert, hatte er zwanzig Jahre früher ›Wissenschaft‹ und ›Erkenntnis‹ als weitgehend gleichbedeutend behandelt. Mit den ersten zwei Bänden der *Philosophie der symbolischen Formen* habe er demgegenüber gezeigt, dass für die Wissenschaft charakteristische »theoretische Formmomente und Formmotive« auch im alltäglichen Denken vorhanden seien und selbst das mythische »eine Strukturform« besitze (Symbolische Formen 3, V). Die im dritten Band untersuchte besondere symbolische Form ist allerdings die Wissenschaft, die nun auch in Beziehung zu jenen anderen gesetzt wird.

48 Cassirer, Symbolische Formen 3, Vf.

49 Ebd., 14.

50 Ebd., 108.

51 Ebd., 73, Herv. i.O.

Ausdrücke,[52] und Wolfgang Köhlers, der an der Verständigung zwischen Schimpansen die Bedeutung des Ausdrucks gezeigt habe.[53] Die »Erlebniswelt des Mythos« wiederum sei insgesamt als »Mannigfaltigkeit und Fülle ursprünglich ›physiognomischer‹ Charaktere« zu verstehen, die alle einen Ausdruck besäßen.[54] Zentral für die Bedeutung, die Cassirer der Ausdrucksfunktion zuschreibt, ist allerdings, dass diese auch durch »das t h e o r e t i s c h e Weltbild [...] keineswegs völlig zum Verschwinden gebracht« werde.[55]

Der zweite von Cassirer ausführlich behandelte Aspekt der Wahrnehmung, unter den dann auch die *Pathologie des Symbolbewußtseins* fällt, ist das *Problem der Repräsentation*, das erneut die Verknüpfung von Sprache und Anschauung betrifft, nun aber die Letztere in den Mittelpunkt stellt.[56] Cassirer entfaltet hier also den bereits im ersten Band ausgesprochenen Gedanken, dass die Entwicklung sinnlicher Wahrnehmungen zu ›Anschauungen‹ durch die ›Darstellungsfunktion‹ bestimmt sei:

> »Die Macht der sprachlichen Form [...] ist nicht minder als am Aufbau des Reichs der Begriffe am Aufbau der Wahrnehmung und an dem der Anschauung beteiligt. [...] Schon die Welt der Anschauung ist wesentlich dadurch bestimmt, daß ihre einzelnen Elemente keinen bloß ›präsentativen‹, sondern einen repräsentativen Charakter besitzen – daß sie nicht einfach ›dastehen‹, sondern daß sie f ü r e i n a n d e r s t e h e n, daß sie wechselseitig aufeinander h i n w e i s e n und sich im bestimmten Sinne vertreten können.«[57]

Die Repräsentation betrachtet er dabei, so wie die Ausdrucksfunktion, als nicht weiter kausal erklärbar, sie lasse sich nicht »in ein Gewebe von Analogieschlüssen auflösen«, sondern müsse in ihrer »ursprünglichen Bestimmtheit« akzeptiert werden.[58] Er erläutert die Darstellungsfunktion zunächst für das Verhältnis von »›Dingen‹ und ›Eigenschaften‹« anhand verschiedener »sinnlich-anschaulicher Phänomene«.[59] So seien z.B. Farben in der Wahrnehmung vor allem als Eigenschaften von Dingen und insofern als deren Repräsentationen zu verstehen, die die Wahrnehmung der Dinge ermöglichten.[60] Ähnliches gelte für alle Sinneswahrnehmungen, allerdings in einer »Art von Stufenbau«, vom Geruchssinn, der besonders eng mit der Wahrnehmung des Ausdrucks verbunden sei, über den Tastsinn, bis zu Hören und Sehen, deren «,objektive‹ Inhalt[e]« am geeignetsten dazu seien, in einer strengen Ordnung dargestellt zu werden.[61] Wie die Anschauungen der Dinge durch deren Repräsentation in ihren Eigenschaften entstünden, wird nach Cassirer auch die Vorstellung vom Raum dadurch möglich, dass sinnlich

52 Ebd., 75f.

53 Ebd., 76f.

54 Ebd., 80.

55 Ebd., 73, Herv. i.O.

56 Ebd., 135.

57 Ebd., 138, Herv. i.O.

58 Ebd., 143.

59 Ebd., 144.

60 Ebd., 147.

61 Ebd., 149–151.

wahrgenommenes als Repräsentation, in diesem Fall für die räumliche Form und den Ort der Gegenstände, aufgefasst werde.[62] Dass die Erscheinungen aber als Repräsentationen fungierten, führe auch zur »Wendung vom Ausdrucksraum zum Darstellungsraum.« Während der »Ausdrucksraum«, oder auch »Aktionsraum« für das mythische Denken kennzeichnend sei, werde der »Darstellungsraum« durch seine sprachliche Repräsentation geschaffen, die ihm den im ersten Band dargelegten Charakter einer objektiven »räumlichen O r d n u n g« verleihe.[63] Die Zeitanschauung, der Cassirer ein weiteres Kapitel widmet, sei schließlich »nur vom Ich her« zu begreifen.[64] Da es, um eine Vorstellung von der »h i s t o r i s c h e[n] Zeit« zu haben, erstens notwendig sei, sich sowohl der Vergangenheit, als auch der Gegenwart und der Zukunft bewusst zu sein, zweitens dieses Bewusstsein das Wissen um die verschiedenen Möglichkeiten, sich zu den zeitlichen Entwicklungen zu verhalten, beinhalte, entstehe die Zeitanschauung nur in Verbindung mit menschlichen Intentionen.[65] Sie setze daher ihre Repräsentation in dem »rein symbolischen Akt« der gedanklichen Vorwegnahme der Zukunft voraus.[66] Um die entscheidende Bedeutung der Repräsentation für sein Verständnis der Wahrnehmung hervorzuheben, gibt Cassirer deren demnach entscheidendem Merkmal die Bezeichnung der »symbolischen Prägnanz«.[67]

> »Unter ›symbolischer Prägnanz‹ soll also die Art verstanden werden, in der ein Wahrnehmungserlebnis, als ›sinnliches‹ Erlebnis, zugleich einen bestimmten nicht-anschaulichen ›Sinn‹ in sich faßt und ihn zur unmittelbaren konkreten Darstellung bringt.«[68]

Jede Wahrnehmung sei also von Anfang an Repräsentation und habe für das Bewusstsein eine Bedeutung. Diese Bedeutung besitze die Wahrnehmung nur durch ihre Stellung in einem geordneten Zusammenhang, wie der Ordnung von Ding und Eigenschaft, der Raum- oder Zeitordnung, und darin liege ihre »Prägnanz«.[69]

Im Anschluss an diese grundlegenden Bestimmungen der Wahrnehmung widmet Cassirer sich der *Pathologie des Symbolbewußtseins*. Im ersten Abschnitt des betreffenden Kapitels gibt er eine Zusammenfassung des *Symbolproblem[s] in der Geschichte der Aphasielehre* und erläutert zunächst, dass, nachdem sich die Philosophie seit langem mit der Bedeutung der Sprache für das Denken auseinandergesetzt habe,[70] »die Frage

---

62 Ebd., 181. – Im Kapitel zum Raum findet sich auch der erste Verweis auf Goldstein und Gelb (ebd., 179, Anm. 1). Der zweite gehört zu einer illustrierenden Erläuterung der Repräsentation des Räumlichen. U.a. geht es darum, dass »eine quadratische Figur auf einer zum Auge schräg stehenden Fläche« normalerweise nicht verzerrt, sondern als Quadrat wahrgenommen werde, nicht jedoch »in bestimmten p a t h o l o g i s c h e n Fällen« (ebd., 181, Anm. 2, Herv. i.O.).

63 Ebd., 177, Herv. i.O.

64 Ebd., 198.

65 Ebd., 210, Herv. i.O.

66 Ebd., 211.

67 Ebd., 234, im Original gesperrt. – Paetzold zählt die symbolische Prägnanz neben der symbolischen Form zu den »Grundbegriffen« der »Kulturphilosophie Cassirers« (Ernst Cassirer, 39).

68 Cassirer, Symbolische Formen 3, 234.

69 Ebd., 234–236.

70 Ebd., 237f.

nach der Bedeutung der Sprache für den Aufbau der Wahrnehmungswelt«[71] erst von Wilhelm von Humboldt konsequent problematisiert worden sei. Mit Humboldt stimmt Cassirer darin überein, dass der »Mensch [...] die Welt nicht nur durch das Medium der Sprache [denkt und begreift]; sondern schon die Art, wie er sie anschaulich sieht und wie er in dieser Anschauung lebt, [...] durch ebendies Medium bedingt [ist].«[72] Auf die Entwicklung der Psychologie habe sich dieser Gedanke aber nur sehr langsam ausgewirkt. In Wundts *Völkerpsychologie* etwa sei die psychische Bedeutung der Sprache zwar ausführlich bearbeitet worden, ohne jedoch zu einer Modifikation der bereits vorausgesetzten psychologischen Grundbegriffe geführt zu haben.[73] Anders als die Psychologie sei allerdings die Neurologie, genauer die »Sprachpathologie«, durch ihren Forschungsgegenstand auf den Zusammenhang zwischen Sprache und Wahrnehmung gestoßen worden:

> »Das rein klinische Bild der einzelnen Sprachstörungen selbst konnte nicht in wirklicher Schärfe gezeichnet werden, solange man dabei stehenblieb, in ihnen nichts anderes als bloße ›Intelligenzstörungen‹ zu sehen. Nicht die ›Intelligenz‹ allein, sondern das Gesamtverhalten und die gesamte seelische ›Verfassung‹ der Kranken erwies sich durch die Veränderung ihres Sprachbewußtseins und ihrer sprachlichen Leistungsfähigkeit als modifiziert und als beeinträchtigt. Es scheint, daß der eigentliche innere Konnex zwischen der Sprachwelt einerseits, der Wahrnehmungs- und Anschauungswelt andererseits, sich erst dann in voller Deutlichkeit erfassen läßt, wenn das Band, das beide miteinander verknüpft, sich auf Grund besonderer Bedingungen zu lockern beginnt.«[74]

In diesen in den Gegenstand des Kapitels einführenden Sätzen sind bereits deutlich die von Goldstein und Gelb in ihren *Psychologischen Analysen* beschriebenen Beobachtungen wiederzuerkennen. Cassirer verweist allerdings zuerst auf Henry Head, der »den Symbolbegriff [...] in den Mittelpunkt der Untersuchung« der Aphasie gestellt habe,[75] und auf John Hughlings Jackson, durch den zuvor bereits der Zusammenhang von Sprache und Wahrnehmung »im Prinzip anerkannt« worden sei. Als zeitgenössische »ausgezeichnete Kenner des Gebiets« stellt er dann Goldstein und Gelb vor und schreibt ihnen die Feststellung der umfassenden Wirkung, die aphasische Erkrankungen auf das »Gesamtverhalten«, auf die »Wahrnehmungswelt« und die aktive »Stellung zur Wirklichkeit«, der Betroffenen habe, zu.[76] An dieser Stelle merkt er an, dass ihm durch deren Schriften, die er nach Abfassung von Band 2 der *Philosophie der symbolischen Formen* studiert habe, die Bedeutung der Ergebnisse der Aphasieforschung für seine eigenen Untersuchungen bekannt geworden sei. Er habe überdies den »Mut«, diesen Zusammenhang eingehender zu bearbeiten, der Unterstützung durch Gelb und Goldstein zu verdanken, unter anderem habe dieser ihm sogar »eine große Zahl der Krankheitsfälle

71 Ebd., 238, Herv. i.O.
72 Ebd., 239, Herv. i.O.
73 Ebd., 240.
74 Ebd., 241.
75 Ebd., 242, Herv. i.O.
76 Ebd., 243.

[...] demonstriert«.[77] Schon aus Heads Verbindung der aphasischen Phänomene und einem Symbolbegriff ergebe sich allerdings die »Notwendigkeit«, die philosophische Relevanz jener Forschung zu würdigen. Es sei nämlich »stets ein methodologisch und systematisch bedeutsames Phänomen, wenn im Gebiet der Wissenschaft das Heraklitische Wort, daß der Weg nach oben und der Weg nach unten derselbe ist, sich in seiner Wahrheit erweist.«[78] Cassirers Philosophie, die von der Untersuchung der abstrakten Prinzipien der Wissenschaft ausgegangen ist, treffe sich in ihren Schlussfolgerungen also mit der bei den individuellen Krankheitssymptomen ansetzenden Medizin.

Die eigentliche Chronologie der Entwicklung des *Symbolproblem[s]* im Rahmen der *Aphasielehre* lässt er dann mit dem relativ unbekannten Karl Maria Finkelnburg (1832–1896) beginnen, der 1870 mit dem Ausdruck »Asymbolie« die den Aphasien zugrundeliegende Einschränkung bezeichnet hat, und verweist darauf, dass diesen Terminus auch Meynert und Wernicke verwendet hätten.[79] Jackson habe zur gleichen Zeit eine Auffassung von den Sprachstörungen entwickelt, die »den spezifischen S i n n, in dem die Worte verwendet werden, [...] die F u n k t i o n, die sie im Ganzen der Rede erfüllen« in den Mittelpunkt stelle. Ob die betreffenden Patienten bestimmte Worte auszusprechen in der Lage seien, hänge nämlich häufig von ihrer Bedeutung in dem Zusammenhang, in dem sie geäußert werden (sollen), ab. Jackson habe hier »die rein e m o t i o n a l e n sprachlichen Äußerungen« von den »›aussagenden‹, [...] d a r s t e l l e n d e n« unterschieden.[80] Dieses Konzept sei durch Head weiterentwickelt worden, der zunächst die Aussagefunktion als eine »Funktion des Symbolischen« aufgefasst und deren Bedeutung dann auf »die gesamte Sphäre des Tuns« ausgedehnt habe. Im Gegensatz zu einigen »gleichsam ›mechanisch‹« ablaufenden sei Head zufolge der Großteil der menschlichen Handlungen durch ein »›symbolisches‹ Element« gekennzeichnet, das ihr »Ziel [...] gedanklich antizipiert«, aber nicht notwendigerweise eine sprachliche Form besitze.[81] Von dieser »auf das allgemeine Symbolproblem hinführende[n] Richtung« sei die Erforschung der Aphasie jedoch wiederholt durch die lange vorherrschende »sensualistische Elementenpsychologie« abgebracht worden. Hier formuliert Cassirer eine knappe, aber deutliche Kritik der lokalisatorischen Aphasieforschung, die er allerdings vor allem von der psychologischen Seite aus betrachtet. Während die »Beobachtung« – gemeint ist die der aphasischen Symptome, nicht die von Hirnläsionen – auf das »Problem des ›Symbolischen‹« hingedeutet habe, habe die » Th e o r i e« davon abgelenkt. Wegen ihrer theoretischen Befangenheit hätten Forscher versucht, »einen komplexen geistigen Akt [...] in seine einfachen Bestandteile aufzulösen«, nämlich »in ein Aggregat sinnlicher ›B i l d e r‹«.[82] Vor diesem Hintergrund sei etwa Wernickes Konzept der Aphasie zu sehen, in dem dieser jeweils »ein eigenes Zentrum für die ›Klangbilder‹« und eines »für die ›Bewegungsbilder‹«

77 Ebd., 243, Anm. 2.

78 Ebd., 242f.

79 Ebd., 244f. – Zu Finkelnburg siehe Finger, Origins, 380f.

80 Ebd., 245f., Herv. i.O.

81 Ebd., 247f.

82 Ebd., 249, Herv. i.O.

sowie »noch ein eigenes ›Begriffszentrum‹« voneinander unterschied.[83] Als bedeutende Kritiker dieser Forschungsrichtung nennt Cassirer wieder Head und Goldstein sowie außerdem Marie.[84] Gegen die Vorstellung von »Wort-und Klangbilder[n]« führt er dabei seine eigene Beobachtung an einem Patienten Goldsteins an, der nicht in der Lage gewesen sei, eine ihm gezeigte Uhr als solche zu bezeichnen, aber die Uhrzeit mit den Worten »ein U h r« angegeben habe.[85]

In den auf diese historische Einführung folgenden Abschnitten erläutert Cassirer detailliert, auf welche Weise neurologische bzw. methodisch gesehen, da es um die Symptome geht, psychologische Beobachtungen seine philosophische Auffassung des Symbolischen stützen würden. Dazu stellt er zunächst fest, dass die Sprachstörungen nicht grundsätzlich von Agnosien und Apraxien zu trennen seien, weshalb er diese Erkrankungen ebenfalls in seine Untersuchung einbeziehen müsse.[86] Überdies wiederholt er zu seiner allgemeinen, in den vorhergehenden Teilen des Bandes ausführlich begründeten Bestimmung der Wahrnehmung, dass diese nicht erst durch die Sprache, sondern als »besondere Wahrnehmung« immer »g e r i c h t e t e Wahrnehmung« sei.[87] Die darin liegende Bedeutung des Symbolischen für die Wahrnehmung hat er im Band über die Sprache bereits von der anderen Seite aus in den Blick genommen. Dementsprechend ist die dort dargelegte Auffassung der grundlegenden Funktion der Begriffsbildung deutlich in den auf die Pathologie hinführenden Erläuterungen zur Wahrnehmung wiederzuerkennen. So wie Cassirer »die ursprüngliche und die entscheidende Leistung des Begriffs« darin erkannt hat, »in dem stetigen Fluß des Bewußtseins erst irgendwelche Einschnitte entstehen« zu lassen,[88] setze die Ordnung der Wahrnehmungen es ganz allgemein voraus, »die fließend immer gleiche Reihe der Erscheinungen in irgendeiner Weise zu unterbrechen und aus ihr gewisse ›ausgezeichnete Punkte‹ herauszustellen.«[89] Es sei daher eine Bedingung für die Entstehung jeder bestimmten Wahrnehmung, dass das Bewusstsein ihr eine Bedeutung zuschreibe. Vor diesem Hintergrund erklärt Cassirer etwas deutlicher, worin die Relevanz der Forschungen zu Aphasie, Agnosie und Apraxie für seine Philosophie bestehe:

> »Die Erfahrungen der Sprachpathologie können uns dazu dienen, dieses allgemeine Aufbaugesetz der Wahrnehmungswelt zu bestätigen und es von der negativen Seite her zu erproben. Denn die geistigen Grundpotenzen, auf denen die Struktur der Wahrnehmungswelt beruht, treten für uns deutlicher dort hervor, wo ihre Leistung in irgendeiner Weise verändert oder hintangehalten ist, als dort, wo sie sich unmittelbar ohne innere Hemmungen und Reibungen vollzieht.«[90]

83 Ebd., 249f. – Zu Wernicke siehe oben, Kap. 3.2.1 u. 3.2.3.

84 Ebd., 250–252.

85 Ebd., 251, Anm. 1, Herv. i.O.

86 Ebd., 255f.

87 Ebd., 257, Herv. i.O.

88 Cassirer, Symbolische Formen 1, 247.

89 Cassirer, Symbolische Formen 3, 256.

90 Ebd., 257.

Wie mit anderen Worten in seinem eingangs zitierten Brief an Goldstein formuliert, geht es Cassirer also darum, die von ihm zuvor bereits an der ungestörten Sprache analysierten Symbolfunktionen als real voneinander getrennte empirisch betrachten zu können. Im Gegensatz zu jenem Brief enthält seine neue Formulierung allerdings die Feststellung, dass es sich bei dieser empirischen Betrachtung um eine negative Bestätigung handelt, wobei es Cassirer offenbar um die Negation des *Zusammenhangs* der verschiedenen Symbolfunktionen geht. Wie im Folgenden noch näher auseinanderzusetzen ist, kann er diese »Grundpotenzen« allerdings auch nicht in jeweils gleicher Weise von den anderen getrennt untersuchen.[91]

Das erste von Cassirer eingehender betrachtete Beispiel einer Sprachstörung ist die von Gelb und Goldstein beobachtete *Farbennamenamnesie*, deren Analyse sie, wie oben ausgeführt, zur Bildung der Begriffe von konkretem und kategorialem Verhalten geführt hat.[92] Im Anschluss an die Zusammenfassung des Krankheitsbilds, bei dem die Unfähigkeit des Patienten »verschiedene Farben einander zuzuordnen, sie in irgendeiner Weise zu ›sortieren‹« herausstach, widmet sich Cassirer Goldsteins und Gelbs Antwort auf »die Frage, [...] durch welches spezifische Merkmal sich die A n s c h a u u n g s w e l t des Kranken« verändert hatte.[93] Zu dieser Antwort, die eben auf die Annahme hinausläuft, dass das kategoriale Verhalten gestört sei, gibt Cassirer mehrere längere Zitate und hebt in seiner Erläuterung besonders die Bedeutung der Wollproben als »R e p r ä s e n t a n t e n« einer Farbkategorie hervor.[94] Er spezifiziert sein Interesse dem Fall dahingehend, dass dieser eine Bestätigung seiner Auffassung von dem in der normalen Wahrnehmung stets vorhandenen »repräsentativen Gehalt« biete, der dem Wahrnehmen eine bestimmte Richtung gebe.[95] Diese schon im ersten Band ausgedrückte und im dritten für die Wahrnehmung entfaltete Ansicht, nach der also »[schon] die Welt der Anschauung [...] wesentlich dadurch bestimmt« sei, »daß ihre einzelnen Elemente keinen bloß ›präsentativen‹, sondern einen repräsentativen Charakter besitzen«,[96] der, auch wenn diesen Elementen kein sprachlicher Ausdruck verliehen werde, nur vor dem Hintergrund ihrer sprachlichen Gliederung möglich sei, werde dadurch umso gewisser, dass Wahrnehmungen ohne diese Eigenschaft sich als »pathologisches Phänomen« zeigten.[97] Überdies werde auch die Unterscheidung von sinnlichem, anschaulichem und begrifflichem Ausdruck insofern durch Fälle von Aphasie bestätigt, als hier häufig Ausdrücke, die enger mit einem sinnlich wahrnehmbaren Gegenstand verknüpft seien,

91 Wie der zweite Satz des Zitats nahelegt, wäre der erweiterte Infinitiv im ersten möglicherweise umgekehrt präziser formuliert. Dann ginge es darum, »dieses allgemeine Aufbaugesetz der Wahrnehmungswelt [von der negativen Seite her zu erproben] und es« dadurch »zu bestätigen«. Diese Erwägung ist bedeutsam, weil es für die vorliegende Arbeit um die Frage geht, welche Teile der goldsteinschen Forschung auf jeweils bestimmte Weise von Cassirer aufgenommen werden. Auf die in Kap. 4 getroffene Feststellung, dass Goldsteins Begriff von Freiheit durch seine Forschung nur negativ bestätigt wird, werde ich in diesem Abschnitt daher auch noch zurückkommen.

92 Siehe Kapitel 4.2.1.

93 Cassirer, Symbolische Formen 3, 259 u. 260, Herv. i.O.

94 Ebd., 261, Herv. i.O.

95 Ebd., 261.

96 Ebd., 138.

97 Ebd., 269.

erhalten blieben. Head habe etwa beobachtet, dass manche Patienten Farbproben mit Ausdrücken für konkrete Gegenstände – »›wie Gras‹, ›wie Blut‹ usf.« – kennzeichnen, aber nicht die entsprechende Farbkategorie nennen könnten.[98] In ähnlicher Weise wie Goldstein in späteren Schriften verbindet Cassirer das »konkretere […] Gesamtverhalten« solcher Patienten auch mit einem »Mangel an jeglicher Freiheit des Überblicks«. Wie er an verschiedenen Stellen des ersten Bands bereits von der Seite der Sprache her festgestellt hatte, »gewinnt die Wahrnehmung [eben diese Freiheit] erst, indem sie sich fortschreitend mit symbolischem Gehalt erfüllt«.[99]

Im Anschluss an die Erörterung der Aphasien geht Cassirer auf die *Pathologie der Dingwahrnehmung*, also auf die Agnosien ein, die wie jene »charakteristische Störung[en] im Bereich der B e d e u t u n g s e r l e b n i s s e« darstellten.[100] Am ausführlichsten behandelt er auch hier einen von Gelb und Goldstein untersuchten Fall, nämlich den 1918 in der ersten Folge der *Psychologischen Analysen* beschriebenen.[101] Hinsichtlich dieser Untersuchung des Kriegsversehrten, der durch die Verletzung des linken Okzipitallappens Goldstein und Gelb zufolge an einer »totalen Gestaltblindheit« litt,[102] betont Cassirer besonders die Bedeutung der »m e t h o d i s c h e[n] Wendung«, die durch die »phänomenologische Analyse« vollzogen worden sei. Erst aufgrund der Annahme, dass das »E r l e b n i s des Kranken« genau beschrieben werden müsse, bevor die Suche nach den physiologischen Ursachen der Agnosie beginnen könne, hätten Gelb und Goldstein einen Fortschritt im Verständnis dieser Erkrankung erzielt.[103] Cassirer fasst auch in diesem Fall die Untersuchungsergebnisse, einschließlich einiger Details, zusammen und verknüpft sie dann mit seinem Begriff der symbolischen bzw. an dieser Stelle wörtlich der »Bedeutungsprägnanz«. Dem Sehen des Patienten mangele es nämlich gerade an dieser Prägnanz:

> »In der normalen Wahrnehmung ist jeder besondere Aspekt immer auf einen übergreifenden Zusammenhang, auf eine geordnete und gegliederte Gesamtheit von Aspekten, bezogen und empfängt aus dieser Beziehung seine Deutung und Bedeutung. Die Fälle der optischen und der taktilen Agnosie aber zeigen uns eine Art von Auflösung eben dieser Kontinuität.«[104]

Die von Cassirer aufgrund seiner eigenen Untersuchungen über die Sprache und den Mythos, aufgrund seiner Auseinandersetzung mit einer Vielzahl philosophischer, psychologischer, linguistischer und anthropologischer Quellen formulierte Auffassung von der Funktion der »normalen Wahrnehmung« werde also durch deren Negation in den neurologischen Beobachtungen weiter bekräftigt. Die bei der Agnosie weiterhin

98 Ebd., 266.

99 Ebd., 262. – Er spricht außerdem von dem »neue[n] ›Freiheitsgrad‹, den die Wahrnehmung in ihrer rein repräsentativen Leistung gewinnt« (ebd., 263f.).

100 Ebd., 271.

101 Siehe Kap. 4.2.2.

102 Goldstein u. Gelb, Psychologische Analysen I, 129.

103 Cassirer, Symbolische Formen 3, 275, Herv. i.O.

104 Ebd., 277.

vorhandenen einzelnen Sinneseindrücke könnten nicht durch ihr bloß gleichzeitiges Vorhandensein, also als Summe, eine sinnvolle Wahrnehmung ergeben.

Neben der jeweiligen philosophischen Bedeutung, die Cassirer in den Phänomenen von Aphasie und Agnosie als solchen erkennt, sieht er bei beiden auch eine Verbindung zu seinen Konzepten von *Raum, Zeit und Zahl*. In dem betreffenden Abschnitt befasst er sich weniger ausführlich mit Forschungen Goldsteins und Gelbs, bezieht sich dafür häufiger auf Head und weitere Neurologen.[105] Anhand verschiedener Beispiele legt er dar, dass sowohl Aphasie als auch Agnosie häufig mit Störungen der räumlichen Orientierung einhergingen, wodurch seine Unterscheidung »zwischen dem bloßen Leistungsraum«, einem anderen Ausdruck für den ›Ausdrucks-‹ oder ›Aktionsraum‹, »und dem reinen Darstellungsraum« veranschaulicht werde.[106] Wie der Umgang der Patienten mit Gegenständen bzw. Worten zeige auch ihr Verhalten zum Raum sich dann tendenziell ungestört, wenn es einem praktischen Ziel diene, manche fänden etwa problemlos ihren Heimweg, während ihnen dessen Beschreibung, ob durch sprachliche oder andere Mittel, nicht gelinge.[107] Ein analoges Haften an »sinnlichen Kohärenzerlebnissen« sei auch bei Störungen der »Zeitanschauung« und der »Zahlvorstellung« im Zusammenhang mit Aphasie und Agnosie zu beobachten.[108] Der klinische Zusammenhang dieser verschiedenen Krankheitserscheinungen verdeutliche ihre gemeinsame Beziehung zu einer »seelisch-geistigen Gesamthaltung«.[109] Stets handele es sich darum, dass die »Einordnung ein und desselben Erfahrungselements in verschiedene, gleich mögliche, Relationszusammenhänge und die gleichmäßige Orientierung an und in ihnen« gestört sei.[110] Da einzelne Sinneseindrücke nicht als Repräsentationen aufgefasst würden, deren Stellen in einer Zahlenreihe oder in der abstrakten Vorstellung des Raums gedanklich verschoben werden könnten, scheiterten die Patienten etwa an einer einfachen Rechenaufgabe oder der Anfertigung einer Skizze der räumlichen Anordnung von Gegenständen in einem Zimmer. In diesem Abschnitt besteht die Bestätigung der philosophischen Konzepte Cassirers durch die Pathologie also darin, dass diese Konzepte sich zur Erklärung der empirischen Verbindung der Störung ganz verschiedener kognitiver Leistungen mit dem gleichzeitigen Funktionieren anderer – nicht notwendigerweise einfacherer – Leistungen eigneten.

Als einem weiteren Bereich der krankhaften Veränderung der Symbolfunktion widmet Cassirer sich schließlich noch den Apraxien, deren Auftreten ebenfalls deutlich mit dem von Aphasie und Agnosie korreliere. Zur Erläuterung des apraktischen Krankheitsbilds bezieht er sich zunächst auf Liepmann und dessen Unterscheidung von »ideatorischer« und »motorischer Apraxie« und behandelt anschließend vor allem die Erstere.[111]

105 Ebd., 281–303. – Neben Head, Goldstein und Gelb verweist er insbesondere auf Willem van Woerkom (Geburts- und Todesdatum unbekannt) und Wilhelm Benary (1888–1955).

106 Ebd., 282, Herv. i.O.

107 Ebd., 284.

108 Ebd., 293f.

109 Ebd., 298, Herv. i.O.

110 Ebd., 299, Herv. i.O.

111 Ebd., 306. – Die knappe Erklärung der ›motorischen Apraxie‹ (ebd., 306f.) stimmt im wesentlichen mit der 1908 von Goldstein gegebenen überein (siehe Kapitel 5.1).

Die ideatorische Apraxie sei dadurch gekennzeichnet, dass der »E n t w u r f der Handlung« misslinge, sie äußere sich insbesondere in der »Verwechslung oder [...] zeitliche[n] Vertauschung der einzelnen Komponenten eines komplizierten Handlungsgefüges«.[112] Wie die Störungen des Umgangs mit Zahlen und der Orientierung in Zeit und Raum, träten allerdings auch die apraktischen Symptome mitunter nicht in konkreten Alltagssituationen, sondern nur im Rahmen ›abstrakter‹ Prüfungen auf. Cassirer sieht die Erklärung für diese Beobachtung darin, dass einem in dieser Weise beeinträchtigten Patienten der »›S p i e l r a u m‹ seiner Bewegungen« verloren gegangen sei. Die entsprechenden Tests setzten nämlich voraus, »daß wir Gegenwärtiges mit Nicht-Gegenwärtigem, daß wir Wirkliches mit Möglichem vertauschen können.«[113] Auch hier gehe es also um die Fähigkeit, die Erscheinungen, in diesem Fall die Wahrnehmungen der eigenen Körperbewegungen, als Repräsentationen zu behandeln, die in einen bloß vorgestellten Zusammenhang gebracht werden können.

Dass Cassirer es bei seinen Ausführungen zu all diesen neurologischen Forschungsergebnissen in Kauf genommen hat, dass »in dem philosophischen Leser der Eindruck entstanden sein [wird], daß wir uns allzulange bei der Betrachtung der pathologischen Fälle verweilt haben«, begründet er mit der Komplexität dieses Forschungsfelds.[114] In seinem anschließenden Fazit des Kapitels fragt er dann, ob sich der Pathologie »ein Hinweis darauf entnehmen [läßt], was diese Leistungen für den Aufbau und für die Gesamtgestalt der Kultur bedeuten«. Bevor er diese Frage beantwortet, verweist er zunächst nochmals auf Goldstein und Gelb, die das »Verhalten der Kranken [...] als das ›primitivere‹ und ›lebensnähere‹ bezeichnet« hatten[115] und beurteilt diese Ausdrucksweise als treffend für die Unterscheidung »der o r g a n i s c h-v i t a l e n« von »den spezifisch g e i s t i g e n Funktionen«.[116] Mit Bezug auf diese Unterscheidung sowie auch mit deutlichem implizitem Bezug auf die Übereinstimmung zwischen den Begriffen von abstraktem Verhalten und Symbolbewusstsein formuliert er auch noch einmal einen der für die gesamte *Philosophie der symbolischen Formen* zentralen Gedanken:

> »Das Leben ist, lange ehe es in [ebenjene geistigen Gebilde, die sich unter dem Einheitsbegriff der ›symbolischen Formen‹ zusammenfassen lassen,] übergeht, in sich selbst zweckvoll gestaltet, ist auf bestimmte Ziele gerichtet. Aber das W i s s e n um diese Ziele schließt stets einen Bruch mit dieser Unmittelbarkeit des Lebens, mit dieser seiner ›Immanenz‹ in sich. Alle Erkenntnis der Welt und alles im engeren Sinne ›geistige‹ Wirken auf die Welt erfordert, daß das Ich die Welt von sich abrückt, daß es, im Betrachten wie im Tun, eine bestimmte ›Distanz‹ zu ihr gewinnt.«[117]

In dieser Bestimmung der Funktion der symbolischen Formen, einen distanzierten Blick und dadurch vom Verstand geleitetes Handeln zu ermöglichen, liegt der zentrale

112 Ebd., 305f.

113 Ebd., 315, Herv. i.O.

114 Ebd., 319.

115 Ebd., 320. – Er gibt hier keine Belegstelle an, im Aufsatz zur *Farbennamenamnesie* finden sich die Ausdrücke aber an mehreren Stellen (z.B. auf S. 158).

116 Ebd., 320, Herv. i.O.

117 Ebd., 321, Herv. i.O.

Punkt, an dem sich die Wege von Cassirers Philosophie und Goldsteins Neurologie treffen. Hinsichtlich der Relevanz dieses Zusammentreffens für die *Philosophie der symbolischen Formen* fügt Cassirer dann dem bereits mehrfach, auf verschiedene Weise ausgedrückten Argument, dass die Pathologie das philosophische Konzept bestätige, eine Variante hinzu, die die Veranschaulichung dieses Konzepts durch empirische Erkenntnisse betont. Die Beobachtung der neurologischen Erkrankungen gebe »uns [...] einen Maßstab in die Hand, mit dem wir die Breite des Abstandes messen können, der zwischen der organischen Welt und der Welt der menschlichen Kultur, zwischen dem Gebiet des L e b e n s und dem des ›o b j e k t i v e n G e i s t e s‹ besteht.«[118]

Das Kapitel über die *Pathologie des Symbolbewußtseins* lässt bei genauer Lektüre also durchaus erkennen, dass seine Funktion für die *Philosophie der symbolischen Formen* vor allem in der Bestätigung der im ersten und zweiten Band sowie in den ersten Kapiteln des dritten bereits entwickelten Konzepte besteht. Diese werden einerseits dadurch bekräftigt, dass mit ihrer Hilfe plausible Erklärungen der, nicht selten ›rätselhaft‹ scheinenden, Symptome möglich sind. Andererseits werden sie anschaulicher, wobei die illustrativen Beispiele, die der wissenschaftlichen Erkenntnisproduktion entstammen, besondere Glaubwürdigkeit beanspruchen können. Da Cassirer, wenn er die Krankheitserscheinungen mithilfe seiner Konzepte interpretiert, meist nicht auf deren Entwicklung anhand linguistischer und anthropologischer Beobachtungen verweist, könnte ohne diesen Hintergrund allerdings auch der Eindruck entstehen, dass die Neurologie der Philosophie mehr als eine Bestätigung unter den genannten Aspekten hinzufüge. Um zu präzisieren, worin diese Bestätigung liegt, ist die nähere Betrachtung einer Formulierung aus einem weiteren Brief Cassirers aufschlussreich. Am 24. März 1925 schrieb er an Goldstein:

> »Der Normale verhält sich [...] im hohen Grade ›symbolisch‹. Für ihn tritt das ›Dasein‹ der einzelnen sinnlichen Gegebenheiten ganz hinter dem, was sie ihm ›bedeuten‹ zurück. [...] er formt die gegebene ›Wirklichkeit‹ der Sinnesreize ins bloss ›Mögliche‹ um. Auf dieser Möglichkeit beruht nicht nur der grösste Teil seines Denkens [...], sondern auch – und das zeigen Eure Fälle so ganz besonders schön – auch der grösste Teil seines Wahrnehmens.«[119]

Das normale Verhalten hatte Cassirer in Band Eins bereits in dieser Weise charakterisiert, was in seinem Brief auch nicht unklar bleibt. Er beschreibt es vielmehr als »erstaunlich, wie genau dasjenige, was ihr am konkreten Einzelfall gefunden habt, sich in den Kreis von Gedanken und Problemen einfügt, zu denen ich auf ganz anderem Wege geführt worden bin.«[120] Bei seinem Verweis auf die von Goldstein und Gelb untersuchten Hirnverletzten – auf »Eure Fälle« – bleibt es allerdings implizit, dass diese Fälle nur dadurch »zeigen«, was normal ist, dass sie es nicht zeigen. Wie oben (Kap. 4.2.1) für den Begriff des abstrakten Verhaltens ausgeführt, konnte auch der des symbolischen Verhaltens nur aufgrund der Beobachtung des ›Normalen‹ entwickelt werden. Die Bekräf-

118 Ebd., 323, Herv. i.O.

119 Cassirer, Briefwechsel, 80.

120 Ebd., 79.

tigung der Konzepte Cassirers durch die Pathologie geschieht also nur vor dem Hintergrund des Normalen, wie das Konzept des abstrakten Verhaltens nur durch die Reflexion der Untersuchungsmethode und dadurch, dass den pathologischen Beobachtungen die Introspektion gegenübergestellt wird, möglich ist. Eine gewissermaßen positive Bestätigung lässt sich in den Krankheitserscheinungen lediglich für den Begriff der Ausdrucksfunktion als der Funktion einer eigenen, tieferen »Schicht«[121] der Wahrnehmung erkennen. Eine Störung, die nur das konkrete Verhalten beträfe, die also eine Beobachtung des von der sinnlichen Wahrnehmung abgeschnittenen Symbolbewusstseins ermöglichte, ist dagegen unbekannt und wäre Cassirers Theorie zufolge auch unmöglich.

Für die Frage, auf welche Weise Erkenntnisse über das Gehirn bestimmte Auffassungen vom menschlichen Subjekt geprägt haben, ist es außerdem bemerkenswert, dass in Cassirers Darstellung der *Pathologie des Symbolbewußtseins* das Gehirn praktisch keine Rolle spielt und sogar kaum erwähnt wird. Diese Auslassung ist einerseits leicht dadurch zu erklären, dass, wie für Goldsteins Neuropsychologie ausgeführt, Forschungen zur Lokalisation oder auch zur Architektonik wenig zum Verständnis der Symptome beitragen konnten. Andererseits vermittelt Cassirer sowohl durch die Auslassung insgesamt, als auch durch seine Kritik der Lokalisation ein leicht verzerrtes Bild der Neurologie. Wenn er etwa feststellt, dass Wernickes Aphasielehre durch den Einfluss der »sensualistische[n] Elementenpsychologie« zu der verfehlten Vorstellung von »Klangbilder[n]«, zu deren Verortung »in der ersten Schläfenwindung« und ähnlichen Annahmen gelangt sei, obwohl doch die »Beobachtung« das »Problem des ›Symbolischen‹« habe erkennen lassen,[122] wird dies den historischen Tatsachen nicht gerecht. Die von Cassirer an dieser Stelle völlig außer Acht gelassenen Hirnläsionen waren, auch in der lokalisationskritischen Hirnforschung, unumstritten ursächlich für die Aphasie und andere kognitive Störungen.[123] Die Lokalisation hatte also eine starke Motivation durch die Empirie – zwar nicht durch die genaue Beschreibung der Symptome, aber durch die Beschreibung der Hirnverletzungen.[124] Für die *Philosophie der symbolischen Formen* mag dies in der Tat nebensächlich, wenn nicht irrelevant, sein und das Kapitel über die *Pathologie des Symbolbewußtseins* soll freilich nicht als Einführung in die Neurowissenschaften dienen. Die (weitgehende) Abwesenheit des Gehirns in diesem Kapitel bekräftigt aber die bereits für Goldsteins Ganzheitslehre getroffene Feststellung: Die Möglichkeit, den Menschen als

121 Cassirer, Symbolische Formen 3, 73.

122 Ebd., 249.

123 Soweit ich es beurteilen kann, gilt dies für sämtliche von Cassirer behandelten Krankheiten. Seine Bemerkungen über Wernickes Aphasielehre vermitteln dagegen die Vorstellung, dass die verschiedenen Funktionen rein willkürlich im Gehirn verteilt worden seien.

124 Wenn der Mangel an einer genauen Kenntnis von Wirkungen, wie in Kap. 5.2 erörtert, die Argumentation für *weitreichende Tatsachenbehauptungen* über Kausalzusammenhänge schwächt, heißt dies nicht, dass dadurch in ähnlichem Ausmaß die Rechtfertigung der *Erforschung* bekannter Korrelationen geschwächt würde. Cassirers Urteil über »die Kluft, die zwischen ›Empirismus‹ und ›Empirie‹ besteht« (Symbolische Formen 3, 250), mag also berechtigt sein, ist aber missverständlich formuliert, weil der Empirismus nicht von der Empirie getrennt ist, sondern diese in ein spezifisches Verhältnis zur Theorie setzt.

autonomes Subjekt zu begreifen, wurde von Erkenntnissen über das Gehirn kaum bzw. nur auf dem Weg der Negation gefördert.

Die Relevanz neurologischen Wissens für die *Philosophie der symbolischen Formen* lässt sich also in drei Punkten kurz zusammenfassen. Erstens fügen die neurologischen Beobachtungen dieser Philosophie keine neuen Konzepte hinzu, sondern geben den bereits ausformulierten Konzepten *eine zusätzliche empirische Bestätigung*. Zweitens bekräftigen jene Beobachtungen diese Konzepte dadurch, dass sie reale Schädigungen des Symbolbewusstseins zeigen, dessen Bedeutung also *anhand seiner Negation* anschaulich machen. Drittens stammen die Beobachtungen in methodischer Hinsicht *aus dem Bereich der Psychologie*, während die unumstrittene Tatsache, dass die beobachteten Symptome auf materielle Hirnschädigungen zurückzuführen sind, für das Konzept des Symbolbewusstseins unwichtig ist.

6.2 Die Vogts und die Popularisierung der Hirnforschung

Während im Fall Goldsteins das Subjekt – oder genauer dessen Unfreiheit – gewissermaßen vom materiellen Gehirn bis in die Philosophie verfolgt werden kann, bewegt es sich im Fall der Vogts in einer Reihe populärwissenschaftlicher Veröffentlichungen mehr oder weniger weit weg von seinem Organ. Vor allem Oskar Vogts Engagement für eine weite Verbreitung von Erkenntnissen der Hirnforschung kann für die damaligen Verhältnisse als durchaus bemerkenswert gelten.[125] Sehr ungewöhnlich ist es etwa, dass er über die Beobachtungen am Gehirn Lenins zuerst in einer Tageszeitung berichtete, womit wohl auch ein Höhepunkt der vogtschen Popularisierungsarbeit erreicht wurde. In Anbetracht der bis zum Anfang der 30er Jahre stattgefunden Expansion des KWIH kann im Zusammenhang der Publikationen, mit denen die Vogts in einer breiten Öffentlichkeit für ihre Forschung geworben haben, wohl durchaus, wie es Hagner formuliert hat, von einer »außerordentlich geschickten Mobilisierung der Medien« gesprochen werden.[126]

In diesem Abschnitt soll es allerdings weniger um die wissenschaftspolitische Strategie der Vogts oder die Ökonomie des KWIH gehen als zunächst um die in den veröffentlichten Texten enthaltenen Aussagen. Außerdem steht hier nicht die schwer abzuschätzende Wirkung auf die breite Öffentlichkeit bzw. das Laienpublikum im Fokus, wenn diese Wirkung auch nicht als unwichtig abgetan werden soll. Zentral für die folgenden Ausführungen ist vielmehr das Verhältnis der populären Veröffentlichungen zu den im engeren Sinne wissenschaftlichen und damit zur Theorieentwicklung. Dabei ist – angenommen, dass zur Popularisierung häufig eine besondere Betonung der Nützlichkeit gehört – vor allem die Frage naheliegend, was jene Veröffentlichungen über die mit dem Kern des Forschungsprogramms verknüpften Wertvorstellungen verraten. Außerdem ist zu untersuchen, ob bestimmte Erklärungsansprüche, die in

---

125 Dass seine Popularisierungsbemühungen mit den Aktivitäten heutiger Neurowissenschaftler und Neurowissenschaftlerinnen vergleichbar wären, erscheint allerdings fraglich. So hat er keine populärwissenschaftliche Monographie verfasst und zwischen dem jeweiligen Erscheinen der betreffenden Aufsätze und Zeitungsartikel liegen manchmal mehrere Jahre.

126 Hagner, Geniale Gehirne, 235.

den wissenschaftlichen Publikationen eher vorsichtig formuliert sind, für eine größere Öffentlichkeit deutlicher benannt wurden. Konkret stellt sich damit z.B. die Frage, ob »die spektakulären Diagnosen am Gehirn Lenins« als populärer Gegensatz zur eigentlichen, streng wissenschaftlichen (bzw. rationalen) Forschung verstanden werden können oder zwischen beidem eine engere Verbindung besteht.[127] Falls solche Verbindungen auffindbar sind, soll dies freilich nicht als Hinweis darauf dienen, dass populäre (oder sogar irrationale) Behauptungen das Wesentliche des Forschungsprogramms darstellten. Stattdessen geht es um den Versuch zu bestimmen, auf welche spezifische Weise die wissenschaftliche Forschung und ihre Popularisierung aufeinander bezogen sind. Dass diese inhaltliche Beziehung (stellenweise) eine recht lose sein könnte, kommt dabei ebenfalls in Betracht. Als um einen Aspekt unter anderen, der für diesen Zusammenhang bestimmend sein kann, geht es u.a. deshalb *auch* um die mit bestimmten Äußerungen verbundenen Absichten und die dahinter stehenden materiellen Interessen. Falls sich zwischen den wissenschaftlichen und den populären Veröffentlichungen spezifische Inkonsistenzen zeigen, wird also der Hinweis auf diese Interessen, etwa an der Vermarktung, umso bedeutsamer. In den im Folgenden erörterten Quellen verknüpfen die Vogts ihre Arbeit mit einer Reihe teilweise recht weit auseinanderliegender Aspekte des öffentlichen Interesses (bzw. der Interessen verschiedener Öffentlichkeiten) an der Hirnforschung und erörtern dieses Interesse in manchen Texten ausführlicher als jene Arbeit. Die Quellen bzw. bestimmte darin zu findende Äußerungen werden thematisch gegliedert, nämlich nach dem zunehmenden (freilich grob gemessenen) inhaltlichen Abstand zur wirklich stattfindenden oder stattgefundenen Forschungsarbeit, besprochen.

Diese Forschung ist das hauptsächliche Thema jener ersten Publikation mit Informationen zur Untersuchung von Lenins Gehirn, die 1927 im *Berliner Tageblatt* erschienen ist. In diesem Artikel erläutert Oskar Vogt nicht nur die jüngsten Forschungsergebnisse für die Allgemeinheit, sondern stellt sie auch in den Zusammenhang des gesamten architektonischen Forschungsprogramms, wobei die Überschrift – *Vom ›Schaltwerk der Gedanken‹* – die mechanistische Kernaussage treffend auf den Punkt bringt.[128] Da es sich unter den vogtschen Schriften um die ausführlichste im engeren Sinne populärwissenschaftliche Darstellung ihrer Forschung handelt, lohnt sich ihre eingehendere Betrachtung. Zwei Drittel des eine Zeitungsseite umfassenden Texts enthalten eine mit einigen Details angereicherte Zusammenfassung verschiedener Aspekte der Architektonik, die nicht notwendigerweise zur Elitegehirnforschung gehören, sowie eine Reihe von Bemerkungen über die Relevanz ihrer Ergebnisse. Vogt erläutert zunächst, für einen Zeitungsartikel wohl recht ausführlich, die cytoarchitektonische Einteilung

---

127 Satzinger, Cécile und Oskar Vogt, 265. – Satzinger meint, dass die Forschungsergebnisse zu Lenins Gehirn »in die Irre [führen], werden sie als paradigmatisch für die Vogtsche Hirnforschung genommen« (ebd.).

128 Es ist insofern nicht die, sozusagen, perfekte Metapher, als Vogt nicht über die eigentlichen Wirkmechanismen schreibt, sondern nur über die Zerlegung des Gehirns in Einzelteile eines mechanisch gedachten Wirkzusammenhangs. Am unpassendsten sind allerdings die Anführungszeichen, weil die Distanzierung von der Metapher das Versprechen auf eine ausgewogene Darstellung andeutet, das der Artikel nicht einlöst.

der Großhirnrinde in Felder anhand der Unterscheidungen von Zelltypen und Rindenschichten und die Verknüpfung der anatomischen mit der elektrophysiologischen Methode. Als Unterschiede zu den in Kapitel 4 behandelten Texten aus wissenschaftlichen Zeitschriften fallen in diesen ersten Absätzen vor allem bestimmte Auslassungen auf, durch die allerdings keine Widersprüche zwischen den jeweils vorhandenen Aussagen entstehen.[129] So verzichtet Vogt auf den Ausdruck ›Architektonik‹ und lässt auch die methodisch von den Zellen zu unterscheidenden Nervenfasern beiseite, thematisiert also nicht die Myeloarchitektonik oder die Fasersystematik. Bemerkenswerter ist es demgegenüber, wie weit die anschließend gestellten Erklärungs- und Nützlichkeitsansprüche gehen. Vogt schreibt der »Verfeinerung der L o k a l i s a t i o n s l e h r e« als Erstes »eine große m e d i z i n i s c h e Bedeutung« zu. Diese liege in ihrem Nutzen für chirurgische Eingriffe wie den bei Epilepsie durchgeführten Foersters, den er als einzigen anderen Forscher erwähnt, denn die architektonische Kartierung des Cortex könne dazu dienen, »präziser als früher den Ort des Krankheitsprozesses zu erkennen«.[130] Hier zeigt sich der erste deutliche Gegensatz zu den an die neurologische oder weitere wissenschaftliche Gemeinschaft gerichteten Texten der Vogts. Dass die architektonische Gliederung der Hirnrinde einen (bereits beweisbaren) praktischen medizinischen Nutzen besitze, haben Oskar und Cécile Vogt in dem ein Jahr früher in *Die Naturwissenschaften* erschienenen Text über die reizphysiologischen Versuche und den von Foerster durchgeführten Vergleich nicht behauptet.[131] Nach dem damaligen ebenso wie dem heutigen Wissensstand wäre der von Oskar Vogt 1927 beanspruchte Nutzen der Architektonik auch gar nicht möglich. Während Foerster in der Tat lokalisatorisches Wissen einsetzte, um herauszuschneidende Stellen des Gewebes ungefähr zu bestimmen, und elektrophysiologische Technik zur Präzisierung dieser Verortung während der Operationen, konnten architektonische Hirnkarten nicht zur Verbesserung dieser Methode beitragen, weil der Bau menschlicher Gehirne schon durch die Furchenbildung stark variiert. Die Brodmann-Felder lassen sich daher nur relativ zueinander, aber nicht in einem allgemeingültigen Raster lokalisieren.[132]

Als weiteren medizinischen Nutzen der anatomischen Forschung nennt Vogt ihren Beitrag zur Diagnostik bei »Geisteskrankheiten«. Es sei ein Ergebnis dieser Forschung, »**daß nur ganz bestimmte Hirnzentren** [...] **häufig erkranken**«, und daher ermögliche die Anatomie eine Kategorisierung, nämlich die Bildung von »Krankheitsgruppe[n]«.[133] Er erläutert die anatomischen Erkenntnisse in dem betreffenden Absatz nicht weiter, verwendet diesen vielmehr hauptsächlich für die Erörterung der psychologischen Debatte über die Möglichkeit der Gruppenbildung.[134] Mit den nicht weiter spezifizierten

129 Abgesehen von der impliziten Behauptung, dass aufgrund der *cyto*architektonischen Studien alleine » m e h r e r e h u n d e r t derartiger Rindenfelder« gefunden worden seien.

130 O. Vogt, Schaltwerk der Gedanken, Herv. i.O.

131 Vogt u. Vogt, Felderung.

132 Vgl. Satzinger, Cécile und Oskar Vogt, 260–262.

133 O. Vogt, Schaltwerk der Gedanken, Herv. i.O. – Der fett gesetzte Abschnitt ist im Original außerdem zentriert.

134 Vgl. hinsichtlich dieser Debatte Kap. 5.2. zu Oskar Vogts Aufsatz über *Psychiatrische Krankheitseinheiten im Lichte der Genetik*.

Hirnbereichen können aber etwa Striatum und Pallidum gemeint sein. Der Erklärungsanspruch deckt sich also in diesem Fall mit dem in wissenschaftlichen Zeitschriften gestellten, in denen beide Vogts die Psyche mitunter auf motorische Körperfunktionen reduzierten.

Als »noch viel größer« im Vergleich mit der klinischen bewertet Vogt »die theoretische Bedeutung« der architektonischen Forschungsergebnisse, nämlich in Bezug auf die »materiellen Grundlagen unseres Bewußtseinslebens«. Hier geht er in zweifacher Hinsicht über die etwa in den *Allgemeinere[n] Ergebnissen unserer Hirnforschung* von 1919 geltend gemachten Ansprüche hinaus:

> »[Von psychologischer Seite] ist uns vielfach – und bisher mit großer Berechtigung – [...] eingewendet worden, daß die Aufdeckung dieser Grundlagen uns nie gelingen würde, da das Seelenleben unendlich vielmannigfacher wäre als das Hirnleben. Heute, wo wir gelernt haben, Hunderte von Rindenfeldern und in jedem derselben durchschnittlich zehn Schichten und Unterschichten, **also mehrere tausend Zellverbände von verschiedenen Leistungen,** in der Großhirnrinde zu unterscheiden, erweist sich das Hirnleben als ebenso mannigfach wie das Seelenleben. Jener Einwand der Psychologen ist also widerlegt.«[135]

Erstens vermehrt er die als funktionell unterscheidbar gedachten Hirnbereiche um ein Vielfaches, indem er jeder einzelnen Rindenschicht jedes Hirnareals eine spezifische Leistung zuschreibt, was er, anders als die in jenem Aufsatz ausgedrückte Annahme auch nicht als solche (noch zu beweisende) kenntlich macht.[136] Bei dieser Multiplikation muss es sich allerdings nicht (nur) um den Versuch handeln, ein Laienpublikum mit einer möglichst großen Zahl zu beeindrucken, denn, wie oben bereits angesprochen, hat Oskar Vogt vor allem im Zusammenhang mit Lenins Gehirn auch im *Journal für Psychologie und Neurologie* zumindest der dritten Schicht ausdrücklich eine besondere Funktion zugeschrieben, wenn auch ohne dies für bestimmte Areale weiter zu spezifizieren.[137] Insofern entspricht die weitaus größere Zahl durchaus der Entwicklung der psychophysiologischen Theorie. Zweitens gibt er nun eine zentrale psychologische Vorannahme als Erkenntnis der Architektonik aus. Dass »das Hirnleben [...] ebenso mannigfach wie das Seelenleben« sei, kann er nur unter der Voraussetzung behaupten, dass psychische und physiologische Vorgänge sich quantitativ vergleichen ließen. Die dem wiederum zugrundeliegende Annahme, dass das Psychische und das Physische eigentlich *identisch* seien, wollte er um 1900 durch psychologische Experimente verifiziert haben,[138] stellt sie nun aber als Ergebnis der hirnanatomischen und -physiologischen Forschung dar. Auch hier handelt es sich allerdings nicht um einen prinzipiellen Gegensatz zu den Aussagen

---

135 O. Vogt, Schaltwerk der Gedanken, Herv. i.O. – Der fett gesetzte Abschnitt ist im Original außerdem zentriert.

136 Im *Journal für Psychologie und Neurologie* war die Rede von dem »Recht 200 Sonderfunktionen« von ebenso vielen »Rindenstellen [anzunehmen]«, die allerdings »unendlich viele psychische Variationen durch das verschiedenartigste Zusammenspiel« hervorbringen sollten (Vogt u. Vogt, Allgemeinere Ergebnisse, 443).

137 O. Vogt, Moskauer Staatsinstitut, 110f.

138 Siehe oben, Kap. 5.2.

der wissenschaftlichen Veröffentlichungen, sondern vor allem um ein Resultat der bei beschränktem Raum notwendigen Vereinfachung durch das Weglassen bestimmter Inhalte.

Vogt fügt dem noch eine »Reihe weiterer Einblicke« hinzu, die sich auf bestimmte Funktionen einiger Rindenfelder beziehen und die er nicht eigens als praktisch nützliches oder ›theoretisches‹ Wissen kennzeichnet. So sei aufgrund der Analogie zu dem »Zentrum für kombinierte Bewegungen des Rumpfes und der Extremitäten« in der Hirnrinde von Affen und aufgrund der größeren Ausdehnung der entsprechenden »Felder **36 bis 39**« bei Menschen zu »vermuten«, dass diese »zum aufrechten Gang in Beziehung« stünden.[139] Während Vogt das Wissen über diese Areale also noch eher zurückhaltend präsentiert, stellt er über zwei Bereiche Behauptungen auf, die zu den in der vorliegenden Arbeit bisher untersuchten Quellen einen merklichen Kontrast bilden: »Feld 42 ist der Ausgangspunkt der Willensbahn. [...] Feld 55 gilt als das Zentrum für willkürliches Umherschauen.«[140] Diese Aussagen gehören zwar zu der Bildunterschrift einer Hirnkarte und sind daher vielleicht mit noch größerem Bemühen um Knappheit formuliert. Sowohl die Spezifität der Funktion »willkürliches Umherschauen«, als auch die Lokalisierung des Willens sind aber dennoch bemerkenswert.

Erst im Anschluss an diese allgemeineren Ausführungen kommt Vogt auf die »individuellen Differenzen im Zellbau der menschlichen Großhirnrinde«[141] zu sprechen, womit er hier ausschließlich mit Bewertungen verbundene Unterschiede, nämlich die Frage nach Elite-, Durchschnitts- und Verbrechergehirnen, meint. Das erste von ihm angeführte Beispiel ist der 1920 verstorbene SPD-Politiker und Schriftsteller Emanuel Wurm, »der sein Gehirn zur wissenschaftlichen Untersuchung uns vermacht hat«.[142] In nur vier Sätzen fasst Vogt den Befund dieser Untersuchung zusammen, über die keine andere Veröffentlichung existiert,[143] und stellt dabei eine weitere erstaunliche Behauptung auf. Zunächst, dies noch in Übereinstimmung mit der bis dahin bekannten architektonischen Theorie, habe in Wurms Gehirn die »Sprachregion«, die zu den »höhere[n] Rindenzentren« zähle, vergleichsweise großen Raum eingenommen, was durch die »sehr geringe Entwicklung eines primitiven Sehzentrums« möglich gewesen sei. Darüber hinaus will Vogt aber in diesem Bereich »ein in anderen Gehirnen nicht existierndes besonderes Rindenfeld« gefunden haben. Im Gegensatz zu den vorher aufgezählten Forschungsergebnissen, die vor allem durch die starke Vereinfachung nicht nur als gefestigter, sondern auch als bedeutsamer dargestellt werden als in wissenschaftlichen Zeitschriften, handelt es sich hier um ein sonst gar nicht veröffentlichtes. Demgegenüber wirkt es in Anbetracht der von Vogt vertretenen psycho-

139 O. Vogt, Schaltwerk der Gedanken, Herv. i.O.

140 Ebd., im Original kursiv.

141 Ebd., Herv. i.O. – Der Ausdruck »Zellbau« bezieht sich hier freilich auf den (histologischen) Aufbau der Rinde aus Zellen, nicht den (zytologischen) Aufbau der Zellen selbst.

142 Ebd., im Original fett. – Zu Wurm: Hagner, Geniale Gehirne, 250.

143 Auch Hagner hat in den vogtschen Publikationen neben »den [...] Befunden von Lenins Gehirn sowie den Hinweisen auf die Eigenart von Verbrechergehirnen [...] keine weiteren wissenschaftlichen Arbeiten über Elitegehirne« gefunden (Geniale Gehirne, 262f.).

physiologischen Theorie deutlich weniger bemerkenswert, dass psychologische Beobachtungen an Wurm, die etwas über die Bedeutung des Sprachareals aussagen könnten, mit keinem Wort erwähnt werden. Eine weitere herausstechende Überspitzung findet sich dann in dem zum Elitegehirn angeführten Kontrast. Vogt formuliert bezüglich »mehrere[r] konstitutionelle[r] Schwerverbrecher«, dass »deren Zellbau teilweise w e - n i g e r e n t w i c k e l t« sei »a l s d e r e i n e s n i e d e r e n A f f e n«. Indem Vogt diese Behauptung als »teilweise« gültig kennzeichnet, überlässt er allerdings die Frage, auf welchen Teil der Beobachtungen sich der Vergleich bezieht, der Phantasie der Leser und Leserinnen. Da der Vergleich zwischen Gehirnen verschiedener Spezies von Anfang an zum Konzept der Architektonik gehört, lässt sich diese Äußerung also, anders als Wurms »b e s o n d e r e s Rindenfeld«, durchaus im Rahmen von *Science Exposition* beschreiben.

Die letzten von Vogt angesprochenen Forschungsergebnisse sind dann die, die Lenins Gehirn betreffen. Er leitet zu diesem Thema mit einer Erläuterung dessen über, was er hierzu habe »voraussagen« können. Der Ausgangspunkt seiner Vorhersage besteht in der Unterscheidung von »B e w u ß t s e i n serscheinungen [...], die a n e i n i g e b e s t i m m t e Z e n t r e n g e b u n d e n s i n d« von denjenigen, die »g e n e - r e l l e r e r Natur sind«, deren Grundlage also die »Entwicklung bestimmter Schichten v i e l e r Rindenfelder« sei. Die zweite Feststellung, an die Vogt seine Prognose geknüpft habe, besteht in den quasi psychologischen Beobachtungen, die von der »Umgebung L e n i n s« gemacht worden seien. Demnach habe dieser »eine besondere W i l l e n s - s t ä r k e« und eine »besondere Art des Denkens« gezeigt. Der »Gedankenablauf« sei nämlich, »bei ausgesprochen origineller Gestaltung, vor allem aber bei einer bewundderungswürdigen Selbstkontrolle seiner Gedanken, ungewöhnlich schnell« gewesen. Vogt habe daher »eine besondere Ausbildung der Zellen der *III*. Schicht« vermutet, weil diese »vor allem die Verbindung zwischen den verschiedenen Rindenfeldern darstellen«, und in der Tat habe die Untersuchung ergeben, dass diese Neuronen bei Lenin außergewöhnlich groß gewesen seien.[144] In diesem Fall unterscheidet sich die Darstellung von der zwei Jahre später im *Journal für Psychologie und Neurologie* veröffentlichten also nur durch ihre sehr knappe Fassung, die ganz auf den zentralen Punkt der Argumentation fokussiert ist.

Zum Abschluss des Artikels nennt Vogt drei Aspekte, die den »Wert« der Beobachtungen an Lenins Gehirn ausmachten, von denen der erste allerdings in nur einem Satz formuliert ist und eher kryptisch bleibt. Für Vogt »eröffnet sich die Aussicht auf die Erlangung eines objektiven Maßstabes f ü r d i e e i n z e l n e P e r s ö n l i c h - k e i t.« Wie das oben zitierte »teilweise« bietet der Ausdruck »Aussicht« großen Raum zur Spekulation über das Gemeinte, darüber hinaus lässt sich aber auch nur aus der Gesamtdarstellung schließen, dass vermutlich anhand der Gehirnarchitektonik ein Urteil über die Intelligenz oder andere Eigenschaften einer Person möglich werden solle. Nach dem Stand der Technologie hätte Vogt allerdings nur jeweils am Gehirn eines oder einer Verstorbenen und unter großem Aufwand ›messen‹ können, was die betreffende Person ausgemacht hatte. Undurchsichtig bleibt außerdem, inwiefern der

144 O. Vogt, Schaltwerk der Gedanken, Herv. i.O.

zweite genannte Aspekt vom ersten, wie von Vogt behauptet,[145] getrennt werden kann. Es lasse nämlich ein »V e r g l e i c h der seelischen Besonderheiten der individuellen Persönlichkeit mit einer eventuellen Ueber-oder Unterentwicklung bestimmter Zellverbände [...] ihre Funktion erkennen.« Die Kenntnis dieser Funktion wäre allerdings die Voraussetzung des zuerst genannten »Maßstabes«. Während diese Verdrehung der Argumente auf einen Flüchtigkeitsfehler zurückgehen kann, ist in der Formulierung über den Vergleich der verschiedenen Beobachtungen die schon in den vorhergehenden Absätzen erkennbare Sicht auf das Verhältnis von Psychologie und Anatomie in bezeichnender Weise auf den Punkt gebracht. Wie in den wissenschaftlichen Publikationen seit ca. 1911 wird einerseits die Messbarkeit psychologischer Phänomene schlicht als gegeben, werden diese Phänomene also wie Neuronen behandelt, die, sobald sie sichtbar gemacht sind, gezählt werden können. Andererseits impliziert Vogts Ausdrucksweise, dass der ›Vergleich‹ auf ein symmetrisches Verhältnis zwischen anatomischen und psychologischen Beobachtungen hinsichtlich ihrer Erklärungsfunktion ziele. Die etwa in Goldsteins Schriften dargelegte Auffassung, dass die Neuropsychologie *zuerst* verstehen müsse, worin die psychologischen Funktionen bestehen, kommt dagegen nicht in Betracht. Auch in diesem Punkt gibt Vogt also eine getreue, wenn auch äußerst kurze Zusammenfassung seiner Theorie.

Der letzte von ihm genannte Aspekt, der die Hirnanatomie wertvoll mache, und damit der Abschluss des Artikels, betrifft ihren Nutzen für die Eugenik, wobei sich Vogt wie an anderen Textstellen äußerst kurz fasst. Erstens trage die Anatomie dazu bei, die »e r b l i c h e n u n d m o d i f i k a t o r i s c h e n B e d i n g u n g e n f ü r e i n e m ö g l i c h s t g ü n s t i g e A u s b i l d u n g b e s o n d e r s w i c h t i g e r Z e l l v e r b ä n d e« zu erkennen. Zweitens stelle sie daher »**die erste Voraussetzung für ein künftiges Züchten sozial wertvoller Gehirne und ihre geeignetste Pflege**« dar.[146] Irgendeine Erklärung für den Sinn einer solchen Züchtung enthält der Text nicht[147] und insofern kann diese Äußerung wohl als Veranschaulichung der Verbreitung und daraus folgenden Selbstverständlichkeit eugenischen Denkens in den 1920er Jahren angesehen werden. Wie der überwiegende Teil des Textes weicht sie im Prinzip nicht von den in wissenschaftlichen Zeitschriften gemachten Aussagen ab, verdeutlicht aber die Unterschiede in der Gewichtung bestimmter Aspekte. So enthält der zwei Jahre später im *Journal für Psychologie und Neurologie* erschienene Vortragstext ebenfalls das Versprechen auf »die Höherzüchtung des Gehirns«,[148] führt dies allerdings nicht weiter aus als der Zei-

145 Er schreibt: »Damit ist aber der Wert der individualanatomischen Studien nicht erschöpft.« (Ebd.)

146 Ebd., Herv. i.O. – Der fett gesetzte Abschnitt ist im Original außerdem zentriert.

147 Stattdessen schickt Vogt den beiden hier fast vollständig wörtlich wiedergegeben Sätzen die Bemerkung voran, dass das menschliche »Bewußtseinsleben [...] in jedem Augenblick ein sehr komplexes« und die »Herausschälung des e i n z e l n e n Zellverbandes [...] eine Unmöglichkeit« sei, womit offenbar eine »Unmöglichkeit« für die Psychologie gemeint ist, da Vogt den »Anatom [...] dazu in der Lage« sieht. Dabei mangelt es der Formulierung nicht nur an Logik, durch das Fehlen der Erklärung, für wen eine »Unmöglichkeit« besteht, sondern auch die Implikation, dass Psychologen ›Zellverbände herausschälen‹ wollen könnten, bleibt unverständlich. Auch hier entsteht die Inkonsistenz wohl in erster Linie durch Unachtsamkeit (ebd.).

148 O. Vogt, Moskauer Staatsinstitut, 116.

tungsartikel, während die Details der Untersuchung von Lenins Gehirn weitaus größeren Raum einnehmen.

Das jeweils auf spezifische Gesichtspunkte der Forschung gelegte Gewicht macht auch den hauptsächlichen Unterschied zwischen dem *Schaltwerk der Gedanken* insgesamt und den wissenschaftlichen Veröffentlichungen aus. Auf der einen Seite enthält der Zeitungsartikel – unvermeidbarerweise – deutlich weniger die Forschung betreffende Details als selbst die kürzesten in wissenschaftlichen Journalen publizierten Texte. Auf der anderen Seite ist er zu einem großen Teil dem praktischen und auf den Fortschritt des Wissens bezogenen Nutzen gewidmet, womit er sicherlich ebenfalls dem Interesse des Publikums entgegenkommt. In beiden Hinsichten trägt er also die erwartbaren Merkmale einer populärwissenschaftlichen Darstellung. Dass Oskar Vogt in seinen Ausführungen über den Wert der architektonischen Forschung allerdings das Hauptgewicht auf die Frage nach Elitegehirnen legt, den medizinischen Nutzen dagegen sehr kurz abhandelt, muss nicht nur dem aktuellen Anlass der Untersuchung von Lenins Gehirn geschuldet sein. In Bezug auf die Medizin kann es auch als Illustration des von den Vogts mindestens zweimal öffentlich und explizit geäußerten Desinteresses gesehen werden.[149] Hinsichtlich der Elitegehirne mag es umgekehrt einen Hinweis darauf geben, dass das Interesse der Vogts weiter ging, als es die wissenschaftlichen Publikationen widerspiegeln. Vor allem verdeutlicht es aber die theoretische Ausrichtung der Vogtschen Forschung auf den weiteren Zusammenhang der biologischen Determination des menschlichen Lebens, die sich auch in weiteren an eine breite Öffentlichkeit gerichteten Texten ausdrückt.

Noch im engeren Zusammenhang der rassenhygienischen Aspekte der vogtschen Theoriebildung ist ein 1932 erschienener Artikel Oskar Vogts für die *Eugenics Review* zu verorten, der sich auch als im weiteren Sinne popularisierend verstehen lässt. Während dieser Text nicht nur aufgrund des wissenschaftlichen Charakters der Zeitschrift, sondern auch seiner vergleichsweise voraussetzungsvollen Darstellung klar als an ein Fachpublikum gerichtet zu erkennen ist, ist er ebenso deutlich durch die Vermittlung neurologischen Wissens für Angehörige anderer Disziplinen charakterisiert. Im Gegensatz zu den Veröffentlichungen in neurologischen und psychologischen Fachzeitschriften enthält er außerdem keine Literaturangaben. Vogt erläutert hier einerseits seine Einschätzung der Möglichkeiten, mithilfe genetischer Experimente Erkenntnisse über die Ursachen von ›geisteskranken oder kriminellen Tendenzen‹[150] zu gewinnen und daran anschließend Wege zum Kampf gegen diese Tendenzen zu finden. Andererseits stellt er dar, inwiefern neurologisches Wissen für Eugeniker von Interesse sei. Der größte Teil des Textes bezieht sich allerdings auf die genetische Forschung, wie schon sein Titel verrät: *Neurology and Eugenics. The Role of Experimental Genetics in their Development.* Von den meisten anderen Veröffentlichungen der Vogts unterscheidet sich der Aufsatz daher neben dem geringen Anteil an hirnanatomischen Details dadurch, dass er vor allem die Forschung der Timoféeff-Ressovskys thematisiert. Ein wichtiger Bezugspunkt ist außerdem die Arbeit Bernhard Patzigs (1890–1958), eines weiteren Mitarbeiters des KWIH.

149 Vogt u. Vogt, Erkrankungen des striären Systems, 633 u. C. Vogt, Neurosenforschung, 346. – Für die wörtlichen Zitate siehe Kap. 5.2.

150 O. Vogt, Neurology and Eugenics, 15 (»insane or criminal tendencies«).

Oskar Vogt beginnt mit einer Erläuterung des Konzepts der ›schwachen Gene‹ und dem damit verknüpften der Penetranz. Die Vorstellung, dass ein jeweils gegebenes Gen, wenn es geringe Penetranz besitze, sich in einer Population entsprechend selten phänotypisch zeige, sei durch Versuche Morgans mit Fruchtfliegen untermauert worden. Von hier aus leitet Vogt direkt zu Spekulationen über menschliche Gesundheit und Sozialverhalten über, wobei er darauf verzichtet, die gemeinte Spezies eigens zu benennen[151]: »If that gene were one for some illness or criminal tendency, only a proportion of the carriers would exhibit it«. Nach diesem recht unvermittelt wirkenden Übergang von körperlichen Eigenschaften von *Drosophila* zum Verhalten von Menschen kann Vogt allerdings als Beispiel aus dem medizinischen Bereich auch eine empirische Untersuchung anführen, die er allerdings mit einer sehr weitreichenden These verknüpft:

> »Doubtless many of the diseases of the central nervous system which appear ›sporadically‹ (i.e. in proportions which fit no known mendelian ratio) in certain families are caused by such ›weak‹ genes. My collaborator Patzig, for instance, has published an account of monozygotic twins, now 43 years old, one of whom manifested in youth a hereditary predisposition to dementia praecox, while the other has remained sane.«[152]

Bei diesem Beispiel fällt einerseits auf, dass die für die Erkrankung als entscheidend angenommene Erblichkeit, deren Möglichkeit durch das Konzept der Penetranz erst plausibel gemacht werden müsste, hier schon als feststehend behandelt und zur Veranschaulichung der Bedeutung der Penetranz herangezogen wird. Andererseits mag es bezeichnend für den Stand der Forschung sein, dass Vogt für die ›zweifellos‹ gegebene Relevanz des Konzepts auf keinen weiteren auf Menschen bezogenen Fall verweist, sondern sogleich auf Experimente mit Fruchtfliegen zurückkommt. Auch hier kann die resultierende Schwäche der Argumentation wieder mit der Kürze des Textes zusammenhängen. Die »apodiktische Wertung«[153] dagegen ist offenbar beabsichtigt (ein vermutlich angemesseneres ›possibly‹ könnte z.B. ohne weiteres das »Doubtless« ersetzen).

Das zweite von Vogt beschriebene Phänomen ist der Einfluss des gesamten Genoms bzw. des von Timoféeff-Ressovky so bezeichneten »genotypische[n] Milieu[s]«[154] auf den phänotypischen Ausdruck eines einzelnen Gens. Zu diesem Thema führt Vogt als empirische Beispiele ausschließlich Studien mit *Drosophila* an, die er für weitere Bemerkungen zur Bedeutung der Penetranz und als Ausgangspunkt der Erläuterung von Expressivität und Spezifität verwendet. Hinsichtlich der Penetranz sei durch Kreuzungsexperimente gezeigt worden, dass das einem spezifischen Gen entsprechende Merkmal je nach dem

151 Wörtlich genommen, könnten seine Erwägungen sich auch auf kriminelles Verhalten von Fliegen beziehen.

152 Ebd., 15.

153 Fleck, Entstehung u. Entwicklung, 149.

154 Nikolaj W. Timoféeff-Ressovsky: Allgemeine Erscheinungen der Genmanifestierung, in: Günther Just (Hg.): *Handbuch der Erbbiologie des Menschen, Bd. 1*, Berlin 1940, S. 32–72, 52. – Vogt schreibt, stets in Anführungszeichen, »remainder genotype«, womit er den »complex of all the other genes« bezeichnet (Neurology and Eugenics, 15).

Vorhandensein bestimmter anderer Gene in verschiedener Häufigkeit auftrete, so etwa in einem Versuch Timoféeff-Ressovkys mit der Kombination von zwei verschiedenen Mutationen. Vogts Schlussfolgerung daraus drückt im Gegensatz zu seiner Sicherheit bezüglich der Vererbung psychischer Erkrankungen vor allem Vorsicht bzw. Zweifel aus:

> »In this case one gene profoundly affects the manifestation of another. We may perhaps expect in the future to employ this type of mechanism for eugenic purposes, though our present knowledge of human genotypes is inadequate, and, even if it were not, it would still be difficult to choose the appropriate combination of genotypes for this or that purpose.«

Da die genetische Forschung zu einer komplexeren Theorie geführt hat, gibt sie Vogt hier also eher einen Anlass, die einer eugenischen Praxis entgegenstehenden Schwierigkeiten zu betonen, wenn er dies auch in eine teilweise positive Formulierung (»we may perhaps expect«) kleidet. Weitere Komplizierungen für Genetik und Eugenik ergeben sich auch aus der Bedeutung des ›genotypischen Milieus‹ für die Konzepte von Expressivität und Spezifität, die Vogt anschließend erläutert, wobei er allerdings auf weitere explizit skeptische Äußerungen verzichtet. Die Expressivität, durch die eine individuell stärkere oder schwächere Ausprägung eines phänotypischen Merkmals (im Gegensatz zu seiner durch die Penetranz zu erklärenden Häufigkeit) verursacht werde, verbindet er wieder unmittelbar mit einer Hypothese über Menschen: »The decreased *Expressivität* of a disease or of an anti-social tendency would be manifested in a milder form of the complaint or in a weaker tendency to anti-social actions.«[155] Wie in Vogts erster Bemerkung über ›kriminelle Tendenzen‹ wird der Übergang von Fruchtfliegen zu Menschen nur durch die Implikationen des Ausdrucks »anti-social« deutlich. Die Spezifität bzw. ihren Mangel als die Eigenschaft eines Gens, sich auf mehr als eine bestimmte Weise phänotypisch ausdrücken zu können, erläutert Vogt gar nicht an empirischem Material. Stattdessen bezieht er sie bloß auf das eugenische Interesse, das sich an eine bestimmte Art von Spezifität knüpfen könne, das er als »polar specificity« bezeichnet. Gene mit dieser Eigenschaft könnten entgegengesetzte phänotypische Züge hervorrufen, worunter sich Vogts psycho-physiologischer Theorie zufolge jegliche menschliche Eigenschaften verstehen lassen, aus denen er die allgemeine ›Begabung‹ als Beispiel wählt: »Genes of this type [...] may provide an explanation of the fact – if fact it be – that highly gifted and subnormal [...] personalities occur in the same family.« An dieser Stelle fügt er noch ausdrücklich hinzu, dass die ›Tatsache‹ nicht bewiesen sei,[156] ohne jedoch die Relevanz des Konzepts von »polar specificity« für die Eugenik in Zweifel zu ziehen.

Die Wechselwirkungen verschiedener Gene könnten sich überdies auf die Vitalität von Organismen auswirken, wie sich ebenfalls in Experimenten Timoféeff-Ressovskys gezeigt habe. Die Kombination zweier Mutationen, die jeweils mit einer geringen Vitalität einhergingen, könne zu einer noch mehr verringerten, aber auch zu einer weniger

---

155 O. Vogt, Neurology and Eugenics, 16. – Für *Expressivität* und *Penetranz* verwendet Vogt die deutschen Ausdrücke.

156 Ebd., 16. – Wörtlich heißt es hier »not yet [...] substantiated«. Demnach wäre die Annahme evtl. nicht einmal ›begründet‹. – Zu Vogts psycho-physiologischer Theorie siehe Kap. 5.2.

verringerten Vitalität führen, woraus sich wiederum eine eugenisch relevante Konsequenz ergebe: »Eugenics must [...] reckon with the possibility that the crossing of two genotypes may in some cases balance certain disturbances of the inner organs«.[157]

Auch noch als Teil seiner Erörterung der Bedeutung der Genetik präsentiert Vogt das Konzept der ›Stigmata‹, also Krankheitszeichen, die nicht selbst als Symptome der betreffenden Krankheiten gelten. Hier geht er von dem für die Eugenik interessanten Beispiel der Huntington-Krankheit aus, einer allgemein – seit ihrer Beschreibung durch George Huntington (1850–1916) 1872[158] und bis heute – als erblich anerkannten Erkrankung. Wegen deren meistens relativ später Manifestation, verbunden mit einer hundertprozentigen Penetranz des dominanten Gens und einer in der Regel fünfzigprozentigen Wahrscheinlichkeit der Vererbung, sei eine Diagnose vor dem Auftreten von Symptomen besonders wichtig.[159] Als Beispiel eines möglichen Stigmas für diese Erkrankung führt er eine Beobachtung an, die er Cécile Vogt zuschreibt und die sich – darin dem im *Schaltwerk der Gedanken* erwähnten »b e s o n d e r e[n] Rindenfeld«[160] Wurms vergleichbar – kaum in den Rahmen der von beiden veröffentlichten Forschungsergebnisse zu fügen scheint: »C. Vogt, indeed, has already pointed out that the skulls of sufferers from Huntington's chorea are often unusually small«.[161] Oskar Vogt führt dies nicht weiter aus und da der semipopuläre Aufsatz, wie gesagt, keine Literaturverweise enthält, muss in der vorliegenden Arbeit die Frage offen bleiben, wann und wo, wie auch die Frage, auf welcher Grundlage Cécile Vogt diese Behauptung aufgestellt hat.[162] Während die Möglich-

157 O. Vogt, Neurology and Eugenics, 16.

158 Finger, Origins, 228.

159 O. Vogt, Neurology and Eugenics, 16f. – Vogt spricht von einer Vererbungsrate von 50 % bei einem für die Huntington-Erkrankung heterozygoten Elternteil, d.h. einem Elternteil, der die seltene Veranlagung seinerseits von mütterlicher *oder* väterlicher Seite geerbt hat. – Finger hat noch 1994 die Penetranz wie Vogt mit 100 % beziffert (Origins, 230). Nach neueren molekularbiologischen Studien u.a. der Identifikation des betreffenden DNA-Abschnitts 1993, kann die Penetranz in bestimmten Fällen geringer sein (Raymund A. C. Roos: Huntington's disease: a clinical review, in: *Orphanet Journal of Rare Diseases* 5/40 [2010], 8 S., Online, 1 u. 3f. [im Folgenden zitiert als: Roos, Huntington's Disease]).

160 O. Vogt, Schaltwerk der Gedanken, Herv. i.O.

161 O. Vogt, Neurology and Eugenics, 17.

162 Die Behauptung findet sich allerdings in sehr ähnlicher Form auch in einem von Cécile und Oskar Vogt 1930 gemeinsam in der *Zeitschrift für die gesamte Neurologie und Psychiatrie* veröffentlichten Text. Dort heißt es, dass »*C. Vogt* bereits vor Jahren die Aufmerksamkeit darauf gelenkt [hat], daß unter den Nachkommen der Huntingtonschen Chorea die Kinder mit besonders kleinem Schädelumfang diejenigen sind, die hinterher an der Huntingtonschen Chorea erkranken.« (Cécile Vogt u. Oskar Vogt: Weitere biologische Beleuchtungen des Problems der Klassifikation der Erkrankungen des Nervensystems, in: *Zeitschrift für die gesamte Neurologie und Psychiatrie* 128 [1930], S. 557–575, 574 [im Folgenden zitiert als: Vogt u. Vogt, Klassifikation]) Während sich in diesem Aufsatz insgesamt durchaus detaillierte Literaturangaben finden, bleibt die Bemerkung über den Schädelumfang auch hier ohne Beleg. Die beiden im Literaturverzeichnis des Textes aufgeführten Veröffentlichungen Cécile Vogts ohne Oskar Vogt enthalten keinen Bezug auf den Schädelumfang (Cécile Vogt: Die topistisch-pathoarchitektonische Forschung in der Psychiatrie, in: *Zeitschrift für die gesamte Neurologie und Psychiatrie* 100 [1926], S. 63–69; Cécile Vogt: Topistik und psychiatrische Klassifikation, in: *Zeitschrift für die gesamte Neurologie und Psychiatrie* 101 [1926], S. 798–804). In ihrer *Lehre der Erkrankungen des striären Systems* (1920), hatten die Vogts als Beispiel für den Zusammenhang anderer Erkrankungen – also nicht von Stigmata im engeren Sinn – mit »striären Syndrome[n]«

keit eines derartigen Stigmas, anders als eine abweichende Rindenfelderung bei Wurm, nicht im Widerspruch zur von den Vogts sonst vertretenen architektonischen Theorie steht, handelt es sich doch auch hier um eine Beobachtung, die von weitreichender Bedeutung wäre, aber nur beiläufig erwähnt wird. Anstelle irgendwelcher Details gibt Oskar Vogt noch den Verweis auf einen durch Friedrich Meggendorfer (1880–1953) beobachteten ›psychopathischen Charakter‹ von Kindern mit der Veranlagung zur Huntington-Krankheit[163] und geht dem Stil des Textes entsprechend von hier aus zu einer eher vorsichtigen Schlussfolgerung über: »experimental genetics [...] may sooner or later be of practical use in eugenics.«[164]

Im Anschluss an diese Erläuterungen zur Genetik wendet Vogt sich der Neurologie zu, die vor allem eine bestimmte für die Eugenik interessante Frage beantworten könne: »what sort of brain is socially valuable?« Seine Antwort erstaunt vor dem Hintergrund der bisher behandelten Quellen zunächst, insofern sie keine ausdrückliche Erwähnung von Rindenfeldern enthält und stattdessen mit dem Hinweis auf die ›unerwartet große Zahl von Nervenzellarten‹ ansetzt.[165] Vogt überträgt hier die auch im *Schaltwerk der Gedanken* vorkommende Idee, dass die größere Ausdehnung eines Rindenfelds, die notwendigerweise mit der geringeren Ausdehnung anderer Felder einhergeht, eine höhere Leistung mit sich bringe, auf ›Zellgruppen‹. Dem Prinzip nach handelt es sich um die gleiche Übertragung, mit der er auch der dritten Rindenschicht am Beispiel Lenins die Funktion des Assoziierens zugeschrieben hatte.[166] Bemerkenswert ist an seiner Bestimmung des Werts von Gehirnen außerdem, dass er über die Verschiedenheit von Neuronen hinaus keine Erkenntnisse der Neurologie präsentiert, sondern bloß ihre Aufgabe – und zwar keineswegs die nächstliegende – definiert: »the function of neurology is to discover precisely how each different combination [of nerve cells] is reflected in the mental abilities of the individual.« In dieser Formulierung entfernt sich Vogt dadurch recht weit von der praktischen Forschungstätigkeit am KWIH, dass er ein weit entferntes bzw. nur

einen »Einfluß der Mikrocephalie« erwähnt (Erkrankungen des striären Systems, 843), allerdings mit Bezug auf einen Fall von Etat marbré (676–678) und nicht auf die in einem anderen Abschnitt (713–732) behandelte Chorea Huntington. Vor dem Hintergrund sämtlicher für die vorliegende Arbeit untersuchter Quellen wäre es z.B. eine plausible Annahme, dass Cécile Vogt aufgrund weniger, teilweise nicht von ihr selbst untersuchter Fälle eine entsprechende Vermutung bei einem Vortrag geäußert hat. – Vgl. die Darstellung Satzingers (Cécile und Oskar Vogt, 297), die ebenfalls keine weiteren Quellen zu dieser Beobachtung Cécile Vogts anführt.

163 Auch dieses Beispiel haben die Vogts schon 1930 angeführt. Dazu haben sie auf einen 1923 ebenfalls in der *Zeitschrift für die gesamte Neurologie und Psychiatrie* erschienenen Aufsatz Meggendorfers verwiesen (Vogt u. Vogt, Klassifikation, 574).

164 O. Vogt, Neurology and Eugenics, 17.

165 Ebd., 17 (»unexpectedly large number of kinds of nerve cells«). – Eine sehr ähnliche Formulierung, jedoch auf die Rindenfelder bezogen, findet sich in einer ganzen Reihe von Veröffentlichungen beider Vogts.

166 Im Fall der dritten Schicht hat Vogt allerdings nicht angegeben, welche Funktion durch die »Verschmälerung der *IV*« (Moskauer Staatsinstitut, 110) eingeschränkt worden sei. Demgegenüber ließ die Erwähnung der »geringe[n] Entwicklung eines primitiven S e hzentrums« zugunsten der » S p r a c hregion« (Schaltwerk der Gedanken, Herv. i.O.) bei Wurm wenigstens vermuten, dass für die besondere Sprachbegabung eine Art von primitivem Sehen schlechter funktionieren musste.

hypothetisch erreichbares Ziel beschreibt. Es entspricht allerdings ganz der vogtschen Theoriebildung. Das Gleiche gilt für seine Entscheidung, die Bestimmung des ›sozialen Werts‹ menschlicher Eigenschaften als unproblematisch zu behandeln, also nicht zu erläutern, welche als wertvoll anzusehen seien, und stattdessen nach der Vererbung bestimmter Konstellationen von Zellen zu fragen:

> »What combinations, in particular, of groups of cells provide the basis of socially valuable qualities, and why is it that those qualities, when possessed by only one of the parents, are, as we all know, so seldom transmitted to the children?«[167]

Als ein übliches Kennzeichen »exoterischen Wissens«[168] sticht hier wieder der apodiktische Ausdruck (»we all know«) des Wissens über die Vererbung heraus. Das spezifisch Merkwürdige an der auf diese Frage gegebenen ›Antwort des Neurologen‹[169] besteht in der Reduktion des darin enthaltenen neurologischen Wissens auf die Hypothese, dass das ›Talent‹ auf einer ›bestimmten Kombination von Nervenzellen‹ beruhe,[170] während der Rest der Erklärung aus einem Grundsatz der klassischen Genetik besteht. Weil die vererbten Anlagen jeweils zur Hälfte von Vater und Mutter stammten, könnten die Nachkommen nicht die gleiche Hirnstruktur wie der eine oder die andere besitzen. Für die Eugenik gehe es daher nur darum, den unvermeidbaren Verlust möglichst gering zu halten. Die von Vogt an diese Überlegung geknüpfte biopolitische Forderung kann wohl, wie Satzinger meint, als »recht unkonventionell«[171] angesehen werden, die Eugenik solle nämlich die Zunahme der Erwerbstätigkeit von Frauen unterstützen, weil dadurch die Partnerwahl unter ähnlich Begabten erleichtert werde.[172]

Abschließend kommt Vogt noch auf ein weiteres genetisches Konzept zu sprechen, nämlich die ›politope Manifestation‹, die Möglichkeit, dass ein Gen sich auf mehrere phänotypische Merkmale auswirke.[173] Er verweist hier nochmals auf die *Drosophila*-Forschung mit dem Beispiel einer Mutation, die sich sowohl auf die Anzahl der Borsten am Kopf der Fliege als auch auf ihre Vitalität auswirke. Seine daran geknüpfte Forderung bildet zugleich das Schlusswort des Textes:

> »It is impossible to tell beforehand whether the gene for some valuable mental quality may not have unfavourable effects on other organs; and eugenic wisdom must therefore regard the general physiology and metabolism of the human being, instead of merely concentrating upon some special mental gifts.«[174]

---

167 O. Vogt, Neurology and Eugenics, 17.

168 Fleck, Entstehung u. Entwicklung, 149.

169 Vogt hat zu Beginn des Abschnitts erklärt, was dieser behandle: »questions which the eugenist would gladly see answered by the neurologist.« (Neurology and Eugenics, 17)

170 O. Vogt, Neurology and Eugenics, 17 (»a certain individual combination of nerve cells«).

171 Satzinger, Cécile und Oskar Vogt, 296.

172 O. Vogt, Neurology and Eugenics, 17.

173 Ebd., 17 (»politopic manifestation«).

174 Ebd., 18.

Satzinger bezeichnet den ganzen Text dementsprechend und treffend als »eine Sammlung von genetischen Gründen gegen die Idee, daß es biologischen und eugenischen Sinn mache, auf einzelne Gene hin zu selektieren«, womit Vogt allerdings den Sinn der Eugenik als solcher nicht in Frage stelle.[175] In der Tat ist es auffällig, dass er die dargestellten Forschungsergebnisse und theoretischen Konzepte zwar explizit als nützlich für die ›positive Eugenik‹ bezeichnet, das von ihm präsentierte genetische und neurologische Wissen aber fast nur dem entgegenstehende Probleme betrifft. Die einzige konkrete politische Forderung, die nach der Förderung der Erwerbstätigkeit von Frauen, verknüpft er zudem nicht ausdrücklich mit einer genetischen Verbesserung, sondern nur mit der Erhaltung besonderen individuellen Talents, die durch die sexuelle Fortpflanzung selbst bereits unwahrscheinlich sei.[176] Nur implizit lässt der Text den Schluss zu, dass eine solche Erhaltung, wenn sie häufiger stattfinde, auch noch höhere Begabungen möglich mache, ein Schluss den Vogt in mindestens einer anderen, stärker populärwissenschaftlich orientierten, Publikation auch explizit gezogen hat.[177] In Anbetracht des Erscheinungsorts und des Titels mag es überdies bemerkenswert scheinen, dass Vogt in *Neurology and Eugenics* keine Hinweise auf mögliche negative eugenische Maßnahmen gibt, wobei er freilich voraussetzen kann, dass Leserinnen und Leser der *Eugenics Review* diese Lücke selbst füllen werden. Insbesondere seine Bemerkungen zu möglichen Stigmata bei der Huntington-Krankheit dürften für derartige Schlussfolgerungen geeignet sein. Wenn Vogt auch nur von der ›aus eugenischen und therapeutischen Gründen‹ großen Relevanz einer möglichst frühzeitigen Diagnose spricht, hört wenigstens ein Teil des eugenisch interessierten Publikums sicherlich heraus, dass diese vor der Geschlechtsreife erfolgen sollte.[178] Die für die Eugenik kennzeichnende Rücksichtslosigkeit gegen das Individuum spricht in diesem Fall allerdings weniger aus der Sorge über die Vererbung einer Erkrankung, die mit recht starken empirischen Gründen als erblich und tödlich betrachtet wurde,[179] als aus den sorglosen Äußerungen über mögliche Stigmata, zu denen offenbar nur sehr wenig Wissen existierte.[180] Während Vogts Erläuterungen zur jüngeren, hauptsächlich genetischen, Forschung also im Einzelnen vor allem Gründe für eine zurückhaltende Position zu einer eugenischen Praxis ausformulieren, drückt sich sein Bekenntnis zu deren Grundsätzen nicht nur darin aus, dass er die Bedeutung von Forschungsergebnissen jeweils an ihrem Nutzen für die Eugenik misst. Der Text vermittelt

175 Satzinger, Cécile und Oskar Vogt, 297. – Ihre Formulierung, dass das »Ziel einer eugenischen Höherentwicklung [...] dabei Kriterium für die Beurteilung eugenischer Maßnahmen« gewesen sei, passt allerdings weniger zu dieser als zu anderen Publikationen der Vogts.

176 O. Vogt, Neurology and Eugenics, 17.

177 Oskar Vogt: Warum treiben wir Hirnforschung?, in: *Forschungen und Fortschritte* 7/22-23 (1931), S. 309 (im Folgenden zitiert als: O. Vogt, Warum Hirnforschung). – Mehr dazu im Folgenden.

178 O. Vogt, Neurology and Eugenics, 17.

179 Wenn ungefähr seit dem Jahr 2000 DNA-Tests und In-vitro-Fertilisation für die Huntington-Erkrankung veranlagten Menschen eine Elternschaft ohne Übertragung des betroffenen DNA-Abschnitts ermöglichen (Roos, Huntington's Disease, 6), ist dies, obwohl dabei eine Auslese von Embryonen stattfindet, wohl kaum als modernisierte Form der Eugenik zu begreifen, sondern kommt vermutlich vor allem individuellen Wünschen entgegen.

180 Siehe zur – hier leider nicht abschließend zu beantwortenden – Frage, ob die Äußerung bzgl. des Schädelumfangs *irgendeine* dokumentierte Grundlage hatte, Anm. 162.

ebenfalls die Vorstellung, menschlichen Individuen verschiedene Werte zuschreiben zu können, obwohl auch dies in verhältnismäßig distanzierter Form bzw. nur durch Implikationen geschieht, also z.B. keine ›Minderwertigen‹ erwähnt werden. Die Rede von ›kriminellen Tendenzen‹ als angeborener Eigenschaft, wörtlich als eines ›Ausdrucks nicht wünschenswerter Genotypen‹,[181] bewertet auch die so charakterisierte Person als unerwünschte. Die Erklärung der Eigenschaften eines ›sozial wertvollen Gehirns‹, ist leicht mit der Idee zu verknüpfen, dass Menschen ohne ein solches Gehirn als Ganze weniger Wert besäßen.

In anderen Veröffentlichungen bekannte Oskar Vogt sich weniger moderat bzw. offener als in *Neurology and Eugenics*, aber auch ein wenig ausführlicher als in *Vom ›Schaltwerk der Gedanken‹* zu theoretischen und politischen Glaubenssätzen der Eugenik. Einen Artikel, der 1931 unter dem Titel *Warum treiben wir Hirnforschung?* in der Zeitschrift *Forschungen und Fortschritte* erschienen ist, hat er ganz der Erläuterung des sozialen Nutzens der Arbeit des KWIH gewidmet, ohne dazu »die Hirnforschung« seines Instituts näher zu bestimmen. Er beginnt den Text mit der Behauptung, dass diese Forschung »entsprechend der Not unserer Zeit ausschließlich auf Förderung des Volkswohls« ziele, und einer kurzen Aufzählung der besonderen Aspekte, unter denen das KWIH seinen Beitrag zu leisten hoffe:

> »Das spezielle Ziel unseres Instituts ist die Höherzüchtung des geistigen Menschen, die Förderung sozial nützlicher und die Hemmung schädlicher Eigenschaften der einzelnen seelischen Persönlichkeit und im Rahmen dieses Strebens die Verhinderung sonst schicksalsmäßiger Entwicklungen zum Geisteskranken oder zum Verbrecher. Voraussetzung dieser Ziele ist die Erkennung der Leistungs- und der Vererbungstendenzen sowie der Beeinflussungsmöglichkeiten des einzelnen Menschen.«

Das Bekenntnis zur Eugenik und der zugrundeliegende Biologismus sind in der an erster Stelle genannten »Höherzüchtung« und der Rede von »schicksalsmäßige[n] Entwicklungen« klar ausgedrückt und das Zitat kann insgesamt als Ausführung zu der eugenischen Zielsetzung verstanden werden. Mit den zum Schluss genannten »Beeinflussungsmöglichkeiten« findet sich aber auch ein Hinweis auf einen nicht-eugenischen Zweck der Forschung, der allerdings erst im Lauf der weiteren Ausführungen verständlich wird.[182] Um zu erklären, warum die Hirnforschung bedeutender dafür sei, den beschriebenen Zweck zu erfüllen, als die Psychologie, die jedoch auch dazu beitragen müsse, verwendet Oskar Vogt zunächst das gleiche Argument, das auch Cécile Vogt schon zehn Jahre zuvor und dann erneut zwei Jahre später angeführt hat[183]: »Materielle Befunde im Nervensystem haben einen o b j e k t i v e r e n Charakter als die meisten Feststellungen der Seelenkunde.« Als Beispiel (das einzige in diesem Text vorkommende mit Bezug zur materiellen Forschung der Vogts) nennt er hier wieder die dritte Rindenschicht, deren Untersuchung, wenn dabei relativ wenige Zellen gefunden würden, kriminelles Verhalten erklären könne.[184] Der zweite von Oskar Vogt angeführte

---

181 O. Vogt, Neurology and Eugenics, 15 (»expression of undesirable genotypes«).

182 O. Vogt, Warum Hirnforschung.

183 Siehe Kapitel 5.2.

184 O. Vogt, Warum Hirnforschung, Herv. i.O.

Grund für die Bevorzugung der Hirnforschung ist eine der 1919 in den *Allgemeineren Ergebnissen unserer Hirnforschung* ausführlicher dargelegten psycho-physiologischen Grundannahmen.[185] 1931 formuliert er, dass »die w e s e n t l i c h s t e n B e d i n g u n g e n des seelischen Geschehens der S e l b s t b e o b a c h t u n g überhaupt u n z u g ä n g l i c h« seien, die Introspektion aber Grundlage jeder psychologischen Beobachtung sei.[186] Den dritten bezeichnet er dann als den »wichtigste[n] Grund« und dieser bestehe darin, dass »[wir] insbesondere eine Heilung oder Vorbeugung schwerer Geisteskrankheiten [...] für die Zukunft nur von materiellen Einwirkungen auf das Gehirn [erwarten]«. Die einzige erfolgversprechende Methode dazu liege in dem Versuch, »für bestimmte Gewebsteile des Gehirns besondere Nähr- oder Hemmungssubstanzen zu entdecken und dem Gehirn zuzuführen«.[187] Auch dieser Gedanke findet sich in anderen Publikationen der Vogts, stellt dort aber mitunter einen deutlich nachrangigen unter verschiedenen Aspekten dar, unter denen die Nützlichkeit der Hirnforschung gepriesen wird. In der *Lehre der Erkrankungen des striären Systems* (1920), in der die Vogts mit der Erläuterung ihres Interesses an »n o r m a l e [n] Erscheinungen des Seelen- und Nervenlebens« ansetzen, führen sie unter den »[sehr mannigfachen] Motive[n] zu dieser Untersuchung« auch die Hoffnung auf die »Anbahnung einer C h e m o t h e r a p i e« an.[188] Cécile Vogt stellt in ihrer Erklärung der *Hirnanatomie* als *Mittelpunkt unserer Forschung* in den *Naturwissenschaften* (1933) eine Liste der »Vorteile der an [...] anatomischen Gebilden erhobenen Befunde gegenüber psychologischen Analysen« – hauptsächlich in Bezug auf die Erkenntnismöglichkeiten – auf und nennt darin an zehnter von elf Stellen die an Tieren durchführbaren »pharmakologisch-therapeutische[n] Vorversuche«.[189] Oskar Vogts Wertung der Medikamentenentwicklung als *wichtigstes* Argument für die Nützlichkeit der Hirnforschung scheint vor dem Hintergrund dieser Äußerungen, vor allem aber im Kontrast zu seinem Artikel für das *Berliner Tageblatt*, der die Lokalisation gar nicht mit pharmakologischer Forschung in Verbindung bringt, einigermaßen willkürlich. Sie lässt sich aber auch mit dem im Lauf der 1920er Jahre stattgefundenen Ausbau des KWIH in Verbindung bringen, in dessen Rahmen eine Abteilung für »Neurochemie und experimentelle Pharmakologie« entstand, die von Marthe Vogt geleitet wurde,[190] und verweist mit der Rede von »bestimmte[n] Gewebsteile[n]« auf den 1922 eingeführten Begriff der Pathoklise.[191]

Die Hoffnung auf pharmazeutische Behandlungsmöglichkeiten bei »schwere[n] Geisteskrankheiten«, bildet allerdings trotz des ihr von Oskar Vogt zugeschriebenen Stellenwerts nicht den Schwerpunkt des Artikels. Ganz im Sinn seiner einleitenden Selbstverpflichtung auf die »Höherzüchtung«, widmet er die zweite Hälfte des Textes vollständig der Frage nach der »Richtung der Weiterentwicklung der geistigen Fähigkeiten des Menschen«. Er grenzt sich hier zunächst noch weiter von der Psychologie

185 Siehe Kapitel 4.3.2.

186 Auch hier zieht er also behavioristische Methoden noch nicht Erwägung.

187 O. Vogt, Warum Hirnforschung, Herv. i.O.

188 Vogt u. Vogt, Erkrankungen des striären Systems, 633, 634 u. 638, Herv. i.O.

189 C. Vogt, Hirnanatomie, 409 u. 410.

190 Richter, KWI für Hirnforschung, 384.

191 Siehe Kapitel 4.3.1.

ab, die Hoffnungen auf »Persönlichkeiten von vielseitiger Leistungsfähigkeit« hegen könne: »Die Hirnanatomie vernichtet diesen Zukunftstraum.« Er begründet dies, wie in *Neurology and Eugenics*, mit der Feststellung, dass höhere Leistungen auf einem bestimmten Gebiet jeweils einen vergrößerten Hirnbereich der entsprechenden Funktion erforderten. Für die Zukunft sei daher die »Entstehung von Spezialisten und einseitig begabten Führernaturen« zu erwarten. Auch die weitere Argumentation gleicht der im darauffolgenden Jahr in der *Eugenics Review* veröffentlichten, mit dem Unterschied des dort nicht expliziten Versprechens auf die »Höherzüchtung«. In *Forschungen und Fortschritte* erläutert Vogt auf ähnliche Weise das genetische Prinzip der Mischung von Erbanlagen beider Elternteile und leitet daraus die Befürwortung der »Erweiterung der Frauenberufe« ab, formuliert diese Stellungnahme allerdings negativ: »Bestrebungen, mit Rücksicht auf die heutige Not dieser zur Höherzüchtung führenden Entwicklung entgegenzuwirken, sind unbiologisch.«[192] Die Annahme ist naheliegend, dass sich diese Bemerkung – zumindest u.a. – auf die »Kampagne gegen das ›Doppelverdienertum‹« bezieht.[193] Dass diese, vermutlich auch aufgrund des durch die Weltwirtschaftskrise seit 1929 (also wohl »die heutige Not«) angewachsenen »öffentliche[n] Ressentiment[s]«, nicht wirkungslos war, zeigte sich 1932, als der Reichstag das »Gesetz über die Rechtsstellung der weiblichen Beamten« verabschiedete, das die Entlassung verbeamteter verheirateter Frauen erlaubte.[194] Gleichzeitig mit dem politischen Urteil gibt Vogt eine nicht weiter ausgeführte Erklärung seines Verständnisses von »Höherzüchtung«, die nämlich unter der Voraussetzung der beruflichen Gleichberechtigung als selbständiger Mechanismus, also quasi naturwüchsig stattfinde. Vogt verknüpft hier also in einem Satz die realistische Einschätzung eines politischen Prozesses mit einem durch keine empirischen Erkenntnisse – jedenfalls keine der Hirnforschung – gerechtfertigten biologischen Argument.[195]

Die drei bis hierhin erörterten populärwissenschaftlichen bzw. semipopulären Quellen gleichen sich also darin, dass in ihnen jeweils der Bezug der Forschung am KWIH zu deren möglichem Nutzen mehr oder weniger übertrieben wird, wobei auffällt, dass diese Übertreibung gerade in der *Eugenics Review* am geringfügigsten ausfällt. Hinsichtlich der Bedeutung der Eugenik im Verhältnis zu der der Pharmakologie im Rahmen des vogtschen Forschungsprogramms ist noch eine Äußerung in der 1922 im *Journal für Psychologie und Neurologie* erschienenen Studie zu *Erkrankungen der Grosshirnrinde* erwähnenswert:

192 O. Vogt, Warum Hirnforschung, Herv. i.O.

193 Satzinger, Cécile und Oskar Vogt, 297.

194 Peukert, Weimarer Republik, 102.

195 Auch wenn er die Ergebnisse der Untersuchungen der Gehirne Lenins und Wurms, bei aller Unsicherheit angesichts einer derart kleinen Stichprobe und von dem Mangel psychologischer Untersuchungen ganz abgesehen, als Indizien für die Bedeutung der Gehirnanatomie für die Charaktereigenschaften von »Spezialisten« und »Führernaturen« deuten konnte, gibt er nirgends einen Hinweis auf entsprechende Eigenschaften der jeweiligen Eltern, die zur Begründung der Annahme einer »Höherzüchtung« ebenso notwendig wären. Der wissenschaftliche Gehalt der Annahme liegt also ausschließlich im Bezug auf die genetische und die Evolutionstheorie.

> »Von den Aussichten der *Chemotherapie* hängt [...] in erster Linie die Zukunft der Heilung von Geisteskrankheiten ab. Die Menschheit wird noch lange nicht dazu reif sein, sich nach eugenetischen [sic!] Prinzipien fortzupflanzen und so erbliche Dispositionen zu Nervenkrankheiten auszumerzen.«[196]

Die (halb)populären Texte Oskar Vogts stimmen mit dieser Aussage im Organ des KWIH insofern überein, als auch hier die Eugenik als solche nicht abgelehnt, sondern für die Zukunft befürwortet wird. Dagegen ist neben dem hohen Gewicht, das er vor größeren Öffentlichkeiten auf die eugenische Relevanz der Hirnforschung legt, und der Ausblendung jeglicher Skepsis in *Vom ›Schaltwerk der Gedanken‹* und in *Warum treiben wir Hirnforschung?* als weiterer Gegensatz die verhältnismäßig untergeordnete Rolle der Pharmakologie zu bemerken. Da diese allerdings auch in der Untersuchung der *Erkrankungen der Grosshirnrinde* nur mit wenigen Sätzen im Fazit erwähnt und als »fernes Zukunftsziel« bezeichnet wird, bleibt vor allem die Feststellung, dass das Ausmaß der Behauptungen über die Nützlichkeit insgesamt, den Erwartungen an Populärwissenschaft entsprechend, den deutlichsten Unterschied zwischen den verschiedenen Textsorten ausmachen. Eng verknüpft mit den Vorstellungen von dieser Nützlichkeit ist das von den Vogts theoretisch vertretene und durch ihre Forschungspraxis bekräftigte Menschenbild. Im Rahmen der *Science Exposition* erscheint dieses Menschenbild – zumindest im Zusammenhang der eugenischen Versprechungen – daher ebenfalls weitaus mehr als in der Fachliteratur als ein bedeutender Teil der wissenschaftlichen Erkenntnis. In Verbindung mit seinen Bemerkungen über den Nutzen der Hirnforschung für die Eugenik spricht Oskar Vogt deutlich das Verständnis von Vererbung als Schicksal aus, während die selteneren Äußerungen über die Erfolgsaussichten der pharmazeutischen Forschung die mechanistische Auffassung des menschlichen Bewusstseins eher implizieren, insofern also den Darstellungen in neurologischen Zeitschriften gleichen.

Eine weitere Quelle, in der vor allem einige Aspekte des Stands der vogtschen Hirnforschung für ein gebildetes Laienpublikum erläutert und recht knapp mit einer politischen Fragestellung verknüpft werden, ist eine Erklärung, die Cécile Vogt für Agnes von Zahn-Harnacks 1928 erschienenes Buch über die *Frauenbewegung* verfasst hat.[197] Zahn-Harnack setzt sich darin auch mit den »biologischen Gründen« auseinander, die seit dem 19. Jahrhundert gegen die berufliche Gleichberechtigung eingesetzt wurden,[198] zuerst den auf die Beschaffenheit des Gehirns bezogenen, wozu sie Vogt zitiert. Diese formuliert die Zusammenfassung ihrer knapp zwei Seiten umfassenden Ausführungen schon im ersten Satz: »Die Frage, ob und in welchem Maße die Frau durch den Hirnbau gegenüber dem Manne durchschnittlich geistig inferior ist, ist im gegenwärtigen Stadium der Hirnforschung noch nicht zu beantworten.«[199] Im Einzelnen seien zunächst das Hirngewicht, das in Verbindung mit der Körpergröße variiere, und die Anzahl von Furchen unbedeutend »für die Geistigkeit des Individuums« bzw. »für die Hirnleistung«, die stattdessen von der »feinere[n] Struktur des Gehirns« bestimmt werde. Deren Erforschung

196 Vogt u. Vogt, Erkrankungen der Grosshirnrinde, 161.

197 Für eine Reihe von Details zum Hintergrund siehe Satzinger, Cécile und Oskar Vogt, 178.

198 Zahn-Harnack, Frauenbewegung, 152.

199 Ebd., 153.

sei aber gerade erst begonnen worden, weshalb über hirnanatomische Unterschiede zwischen den Geschlechtern noch nichts bekannt sei. Trotzdem führt Vogt noch die Einteilung des Cortex »in Hunderte verschieden gebauter Felder« an, die jeweils »einer höheren«[200] oder »einer niederen Funktion« dienten und mehr oder weniger stark entwickelt sein könnten. Zudem hänge die »Leistungsfähigkeit« von der Wechselwirkung der Felder ab. Alle vorhandenen Kenntnisse von den Hirnfunktionen sprächen also gegen eine Bedeutsamkeit der Hirngröße. Dem fügt Vogt noch hinzu, dass die individuelle Hirnstruktur »zweifellos weitgehend erblich bedingt« sei und »daß Mädchen zur Hälfte die geistigen Eigenschaften des Vater erben müssen.« Ihre Schlussfolgerung lautet daher, dass »man auf Grund des heutigen Standes der Hirnforschung die Frau als solche von keinem Beruf ausschließen [kann].«[201]

Dieser kurze Text steht insofern in starkem Kontrast zu den zuvor besprochenen, als er zu seiner spezifischen Fragestellung nur eine negativ formulierte Antwort bietet, die auch nur mit negativen bzw. dem Fehlen von Forschungsergebnissen begründet wird. Zunächst ist dazu freilich zu betonen, dass es sich auch nicht um eine von Vogt selbst gestellte Frage und eine selbständige Veröffentlichung, sondern formal nur um ein langes Zitat handelt. Da die darin formulierte Argumentation von den Vogts außerdem, soweit bekannt,[202] an keiner anderen Stelle öffentlich vorgetragen worden ist, kann sie kaum zu den zentralen Aspekten des durch ihre Publikationen verbreiteten Menschenbilds gezählt werden. Dennoch ist es bemerkenswert, dass die Hirnforschung in diesem Fall zur Argumentation nicht nur für, sondern auch gegen die Determiniertheit des menschlichen Lebens eingesetzt, das Geschlechterverhältnis nämlich als historisch veränderliches dargestellt wird. Cécile Vogts Stellungnahme steht dadurch nicht im Widerspruch zu den Argumenten für die Eugenik, sondern veranschaulicht die in den biologistischen Grundannahmen enthaltene spezifische Art der Schicksalsgläubigkeit. Das Individuum soll durch das Naturgesetz auf bestimmte Möglichkeiten der Lebensführung festgelegt werden – in Vogts Erklärung die Frau auf den Beruf, zu dem sie durch Vererbung individuell befähigt sei –, während das ›Volk‹ (oder dessen weiblicher Teil), indem es sich dem Naturgesetz füge, eine höhere Entwicklungsstufe erreichen könne. Der Nutzen für den Kampf um Gleichberechtigung, die auch für das Individuum vorteilhaft sein kann, entsteht daher nur dadurch, dass ein Naturgesetz für das (intellektuelle) Geschlechterverhältnis unbekannt ist.

Die Vorstellung einer naturgesetzlichen Determination, der die Menschen gerecht werden müssten, haben die Vogts 1919 in einem gemeinsam verfassten Beitrag für die Monatszeitschrift *Nord und Süd* recht deutlich ausformuliert. Bemerkenswerterweise beziehen sie sich dabei fast gar nicht auf die Hirnforschung und nur auf der Ebene der theoretischen Zielsetzung auf die von ihnen selbst betriebene Psychologie. Während die eugenischen Versprechungen in Oskar Vogts Darstellung des *Schaltwerks der Gedanken* und in *Neurology and Eugenics*, wie an anderen Stellen der vogtschen Schriften, vage bleiben und kaum die Form politischer Forderungen annehmen, stattdessen teilweise sogar eher

200 Ebd., 154.

201 Ebd., 155.

202 Vgl. Satzinger, Cécile und Oskar Vogt, 178.

vor Kurzschlüssen gewarnt wird, finden sich in jenem älteren Artikel politische Forderungen anderer Art, und zwar sowohl recht allgemeine und abstrakte als auch konkrete. Sie sind insgesamt als *Wissenschaftliche Forderungen an den modernen Staat* betitelt und folgen alle einem allgemeinen Imperativ:

> »Der moderne Staat muß nicht nur der Tatsache Rechnung tragen, daß sich das Zusammenleben der Menschen nach Naturgesetzen gestaltet hat und weiter gestalten wird, sondern er muß auch aus der Wissenschaft diejenigen Grundsätze ableiten, nach denen er die in dieser Gestaltung hervortretenden widerstrebenden Tendenzen zu fördern oder zu hemmen hat.«[203]

In diesem klaren Bekenntnis zum Szientismus ist die auch für das eugenische Denken grundlegende Ambivalenz der Vorstellung von naturgesetzlicher Determination zu bemerken. Während einerseits die Gesellschaftsordnung von Naturgesetzen bestimmt werde, soll das Wissen um diese Gesetze es möglich machen, dennoch Entscheidungen zu treffen und danach zu handeln. Die Textstelle enthält zudem noch einen weiteren Hinweis darauf, wie die Vogts sich die Vereinbarkeit der Fremdbestimmung durch Naturgesetze und der Selbstbestimmung durch die Befolgung ›wissenschaftlicher Forderungen‹ vorgestellt haben können. Da die Naturverhältnisse von einander »widerstrebenden Tendenzen« gekennzeichnet seien, könne der Staat diese »fördern oder [...] hemmen« bzw. »das Kräftespiel in bestimmter Richtung [...] beeinflussen«[204] und die Gesellschaftsentwicklung dadurch steuern.[205]

Der oberste Grundsatz, dessen Ableitung die Vogts dem modernen Staat abnehmen, ist die Verpflichtung auf den Utilitarismus, die aus biologischen und psychologischen Erkenntnissen folge. Es sei »überall im Tierreich eine Lebensbejahung, ein Streben nach Glück und [...] Aufopferung des einzelnen Wesens [...] nur im Interesse kräftigerer und deshalb zum höheren Glücksgenuß befähigter Individuen oder einer größeren Gemeinschaft« und »dasselbe« beim Mensch zu beobachten. Daraus lasse sich »die sittliche Pflicht ableiten, [...] ein möglichst großes Glück für möglichst viele zu schaffen«, und daran müsse sich politisches Handeln orientieren.[206] Die Begründung einer utilitaristischen Ausrichtung der Politik durch Beobachtungen des ohnehin Gegebenen mag zwar schwach erscheinen, die Vogts suchen aber offenbar auch nicht nach stärkeren Argumenten, weil sie andere ethische Prinzipien ohnehin nicht in Betracht ziehen. Sie präsentieren den Utilitarismus zwar als Gegenposition nicht nur zu »religiöse[n] Dogmata« oder »nationalistische[n] und imperialistische[n] Tendenzen«, sondern auch zur »dialektische[n] Spezialisierung eines allgemeinen Freiheitsideals«, befassen

203 Cécile Vogt u. Oskar Vogt: Wissenschaftliche Forderungen an den modernen Staat, in: *Nord und Süd* 43 (1919), S. 245–250, 247 (im Folgenden zitiert als: Vogt u. Vogt, Wissenschaftliche Forderungen).

204 Ebd., 247.

205 Dass die Willensfreiheit gleichzeitig eine ›Illusion‹ bleibe, müsste dann allerdings dadurch erklärt werden, dass auch das Wissen um die *richtigen* Entscheidungen (bzw. jedes Werturteil) naturgesetzlich determiniert sei. Wenn der »moderne Staat« von den Vogts als zu Entscheidungen freies Subjekt dargestellt wird, würde es sich demnach lediglich um eine für das breite Publikum vereinfachte Ausdrucksweise handeln.

206 Ebd., 247.

sich aber nicht mit möglichen Argumenten gegen ihre Auffassung. Sie verlassen sich stattdessen auf ihre Autorität als Naturforscher, wenn sie postulieren, dass gegen ihre »allgemeine sittliche Forderung [...] kein Vertreter der Erfahrungswissenschaften irgend welchen Einspruch zu erheben vermag.«[207] Außerdem ist im »Glück für möglichst viele« wohl kaum ein ernstlich kontroverses Ziel zu sehen, solange die Frage nach der »Aufopferung« nicht zu sehr betont bzw., wie von den Vogts, überhaupt nicht weiter erörtert wird. Eine andere Funktion des Verweises auf biologische und psychologische Forschung liegt dagegen in der Illustration der Vorstellung, dass sich aus Beobachtungen überhaupt bestimmte Forderungen ›ableiten‹ ließen, jene also mit Notwendigkeit zu diesen führten.

Die szientistische Grundlage ihrer *Wissenschaftliche[n] Forderungen* verbinden die Vogts nun mit einer fast uneingeschränkten Positionierung für die SPD.[208] Diese habe als einzige politische Partei in Deutschland »von Anfang an den Anspruch erhoben, ein wissenschaftliches Programm zu besitzen«, das nach wie vor auf der »Behauptung der Existenz einer Gesetzmäßigkeit der gesellschaftlichen Entwicklung« beruhe und auch jene »allgemeine sittliche Forderung« des Utilitarismus beinhalte.[209] Die von den Vogts mit diesen Feststellungen verknüpfte Darstellung einer gesetzmäßigen Gesellschaftsentwicklung lässt sich einerseits mit einer für die deutsche Arbeiterbewegung des späten 19. und frühen 20. Jahrhunderts charakteristischen Sichtweise in Verbindung bringen, wie sie etwa Helga Grebing beschrieben hat:

> »[I]nsbesondere in der Interpretation von Karl Kautsky und in der noch stärker popularisierenden Fassung von August Bebel [hat] Marx' und Engels' Verständnis der dialektischen Einheit von Theorie und Praxis, von naturnotwendiger Entwicklung und menschlichem Handeln, eine Bedeutungsverschiebung erfahren, die sich aus den begrenzten Handlungsmöglichkeiten der Arbeiterbewegung im Kaiserreich ergab. Das entwicklungsgeschichtliche Moment rückte in den Vordergrund, das des menschlichen Handelns zur Verstärkung der ›naturnotwendigen‹ Entwicklung trat zurück.«[210]

Andererseits verschwindet in der Fassung der Vogts der Aspekt des Handelns als Antithese zur Notwendigkeit fast vollständig bzw. bleibt von der Dialektik nur die Ambivalenz übrig, die dadurch entsteht, dass sie überhaupt Forderungen vertreten. Sie geben allerdings auch keine Erläuterung gesetzmäßiger sozialer Entwicklungen, sondern stellen diese lediglich in den Zusammenhang ihrer in den verschiedensten Texten ausgedrückten Sicht auf die »geschlossene Kausalität«, die sie in diesem Fall auch als »ausnahmsfreie Gesetzmäßigkeit« bezeichnen. Diese anzunehmen stelle »eine unentbehrliche Voraussetzung der Wissenschaft überhaupt« dar, sie *müsse* von ihnen also angenommen

207 Ebd., 246.

208 Sie schreiben nur »die sozialdemokratische Partei« (Ebd., 246 u. 247). Die USPD soll damit aber offenbar nicht mitgemeint sein, denn die erste Erwähnung bezieht sich auf die Vorkriegszeit.

209 Ebd., 246, Herv. i.O.

210 Helga Grebing: *Arbeiterbewegung. Sozialer Protest und kollektive Interessenvertretung bis 1914*, [3]1993 [1985], 107f.

werden.[211] In ihrer daran anschließenden, oben bereits wiedergegebenen Anwendung biologischer Beobachtungen auf die Ethik äußert sich dann sehr deutlich eine etwa gegenüber Karl Kautskys (1854–1938) Schriften noch stärker vereinfachende Betrachtungsweise. Dieser hat z.B. in seinem zuerst 1902 und 1911 in dritter Auflage erschienenen Buch über *Die soziale Revolution* unmissverständlich erklärt, es sei ein »Fehler [...], wenn man natürliche Gesetze direkt auf die Gesellschaft anwendet, etwa die Konkurrenz unter Berufung auf den Kampf ums Dasein für eine natürliche Notwendigkeit erklärt«.[212] Geradezu konträr verhält sich darüber hinaus die vogtsche Rede von den »von M a r x und E n g e l s intuitiv erschauten, unabänderlichen gesetzlichen Entwicklungstendenzen«[213] – im Kontext ihrer Forderungen – zu dem von Karl Marx (1818–1883) vertretenen Verständnis der sozialen Verhältnisse. Im ersten Band des *Kapital[s]* betont dieser etwa für das Klassenverhältnis, dass es »kein naturgeschichtliches und ebensowenig ein gesellschaftliches [Verhältnis ist], das allen Geschichtsperioden gemein wäre.«[214] Für seine Auffassung vom Unterschied zwischen natürlichen und sozialen Verhältnissen wiederum ist die in seiner Kritik der kapitalistischen Produktionsweise zentrale Annahme bezeichnend, dass die sozialen Verhältnisse den falschen Anschein von Naturverhältnissen annähmen und als »ein ganzer Kreis von den handelnden Personen unkontrollierbarer, gesellschaftlicher Naturzusammenhänge« wahrgenommen würden und sich unter den gegebenen, aber veränderbaren Bedingungen auswirkten, als wären sie es tatsächlich.[215]

Das von den Vogts ausgesprochene Lob der sozialdemokratischen Programmatik bezieht sich allerdings auch kaum auf Vorstellungen vom Sozialismus, fast überhaupt nicht auf eine Kritik des Kapitalismus und mit keinem Wort auf Klassenverhältnisse, sondern im Wesentlichen auf die Wissenschaftsgläubigkeit.[216] Von dieser Verbindung abgesehen enthält der Text lediglich einige verstreute Forderungen oder Meinungsäußerungen, die sich in mehr oder weniger enge Beziehung zur politischen Linken setzen lassen. Mehrfach betonen die Vogts ihre antiklerikale Auffassung eines *modernen Staats*, die sie in den »fortschrittlichen bürgerlichen Parteien« zu schwach vertreten sehen.[217] »Religionsunterricht« und »religiöse Dogmata« stellen für sie das offensichtliche Gegenteil

211 Vogt u. Vogt, Wissenschaftliche Forderungen, 246.

212 Karl Kautsky: *Die soziale Revolution*, Berlin [3]1911 [1902], 12.

213 Vogt u. Vogt, Wissenschaftliche Forderungen, 246, Herv. i.O.

214 Karl Marx: *Das Kapital. Kritik der politischen Ökonomie. Erster Band*, Berlin [34]1993 [1867], 183 (im Folgenden zitiert als: Marx, Das Kapital 1).

215 Ebd., 126. – Die von den Vogts so genannten »unabänderlichen [...] Entwicklungstendenzen« ließen sich zwar auch auf die Vorstellung beziehen, dass der Kapitalismus notwendigerweise überwunden werden würde, die sich auch Marx zuschreiben lässt. Im dritten Band des *Kapital[s]* spricht dieser etwa davon, dass der von ihm angenommene tendenzielle Fall der Profitrate »den nur historischen, vorübergehenden Charakter der kapitalistischen Produktionsweise [bezeugt]« (Karl Marx: *Das Kapital. Kritik der politischen Ökonomie. Dritter Band*, Berlin [31]2003 [1894], 252). Damit hat Marx aber nicht das menschliche Handeln auf einen Naturvorgang reduziert.

216 Eine weiterführende, für die vorliegende Arbeit zu weit führende, Frage, wäre daher, ob die Vogts tatsächlich keine vergleichbare szientistische Position bei einer anderen Partei finden konnten. Ihr Verweis auf die Theorie von Marx und Engels ist jedenfalls insofern rätselhaft, als schon lange vor Marx bürgerliche Ökonomen die ›Gesetze‹ der Marktwirtschaft erforscht haben.

217 Vogt u. Vogt, Wissenschaftliche Forderungen, 246.

von Wissenschaft dar.[218] Spezifischer mit sozialdemokratischer Politik verbunden ist die in einer langen Aufzählung vorkommende Forderung aufgrund noch zu leistender Forschung den »Grad und […] Weg der Sozialisierung festzulegen«.[219] Zudem äußern sie zum Schluss des Textes die Hoffnung auf ein »Zeitalter internationaler Verbrüderung«, in dem auch die Möglichkeit »internationaler Regelung von Konsumtion und Produktion und […] dadurch bedingter Vermeidung von Überproduktion und kapitalistischen Krisen« entstehen könne.[220] Parteipolitisch kaum zuzuordnen sind die an mehreren Stellen auftauchenden Bemerkungen über den Verlauf des Weltkriegs. So schreiben die Vogts den »nationalistische[n] und imperialistische[n] Tendenzen« zu, »zu dem für Deutschland katastrophalen Ende des Weltkriegs beigetragen« zu haben, womit sie sich lediglich gegen die »Alldeutschen« wenden.[221] Außerdem habe der »Mangel an politischem Sinn des deutschen Volkes […] bei dem Kriegsausbruch und der Kriegsführung einer kleinen unfähigen Kaste die heutige, weitgehende Vernichtung Deutschlands herbeizuführen ermöglicht«, was »uns alle zu Schuldigen« mache.[222]

Ihre konkreten Forderungen sind demgegenüber im Ganzen eher als technokratisch zu bezeichnen. Die erste, mit der sie an ihren szientistischen und utilitaristischen Grundsatz anschließen, besteht in der Förderung soziologischer Forschung. Vorerst sei nämlich die »Soziologie […] durchaus nicht imstande« die Verwirklichung jenes Grundsatzes zu ermöglichen. Die Vogts führen dies aus, indem sie die dafür relevanten Forschungsgegenstände aufzählen, von der »geschichtliche[n] Entwicklung« über die »psychologischen, ökonomischen und politischen Faktoren« der sozialen und die »Rechtsentwicklung« bis zu den »ökonomischen und psychologischen Faktoren des Verbrechertums«. Sie betonen dabei besonders, dass diese Forschung »auf empirischem Wege« bzw. »auf erfahrungswissenschaftlicher Grundlage« durchgeführt werden müsse. Die daran anschließenden, von den Vogts übergangslos an die Liste der Forschungsfelder geknüpften politischen Maßnahmen sollten in der »Sozialisierung«, in »Erziehungs- und Aufklärungsarbeit« sowie einer »Reform im Strafrecht, Gerichtsverfahren und Strafvollzug« bestehen.[223]

Am ausführlichsten befassen sie sich aber mit dem Plädoyer für die Förderung der »Individualpsychologie«[224] und ihren damit verbundenen Vorstellungen einer reformierten Schulbildung. Die psychologische Forschung solle vor allem »die Fähigkeiten und die Art und die Stärke der Strebungen des einzelnen Menschen« zum Gegenstand machen und zwar mit dem Ziel »die Berufsbegabung des einzelnen Kindes möglichst früh« bestimmen zu können. Die zentrale Forderung hinsichtlich der Erziehung ist damit unmittelbar verknüpft:

---

218 Ebd., 245 u. 246.

219 Ebd., 248.

220 Ebd., 250.

221 Ebd., 246.

222 Ebd., 249. – Im Zusammenhang dieser Aussagen ließe sich der Umstand, dass die Zustimmung der Sozialdemokraten zur Aufnahme der Kriegskredite *nicht* erwähnt wird, dadurch erklären, dass die Vogts meinten, niemand hätte es besser wissen können.

223 Ebd., 248.

224 Ebd., 248, im Original gesperrt.

»Unsere künftige Erziehung muß bei Nichtvernachlässigung der Bestandteile einer wirklichen modernen Geistesbildung und unter gründlicher Pflege einer nicht kirchlich verankerten Sittlichkeit und Charakterstärke einen möglichst geraden, auf den künftigen Beruf hinsteuernden Bildungsweg einschlagen.«[225]

Dazu gehört es für die Vogts, »die einseitige Gedächtnispflege« zu reduzieren und die »Zeit- und Geldvergeudung derselben Bildung für ungleich Begabte« zu vermeiden. An diesem Punkt wird die Verbindung zum in anderen Texten auch mit ihrer Hirnforschung verknüpften Menschenbild deutlich. Die von den Vogts gemeinte Psychologie solle eine Prüfung »der intellektuellen und manuellen Fähigkeiten«, des spezifischen »Interesse[s]«, der »Initiative und [...] Ausdauer«, der »L e r n f ä h i g k e i t und [...] L e r n a r t« sowie der »s i t t l i c h e n Qualitäten des einzelnen Kindes« ermöglichen.[226] Alle diese Eigenschaften sind ihrer Ansicht nach offenbar mit der Geburt gegeben und feststehend und ihre Empfehlung lautet, den Unterricht jeweils an die damit verbundenen Bedürfnisse ähnlich veranlagter Kinder anzupassen. Während eugenische Forderungen in diesem Text nicht erwähnt werden, sind doch die dahinterstehende Vorstellung einer genetischen Determination und der damit verbundene Wunsch, das Individuum auf eine bestimmte gesellschaftliche Rolle festzulegen, deutlich ausgedrückt.

Die einzige Erwähnung der Hirnforschung in den *Wissenschaftlichen Forderungen* bezieht sich auf den Vergleich mit der Soziologie hinsichtlich des Stands der Erkenntnisse. Deren Mangel in der Soziologie wollen die Vogts »aus Analogie mit der von uns gepflegten Hirnforschung und Psychologie« beurteilen.[227] Aber auch in ihren Bemerkungen über die Psychologie beziehen sie sich nirgends explizit auf vorhandene Forschungsergebnisse und in der Tat dürften ihre Vorstellungen von der ererbten Begabung größtenteils auf Spekulationen beruhen. Die Verbindung zu ihrer Arbeit besteht also im Wesentlichen in ihrer Vorstellung von einer einheitlichen Wissenschaft. Dass sie in so deutlichem Gegensatz zu anderen Texten darauf verzichten, mit der psycho-physiologischen Forschung verbundene Versprechen zu geben, ließe sich mit dem Zeitpunkt dieser Veröffentlichung in Verbindung bringen. 1919, im Jahr der Republikgründung, das mit dem Ende der Novemberrevolution und der Wahl der verfassungsgebenden Nationalversammlung begonnen hatte, hätte der von den Vogts meist für die (mehr oder weniger) ferne Zukunft in Aussicht gestellte Nutzen der Hirnforschung vielleicht allzu unpraktisch gewirkt, zumal in Verbindung mit Formulierungen wie der über »die heutige, weitgehende Vernichtung Deutschlands«.[228] Außerdem ist es denkbar, dass sie zu dieser Zeit durchaus Hoffnungen auf weitergehende politische Fortschritte in

225 Ebd., 249.

226 Ebd., 249f., Herv. i.O.

227 Ebd., 248. – Wie eine solche Analogie der Urteilsfindung dienen soll, wird auch aus den vollständigen diesbezüglichen Sätzen nicht verständlich: »Wir selbst sind nun zwar keine Soziologen. Aber aus Analogie mit der von uns gepflegten Hirnforschung und Psychologie können wir ohne weiteres sagen, daß die bisherige Soziologie sich auf ein so geringfügiges empirisches Material stützt, daß sie in ihrer jetzigen Form durchaus nicht imstande sein kann, den durch die heutigen politischen Verhältnisse zur baldigen Lösung drängenden sozialen Problemen einen sicheren Weg zu zeigen.« (Ebd.)

228 Ebd., 249.

ihrem Sinn gehegt, deshalb auch ein stärkeres Interesse an gegenwärtigen politischen Auseinandersetzungen gezeigt und daher eine Art Wahlempfehlung für die ersten demokratischen Reichstagswahlen der Werbung für ihre Forschung vorgezogen haben.

Die letztere Annahme würde auch den Kontrast zu einer Äußerung erklären, die Cécile Vogt 1933 in ihrem in der vorliegenden Arbeit schon mehrfach zitierten Aufsatz über die Relevanz der *Hirnanatomie* für *Die Naturwissenschaften* platziert hat. Ganz anders als in den *Wissenschaftlichen Forderungen* schreibt sie hier gerade der Hirnforschung einen besonderen aktuellen Nutzen zu:

> »Im Verhältnis zu den sehr zahlreichen, heute lösbaren wissenschaftlichen Problemen fehlt es uns an Forschern und Arbeitsmitteln. Diese tief betrübliche Tatsache zwingt uns, ganz besonders überlegt in der Wahl unserer Probleme vorzugehen. Sie müssen nicht nur *lösbar* sein. Ihre Klärung hat uns auch besonders *wichtige* Einblicke zu gewähren. Bei der Aussicht auf gleich bedeutungsvolle Ergebnisse sind ferner in unserer Zeit der Not solche Fragen zu bevorzugen, deren Beantwortung der *Volkswohlfahrt* dient.«

Die Hirnforschung könne nun (besser als die Psychologie) dazu beitragen, Wege zur »Förderung sozial nützlicher und […] Hemmung schädlicher Eigenschaften« zu finden.[229] In Anbetracht der in verschiedenen anderen Schriften der Vogts deutlich ausgedrückten Ansicht, dass eugenische oder pharmakologische Anwendungen neurowissenschaftlicher Erkenntnisse nicht für die nähere Zukunft zu erwarten seien, erscheint es fraglich, ob Cécile Vogt ihren Verweis auf die »Volkswohlfahrt« in der »Zeit der Not« selbst ernst genommen hat. Da den Vogts kaum Sympathien für die Nationalsozialisten unterstellt werden können, ist es jedenfalls nicht unplausibel, diese Äußerung im Gegensatz zu den *Wissenschaftlichen Forderungen* vor allem als opportunistisch zu betrachten, auch wenn der Aspekt der »sozial nützliche[n] und […] schädliche[n] Eigenschaften« durchaus ihren Vorstellungen entsprach.

Der Versuch, eine direktere Verbindung zwischen den eigenen Forschungsergebnissen und politischen Forderungen herzustellen, scheint von den Vogts nicht ernsthaft betrieben, diese Verbindung bzw. die allgemeine Relevanz der Hirnforschung vielmehr als nicht näher erklärungsbedürftig angenommen worden zu sein. In dem oben (Kap. 5.2) auf die Verbindung von Anatomie und Psychologie hin befragten Aufsatz zur *Neurosenforschung*, in dem Cécile Vogt die »Dysamnesie« zur häufigsten Ursache von Neurosen erklärt, findet sich eine eher beiläufig gestellte, nicht weiter erläuterte Forderung:

> »Endlich aber müssen alle diejenigen, welche auf *Massen* einwirken wollen, die obigen Ausführungen beherzigen. Kein deutscher Politiker wird mit der französischen Nation eine Verständigung erreichen, der nicht der starken Dysamnesie dieses Volkes Rechnung trägt.«[230]

Diese Äußerung ist insofern erstaunlich – wenn sie auch im Deutschland der frühen 20er Jahre vermutlich nicht so empfunden wurde –, als Vogt hier für eine politische Forderung eine neurologische bzw. psychologische Begründung gegeben hat, die offenbar

229 C. Vogt, Hirnanatomie, 408.

230 C. Vogt, Neurosenforschung, 349.

kaum durchdacht war. Die Idee, der Bevölkerung Frankreichs 1921 ein krankhaftes Erinnern an den Krieg zu attestieren und dies als bedeutsames Hindernis der Verständigungspolitik auszugeben, erscheint jedenfalls als erklärungsbedürftig. Naheliegend wäre es etwa, Vogt eine Befangenheit im nationalistischen Mythos zu unterstellen,[231] wogegen allerdings nicht nur einige biographische Tatsachen sowie die *Wissenschaftlichen Forderungen* sprechen, sondern auch der Zusammenhang des Textes selbst. Sie erläutert nämlich vor der Bemerkung über die französische ›Dysamnesie‹ ihr Verständnis von der durch Erziehung beeinflussten »Komplexbildung« anhand eines Beispiels für den »patriotischen Komplex« auf deutscher Seite, der die Zustimmung zum Krieg erkläre. Wenn sie diesen Komplex auch nicht als pathologisch kennzeichnet, macht ihre Darstellung doch einigermaßen klar, dass sie die dem Komplex zugrundeliegende »nationale Kindererziehung« nicht befürwortet.[232] In biographischer Hinsicht musste zwar ihre französische Herkunft (wie auch eine Abneigung gegen ›Nationalismus und Imperialismus‹) sie nicht unbedingt davor bewahren, von der nicht auf das rechte Lager beschränkten »Versailler Psychose der Deutschen«[233] angesteckt zu werden. Wie Satzinger anhand der Briefe Vogts dargelegt hat, hat diese aber (wie wohl auch Oskar Vogt) in der Tat schon die 1914 verbreitete Kriegsbegeisterung nicht geteilt und anti-englische Äußerungen anderer Wissenschaftler missbilligt. Zudem gerieten beide Vogts 1915, weil sie in der Öffentlichkeit Französisch gesprochen hatten, in einen Streit »mit einem ehemaligen deutschen Pastor«, mit den Folgen eines Gerichtsprozesses, einer kleinen Geldstrafe und mindestens zwei Zeitungsberichten, die die Verletzung patriotischer Gefühle kritisierten.[234] Vor diesem Hintergrund und in Übereinstimmung mit der Forderung, dass man der »Dysamnesie […] Rechnung trägt«, ist die Annahme plausibler, dass Cécile Vogt gerade den Wunsch nach einer den französischen Interessen entgegenkommenden Politik im Sinn hatte (und evtl. gleichzeitig dem Nationalismus ihrer Leser und Leserinnen Rechnung zu tragen). Sie mag zwar tatsächlich angenommen haben, dass ›Dysamnesie‹ häufig vorkomme. Die Beziehung ihrer Forderung zu begründeten wissenschaftlichen Vorstellungen muss aber in jedem Fall als äußerst locker bezeichnet werden. Wenn Vogt die Meinung vertreten hätte, dass jede Erinnerung, die für ein praktisches Bedürfnis – etwa eine Konfliktlösung – hinderlich ist, als krankhaft zu gelten habe, wäre sie sicherlich auch von wenigen Zeitgenossen ernst genommen worden.

Die Vogts haben also in einer ganzen Reihe von Veröffentlichungen ihre Forschung als ausgesprochen nützlich angepriesen und dabei sehr verschiedene Argumente benutzt, aber offenbar nie große Mühe darauf verwandt, diese Argumente in wirklich überzeugender Weise auszuformulieren, und sicherlich nicht die Forschung auf den Nutzen fokussiert. Insgesamt vermitteln die ausgewählten Beispiele von *Science Exposition* vor allem die Botschaft, dass die Hirnforschung wichtig sei, weil das Gehirn

231 Siehe zur deutschen Neurose etwa Peukert: »Angesichts der millenarischen Hoffnungen, die der Weltkrieg geweckt hatte, mußte jeder Friedensschluß zur Enttäuschung führen. Darin, nicht in den tatsächlich zwar harten, aber letztlich erträglichen Friedensbestimmungen lag die Ursache des revanchistischen ›Versailles‹-Mythos.« (Weimarer Republik, 268)

232 C. Vogt, Neurosenforschung, 349.

233 Peukert, Weimarer Republik, 52.

234 Satzinger, Cécile und Oskar Vogt, 85f.

wichtig sei. Diese Botschaft wird in den bis hierhin besprochenen Quellen allerdings noch vergleichsweise moderat vorgetragen, nämlich gegenüber der einleitenden Formulierung Oskar Vogts in einem 1912 in *Nord und Süd* veröffentlichten Artikel. Diese Sätze betreffen zwar nicht die tatsächlichen Erkenntnisse der Hirnforschung, bewerten deren Bedeutung allerdings mit wohl schwer zu übertreffendem Selbstbewusstsein:

> »Die Hirnforschung oder Neuropsychologie ist von einzig dastehender Bedeutung. Denn diese Wissenschaft beschäftigt sich nicht mit einem beliebigen Organ unseres Körpers, sondern mit demjenigen Organ, welches den Menschen erst zum Menschen macht, auf dessen Funktion und Ausbildung in letzter Linie unsere ganze kulturelle und soziale Entwicklung zurückzuführen ist. Die Hirnforschung bildet infolgedessen den Mittelpunkt, um den sich alle anderen Wissenschaften zu gruppieren haben.«[235]

Während Medizin und Biologie mit gutem Grund vertreten konnten, dass Gesellschaft und Kultur ohne das Gehirn nicht existieren würden, konnte Oskar Vogt keine konkreten und spezifischen Erkenntnisse anführen, die die Entstehung jener durch dieses *erklärten* (also darauf ›zurückführten‹). Er versucht dies freilich auch hier nicht, sondern zählt wie in anderen Publikationen die hypothetischen praktischen Anwendungsgebiete, einschließlich der »willkürlichen Zuchtwahl«[236] auf. Daneben erläutert er die Konzepte von Architektonik und Individualpsychologie, wobei seine Darstellung der Anatomie im Vergleich etwa zum *Schaltwerk der Gedanken* deutlich abstrakter und allgemeiner bleibt und als weiterer Unterschied die relativ zahlreichen auf die Elementaranalyse hindeutenden Ausdrücke auffallen,[237] worin sich vielleicht bloß die zeitliche Nähe zu den frühen psychologischen Studien ausdrückt. Die bemerkenswerte Besonderheit des Artikels liegt aber einerseits in dem Überschwang, mit dem Vogt die Relevanz seiner Arbeit bewertet,[238] und andererseits in einem in den bisher besprochen Quellen nur implizit vorhandenen weiteren Motiv, nämlich dem Versprechen, im Gehirn, am Ende vieler »Etappen«, deren erste die Architektonik sei, sämtliche Antworten auf Fragen einer philosophischen Anthropologie zu finden:

> »Die kausale Erklärung des neuropsychischen Geschehens ist das l e t z t e Ziel aller Hirnforschung. Ein ursächliches Verständnis für die Bewußtseinserscheinungen, für unser Denken, Fühlen und Wollen, diese letzte Erfüllung der altgriechischen Forderung ›[erkenne dich selbst]‹ ist der alles überragende Gipfel, der uns aus weiter Ferne

235 O. Vogt, Bedeutung der Hirnforschung, 309.

236 Ebd., 313.

237 So spricht er etwa von »Rindenfelder[n]« (ebd., 310), aber nicht von Schichten oder Zellen. ›Elemente‹ tauchen sowohl im physiologischen als auch im psychologischen Sinne auf u.a. als »Reihe elementarer Leistungen« und »Elementarfunktionen« (311), als die »elementaren Komponenten«, »elementaren Faktoren« und »Elementareigentümlichkeiten« (313).

238 Noch ein Detail, in dem diese Quelle sich von den bisher besprochenen unterscheidet, ist die Nichterwähnung Cécile Vogts oder anderer Mitarbeiter. Oskar Vogt schreibt ausdrücklich: »Ich habe [...] 180 derartige Gebiete zu unterscheiden gelernt.« (Ebd., 310f.) – »Ich glaube gefunden zu haben, daß ein vorderer Abschnitt zur speziellen Intention zu solchen Bewegungen [...] in Beziehung steht.« (311)

winkt und der uns eine so erhabene Aussicht verspricht, daß kein Pfad zu mühevoll ist, wenn er uns ihr nur näher führt.«[239]

Gegenüber dem so formulierten Erkenntnisinteresse stellt etwa die in den *Allgemeineren Ergebnissen* erläuterte Verbindung der Hirnforschung zum ›Leib-Seele-Problem"[240] bereits eine Eingrenzung oder wenigstens eine Präzisierung dar. Das explizite Versprechen einer endgültigen Aufklärung über die menschliche Natur steht aber nicht im Widerspruch zu den zahlreichen Äußerungen über die neurologische Erforschung des Bewusstseins, die sich in den wissenschaftlichen Publikationen der Vogts finden. Es formuliert vielmehr deutlich – und recht pathetisch – aus, was diese Publikationen häufig als Schlussfolgerung nahelegen.

Anhand der in diesem Abschnitt erörterten Quellen lassen sich die Verbindungen der vogtschen Hirnforschung mit politischen und anthropologischen Vorstellungen näher bestimmen. Schon aus den wissenschaftlichen Veröffentlichungen ist die im Kern mechanistische und deterministische bzw. biologistische Auffassung einer menschlichen Natur hervorgegangen, was sich nun ausgehend von den eugenischen Aspekten des Forschungsprogramms präzisieren lässt. Während die Vogts kaum Argumente für eine eugenische Praxis geliefert haben, macht ihre allgemeine Zustimmung zur Idee der Eugenik zunächst den Biologismus etwas konkreter. Der mögliche eugenische Nutzen der Hirnforschung wird allerdings in den popularisierenden Texten lediglich stärker betont, wodurch also vor allem die schon im vierten Kapitel getroffene Feststellung bekräftigt wird, dass die Eugenik nicht im Zentrum der Forschung stand. Nur in den für größere bzw. andere Adressatenkreise verfassten Texten taucht allerdings die einzige konkrete eugenische Forderung auf, die aber auch ganz anders als eugenisch begründet werden konnte. Die ohnehin bereits zunehmende Erwerbstätigkeit von Frauen ist sicherlich nicht auf den Einfluss der eugenischen Bewegung zurückzuführen. Wie die Vogts demonstriert haben, ließ sich ihre Befürwortung aber ohne weiteres mit der Überzeugung vereinbaren, dass die Begabung für einen bestimmten Beruf angeboren sei. In ähnlicher Weise sind auch die nicht-eugenischen politischen Forderungen auf spezifische Weise mit den biologistischen Grundannahmen verknüpft. Das vogtsche Plädoyer für eine Ausrichtung der Schulbildung an frühkindlichen Äußerungen von Begabung und Interesse entspricht völlig der Vorstellung einer biologischen Determination. Bei der im gleichen Text formulierten Positionierung für die Sozialdemokratie fällt dagegen die Ausblendung des Klassenkampfs auf, durch die wiederum ein Widerspruch zur Rede von »Spezialisten und [...] Führernaturen«[241] in anderen Publikationen vermieden wird. Am konsequentesten haben Cécile und Oskar Vogt ihre szientistische Einstellung vertreten, der sich alle verschiedenen politischen Äußerungen unterordnen lassen, von denen die wichtigste wohl die wissenschaftspolitische Forderung nach vermehrten

239 Ebd., 309f., Herv. i.O. – Vogt benennt die Forderung auf Griechisch: »Γ`νῶθι σεαυτόν«.

240 Siehe Kap. 4.3.2.

241 O. Vogt, Warum Hirnforschung, im Original gesperrt. – Dass die Betonung der Wichtigkeit von Führern dem Gleichheitsgrundsatz entgegensteht, hat eine analoge ideologische Entwicklung in der sozialistischen und kommunistischen Bewegung freilich auch nicht verhindert.

Ressourcen war. Gerade bei dieser Forderung haben sich allerdings vermutlich vorwiegend situationsbedingte Unterschiede in der Prioritätensetzung gezeigt. Dass ausgerechnet die *Wissenschaftlichen Forderungen*, die den vogtschen Szientismus am deutlichsten beschreiben, keine verstärkte Förderung der Hirnforschung verlangen, kann zwar auch mit ihren 1919 vielleicht größeren psychologischen Ambitionen zusammenhängen. Es ist allerdings ebenfalls konsistent mit der Beobachtung, dass eine praktische, bald zu verwirklichende Nützlichkeit nicht bestimmend für die Entwicklung des Forschungsprogramms war. Für diejenige Schrift, die am meisten von politischem, auch parteipolitischem Interesse zeugt, erscheint es durchaus sinnvoll, dass die Vogts in ihr dem beruflichen Sonderinteresse verhältnismäßig wenig Raum geben. Demgegenüber kann Oskar Vogts vor dem Krieg formuliertes Versprechen, den Weg zum »alles überragende[n] Gipfel«[242] zu beschreiten, auf dem die menschliche Selbsterkenntnis zu suchen sei, als der übersteigerte Ausdruck einer wissenschaftlichen Wahrheitssuche betrachtet werden, die sich nicht vor von Außen gestellten konkreten Ansprüchen rechtfertigen müsse.

6.3 Goldstein: »Bedeutung der Biologie für die Soziologie«

In den oben erörterten Repräsentationen des menschlichen Subjekts (bzw. menschlicher Subjekte) in Goldsteins ganzheitstheoretisch geprägten Schriften ist von ›Freiheit‹ kaum in einem politischen Sinn die Rede. Eine seltene Ausnahme in seinem Werk sind die *Bemerkungen über die Bedeutung der Biologie für die Soziologie anlässlich des Autoritätsproblems*, die ganz ausdrücklich politische Subjekte behandeln. Sie erschienen 1936 in den von Max Horkheimer herausgegebenen *Studien über Autorität und Familie*, vielleicht dem anschaulichsten Beispiel für das Bemühen des emigrierten *Instituts für Sozialforschung* um ein gesellschaftskritisches interdisziplinäres (allerdings hauptsächlich geisteswissenschaftliches) Forschungsprogramm.[243] Die Untersuchung von *Autorität und Familie* begründet Horkheimer im Vorwort des Bandes einerseits damit, dass, wie vorhergehende Studien gezeigt hätten, die »Stärkung des Glaubens, dass es immer ein Oben und Unten geben muss und Gehorsam notwendig ist,« eine der »wichtigsten Funktionen in der bisherigen Kultur« sei. Andererseits leiste die Familie die »Vorbereitung auf die Autorität in der Gesellschaft«.[244] Goldstein betont in seinem recht kurzen Aufsatz, dass er die Relevanz der Biologie für das Thema des Bandes nur im Sinne »eines Hinweises auf ein ernsterer Betrachtung zu empfehlendes Vorgehen« und »nur in aphoristischer Form« darstellen

242 O. Vogt, Bedeutung der Hirnforschung, 310.

243 Goldsteins Beitrag ist hier der einzige mit naturwissenschaftlichem Gegenstand. Die Disziplinen, zwischen denen vor allem eine Zusammenarbeit angestrebt wurde, waren Philosophie, Psychologie, Soziologie, Ökonomie, Geschichts- und Politikwissenschaft.

244 Max Horkheimer: Vorwort, in: Ders. (Hg.): *Studien über Autorität und Familie. Forschungsberichte aus dem Institut für Sozialforschung*, Lüneburg ²1987 [1936], S. VII–XII, VII (im Folgenden zitiert als: Horkheimer, Vorwort).

könne.[245] Für die Frage nach der Verknüpfung von Neuropsychologie und Vorstellungen vom menschlichen Subjekt verspricht dieser Aufsatz also eine direkt mit einem konkreten politischen Gegenstand verbundene, wenn auch deutlich als vorläufig bzw. hypothetisch gekennzeichnete, Antwort, die über die Aussagen der im engeren Sinn biologischen und medizinischen Schriften hinausgeht. An diese Antwort kann darüber hinaus die Frage anschließen, ob sie bestimmte Implikationen der Ganzheitstheorie erkennen lässt, die in den neuropsychologischen Texten nicht klar hervortreten. Die Weise, in der Goldstein Biologie und Soziologie verknüpft, ist daher eine eingehende – auch einige Details einbeziehende – Betrachtung wert. Über eine Wirkung des Aufsatzes in der Soziologie ist hingegen nichts bekannt.

Das *Autoritätsproblem* grenzt Goldstein für seine *Bemerkungen* auf den »eigentümliche[n] Tatbestand« ein, dass, wie manchmal zu beobachten sei, »eine soziale Gruppe nicht imstande ist zu erkennen, inwiefern die von ihr erhobenen Machtinhaber die Macht evtl. in einer Weise benutzen, die ganz gegen die Interessen der Gruppe gerichtet sein kann.«[246] Das so umschriebene autoritätshörige Verhalten möchte er also, versuchsweise, aus biologischer Sicht verständlich machen, wozu er sich für einen großen Teil des Textes sehr eng an die Darstellung im *Aufbau des Organismus* hält, den er auch in dem einzigen Literaturverweis nennt.[247] Seine einleitenden Bemerkungen zu Gemeinsamkeiten verschiedener Fächer, die »menschliches Verhalten zu verstehen [bemüht]« seien, beruhen bereits auf seiner in Kapitel 4 nachgezeichneten methodologischen Kritik. Sowohl für die humanphysiologische und soziologische als auch für die psychologische und anthropologische Forschung stelle sich das Problem, dass »sowohl materielle wie seelische Momente« als »Ursachenfaktoren« der jeweils untersuchten Phänomene in Betracht kämen. Die verschiedenen Versuche mit diesem Problem umzugehen seien meist vergeblich geblieben, weil – und hier schließt Goldstein direkt an den *Aufbau des Organismus* an – sie ebenso oft auf »der zergliedernden, ›analysierenden‹ Methode« und der Hoffnung beruht hätten, aus den »Teilerscheinungen [...] durch Synthese« Erklärungen zu gewinnen.[248] Er betont im Anschluss an die knappe Erläuterung (v.a. der kritischen Seite) seines ganzheitlichen Forschungsansatzes einerseits, dass dieser »noch weit davon entfernt« sei, »die adäquaten ›Konstanten‹ [des Wesens Mensch] herauszuarbeiten.« Andererseits distanziert er sich vom »Biologismus im alten Sinne«, der häufig auf eine »Vergewaltigung der soziologischen Erscheinungen« hinausgelaufen sei, wobei er darauf hinweist, dass die von ihm geforderte kritische Betrachtung der empirischen Daten es ausschließe, diese »ohne weiteres auf soziologische Vorgänge zu übertragen«.

Um nun jenes »soziologische Phänomen«, den Verstoß gegen die eigenen Interessen und das unkritische Verhalten gegenüber der »Obrigkeit«,[249] von der biologischen

245 Goldstein, Soziologie, 657. – Sein Beitrag ist mit 13 Seiten der mit Abstand kürzeste unter den im dritten Teil des Bandes versammelten »Einzelstudien«, soweit von diesen nicht ausdrücklich nur Zusammenfassungen aufgenommen wurden.

246 Ebd., 658.

247 Verschiedene Abschnitte übernimmt er wörtlich oder fast wörtlich aus der ein Jahr vor Abfassung des Aufsatzes erschienenen Monographie.

248 Ebd., 656.

249 Ebd., 658.

Seite her zu beleuchten, greift Goldstein auf seinen Begriff der »Katastrophenreaktion« und seine klinischen Beobachtungen des Vermeidungsverhaltens zurück, das durch dieses Konzept zu erklären sei. Diese biologische Erscheinung stehe nämlich zu jener soziologischen »in enger Beziehung«.[250] Er holt hier recht weit aus und erklärt zunächst, das autoritätshörige Verhalten impliziere »ein bedeutungsvolles biologisches Problem«, nämlich die Frage: »Was heisst für ein lebendes Wesen, Erfahrung machen?«[251] Die Erörterungen zu dieser Frage sind erneut sehr eng an die Darstellung im *Aufbau des Organismus* angelehnt, betonen aber stärker als diese eben den Begriff der Erfahrung. Auch für den biologischen Hintergrund des *Autoritätsproblems* grenzt Goldstein sich von der Reflextheorie ab und stellt dieser die Bedeutung dessen entgegen, was er in der Monographie als Adäquatheit, dort eher für die Möglichkeit von Leistungen im Allgemeinen, bezeichnet hat:

> »Ob eine Erfahrung gemacht wird oder nicht, ein äusseres Geschehen wahrgenommen wird oder nicht, ein Vorgang behalten wird oder nicht, ist nicht nur nicht [sic!] von rein äusserlichen Momenten abhängig, etwa, wie man gedacht hat, von der Gleichzeitigkeit oder räumlichen Nähe oder äusserlichen Ähnlichkeit mit anderen Vorgängen und anderem, sondern von der Geeignetheit oder Ungeeignetheit dieses Reizes, den Organismus in seiner Existenz zu fördern oder zu schädigen.«

Er führt dies weiter aus, indem er die Erfahrbarkeit des außen vorgehenden als Voraussetzung des geordneten Verhaltens und der dadurch möglichen zweckmäßigen »Auseinandersetzung mit der Umwelt« darstellt, sowie die Notwendigkeit des »Ausgleich[s]«[252] der Wirkungen von Reizen im Organismus als »biologisches Grundgesetz«. Auf dieser Grundlage führt Goldstein dann den Begriff der Katastrophenreaktion ein, die als Folge von inadäquaten Reizen, die »eine abnorme Stärke haben«, eintrete und als Gesamtheit von »Erscheinungen schwerer Erschütterung des ganzen Organismus« anstelle »wirkliche[r] Leistungen« zu verstehen sei. Er definiert den Begriff also zunächst durch die Abgrenzung von den normalen biologischen Phänomenen, die er zuvor als allgemeine theoretische Grundlage erläutert hat.

Im Anschluss an diese, im Verhältnis zur Gesamtlänge des Textes bereits recht ausführliche, theoretische Erläuterung des biologischen Hintergrunds kommt Goldstein zur (allerdings auch eher abstrakt formulierten) Beschreibung der klinischen Beobachtungen des Katastrophenverhaltens und von dessen Vermeidung. Er verwendet auf diese Beschreibung ungefähr ein Drittel des Textes und schickt ihr eine kurze Rechtfertigung dafür voraus, dass er »das Verhalten Kranker zur Grundlage für das Verständnis normaler Organismen [...] machen«[253] wolle:

> »Vielfache Erfahrungen haben [...] ergeben, dass ein solches Vorgehen [...] berechtigt ist. Wir dürfen, speziell was die uns interessierenden Probleme betrifft, annehmen, dass die Verhaltensgesetze, unter denen der Kranke in seiner früheren Umwelt steht,

250 Ebd., 660.
251 Ebd., 658.
252 Ebd., 659.
253 Ebd., 660.

die gleichen sind, durch die das Verhalten des Gesunden bei abnormen Anforderungen bestimmt wird.«[254]

Diese Analogiebildung entspricht Goldsteins Erklärungen zu den durch Experimente gewonnenen Erkenntnissen. So wie er das Verhalten von Organismen in Versuchsanordnungen mit pathologischem Verhalten verglichen hat, kennzeichnet er nun die allgemeineren »abnormen Anforderungen« als Ursache der Übereinstimmung. Während aus dem Gang seiner Argumentation hier zwar verständlich wird, dass er soziale »Anforderungen« meint, lässt er allerdings zunächst offen, inwiefern diese nicht normal seien bzw. was er unter »abnormen« sozialen Verhältnissen versteht.

Die auf diese Weise eingeleitete Schilderung der mit der Katastrophenreaktion verbundenen Verhaltensweisen ist nicht nur aufgrund ihres relativen Umfangs bemerkenswert, sondern auch weil sie einige Details enthält, die im *Aufbau des Organismus* nicht zur Sprache kommen und für die Verknüpfung mit dem *Autoritätsproblem* von zentraler Bedeutung sind. Sie beginnt allerdings ganz im Einklang mit der früheren Darstellung, wenn auch in veränderter Reihenfolge der Einzelaspekte. Der erste von Goldstein mit Blick auf das *Autoritätsproblem* erläuterte Aspekt des Katastrophenverhaltens ist das subjektive Erlebnis, nämlich das »Phänomen der Angst«. In Entsprechung zur im Aufsatz vorangegangen Darstellung von geordnetem Verhalten und Adäquatheit, setzt Goldstein also auch hier mit der Frage nach Erfahrung bzw. Wahrnehmung – im Gegensatz zu weniger bestimmten Leistungen – an. Vor allem darauf richtet sich seine Beschreibung der Katastrophenreaktion eines repräsentativen »Kranke[n]«:

> »Seine Wahrnehmungen, seine Erkenntnisse und seine Reaktionen sind nicht adäquat. Er ist weder imstande, in diesem Zustand später zu verwertende Erfahrungen zu machen, noch eine Situation richtig auf Grund früherer Erfahrungen zu beurteilen. [...] Es gehört [...] zum Zustand der Angst, dass das richtige Erkennen der Aussenwelt so weitgehend beeinträchtigt ist, dass auch die Umweltbedingungen, welche die Angstsituation herbeiführen, in ihrer objektiven Gestaltung nicht erkannt zu werden pflegen.«

Im Vergleich zur Darstellung im *Aufbau des Organismus* bringt Goldstein das so charakterisierte Erlebnis nur verhältnismäßig knapp mit der »Gefährdung der eigenen Person« in Verbindung und lässt die Unterscheidung von Furcht und Angst beiseite. Überdies vermehrt er das relative auf die Bedeutung der Wahrnehmung und des Bewusstseins gelegte Gewicht dadurch, dass er im Anschluss an die Erörterung der Angst sogleich zur Frage der Überwindung der Katastrophenreaktion und den »neuen Zustand geordneten Verhaltens« übergeht. Er erläutert hier also nicht die physische Seite des Katastrophenverhaltens, dessen Konzept sich auch auf körperliche Reaktionen, wie die Reflexe im engeren Sinn, erstreckt, für deren Verständnis die Wahrnehmung kaum in Betracht kommt. Er verallgemeinert die beschriebenen Verhaltensänderungen außerdem noch stärker als in der Monographie, indem er nicht zwischen verschiedenen Krankheitsphänomenen differenziert und die Hirnverletzungen, deren Folgen er v.a. untersucht hat, unerwähnt lässt.

254 Ebd., 660f.

Das Verhalten seiner Patienten zur Vermeidung von Katastrophenreaktionen kennzeichnet Goldstein zunächst durch die »Gleichmässigkeit der Vorgänge« und die »abnorm starre Geordnetheit«[255] und führt aus, inwiefern ein solcher Patient eine »Verengerung seiner Welt« erfahre.[256] Die vor allem bis zu diesem Punkt des Aufsatzes eng am *Aufbau des Organismus* orientierte Darstellung geht nun im Lauf der Beschreibung des Vermeidungsverhaltens in eine stärker auf das *Autoritätsproblem* zielende über. Zuerst fallen in dieser Hinsicht einige Formulierungen auf, die als Beschreibungen eines gestörten ›abstrakten Verhaltens‹[257] verstanden werden können, und stärker als ihre Entsprechungen in anderen Texten Goldsteins Assoziationen zu politischen Einstellungen wecken. Ein Patient, dessen Verhalten auf sich wiederholende praktische Tätigkeiten reduziert sei, habe »keine Zukunft ausser in der einfachen Fortsetzung des Gegenwärtigen, was gewöhnlich nur ein Festhalten am Vergangenen ist, das keine Entscheidung verlangt.« Darin klingt deutlich, jedenfalls unter dem vorgegebenen Thema des Aufsatzes, eine abwertende Charakterisierung des Konservatismus an. Den Gedanken an das autoritätshörige Verhalten legt die auf das Verhältnis des Patienten zum Arzt bezogene Formulierung nahe, jener sei »für jede Beeinflussung zugänglich, wenn sie nur in einer seiner Aufnahmefähigkeit entsprechenden Form erfolgt.«[258] Hinsichtlich der Möglichkeit, dass die verschiedenen Vermeidungsstrategien in bestimmten Situationen scheiterten, dass also erneut Katastrophenreaktionen aufträten, führt Goldstein dann einige Beobachtungen an, die er im *Aufbau des Organismus* nicht erwähnt hat.[259] Wenn ein Patient durch – nicht näher bestimmte – Umweltreize »aus seiner ›Schutzstellung‹ herausgerissen« werde, könne es vorkommen, dass »der so zurückhaltende Kranke [...] plötzlich erregt [wird] und [...] sich gegen Dinge und Menschen in heftiger Aggression [wehrt].« Er könne dann sogar »abnorme Tollkühnheit« zeigen. Da überdies zur Vermeidung von Katastrophenreaktionen die Unterstützung durch andere Menschen erforderlich sei, erstreckten sich die Verhaltensveränderungen des Patienten auch auf das Verhältnis zu diesen Helfern:

> »Dieser Bezug zum Mitmenschen, dem er allein seine Existenz verdankt, schafft eine ganz vertraute Stellung zu den Personen, welche die Hilfe bringen. Die kritiklose Hingabe lässt ihn den Beschützer und ›Führer‹ in der gefährlichen Welt nicht nur in übertriebener Weise verehren, sondern veranlasst ihn auch, diesem zuliebe gefährliche Dinge auf sich zu nehmen; weiss er doch, dass er durch ihn vor den Folgen geschützt ist. So kann er zu guten und bösen Taten, zu Aggressionen gegenüber der Aussenwelt, zu denen er sonst nie den Mut gehabt hätte, veranlasst werden. Er fürchtet naturgemäss nichts so sehr, als dieses Abhängigkeitsverhältnisses verlustig zu gehen.

---

255 Ebd., 661.

256 Ebd., 662.

257 Diesen Ausdruck und den des ›konkreten Verhaltens‹ verwendet Goldstein in seiner Behandlung des *Autoritätsproblems* nicht.

258 Ebd., 662.

259 Entsprechende Beschreibungen pathologischen Verhaltens finden sich über den Aufsatz zum *Autoritätsproblem* hinaus in keiner der für die vorliegende Arbeit untersuchten Quellen.

> Der Helfer ist für ihn absolute Autorität, der Gehorsam ihm gegenüber selbstverständlich.«[260]

Wie für den Fall der zufällig ausgelösten »Aggression« und »Tollkühnheit« macht Goldstein zu dieser Art von Hörigkeit keine näheren Angaben, so dass unklar bleibt, auf welche Weise derartige Beobachtungen zustande gekommen sein könnten. Dass er entsprechende Experimente durchgeführt, also mit Absicht hirnverletzte Patienten zu »bösen Taten, zu Aggressionen gegenüber der Aussenwelt« veranlasst hätte, erscheint jedenfalls als unwahrscheinlich.[261] Hier lässt sich lediglich mutmaßen, dass Goldstein vielleicht ebenfalls unabsichtlich veranlasste aggressive Verhaltensweisen unter bestimmten Umständen als mit Missverständnissen verknüpften »Gehorsam« interpretiert habe. Vor allem erwecken die zitierten Sätze aber den Eindruck, dass sie bereits mit Hinblick auf die Verknüpfung mit dem ›soziologischen Phänomen‹ formuliert wurden, auch wenn sie mit früheren Darstellungen des abstrakten Verhaltens und dessen Bezug zur Freiheit durchaus konsistent sind. Ähnlich verhält es sich mit einer weiteren von Goldstein angeführten Beobachtung, die er allerdings wieder klar als durch Zufall entstandene kenntlich macht. Es komme vor, dass »wir die Gefühle eines durch irgend ein Moment enttäuschten Kranken in das Gegenteil umschlagen und den Kranken den vorher so geliebten Helfer hassen und verfolgen [sehen]«. Auch dies betrachtet Goldstein als eine Katastrophenreaktion und zwar als eine, die zu einer misslungen Verhaltensanpassung führen könne, wenn dem »Kranken [...] der Helfer [...] zur dauernden Gefahr« werde. In diesem Fall wird die vorweggenommene Verbindung zur Soziologie an der zusammenfassenden Charakterisierung des derart veränderten Verhaltens als »Wechsel der Gesinnung gegenüber einem Menschen, einer Idee usw.« erkennbar, denn von Ideen ist in der konkreteren Beschreibung nicht die Rede.[262]

Erst im Anschluss an die recht ausführliche Besprechung der klinischen Beobachtungen kommt Goldstein auf die Frage zurück, inwiefern die Untersuchung des krankhaften Verhaltens für das Verständnis des gesunden nützlich sei. Die Erläuterung dieses Zusammenhangs folgt erneut vor allem dem Abschnitt über das *Phänomen der Angst* im *Aufbau des Organismus*.[263] Die Übereinstimmung des pathologischen und des normalen Verhaltens liege darin, dass »der Gesunde [...] existenzbedrohenden Situationen recht ähnlich wie der Kranke« begegne, und die Relevanz dieser Feststellung in der grundsätzlich ebenfalls existentiellen Bedeutung »auch leichte[r] Zustände der Erschütterung«, die Teil des Alltags seien.[264] Deshalb folge auch das gesunde Verhal-

---

260 Ebd., 663.

261 Inwiefern es nicht ganz undenkbar wäre, zeigen etwa die von Stanley Milgram (1933–1984) durchgeführten, »berühmten – und gleichzeitig berüchtigten – Untersuchungen über Gehorsam«. Milgram hat in den 1960er Jahren (freilich gesunde) Testpersonen in einem vorgetäuschten Lernexperiment dazu gebracht, einen »Schüler« scheinbar mit starken Elektroschocks zu bestrafen und sich damit, im Widerspruch zu ihrem moralischen Empfinden, der Autorität des Versuchsleiters zu fügen (Eddy Van Avermaet: Sozialer Einfluß in Kleingruppen, in: Wolfgang Stroebe u.a. [Hg.]: *Sozialpsychologie. Eine Einführung*, Berlin u.a. ²1992 [1988], S. 369–399, 393, im Original teilweise fett).

262 Goldstein, Soziologie, 664.

263 Vgl. Goldstein, Organismus, 187–198.

264 Goldstein, Soziologie, 664.

ten nicht nur der »Tendenz zur Eroberung der Welt«, sondern auch derjenigen »zur Ordnung, Kontinuität, Gleichartigkeit«. Damit die letztere kein zu großes Gewicht im Leben erhalte, sei vom Menschen – hier sind Goldsteins Sätze deutlich als kürzer gefasste Variation der für die Monographie gewählten Ausdrucksweise wiederzuerkennen – »eine Bejahung der Erschütterung als einer Notwendigkeit zur Verwirklichung seines Wesens« gefordert.[265] Der Kern der Argumentation für einen Erklärungsversuch aufgrund von Beobachtungen pathologischer Verhaltensweisen liegt also darin, dass die existentielle Gefahr ein grundlegender Bestandteil des menschlichen Lebens und deshalb das menschliche Handeln allgemein durch den Zwiespalt zwischen Vermeidung und Konfrontation der Gefahr gekennzeichnet sei. Die Funktionsweise des Vermeidungsverhaltens aber sei dann besonders klar erkennbar, wenn es pathologische Form annehme.

Die letzten drei Seiten des Aufsatzes sind dann der Verknüpfung des Biologischen mit dem Sozialen gewidmet, wobei Goldstein die Möglichkeit einer Erklärung des autoritätshörigen Verhaltens in der Darstellung der Klassenverhältnisse sucht. Er bildet hierzu zunächst eine Analogie zwischen den Eigenschaften »des in Unsicherheit lebenden Kranken« und denen von »bestimmten Schichten des Mittelstandes«. Seine klinischen Beobachtungen seien als »Spiegelbild« solcher Einstellungen und Verhaltensweisen zu sehen, die »vornehmlich« diese nicht weiter abgegrenzte soziale Gruppe[266] zeige:

> »Wir konstatieren die Enge und Starrheit der Welt dieser Menschen, ihre Kritiklosigkeit gegenüber allen Angriffen auf die eingewurzelte Haltung, richtiger gesagt: die Blindheit gegenüber solcher Kritik, das starre Festhalten an Lebensformen und Idealen vergangener Zeiten, die Unzugänglichkeit für Neuerungen, besonders wenn sie eine Unsicherheit mit sich bringen könnten, die Gleichmässigkeit des Verhaltens, der [sic!] Stolz auf alles ›Eigene‹ vom eigenen Hof bis zum eigenen Land und die Verständnislosigkeit gegen das Fremde; die Bekämpfung anderer Meinungen und Menschen mit fanatischer Leidenschaft und Grausamkeit, den Mangel an Mut in Verbindung mit der Neigung zur Tollkühnheit besonders unter dem Schutze eines ›Grossen‹. Gehorsam, Opfer und Unterordnung, tatsächlich ein Ausdruck des Schutzsuchens unter dem fremden Befehl, werden zum Ideal erhoben; die Autorität muss zum absoluten Wert werden; nur so vermag sie die notwendige Sicherheit zu gewähren. Schliesslich sei noch erwähnt der Mangel an echter Beschaulichkeit, der beinahe unmenschliche Ernst, der Mangel an Humor und Ironie.«[267]

Einen Hinweis auf empirische soziologische Untersuchungen, die eine solche Einstellung beschrieben hätten, gibt Goldstein nicht. Seiner Darstellung zufolge könnte es sich auch um Alltagsbeobachtungen handeln. Auch die Frage wodurch es gerechtfertigt sei, die aufgezählten Eigenschaften vor allem als solche der Mittelschicht zu kennzeichnen, lässt Goldstein an dieser Stelle offen. Ein Argument dafür findet sich erst in den noch zu

265 Ebd., 665.

266 Gegen Ende des Textes spricht Goldstein auch noch vom »Kleinbürger« (ebd., 667 u. 668). Die im folgenden Zitat vorkommende Rede vom »eigenen Hof« spricht allerdings dafür, dass die gemeinte Gruppe auch Bauern einschließen soll.

267 Ebd., 665.

besprechenden soziologischen Betrachtungen, die den Text abschließen. Während sich auch daraus aber nicht mit Bestimmtheit schließen lässt, wie er zu seinen Feststellungen gelangt ist, lassen sich den anderen Beiträgen zu dem Sammelband und dem historischen Kontext von Goldsteins Beteiligung daran zumindest einige Anhaltspunkte entnehmen, was im Rahmen der weiter unten folgenden gesellschaftstheoretischen Einordnung des Aufsatzes geschehen soll. An Goldsteins eigenen Formulierungen ist hervorzuheben, dass sich die Übertragung medizinischer Konzepte auf das Soziale sprachlich vor allem als Übergang zeigt. Wie in Ansätzen bereits in der Beschreibung der klinischen Beobachtungen zu bemerken war, werden einige Ausdrücke, die ein krankhaft verändertes Verhalten beschreiben können, neben explizit politische gestellt, die sich auf jene Beobachtungen nicht anwenden ließen. Während »Enge und Starrheit der Welt« auch für die pathologische Beschränkung des Lebens auf meistens einfache Handarbeiten stehen könnten, verweist die »eingewurzelte Haltung« deutlich auf Traditionen, also überindividuelles Verhalten. Dieses wird als »starre[s] Festhalten an Lebensformen und Idealen vergangener Zeiten« noch deutlicher in einen politischen Zusammenhang gestellt. Wieder sehr abstrakt und daher auch in einer von Goldsteins medizinischen Schriften vorstellbar ist »die Gleichmässigkeit des Verhaltens«, der als unzweideutige Beschreibung kultureller bzw. politischer Einstellungen »der Stolz auf alles ›Eigene‹ vom eigenen Hof bis zum eigenen Land und die Verständnislosigkeit gegen das Fremde« folgt. Gleichzeitig geht die negativ urteilende Beschreibung einer konservativen Haltung in die einer reaktionären oder faschistischen über, etwa in der Rede von »fanatischer Leidenschaft und Grausamkeit« oder von der »Autorität« als einem »absoluten Wert«.

Einerseits verwendet Goldstein die pathologischen Erscheinungen also gewissermaßen als Metapher für die sozialen und verwischt die Übergänge zu den wörtlich zu nehmenden Ausdrücken. Andererseits bleibt auch an dieser Stelle seines Aufsatzes das zentrale Argument erkennbar, demzufolge die Suche nach »Sicherheit« eine tatsächliche Gemeinsamkeit des neurologisch beeinträchtigten und des autoritätshörigen Verhaltens bilde. Goldstein stellt dieses Argument anschließend allerdings wieder nur als Vermutung dar und bezeichnet es als offene Frage, ob »das Verhalten solcher Menschen der Mittelschichten wirklich strukturmässig das gleiche wie das des Kranken«[268] und durch das »Moment der existenziellen Unsicherheit«[269] zu erklären sei. Falls sich dies als zutreffend herausstelle, ergäben sich weitere Fragen, die zuletzt auf die nach den »Faktoren, welche die Existenz des Mittelstandes ermöglichen,« hinausliefen und von »Soziologie und Nationalökonomie« zu beantworten seien. Er selbst wolle sich, wie er nochmals anmerkt, »mit einigen aphoristischen Bemerkungen aus dem Blickfeld des Biologen« als »Anregungen [begnügen]« und behandelt die biologisch- soziologische Hypothese im Folgenden als Voraussetzung.

Für Goldstein ist die »allgemeine biologische Frage, die hier vorliegt, [...] gegeben in dem Zusammenleben von Organismen verschiedener Struktur in einer relativ einheitlichen Umwelt« und sie laute, »ob diese Umwelt in wesentlichen Punkten allen verschiedenen Organismen, bezw. allen verschiedenen Schichten angepasst ist«. Für eine biologische Perspektive ist es hier zunächst bemerkenswert, dass Goldstein von einer Anpas-

268 Ebd., 665.

269 Ebd., 665f.

sung der Umwelt, nicht von dem wohl geläufigeren Konzept einer Anpassung der Organismen spricht. Er setzt dabei stillschweigend voraus, dass die soziale Umwelt menschengemacht sei und daher verschiedenen Bedürfnissen angepasst werden könne. Hervorzuheben ist außerdem, dass er vor allem die »Schichten« als Analogie von »Organismen« betrachtet.[270] Wie er in einer Fußnote bemerkt, stelle die »Zugehörigkeit zu einer Schicht« ein »Sonderproblem« dar, weshalb er nur das Verhältnis der Schichten zueinander bzw., soweit er von Individuen spricht, diese nur als Repräsentanten ihrer Schicht behandle.[271] Die Erklärung des besonderen Verhältnisses der Mittelschicht zur Autorität gründet dann erstens auf der angenommenen Gesellschaftsschichtung und zweitens auf der Bedeutung des Verhaltens der »Oberschicht«.[272] Hinsichtlich des gesellschaftstheoretischen Hintergrunds sei hier vorweggenommen, dass Goldstein erkennbar einer nicht ausdrücklich genannten marxistischen Auffassung folgt und mit der auf verschiedene Weisen bezeichneten oberen Schicht die Klasse der Besitzer von Kapital bzw. von Produktionsmitteln (in erheblichen Umfang) meint:

> »Es dürfte kaum eine Frage sein, dass in der Gesellschaft, in der sich bei grober Betrachtung drei Formen von ›Organismen‹, drei Schichten finden, die ökonomisch leitenden Gruppen, der Mittelstand und das Proletariat, die Umwelt im wesentlichen durch die erste Schicht bestimmt wird.«

Daher sei anzunehmen, dass umgekehrt die »gesellschaftliche Welt [...] der wirtschaftlich führenden Schicht am besten angepasst«[273] sei. Auf welche Weise die »Oberschicht« die Umwelt forme, erläutert Goldstein nicht, sondern konzentriert sich einerseits auf die Frage, in welcher Beziehung die untere und mittlere Schicht jeweils zur oberen stünden, andererseits auf die Auswirkungen, die die jeweilige soziale Stellung auf das Gefühl von Sicherheit oder Unsicherheit habe. Da die Gesellschaftsverhältnisse den Bedürfnissen des »Grossbürgertums«[274] entsprächen, bestehe für dieses »eine relativ grosse Sicherheit, d.h. ein relatives Freisein von Gefahr, von Angst«,[275] und zwar in einem Ausmaß, »dass man eine gewisse Freiheit den anderen gestatten kann.« Für die mittlere Schicht sei es nun entscheidend, dass sie für die herrschende Klasse »im allgemeinen keine Gefahr« darstelle. Wegen ihrer ökonomischen Schwäche benötige sie nämlich deren Unterstützung und zeige daher eine besondere Bereitschaft zur »Unterwerfung«. Goldstein gibt zu den Schwierigkeiten der Mittelschicht und zu ihrem Verhältnis zur Oberschicht dann keine weitere Erläuterung, sondern geht zur Erörterung der Situation des »Proletariat[s]« über. Durch die Beschreibung des Gegensatzes zur Mittelschicht, wird deren Verhalten auf dem Weg der Negation näher bestimmt. Die Arbeiterklasse verfüge zwar über noch geringere wirtschaftliche Ressourcen als die Mittelschicht, sei aber aus zwei Gründen weniger als Objekt der »Schutzherrschaft« geeignet: *Erstens* stelle sie für die

270 Ebd., 666.
271 Ebd., 666, Anm. 1.
272 Ebd., 667.
273 Ebd., 666.
274 Ebd., 667.
275 Ebd., 666.

»Oberschicht [...] weit unmittelbarer die notwendige Grundlage ihres Daseins« dar. Gemeint ist hier vermutlich, was Goldstein nicht erläutert, dass die Arbeit der Lohnabhängigen den Profit produziere. Diese Textstelle sowie die Kennzeichnung der Arbeiterklasse als Gegensatz zu »selbständigen kleinen Existenzen« legt nebenbei die Vermutung nahe, dass als Mittelschicht vor allem Besitzer von Produktionsmitteln geringen Umfangs, also Handwerker, Einzelhändler und Bauern gelten sollen. *Zweitens*, und hierzu äußert Goldstein sich ausführlicher, sei der »Proletarier [...] in ganz anderem Masse auf Nichts gestellt als der Kleinbürger«, habe also nichts zu verlieren und neige deswegen weniger zur freiwilligen Unterordnung. Als Gegenbild zu der oben zitierten Darstellung der im Mittelstand verbreiteten konservativen Einstellung beschreibt Goldstein dann die politische Haltung eines Angehörigen der Arbeiterklasse, die durch dessen Besitzlosigkeit zu erklären sei:

> »Er ist [...] viel mehr bereit, seine Existenz zu riskieren, wie jeder Organismus seine Existenz riskiert, wenn er sich in Situationen grösster Gefahr befindet. Er hat andererseits mehr Hoffnung auf Erfolg; denn er durchschaut besser die Unsicherheit der Oberschicht. Diese Verbindung von Hoffnung und Mut, alles zu wagen, charakterisiert das Tun der fortgeschrittensten proletarischen Schichten. Sie suchen nicht die Sicherheit um jeden Preis, denn sie fühlen, dass eine solche unmöglich ist; sie suchen eine neue Gestaltung des Ganzen der Gesellschaft, eine Gestaltung, innerhalb der sie Lebensmöglichkeiten haben wie alle anderen Menschen. Ihr Handeln ist bestimmt durch Erkenntnis, im Prinzip sinnvoll, wie die Reaktion eines Organismus, der sich in sinnvoller Auseinandersetzung befindet; nur wenn ihnen ein solches Handeln gelingt, können sie Erfolg haben.«[276]

An dieser Stelle fließt quasi nebenbei bzw. wie selbstverständlich das Bekenntnis zum Sozialismus in die Erklärung dessen ein, was das Verhalten der Arbeiterklasse als vernünftiges auszeichne. Die Argumentation mit dem Einfluss bestimmter Lebensverhältnisse auf politische Einstellungen ist wohl vor allem (wenn auch nicht nur) als Spekulation, nämlich als die von der politischen Linken gehegte Hoffnung zu verstehen,[277] wie auch die Erwägungen über die ökonomische Situation des Mittelstands als nachgeschobene spekulative Begründung der Verknüpfung dieser Schicht mit dem Konservatismus gedeutet werden können. Da beide Argumente allerdings kaum als Neuschöpfungen Goldsteins zu betrachten sind, ist im Folgenden noch zu diskutieren, wo ihre Herkunft liegen kann. Zunächst sind jedoch noch einige Feststellungen zur in seinem Aufsatz ausformulierten Verbindung der biologischen und soziologischen

276 Ebd., 667.

277 Dafür, dass die Hoffnung nicht gänzlich ohne empirische Rechtfertigung war, lässt sich etwa die – hier freilich 15 Jahre zurückliegende und defensiv ausgerichtete – Reaktion auf den ›Kapp-Putsch‹ von 1920 anführen: »Ein von sozialdemokratischen Regierungsmitgliedern erlassener Aufruf zum Generalstreik, dem sich die Gewerkschaftszentrale und die Führung der beiden sozialistischen Parteien sowie nach einigem Zögern auch die KPD anschlossen, wurde außerhalb Bayerns im ganzen Reich befolgt. Der Massenwiderstand war so beeindruckend, daß sich auch die Beamten und die anfangs unbeteiligten Militäreinheiten nicht zur Unterstützung der Putschisten bereitfanden. Isoliert und handlungsunfähig gaben die Putschisten am 17. März auf.« (Peukert, Weimarer Republik, 78f.)

Konzepte zu treffen. Goldstein hält auch für seine Betrachtung des Proletariats an der zentralen These über die Bedeutung existentieller Gefahr fest und kann auf diese Weise auch hier eine Analogie zwischen Klasse und Organismus bilden. Jedoch entsteht an dieser Stelle eine Inkonsistenz. Wenn Goldstein die Armut als Gefährdung der Existenz bezeichnet, kann sie im Zusammenhang mit dem Konzept der Katastrophenreaktion nicht, als Gegensatz zur ökonomischen Schwäche der Mittelschicht, die Bedingung »sinnvoller Auseinandersetzung« darstellen. In seinen vorhergehenden Ausführungen – wie auch im *Aufbau des Organismus* – hat er Schädigungen dadurch charakterisiert, dass sie den Organismus mit inadäquaten Reizen konfrontierten, auf die, je stärker sie seien, umso weniger sinnvolle Reaktionen möglich seien. Die größere Armut des Proletariats müsste demnach auch eine größere Furcht hervorrufen bzw., wenn die völlige Mittellosigkeit das Vermeidungsverhalten unmöglich machte, zu Katastrophenreaktionen führen. Diese Inkonsistenz verweist auf ein Lücke in Goldsteins Argumentation. Auf der Ebene seiner psychologischen Theorie unterscheidet er hier nicht zwischen Risikobereitschaft und Tollkühnheit. Der Grund für seine Ansicht, dass der Klassenkampf vernünftig bzw. aussichtsreich und nicht tollkühn sei, kann aber nur in den soziologischen bzw. ökonomischen Annahmen liegen und wird von ihm lediglich angedeutet, nämlich in dem Verweis auf die »notwendige Grundlage« des »Daseins« der herrschenden Klasse. Die Vorstellung, dass das Proletariat über die Macht verfüge, dem Kapital gefährlich zu werden, besitzt jedoch keine Entsprechung in der biologischen Theorie. Dort kommen nämlich nur physische Körperverletzungen als Ursache mangelnden Muts in Betracht, während die Umweltbedingungen – also die Entsprechung der sozialen Lage – nur mehr oder weniger adäquat bzw. inadäquat sein und verschiedene Reaktionen erfordern können, nicht aber gleichzeitig deren Angemessenheit ermöglichen.

In ähnlicher Weise sind auch Goldsteins letzte Bemerkungen zur Mittelschicht von einer Auslassung geprägt. Der »Kleinbürger« halte die »gegebene Struktur der Gesellschaft, ihre Hierarchie [...] für ewig und notwendig, weil ihm in ihr allein Ruhe und Sicherheit garantiert zu sein scheint.«[278] Um das Konzept der Katastrophenreaktion anzuwenden, müsste Goldstein aber einräumen, dass die Situation der Mittelschicht in gewissem Ausmaß wirklich, nicht nur scheinbar, adäquat sei, weil das Vermeidungsverhalten sonst nicht möglich wäre. Der Mangel einer Auseinandersetzung mit diesem Problem äußert sich besonders prägnant darin, dass die zu Beginn des Aufsatzes formulierte Annahme, dass die »Machtinhaber die Macht evtl. in einer Weise benutzen, die ganz gegen die Interessen der Gruppe« der Beherrschten »gerichtet sein kann«,[279] nicht wieder aufgenommen wird. Inwiefern die Mittelschicht sich hinsichtlich ihres Eigeninteresses unvernünftig verhalte, ist dem Aufsatz also nicht zu entnehmen. Dass sich auch in Goldsteins Perspektive die Unterscheidung zwischen irrationalem und rationalem Verhalten nicht einfach aus den Umweltbedingungen ableiten lässt, verdeutlicht schließlich eine nachgeschobene Bemerkung über die herrschende Klasse:

> »Wie [der Kleinbürger] wird auch das Mitglied der Oberschicht, gebunden in seiner Situation und in der Angst, seine Existenzbedingungen einzubüssen, dazu neigen,

278 Goldstein, Soziologie, 668.

279 Ebd., 658.

> die gesellschaftlichen Gegensätze als Naturnotwendigkeit aufzufassen; sofern es nicht über seine eigene Schicht hinauswachsend zur Erkenntnis der Notwendigkeit der Aufhebung der Gegensätze als Mittel zur Gewinnung eines menschenwürdigen Daseins für alle gelangt.«[280]

Auch die Besitzenden kämen also in der Regel nicht zur Einsicht in das *allgemeine Notwendige*, während die bestehenden sozialen Verhältnisse ihren Bedürfnissen doch »am besten angepasst«[281] seien, sie sich also durchaus nicht im Widerspruch zu ihren *partikularen Interessen*, sondern in dieser Hinsicht völlig rational verhielten. Die Frage, ob die Angehörigen der Arbeiterklasse und der Mittelschicht ebenfalls andere Handlungsmöglichkeiten wählen können, als diejenigen, zu denen ihre soziale Lage sie treibt, thematisiert Goldstein dagegen gar nicht.[282] Dies ist wohl einerseits dadurch zu erklären, dass diese Frage mit dem »Sonderproblem« der »Zugehörigkeit zu einer Schicht«[283] zusammenhängt, andererseits mit der Schwierigkeit, eine Antwort zu finden, die sich als Analogie zum Biologischen darstellen ließe. Das jeweils Spezifische der Klasseninteressen im Gegensatz zum allgemeinen Menschheitsinteresse kann nämlich nur durch die Gesellschaftsstruktur erklärt werden, die Goldstein offenbar nicht ihrerseits wieder auf Biologie zurückführen möchte, wodurch vermutlich genau der von ihm abgelehnte Biologismus gekennzeichnet wäre.

Gerade dass Goldstein mithilfe von biologischem bzw. medizinischem Wissen zur Lösung eines soziologischen Problems beitragen möchte, ohne biologistisch zu argumentieren, wirft für die vorliegende Arbeit als Erstes die Frage auf, inwieweit ihm dies gelingt. Dazu lässt sich zunächst festhalten, dass sein Erklärungsansatz insofern tatsächlich nicht biologistisch ist, als er Arbeitern, Kleinbürgern und Besitzenden keine jeweils besonderen biologischen Eigenschaften zuschreibt und die Entstehung der Klassengesellschaft nicht durch Biologie erklärt. Sein Rückgriff auf die Biologie beruht stattdessen auf der Annahme derjenigen Eigenschaft, die alle Menschen mit anderen Lebewesen teilten, nämlich den Selbsterhaltungstrieb. Da diese Annahme allerdings derart unspezifisch ist, dass sie kaum zur Erklärung irgendeines besonderen Verhaltens geeignet erscheint, und Goldsteins ganzheitlicher Theorie zufolge auch keineswegs zum Verständnis des menschlichen Wesens ausreicht, verbindet er sie mit dem Vergleich des konservativen mit dem neurologisch beeinträchtigten Verhalten. Aus seiner Darstellung lässt sich dabei durchaus entnehmen, dass die allgemeine biologische Annahme und die daran anschließenden allgemeinen Aussagen über die Bedeutung der Selbsterhaltung für das Verhalten in Notsituationen als wissenschaftlich wohlbegründet gelten sollen, während die Analogie zwischen klinischen und alltagssoziologischen Beobachtungen lediglich zu einer Hypothese für erst zu beginnende soziologische Forschungen führt. In Goldsteins Überlegungen zu den Klassenverhältnissen, die die Verknüpfung des Konservatismus mit der Mittelschicht begründen sollen, zeigt sich allerdings, wie wenig

280 Ebd., 668.

281 Ebd., 666.

282 Abgesehen von der Andeutung in der Rede von den »fortgeschrittensten proletarischen Schichten« (ebd., 667).

283 Ebd., 666, Anm. 1.

durch die Analogiebildung erklärt werden könnte. Die Frage, wodurch die Mittelschicht an der Einsicht in die Notwendigkeit einer Überwindung der Herrschaftsverhältnisse gehindert werde, beantwortet er nämlich nur in der Andeutung der Macht der Arbeiterklasse (womit er den Umkehrschluss ermöglicht, dass die Mittelschicht weniger Macht besitze), deren Annahme allerdings nicht biologisch begründet werden kann. Gleichzeitig legt er durch die metaphorische Verwendung des Ausdrucks ›Organismus‹ für Gesellschaftsschichten das Missverständnis nahe, dass die Angehörigen verschiedener Schichten tatsächlich als in biologischer Hinsicht verschieden gesehen werden sollten. Ihr jeweiliges Verhalten bzw. ihre (jeweils relativ häufige) politische Einstellung erklärt er zwar ebenfalls in Analogie zur Biologie durch die Bedeutung des jeweils besonderen Verhältnisses zwischen Individuum und Umwelt. Die biologische bzw. medizinische Erkenntnis besteht in dieser Analogie aber bloß aus der erweiternden Annahme über die Selbsterhaltung, dass diese in verschiedenen Situationen verschiedenes Handeln erfordere. Für diese Einsicht wäre allerdings keine klinische Forschung erforderlich.

Bevor nun abschließend die Frage zu beantworten ist, inwiefern Goldsteins Erörterungen zum *Autoritätsproblem* seinem Konzept vom menschlichen Subjekt weitere Aspekte hinzufügen oder dieses Konzept in ein anderes Licht stellen, wirft der Aufsatz selbst durch die verschiedenen bereits angesprochenen Leerstellen noch einige Fragen zu seinen soziologischen und sozialpsychologischen Implikationen auf. Für die Suche nach einer Antwort liegt es zwar nahe, neben dem weiteren historischen Kontext, den Zusammenhang des Textes mit den anderen Beiträgen des Sammelbands zu betrachten, der ausdrücklich als Gemeinschaftsarbeit konzipiert war. Hier zeigt sich aber vor allem in Hinsicht auf die psychologische Theorie zunächst ein starker Gegensatz, denn für den größten Teil des Bands hatte eine auch inhaltliche Koordination stattgefunden, für die in der Theorie das Bemühen um eine Verknüpfung von Marxismus und Psychoanalyse richtungsgebend war. Unter den einleitenden, umfangreichen *theoretischen Entwürfen* macht der von Erich Fromm (1900–1980) verfasste *sozialpsychologische Teil* die eine Seite dieses Ansatzes deutlich. Für Fromm ist Freud der »einzige Psychologe, an den anzuknüpfen ist«, erstens wegen des »dynamischen Charakters« von dessen »psychologischen Kategorien« und zweitens, weil Freud selbst bereits »das Problem der Autorität unmittelbar behandelt« habe.[284] Fromm verweist für letzteres auf Freuds 1921 erschienene Schrift zu *Massenpsychologie und Ich-Analyse* sowie auf den Begriff des »Über-Ichs«. Die »Massenbildung« habe Freud als »geradezu auf dem Verhältnis der Massen zum Führer begründet« beschrieben.[285] Der Begriff des »Über-Ichs« biete, auch wenn dazu »Unklarheiten und Widersprüche« in Freuds Lehre bestünden,[286] eine Möglichkeit Autorität als »verinnerlicht«, d.h. ihre Wirksamkeit durch die Bildung einer »psychischen Instanz« zu begreifen. Ein Begriff von dieser Verinnerlichung sei aber notwendig, um die »Gefügigkeit

284 Erich Fromm: Theoretische Entwürfe über Autorität und Familie. Sozialpsychologischer Teil, in: Max Horkheimer (Hg.): *Studien über Autorität und Familie. Forschungsberichte aus dem Institut für Sozialforschung*, Lüneburg ²1987 [1936], S. 77–135, 80 (im Folgenden zitiert als: Fromm, Sozialpsychologischer Teil).

285 Ebd., 81.

286 Ebd., 83.

der Masse« zu verstehen, weil diese, wenn sie »nur auf der Angst vor realen Zwangsmitteln beruhte,« nicht auf die tatsächlich gegebene produktive Weise auszunutzen wäre.[287] Goldsteins psychologische Theorie ist dagegen, wie oben (in Kap. 4) ausführlich dargelegt wurde, stark durch ihre Anleihen bei der Gestaltpsychologie geprägt, während die Psychoanalyse als Anknüpfungspunkt für sie nicht in Betracht kommt.[288]

Aufgrund dieses Gegensatzes zwischen den psychologischen Theorien erscheint es zunächst erklärungsbedürftig, dass Goldsteins Aufsatz überhaupt an dieser Stelle veröffentlicht wurde. Dazu sind nun weniger die inhaltlichen Aspekte als die äußeren historischen Umstände zu erwägen. Während der Großteil der *Studien über Autorität und Familie* ein fünfjähriges Projekt des *Instituts für Sozialforschung* präsentierte,[289] erhielt Goldstein erst 1935 eine konkrete Anfrage Horkheimers, an der bereits abzulesen ist, dass die *Bemerkungen über die Bedeutung der Biologie* nur in sehr lockerer Beziehung zur Arbeit des Instituts standen. Horkheimer schrieb im Februar an Goldstein:

> »Schön wäre es, wenn Sie etwas über die Fixierungen schrieben, die auf Grund der autoritativen Familienerziehung etwa im Kleinbürgertum entstehen. Dabei könnten Sie dann die Besprechung [sic!] zu den allgemein biologischen Gesetzmässigkeiten herstellen. [Absatz] Wir wären alle recht dankbar, wenn Sie sich dazu entschliessen könnten, uns den Beitrag bis spätestens Ende März zu liefern. Selbst wenn er klein ist, wird er bestimmt unseren Lesern Horizonte eröffnen, die ihnen sonst verschlossen blieben.«[290]

Hier wird zunächst offenbar, dass der Aufsatz in psychologischer Hinsicht nicht der Erwartung Horkheimers entsprach, denn Goldstein äußerte sich weder zu »Fixierungen« noch zur Erziehung oder überhaupt zur Familie. Tatsächlich ist die Annahme plausibel, dass die Bitte um Goldsteins Beitrag vor allem durch die persönliche Beziehung zu Horkheimer zu erklären ist. Dieser hatte Anfang der 1920er Jahre bei Goldstein und Gelb studiert[291] und pflegte danach ein freundschaftliches, wenn auch nicht enges, Verhältnis zu Goldstein, das auch nach der Emigration bestehen blieb.[292] Die als solche geteilte Fluchterfahrung selbst kann ebenfalls als Teil einer Erklärungsmöglichkeit angesehen werden. Das durch eine private Stiftung finanzierte *Institut für Sozialforschung* hatte nämlich mit Blick auf die vorstellbare Notwendigkeit der Auswanderung schon 1931 den Großteil seines Vermögens in die Niederlande überwiesen und war nach der Niederlassung in New York in der Lage eine Reihe von Emigranten zu unterstützen, wo-

---

287 Ebd., 84.

288 Im *Soziologie*-Aufsatz ist Freud sogar der einzige andere Autor, den Goldstein erwähnt, nämlich um sich von Freuds Auffassung von der Angst zu distanzieren (Soziologie, 665).

289 Martin Jay: *The Dialectical Imagination. A History of the Frankfurt School and the Institute of Social Research 1923–1950*, Berkeley u.a. 1996 [1973], 124 (im Folgenden zitiert als: Jay, Dialectical Imagination).

290 Nachlass Horkheimers: http://sammlungen.ub.uni-frankfurt.de/horkheimer/content/pageview/3934147

291 Harrington, Reenchanted Science, 121.

292 Kreft, Edingers Institut, 138f.

für deren ausgesprochene Gegnerschaft zum NS die einzige notwendige Voraussetzung darstellte.[293] Für Goldstein bedeutete dies 1936 ein Einkommen von 1200 Dollar.[294]

Dafür, dass diese Unterstützung Goldsteins als Flüchtling durch eine Arbeitsgelegenheit in der Form eines Beitrags zu den *Studien über Autorität und Familie* umgesetzt wurde, kann allerdings auch seine politische Position bzw. die damit verknüpfte soziologische Theorie eine Rolle gespielt haben. Anders als seine psychologische Theorie sind die von ihm – wenn auch nur andeutungsweise – formulierten soziologischen Annahmen nämlich durchaus in der Nähe derjenigen der frühen kritischen Theorie zu verorten. Dem von Horkheimer verfassten *Allgemeinen Teil* der *theoretischen Entwürfe* lässt sich zunächst entnehmen, wie die von Goldstein erwähnte »Notwendigkeit der Aufhebung der Gegensätze«[295] verstanden werden kann, die insofern das nicht erläuterte Zentrum seiner Argumentation darstellt, als er außer ihr keinen Grund nennt, das der Mittelschicht unterstellte Verhalten als unvernünftig anzusehen. Horkheimer, der als Institutsdirektor den größten Einfluss auf die theoretische Ausrichtung der *Studien* hatte, erläutert in seinem Aufsatz, allerdings ohne die Bezüge auf Marx ausdrücklich zu benennen,[296] inwiefern die bestehende Gesellschaftsordnung irrational sei u.a. so:

> »Die gesellschaftliche Tatsache, deren Anerkennung als einer naturgegebenen am unmittelbarsten die bestehenden Abhängigkeitsverhältnisse sanktioniert, ist der Unterschied des Eigentums. Wer arm ist, muss hart arbeiten, um leben zu dürfen, ja er muss diese Arbeit, je stärker die strukturelle Reservearmee der Industrie anschwillt, als grosse Wohltat und Bevorzugung empfinden, was er in der Tat auch tut, sofern er dem bürgerlichen autoritären Typus angehört. Der Verkauf seiner Arbeitskraft ›aus freien Stücken‹ bedingt die fortwährende Steigerung der Macht der Herrschenden, der Unterschied zwischen Verdienst und Vermögen beider Klassen wächst ins Phantastische. Da mit der zunehmenden Irrationalität des Systems jene ohnehin speziellen und isolierten Tüchtigkeiten, die früher noch gewisse Chancen des Aufstiegs bildeten

---

293 Jay, Dialectical Imagination, 26 u. 114f. – Jay spricht für die Zeit von 1934 bis 1944 von »some two hundred emigrés«, zu denen »116 doctoral candidates and 14 postdoctoral students« gehört hätten (114f.)

294 Kreft, Edingers Institut, 280. – Wohl aufgrund der diesbezüglichen, im Max-Horkheimer-Archiv verwahrten Bescheinigung zählt Kreft Goldstein »zum weiteren Kreis der Mitarbeiter des [...] Instituts« (ebd.). Vgl. demgegenüber allerdings Jays Wiedergabe einer persönlichen Mitteilung des langjährigen festen Institutsangehörigen Leo Löwenthal (1900–1993): »Paying honoraria for published or unpublished articles and reviews in the *Zeitschrift* was a frequently used device to make the support ›more respectable‹«, (Dialectical Imagination, 321, Anm. 5) was sich – für den Fall Goldsteins – vielleicht auch auf die *Studien über Autorität und Familie* übertragen lässt.

295 Goldstein, Soziologie, 668.

296 Zu »Horkheimers Strategie der Vermeidung marxistischer Namen und Reizworte« (Rolf Wiggershaus: *Die Frankfurter Schule. Geschichte. Theoretische Entwicklung. Politische Bedeutung*, München u. Wien ^{2}1987 [1986], 167) erläutert Jay: »After the Institut's resettlement at Columbia University [...] [its work's] tone underwent a subtle shift [...]. Articles in the *Zeitschrift* scrupulously avoided using words like ›Marxism‹ or ›communism‹, substituting ›dialectical materialism‹ or ›the materialist theory of society‹ instead.« Dies sei als Ausdruck einerseits des Bemühens, mit der ›sensiblen Situation‹ im Exil umzugehen, andererseits der Distanzierung vom ›sowjetischen Lager‹ zu verstehen (Dialectical Imagination, 44).

und die fable convenue des gerechten Einklangs zwischen Genuss und Leistung notdürftig begründeten, gegenüber äusserlichen Faktoren des persönlichen Schicksals immer gleichgültiger werden, so tritt das Missverhältnis zwischen dem guten Leben und der Stufenleiter menschlicher Qualitäten immer offener zutage.«[297]

Während die Mittelschicht hier noch nicht in Betracht kommt, erklärt Horkheimer die Unvernunft der Gesellschaft insgesamt ausgehend von der marxschen Grundannahme, dass der entscheidende Faktor für die Entstehung der sozialen Unterschiede bzw. der Klassenverhältnisse der Besitz oder Nichtbesitz von Produktionsmitteln sei. Die andere, damit zusammenhängende, auch von Horkheimer nicht ausgeführte Feststellung Marx' besagt, dass der Profit dadurch entstehe, dass die Lohnabhängigen »Mehrarbeit« leisteten, also täglich länger arbeiteten, als zur Herstellung eines Produkts, das einen ihrem Lohn äquivalenten Wert besitze, notwendig sei, während der Lohn in der Regel nur zur Wiederherstellung der Arbeitskraft ausreiche.[298] Deshalb wachse also die soziale Ungleichheit auf ein Ausmaß, das Horkheimer zufolge nicht mit Vernunftgründen zu rechtfertigen sei. In dem Zitat wird außerdem die Annahme eines Aspekts der Entstehung von sozialen Krisen aufgrund der kapitalistischen Wirtschaftsweise angedeutet, nämlich der Produktion einer »Reservearmee«, d.h. von Arbeitslosigkeit, die nach Marx durch den Anstieg der Produktivität – solange diese nur zur Profitbildung ausgenutzt werde – bedingt sei, wofür der Ersatz von Arbeitern durch Maschinen ein anschauliches Beispiel bildet.[299]

Auch die von Goldstein in das Proletariat als revolutionäres Subjekt gesetzte Hoffnung wurde in den frühen 1930er Jahren von Horkheimer, wenn auch unter deutlichen Einschränkungen, noch geteilt. Dieser nennt im Rahmen seiner theoretischen Ausführungen über die Erziehung zu autoritätshörigem oder widerständigem Verhalten als einen Anlass zu dieser Hoffnung ebenfalls die Härte der sozialen Verhältnisse:

»Wenngleich, besonders in den Zeiten einigermassen erträglicher Verhältnisse auf dem Arbeitsmarkt, die grosse Masse der proletarischen Familien dem Muster der bürgerlichen nachgebildet war, [...] so sind doch in diesen Familien auch andere Beziehungen angelegt. Das Gesetz der grossen Industrie vernichtet hier das gemütliche Heim [...]. Auf dieser Basis jedoch, wo das ursprüngliche Interesse an der Familie weitgehend verschwindet, vermag in ihr dasselbe Gefühl der Gemeinschaft aufzukommen, das diese Menschen auch ausserhalb der Familie mit ihresgleichen verbindet. Die mit der Vorstellung einer heute möglichen Gesellschaft ohne Armut und Ungerechtigkeit verknüpfte Anstrengung, es besser zu machen und sie herbeizuführen, beherrscht dann anstelle des individualistischen Motivs die Beziehungen.«[300]

297 Max Horkheimer: Theoretische Entwürfe über Autorität und Familie. Allgemeiner Teil, in: Ders. (Hg.): *Studien über Autorität und Familie. Forschungsberichte aus dem Institut für Sozialforschung*, Lüneburg ²1987 [1936], S. 3–76, 44f. (im Folgenden zitiert als: Horkheimer, Allgemeiner Teil).

298 Marx, Das Kapital 1, 230f.

299 Ebd., 454.

300 Horkheimer, Allgemeiner Teil, 72.

Horkheimer verbindet hier die Vorstellung, dass der soziale bzw. ökonomische Druck Widerstand provoziere, mit der von einer Möglichkeit der Entstehung von Solidarität, einem Motiv, das – wie die Frage nach freiem oder determiniertem politischem Handeln – mit der »Zugehörigkeit zu einer Schicht«[301] zusammenhängt und von Goldstein nicht behandelt wird. Horkheimer relativiert die in dem Zitat ausgedrückte Hoffnung allerdings sogleich, indem er hinzufügt, dass durch die »Entwicklung der Arbeitslosigkeit [...] dieser Typus einer auf die Zukunft weisenden Familie seltener« werde.[302] Während also die von Goldstein teils nur in Andeutungen formulierten soziologischen Grundannahmen mit denen des Instituts durchaus vereinbar sind, bildet seine optimistische Darstellung des revolutionären Potentials einen auffälligen Gegensatz, der möglicherweise v.a. auf die Kürze seiner Bemerkungen zurückzuführen ist.

Hinsichtlich des autoritätshörigen Verhaltens und vor dem Hintergrund der allgemeineren historischen Umstände lädt eine bis hierhin noch nicht erörterte Auslassung in seinem Aufsatz allerdings, zumal retrospektiv, geradezu zu Missverständnissen ein. Goldstein unterscheidet nämlich an keiner Stelle zwischen der Unterstützung konservativer und faschistischer Parteien. 1935 stellte allerdings die Existenz – nicht nur – des nationalsozialistischen Regimes, gerade für die deutschen Emigranten, den nicht zu übersehenden aktuellen Hintergrund jeglicher Erwägungen zum *Autoritätsproblem* dar.[303] Inwiefern Goldsteins *Bemerkungen* sowohl auf die bürgerliche Demokratie als auch auf die faschistische Diktatur bezogen werden können, lässt sich ebenfalls anhand der anderen Beiträge zu dem Sammelband erläutern. Zunächst behandeln die *Studien über Autorität und Familie* überhaupt nicht vorwiegend die Situation in Deutschland, sondern, wie Horkheimer im Vorwort darlegt, »wesentlich [...] die europäische Familie, wie sie im Lauf der letzten Jahrhunderte geworden ist.«[304] Neben einer Befragung von Arbeitern und Angestellten, die vor 1933 noch in Deutschland durchgeführt worden war, stellt der zweite, auf die empirischen Untersuchungen bezogene Teil des Bandes Erhebungen vor, die 1933 in der Schweiz, in Österreich, Frankreich, Belgien und den Niederlanden sowie 1934 in England unternommen wurden.[305] Vor allem aber stellten die *Studien über Autorität und Familie* den Faschismus nicht als absoluten bzw. epochalen Bruch mit der vorangehenden Gesellschaftsordnung dar, was freilich nicht bedeutet, dass er in den längeren Beiträgen zu den *Studien* beiseite gelassen wurde.[306] Aus Horkheimers theoretischem Essay lässt

301 Goldstein, Soziologie, 666, Anm. 1.

302 Horkheimer, Allgemeiner Teil, 72.

303 Dies dürfte wohl der hauptsächliche Grund für den Fehler in Harringtons, Krefts und meiner eigenen früheren Darstellung sein. Harrington schreibt, Goldstein habe »sich direkt mit dem Problem des Faschismus« auseinandergesetzt (Suche nach Ganzheit, 305), obwohl in seinem Aufsatz weder der Faschismus im Allgemeinen noch der NS erwähnt und beide nur *indirekt* behandelt werden. Laut Kreft ging es Goldstein um »die nationalsozialistische ›Machtergreifung‹« (Edingers Institut, 281). Ich selbst habe ebenso verkehrt behauptet, die *Bemerkungen* erläuterten »eine ›biologische‹ Sicht auf die Anhänger des Nationalsozialismus« (Gehirn und Subjekt, 269).

304 Horkheimer, Vorwort, VIII.

305 Erich Fromm: Geschichte und Methoden der Erhebungen, in: Max Horkheimer (Hg.): *Studien über Autorität und Familie. Forschungsberichte aus dem Institut für Sozialforschung*, Lüneburg ²1987 [1936], S. 231–238, 231 u. 233.

306 Horkheimer schreibt etwa: »[D]er bloße Antritt eines politischen Regimes, das [...] zwar eine Reform des gesamten Regierungsapparates herbeiführt, jedoch wichtigste Lebensformen der Gesell-

sich entnehmen, dass er die verschiedenen autoritären Regierungen in Europa (die wie etwa die Diktatur in Italien teils schon deutlich langlebiger als die deutsche waren[307]) als Ausdruck der inneren Widersprüchlichkeit der kapitalistischen Gesellschaft ansah. Für ihn befand sich »die gegenwärtig in Europa vorherrschende Gesellschaftsform [...] in heller Krise« und zeigte sich als »ein aus immanenten Gründen zum Untergang treibendes Gebilde«.[308] Als wichtigste Bedingung bestimmter sozialer oder kultureller Entwicklungen betrachtete er die Form der Herstellung der materiellen Lebensgrundlagen, die vom nationalsozialistischen wie von anderen autoritären Regimen nicht prinzipiell verändert worden sei.[309] In der Marktwirtschaft wirke die Autorität der herrschenden Klasse »dadurch, dass die Menschen bestimmte ökonomische Erscheinungen, wie zum Beispiel die subjektiven Schätzungen der Güter, Preise, Rechtsformen, Eigentumsverhältnisse usf. als unmittelbare oder natürliche Tatsachen gelten lassen und sich vor diesen zu beugen meinen«. Diese Funktion der Ideologie sei eine Notwendigkeit auch für das Bestehen »des totalitären Staats«.[310] Durch die Entwicklung der Produktionsweise selbst, die vor allem durch den Übergang von der »Konkurrenz zahlloser selbständiger Existenzen« in einen »Kampf monopolistischer Riesenkonzerne« bestimmt sei, werde aber auch die Autorität immer irrationaler, insofern sie nicht mehr die Steigerung der Produktivität gewährleiste, sondern der »umfassende[n] Vorbereitung ganzer Nationen zu gewaltsamen Auseinandersetzungen« diene.[311] Hinsichtlich der praktischen Ausübung von Autorität durch den »Typus des autoritären Staatswesens« behandelt Horkheimer aber vor allem, der vorgegeben Thematik entsprechend, das Verhältnis von Staat und Familie. Da die soziale Krise auch eine Krise der Familie darstelle, entstehe die »Notwendigkeit, dass der Staat in stärkerem Masse als früher die Erziehung zur Autorität selbst besorgt«.[312] Auf diese (oder eine vergleichbare) Weise ist es also zu erklären, dass Goldstein 1935 das Verhalten zur Autorität vor allem anhand des Gegensatzes zwischen dem Festhalten an der bestehenden Gesellschaftsordnung und der »Erkenntnis der Notwendigkeit der Aufhebung der Gegensätze«[313] beurteilt hat.

Zum Verständnis der soziologischen Annahmen Goldsteins ist zuletzt noch die Frage zu beantworten, warum er die konservative bzw. faschistische Einstellung hauptsächlich der Mittelschicht zugeschrieben hat. Unter diesem Aspekt ist der Vergleich mit den anderen Teilen des Sammelbands weniger aussagekräftig, wenn sich auch einzelne Aussagen finden, die gewisse Übereinstimmungen mit Goldsteins Auffassung

---

schaft, vor allem Wirtschaftsweise, Einteilung in soziale Gruppen, Eigentumsverhältnisse, nationale und religiöse Grundkategorien eher zu befestigen als umzuwälzen strebt, bietet dem heute bestehenden Bedürfnis nach einer gültigen Gliederung der Geschichte keine genügende Handhabe.« (Allgemeiner Teil, 4)

307 Siehe zu dem mehr oder weniger umfassenden Scheitern der Demokratien u.a. in Ungarn, Polen, Rumänien, Griechenland, Italien, Spanien und Portugal: Möller, Europa, 8f.

308 Horkheimer, Allgemeiner Teil, 8.

309 Ebd., 4 u. 6.

310 Ebd., 41.

311 Ebd., 34.

312 Ebd., 75.

313 Goldstein, Soziologie, 668.

andeuten. So lässt sich der Umkehrschluss aus Horkheimers Spekulation über die Entstehung von Solidarität aus der Krise proletarischer Familien, wodurch diese Krise als Voraussetzung der Infragestellung sozialer Autorität erscheint, mit der gleichfalls negativen Bestimmung der Situation der Mittelschicht bei Goldstein verbinden. Aus dessen Dreiteilung der Gesellschaft und der Kennzeichnung des Proletariats als »notwendige Grundlage«[314] der Existenz der Oberschicht ergibt sich die Annahme, dass die Mittelschicht sich v.a. aus Kleinunternehmern und Bauern zusammensetze und politisch machtlos sei, weil sie nicht über das Mittel des Streiks verfüge.[315] Der empirische Teil des Sammelbands sollte aber ausdrücklich keine »verallgemeinernde[n] Schlüsse« rechtfertigen. Horkheimers Vorwort zufolge dienten die Erhebungen einerseits dazu, »uns mit den Tatsachen des täglichen Lebens in Verbindung [zu] halten und jedenfalls vor weltfremden Hypothesen [zu] bewahren«, andererseits und hauptsächlich dem Zweck, »eine fruchtbare Typenbildung zu ermöglichen«.[316] Dass Goldsteins Annahmen nicht ganz willkürlich oder weltfremd waren, lässt sich zwar auch durch anerkannte Tatsachen der politischen und Sozialgeschichte begründen. Nach Peukert war die Gründung der Weimarer Republik für manche kleine Selbständige mit Verlusten an Einkommen und Vorrechten verbunden, wodurch »die gehäuften republikfeindlichen Ressentiments in verschiedenen sozialen Untergruppen und Verbandsorganisationen des sog. ›alten Mittelstands‹ im Handwerk und Handel« verständlich würden. Umgekehrt hätten diese Gruppen auch eine »romantisch-reaktionäre Verherrlichung antimoderner ständischer Prinzipien« demonstriert.[317] Eine abschließende Erklärung für Goldsteins Verknüpfung des Mittelstands mit der Hörigkeit ist aus derartigen Beobachtungen allerdings schon deshalb nicht zu gewinnen, weil aus seiner Argumentation nicht hervorgeht, wo etwa die wachsende Gruppe der Angestellten oder die Beamten einzuordnen wären. Als in sich einigermaßen stimmig erscheint lediglich die Entgegensetzung zur Arbeiterklasse und deren verhältnismäßig hohem Grad der Organisation in sozialistischen und kommunistischen Parteien und Gewerkschaften. Dass »die KPD schon vor der

---

314 Ebd., 667.

315 Ein anderes Beispiel ist ein kurze Darstellung des bäuerlichen Familienlebens in Fromms Aufsatz, die sich in Parallele zu Goldsteins Beschreibung der mittelständischen Autoritätshörigkeit setzen bzw. als eine weitere Erklärung dieser Hörigkeit lesen lässt: »Für den Bauern ist, durch seine ökonomische und soziale Situation bedingt, jedes Familienmitglied in allererster Linie eine Arbeitskraft, die er bis zum möglichen Maximum ausnutzt. Jedes neuankommende Kind ist eine potentielle Arbeitskraft, deren Nutzen allerdings erst dann in Erscheinung tritt, wenn das Kind alt genug ist, um mitzuarbeiten. Bis dahin ist es nur ein Esser, mit dem in Hinblick auf seine spätere Verwertung vorlieb genommen wird. Hierzu kommt, dass dieser Bauer auf Grund seiner Klassensituation einen Charakter entwickelt hat, in dem der vorherrschende Zug die maximale Ausnutzung aller ihm zur Verfügung stehenden Menschen und Güter ist und in dem Liebe, das Streben nach dem Glück der geliebten Person um ihrer selbst willen, ein kaum entwickelter Zug ist.« (Sozialpsychologischer Teil, 89) Fromm gibt für diese Schilderung ebenfalls keinen Beleg an, leitet daraus allerdings auch keine sozialpsychologische These über das Vorherrschen des autoritären Charakters im Bauerntum ab, sondern illustriert auf diese Weise lediglich die Annahme über die Bedeutung der ökonomischen Verhältnisse auf die spezifische Ausbildung des Über-Ichs aufgrund der sozialen Rolle des Vaters.

316 Horkheimer, Vorwort, X.

317 Peukert, Weimarer Republik, 159.

Weltwirtschaftskrise mehrheitlich und seitdem nahezu ausschließlich zur Erwerbslosenpartei« wurde,[318] verweist aber auf eine weitere Lücke in Goldsteins Darstellung. Bei einer offiziellen Arbeitslosenquote von fast 30 Prozent im Jahr 1932[319] konnte zwar die Rede vom Interesse der Betroffenen am Sozialismus Plausibilität beanspruchen, die von ihrer Macht dafür aber umso weniger. Alle verschiedenen Leerstellen des Textes sind freilich im Verhältnis zu seiner Kürze zu sehen.[320]

Vor dem Hintergrund von Goldsteins anderen Schriften erscheint nun vor allem der soziologische Teil seiner *Bemerkungen* zunächst als starker Kontrast, weil in jenen Schriften nirgends seine politische Position zum Ausdruck kommt und politische oder soziologische Gegenstände auch nicht in neutraleren Begriffen thematisiert werden. Bestimmte Aspekte seines ganzheitlichen Subjektbegriffs sind aber auch in der Erörterung des *Autoritätsproblems* wiederzufinden, wie aus der Analyse seiner Verwendung des Konzepts der Katastrophenreaktion bereits deutlich geworden sein mag. In Verbindung mit diesem Konzept enthalten die *Bemerkungen* zwar nicht den Ausdruck, aber das Konzept des abstrakten Verhaltens, das dadurch auch mit Goldsteins Vorstellung vom vernünftigen politischen Handeln verknüpft wird. Die in den medizinischen und biologischen Schriften stets sehr abstrakt dargestellte Funktion des abstrakten Verhaltens, verschiedene Möglichkeiten zum Handeln erkennen zu lassen, erhält hier die Bedeutung, die Möglichkeit einer veränderten Gesellschaft denkbar zu machen. Da die klinischen Beobachtungen freilich auch in diesem Aufsatz auf den Gegensatz zum abstrakten Verhalten, nämlich das pathologische Vermeidungsverhalten, gerichtet sind, macht die Verbindung des psychologischen und des politischen Konzepts auch einen Aspekt der Entwicklung des ersteren anschaulicher. Nachdem in Kapitel 4 ausgeführt wurde, dass der Begriff des abstrakten Verhaltens nicht auf der klinischen Empirie, sondern auf Alltagsbeobachtungen und der Reflexion des Gegensatzes zwischen Beidem beruht, lässt sich dem nun als konkretere Bestimmung hinzufügen, dass eine dieser Alltagsbeobachtungen die des als vernünftig aufgefassten politischen Handelns ist.

In weniger auffälliger Weise als das in Goldsteins medizinischen Schriften nicht vorkommende Thema der *Bemerkungen* zeigt sich in dem hier verwendeten Konzept des Subjekts allerdings auch ein theoretischer Gegensatz zu den Auffassungen, die in jenen Schriften ausgedrückt sind. Das Subjekt als politisches wird im Wesentlichen nicht als frei beschrieben, sondern als determiniert durch die sozioökonomischen Verhältnisse. Nicht nur für das Verhalten der als reaktionär dargestellten Kleinbürger, sondern auch für das der »fortgeschrittensten proletarischen Schichten« ist in Goldsteins Argumentation die Klassenlage ausschlaggebend. Zwar nennt er die »Erkenntnis«,[321] also das Resultat des abstrakten Verhaltens, als eine Voraussetzung der Fortschrittlichkeit der Arbeiterklasse (wie auch einzelner Oberschichtsangehöriger[322]), erklärt aber die Möglichkeit dieser Erkenntnis selbst (und dies auch nur in Andeutungen) ebenfalls

318 Ebd., 154.

319 Ebd., 246.

320 Goldstein sagt im vorletzten Absatz noch ein drittes Mal, er habe sich »mit wenigen aphoristischen Bemerkungen begnügen« müssen (Soziologie, 668).

321 Goldstein, Soziologie, 667 u. 668.

322 Eine Vorstellung von autonomem Handeln enthält nur die Bemerkung über die Einsicht, die der Besitzende »über seine eigene Schicht hinauswachsend« (ebd., Soziologie, 668) gewinnen könne.

durch soziale Bedingungen, nämlich die Stellung im Produktionsprozess. Das wirft umgekehrt die Frage auf, ob der im *Aufbau des Organismus* vertretene Subjektbegriff, der Freiheit als gegeben voraussetzt und das abstrakte Verhalten als Voraussetzung freien Handelns darstellt, von einem Aspekt von Vidals Kritik der ›brainhood ideology‹ getroffen wird: »the supreme value given to the individual as autonomous agent of choice and initiative, and the corresponding emphasis on interiority at the expense of social bonds and contexts, are sustained by the brainhood ideology and reproduced by neurocultural discourses«.[323] Zwar lässt sich Goldsteins Theorie keinesfalls der von Vidal gemeinten Ideologie zuordnen, muss vielmehr als dieser ganz entgegengesetzt charakterisiert werden: »As a ›cerebral subject‹, the human being is specified by the property of ›brainhood‹, i.e. the property of *being*, rather than simply *having*, a brain.«[324] Eine solche Reduktion des Subjekts auf ein Organ würde Goldsteins Begriff von ›Ganzheit‹ völlig widersprechen. Die ›sozialen Bindungen und Kontexte‹ jedoch thematisiert er nur ausnahmsweise in Bezug auf das *Autoritätsproblem*. Die Möglichkeit, dass ›Gesellschaft‹ nun ›Freiheit‹ entgegenstehen könnte, dass *alle* Menschen, auch die ›gesund‹ reagierenden Proletarier und die Unternehmer sich aufgrund ihrer Klassenlage im Zustand der Unfreiheit befänden, wird allerdings auch dabei nur implizit eingeräumt.

Dieser theoretische Gegensatz zwischen den *Bemerkungen* und Goldsteins anderen Schriften, muss allerdings nicht als grundsätzlicher Widerspruch gesehen werden, sondern lässt sich auch als Ausdruck der notwendigerweise verschiedenen Blickwinkel von Medizin, Soziologie und Politik verstehen. Das *medizinische* Ziel von Goldsteins Forschung war, wie in Kapitel 4 festgestellt, die Wiederherstellung der Arbeitskraft, also der Voraussetzung der Autonomie des bürgerlichen Subjekts, als das auch der Proletarier anzusehen war. Die *soziologische* Feststellung, dass Menschen sich zu bestimmten Gesellschaftsverhältnissen in verschiedenen Weisen verhalten, würde dagegen durch die Annahme, dass es eben ihr Wille sei, keine Erklärung finden. Für die *politische* Hoffnung auf sozialen Fortschritt ist aber eine solche Erklärung von höchstem Interesse und den Umstand, dass diese nicht ausschließlich auf der Analyse der Klassenlage beruhen kann, bringt Goldstein wenigstens in Randbemerkungen zum Ausdruck. Diese verweisen zuletzt auf die Möglichkeit, dass in politischer Perspektive die soziale Determination mit der Vernunftbegabung eines autonomen Subjekts zusammen gedacht werden muss. Die Hirnverletzungen, deren Folgen die hauptsächlichen Gegenstände von Goldsteins Arbeit waren, spielen für die soziologische und die politische Perspektive jedoch nur insofern eine Rolle, als sie spezifische Formen der Beeinträchtigung zeigen, die die Vernunftbegabung betreffen können und ihre Bedeutung durch den Kontrast verdeutlichen.

Da diese Möglichkeit nicht erläutert wird, steht sie unverbunden neben der kausalen Erklärung politischen Handelns durch die soziale Lage.

323 Vidal, Brainhood, 7.

324 Ebd., 6.

7. Fazit

Am Gegensatz zwischen den Forschungsprogrammen Kurt Goldsteins und Cécile und Oskar Vogts zeigt sich sehr deutlich, dass die Verbindung neurowissenschaftlicher Erkenntnisse mit Vorstellungen vom menschlichen Subjekt nicht als solche (oder notwendigerweise) in eine bestimmte Richtung, etwa hinsichtlich der Frage nach Determination oder Freiheit drängen musste. Goldstein beschrieb die Erkrankungen seiner Patienten ungefähr seit dem Ende der 1910er Jahre als Einschränkungen ihrer Freiheit, worunter er in diesem Zusammenhang die Selbständigkeit eines bürgerlichen Subjekts verstand, das sich durch Erwerbstätigkeit erhalten konnte und überdies durch den Gebrauch seines Verstands zu Entscheidungen fähig war. Das Ziel seiner therapeutischen Bemühungen war ausdrücklich die Wiederherstellung dieser Selbständigkeit, soweit es möglich war, gegebenenfalls also auch nur eine teilweise Wiederherstellung. Die Annahme, dass selbstbestimmtes Handeln möglich sei, war also eine Voraussetzung der Suche nach Therapien. Die durch Goldstein und Gelb geprägten Begriffe von konkretem und abstraktem Verhalten dienten zunächst der psychologischen Erklärung bestimmter kognitiver Störungen, waren aber von Anfang an, nicht erst in Goldsteins späteren Verallgemeinerungen, mit einem Konzept des menschlichen Subjekts als solchem verbunden. Dieses Konzept war nicht nur ein notwendiger Bestandteil der psychopathologischen *Theorie*, insofern die Störung als Mangel nur durch eine Vorstellung des Normalen begriffen werden konnte, sondern erforderte seinerseits die Introspektion, also eine *empirische* Untersuchung des als normal verstandenen Bewusstseins, wenn diese in den Quellen auch nur andeutungsweise beschrieben wurde. Das Wissen von der Anatomie und Physiologie des Gehirns stellte in dieser neurowissenschaftlichen Beschreibung des menschlichen Subjekts allerdings nur den notwendigen Hintergrund der pathologischen Phänomene dar und trug nicht selbst zum Verständnis von Selbstbestimmung im Allgemeinen oder abstraktem Verhalten im Besonderen bei. Für die *neuropsychologische* Theorie Goldsteins kann der medizinische Zweck als Kern beschrieben werden, der nicht vom Wert der Gesundheit zu trennen ist und, wenn er nochmals auf die grundlegendste Annahme, dass Therapien möglich seien, reduziert wird, nicht widerlegt werden kann, ohne der Medizin als solcher die Legitimation abzusprechen. Goldsteins Darstellung seiner *biologischen* Theorie zufolge, ist deren Kern allerdings die Ganzheit der Organismen, deren Konzeption vor allem durch die Vorstellung der

Adäquatheit sämtlicher Verhaltensweisen von Lebewesen, von bewusstem bis zu rein körperlichem Verhalten, für die Selbsterhaltung, der zentralen biologischen Wertvorstellung, bestimmt ist. Auf dieser Ebene einer ganzheitlichen Biologie besagt die Theorie also, dass Organismen ihrer Natur auf eine bestimmte Weise gerecht werden müssen, und da Goldstein Menschen häufig auf der gleichen Ebene mit allen anderen Organismen behandelt, impliziert er auch für jene eine solche Determination. Insofern besteht also zwischen dem medizinisch und dem biologisch geprägten Subjektbegriff ein Widerspruch. Dieser Widerspruch ließ sich freilich nicht auflösen, weil der Versuch empirische Feststellungen durch biologische Prinzipien bzw. kausal zu erklären als solcher der Vorstellung von Freiheit entgegensteht.[1]

Der in Goldsteins Schriften feststellbare Gegensatz zwischen der medizinischen und der biologischen Sichtweise zeigt sich noch weitaus prägnanter zwischen seiner und der vogtschen neuropsychologischen Perspektive. Für die Vogts standen anatomische und physiologische Erkenntnisse über das Nervensystem im Vordergrund der neurowissenschaftlichen Erklärungen von psychischen Phänomenen, die als Gegenstand der Forschung seit ca. 1910 kaum noch beachtet wurden. Weder der mikroskopische Anblick von Hirnschnitten noch die Beobachtung der Bewegungen elektrophysiologisch behandelter Tiere gab Hinweise auf ein selbstbestimmtes Subjekt. Stattdessen konnten im Bereich der Physiologie diese Bewegungen, die durch elektrische Reizung der Hirnrinden der Versuchstiere hervorgerufen wurden, kaum anders als in einem deterministischen kausalen Wirkungszusammenhang interpretiert werden. Im Bereich der Anatomie stellten die sichtbaren materiellen Veränderungen von Hirnstrukturen bei Erkrankungen wie dem Striatumsyndrom eine starke empirische Grundlage für die Annahme eines Kausalverhältnisses dar. Sowohl in der Anatomie als auch in der Elektrophysiologie war es allerdings von vornherein ausgeschlossen, Äußerungen menschlichen Bewusstseins festzustellen, die die Vogts aber durch ihre Forschung einer kausalen Erklärung zugänglich machen wollten. Ihren eigenen Veröffentlichungen seit den 1910er Jahren zufolge, verwendeten sie die elektrisch ausgelösten Körperbewegungen und die pathologischen Veränderungen des Gehirns als Modell für das Verhältnis von Körper und Geist insgesamt und rechtfertigten dies, indem sie die Annahme einer »geschlossenen Naturkausalität«[2] als Voraussetzung von Naturwissenschaft überhaupt betonten. Wie sie sich eine naturwissenschaftliche Psychologie vorstellten, lässt sich an Oskar Vogts frühen Schriften zu seiner experimentellen Methode nachvollziehen, die auch eine Ahnung davon vermitteln, warum die Ergebnisse dieser experimentellen Psychologie deutlich anfechtbarer als die Beschreibungen der anatomischen und physiologischen Beobachtungen waren. Die Annahme der Erklärbarkeit des Psychischen durch Anatomie und Physiologie als Kern des vogtschen Forschungsprogramms, war mit Wertvorstellungen verknüpft, die es mit der Eugenik kompatibel machte. Da die Vogts individuelle Persönlichkeitsmerkmale wie die Intelligenz (in entscheidendem Ausmaß) als erblich betrachteten, befürworteten sie ausdrücklich das Führerprinzip und implizit eine hierarchische Gesellschaftsstruktur, in der den Einzelnen ihr Platz durch die Biologie zugewiesen war. Aus dem gleichen Grund sprachen sie sich für die

1 Siehe die Bemerkungen zu Kants Freiheitsbegriff in Kapitel 2.

2 Vogt u. Vogt, Allgemeinere Ergebnisse, 284.

Verbesserung der biologischen Anlagen der Menschheit aus, auch wenn sie dies auf absehbare Zeit noch nicht für durchführbar hielten.

Trotz der starken Gegensätze zwischen den theoretischen Annahmen und den damit verknüpften methodischen Präferenzen Goldsteins und der Vogts handelt es sich bei beiden Forschungsprogrammen zweifellos um wissenschaftliche. Aus wissenschaftstheoretischer Perspektive sind zum Verständnis dieser Gegensätze innerhalb einer wissenschaftlichen Disziplin allerdings einige Unterscheidungen nötig, die oft nicht sehr ernst genommen werden. So mag es berechtigt sein, die Eugenik als Wissenschaft zu bezeichnen und in ihr »ein herausragendes Beispiel für die inhärente Verschränkung von Wissen und Werten« zu sehen, wie es Weingart, Kroll und Bayertz tun. Ihre damit verbundene allgemeinere Feststellung, dass die »erst mit der neuzeitlichen Wissenschaft vollzogene Unterscheidung zwischen wertfreiem Erkenntnisgewinn und ethischer wie politischer Bewertung [...] diese Verschränkung verschüttet und die Illusion vom objektiven, ›gesicherten Wissen‹ geschaffen« habe,[3] muss (nicht nur) angesichts des Vergleichs des goldsteinschen und des vogtschen Forschungsprogramms aber mindestens um einen wichtigen Punkt ergänzt werden. Das Verhältnis von Wissen und Werten als Verschränkung zu begreifen, setzt nämlich ebenfalls die Unterscheidung von Erkenntnisgewinn und Bewertung voraus, womit nicht gesagt ist, dass die Erkenntnis von Bewertungen losgelöst existieren könne. Es besagt, dass Wissen und Werte gleichzusetzen es unmöglich machen würde, zu verstehen, *auf welche Weise* beides miteinander verschränkt ist.[4] Das Gegensatzpaar ›Erkenntnisgewinn‹ und ›Bewertung‹ ist für dieses Verständnis allerdings wenigstens auf die Unterscheidung von Beobachtung, Interpretation und Bewertung zu erweitern. Die vorliegende Fallstudie zur Hirnforschung des frühen 20. Jahrhunderts veranschaulicht dies zunächst an der Realität der Forschungsobjekte. Trotz seiner theoretischen Orientierung an der Ganzheit hat Goldstein z.B. nirgends Zweifel daran geäußert, dass das Gehirn auf mikroskopischer Ebene in bestimmter Weise strukturiert sei. Während sich daraus und aus der weiteren Entwicklung der Neurowissenschaften keine absolute Gewissheit ableiten lässt, dass etwa der Glaube an die wirkliche Existenz der Brodmann-Felder für immer zum legitimen neurologischen Wissen gehören werde, wäre es weder wissenschaftlich noch in einem allgemeineren Sinn vernünftig, ihre Realität zu leugnen, ohne dementsprechende Beobachtungen anzuführen. Die Übereinstimmungen zwischen ganzheitlicher und lokalisatorischer Hirnforschung erstreckten sich aber nicht nur auf bloße Beschreibungen materieller Gegenstände, sondern auch auf Kausalzusammenhänge. Auch Goldstein hat nicht bestritten, dass Hirnverletzungen z.B. Aphasien verursachen können und der Ort der Verletzung für die Art der Erkrankung relevant sei, sondern in diesem Fall nur, dass etwa die Lokalisation der Fähigkeit zum Sprechen im Broca-Areal *den kausalen Zusammenhang erkläre*, d.h. verständlich

3 Weingart u.a., Eugenik, 16.

4 Deshalb treffen Weingart u.a. diese Unterscheidung freilich auch selbst, was sich nicht nur an der Rede von einer ›Verschränkung‹ zeigt: »Evolutions- und Selektionstheorie im allgemeinen und die Eugenik im besonderen sind zugleich prototypisch für den ungezügelten Szientismus der Zeit; sie stehen für die Überzeugung, daß Wertsetzungen und die in ihrem Rahmen erfolgenden Handlungen sich wissenschaftlich herleiten ließen.« (Ebd., 18) Ihre Darstellung lässt sich wohl der kritischen Geschichtsschreibung, die ihre theoretischen Vorannahmen nicht erläutert, zurechnen.

mache, warum und wie Hirnverletzungen Aphasien verursachen. An dieser Stelle wird der Gegensatz zwischen lokalisatorischer und lokalisationskritischer Sichtweise also nur durch die weitere Differenzierung verschiedener Ebenen der neurowissenschaftlichen Interpretationen verständlich.

Die Gegensätzlichkeit der Forschungsprogramme zeigt sich auf einer gewissermaßen höheren Ebene der Interpretation und daran, wie diese zur Rechtfertigung der Wahl bestimmter Methoden verwendet wurde. Die gegensätzlichen *Interpretationen* bezogen sich jeweils auf die erklärende Funktion von Anatomie und Physiologie (sowie Genetik) auf der einen und ganzheitlicher Psychologie auf der anderen Seite. Daran schlossen die soeben zusammengefassten Verknüpfungen bestimmter durch die Methode geprägter Perspektiven auf das menschliche Subjekt an. Sowohl Goldstein als auch die Vogts benutzten ihre jeweiligen Erklärungen im weiteren dazu, ihre verschiedenen *methodischen Ansätze zu rechtfertigen*,[5] wozu sie die Erklärungen immer wieder mit ihrem Nutzen in Verbindung brachten. Während dies im Fall Goldsteins aufgrund des medizinischen Rahmens, in dem er forschte, sehr nahe lag, ist es in dem der Vogts stärker erklärungsbedürftig. Zwar war auch ihre Forschung teilweise, wie im Fall des Striatum-Syndroms, direkt auf ein medizinisches Erkenntnisinteresse ausgerichtet, aber die von ihnen anatomisch beschriebenen Hirnerkrankungen waren weitaus weniger eng mit Fragen des menschlichen Subjekts und seines Bewusstseins verknüpft, insofern sie sich vor allem durch körperliche Symptome äußerten. *Warum* sie dennoch häufig die Aussicht auf eine Erklärung von Bewusstseinsphänomenen für die Nützlichkeit ihrer Forschung anführten, lässt sich aufgrund der vorliegenden Untersuchung nicht mit Bestimmtheit beantworten. Eine Vermutung lässt sich allerdings an Mertons 1942 geäußerte Feststellung knüpfen, dass der Rechtfertigungsdruck für die Wissenschaften zuletzt deutlich höher als in den 1910er Jahren war.[6] Dies kann im Allgemeinen durch die Erfahrung des Ersten Weltkriegs und die Krisen der 1920 und -30er Jahre plausibel gemacht werden, was sich durch Überlegungen hinsichtlich der »aufgeregten Atmosphäre soziokultureller Neuerungen«[7] und den damit verbundenen intensiven öffentlichen Debatten in der Weimarer Republik weiter ausführen ließe. Im Besonderen sind im Fall der Vogts (wie allerdings auch für Goldstein) die Kämpfe um knappe Ressourcen als bedeutende Aspekte der Arbeitsbiographien zu nennen. *Dass* Goldstein und die Vogts so häufig über den Nutzen ihrer Arbeit gesprochen haben, verweist aber auch darauf, dass, wenn die Forschung von außen betrachtet wird, ihr Nutzen (auch wenn er erst in einer unbestimmten Zukunft verwirklicht werden kann) stets für die Frage relevant ist, ob die Bereitstellung von Ressourcen durch die Gesellschaft als vernünftig anzusehen ist.

Insbesondere die populärwissenschaftlichen Veröffentlichungen der Vogts, aber auch Goldsteins sozialpsychologische Überlegungen zum *Autoritätsproblem* und Cassirers Ausführungen zur *Pathologie des Symbolbewußtseins* ermöglichen es schließlich, die Frage nach der Stellung der Wissenschaften in der Gesellschaft direkter auf den

5 Dies bezieht sich nicht auf den ›Rechtfertigungszusammenhang‹, also nicht darauf, wie theoretische Schlussfolgerungen durch Beobachtungen begründet werden, sondern auf die sozusagen auf das ›Externe‹ gerichtete bzw. prinzipiell an die Allgemeinheit gerichtete Rechtfertigung.

6 Merton, Note on Science, 115.

7 Peukert, Weimarer Republik, 11.

Aspekt der Verbreitung oder Bestärkung bestimmter Vorstellungen vom menschlichen Subjekt zu richten. Konkreter handelt es sich um die Frage, welcher Stellenwert neuropsychologischem Wissen in philosophischen und politischen Fragen eingeräumt wird. An Cassirers Auseinandersetzung mit der neuropsychologischen Forschung ist einerseits seine große Zustimmung zu manchen von Goldstein, Gelb und anderen formulierten Thesen bemerkenswert. Während sich daran eine bestimmte Möglichkeit zeigt, neurowissenschaftliche und philosophische Perspektiven miteinander zu vereinbaren, ist es andererseits auch auffällig, dass bei Cassirer das Gehirn noch weiter in den Hintergrund tritt als bei Goldstein. Das neuropsychologische Wissen ist hier also fast ausschließlich Psychologie und zwar von der Art, die eher als Gegensatz zur Biologie erscheint. An Goldsteins Behandlung des *Autoritätsproblems* zeigt sich dieser Gegensatz auf andere Weise. Sein Versuch, mit biologischem Wissen zur Erklärung politischen Handelns beizutragen, orientiert sich im Kern am Begriff der Selbsterhaltung, der auch für seine Ganzheitstheorie, aber nicht für seine medizinisch orientierte Psychologie zentral ist. Da die Neigung zur Selbsterhaltung gerade kein spezifisches Merkmal eines selbstbestimmten Individuums ist, kann Goldstein dieses Konzept auch nicht zur Erklärung politischer *Entscheidungen* heranziehen, sondern nur zur Verortung der sozialen Verhältnisse als *determinierenden* Faktoren in einem biologischen Kontext. Das *Autoritätsproblem*, das er vor allem mit der Mittelschicht verbindet, erklärt er daher auch nicht durch biologische Merkmale, die in seiner Theorie allen Menschen gleichermaßen eigen sind, sondern durch die Klassenverhältnisse. Die populärwissenschaftlichen und halbpopulären Schriften der Vogts zeigen in mancher Hinsicht, anders als die analysierten Texte Goldsteins und Cassirers, deutliche Parallelen zum ›Neuro-Hype‹ der 1990 und 2000er Jahre.[8] In den betreffenden Texten vertraten die Vogts besonders konsequent die biologische Determination des menschlichen Verhaltens und die Nützlichkeit der Naturwissenschaften. Beides war einerseits dadurch verknüpft, dass diese Nützlichkeit gerade durch jene biologische Determination plausibel erschien, andererseits durch die Forderung, biologisches Wissen zu nutzen, um die biologische Determination noch sozial zu verstärken (etwa durch die Ausrichtung des Unterrichts auf bestimmte Berufe). Die Nützlichkeit haben die Vogts dabei tendenziell deutlich übertrieben, wie der Vergleich mit den detaillierteren Darstellungen in wissenschaftlichen Zeitschriften gezeigt hat. In politischer Hinsicht sind die betreffenden Texte also vor allem durch die Verbreitung einer biologisch begründeten Schicksalsgläubigkeit (in Bezug auf das Individuum) und durch den in ihnen ausgedrückten Szientismus gekennzeichnet.

Der Szientismus der Gegenwart steht einerseits in einer Tradition, der auch die Vogts zuzurechnen sind. Dem heutigen (oder vor kurzem vergangenen) ›Neuro-Hype‹ steht (oder stand) andererseits keine starke (oder öffentlich wahrnehmbare) ganzheitliche Neurologie gegenüber. Die historischen Fallstudien weisen aber nicht nur auf eine Verschiebung in den Kräfteverhältnissen hin, die auch nur durch eine nähere Betrachtung der Gegenwart genauer bestimmt werden könnte. Der Vergleich der Forschungsprogramme Goldsteins und der Vogts verdeutlicht stattdessen vor allem die Bedeutung, die den vielfältigen Beziehungen zwischen verschiedenen Forschungsgegenständen, empirischen Forschungsmethoden, theoretischen Perspektiven und

8 Darauf bezieht sich Hagners in Kap. 2.1 zitierte Kritik (Geniale Gehirne, 285).

sowohl wissenschaftlichen als auch allgemeinen Erkenntnisinteressen für ein realistisches ›Bild der Wissenschaft‹ zukommt. Ein solches realistisches Bild kann nicht wie noch das von Kuhn oder das von Lakatos gezeichnete, Biologie, Psychologie und Soziologie an den Maßstäben der Physik messen. Es kann die Wissenschaft aber auch nicht wie in Rheinbergers Konzept ins Labor einsperren. Wenn Neurowissenschaftler und Neurowissenschaftlerinnen sich an die Öffentlichkeit richten und behaupten, ihre Forschung liefere Erkenntnisse über die Natur des Menschen, sind dem jener Vielfalt der Wissenschaft entsprechende Fragen entgegenzuhalten und das Gleiche gilt stets, wenn naturwissenschaftliche Erkenntnisse als Lösungen für soziale Probleme angepriesen werden.

Verzeichnis der benutzten Quellen

Alzheimer, Alois: Über eigenartige Krankheitsfälle des späteren Alters, in: *Zeitschrift für die gesamte Neurologie und Psychiatrie* 4 (1911), S. 356–385.

Alzheimer, Alois: Ueber eine eigenartige Erkrankung der Hirnrinde, in: *Centralblatt für Nervenheilkunde und Psychiatrie* 30 (1907), S. 177–179.

Brodmann, Korbinian: Beiträge zur histologischen Lokalisation der Großhirnrinde. Erste Mitteilung: Die Regio Rolandica, in: *Journal für Psychologie und Neurologie* 2/2-3 (1903), S. 79–107.

Brodmann, Korbinian: Beiträge zur histologischen Lokalisation der Grosshirnrinde. Zweite Mitteilung: Der Calcarinatypus, in: *Journal für Psychologie und Neurologie* 2/4 (1903), S. 133–159.

Brodmann, Korbinian: *Vergleichende Lokalisationslehre der Großhirnrinde in ihren Prinzipien dargestellt auf Grund des Zellenbaues*, Leipzig 1909.

Cassirer, Ernst: *Ausgewählter wissenschaftlicher Briefwechsel* (Nachgelassene Manuskripte und Texte 18), Hamburg 2009.

Cassirer, Ernst: *Philosophie der symbolischen Formen. Dritter Teil: Phänomenologie der Erkenntnis*, Berlin 1929.

Cassirer, Ernst: *Philosophie der symbolischen Formen. Erster Teil: Die Sprache*, Berlin 1923.

Cassirer, Ernst: *Versuch über den Menschen. Einführung in eine Philosophie der Kultur*, Hamburg ^{2}2007 [1944].

Cassirer, Ernst: *Vom Mythus des Staates*, Zürich 1949 [1946].

Forel, August: Gehirn und Seele, in: *Zeitschrift für Hypnotismus* 3 (1894/95), S. 1–19.

Forel, August: Suggestionslehre und Wissenschaft, in: *Zeitschrift für Hypnotimus* 1 (1892/93), S. 1–10, 33–42 u. 73–83.

Freud, Sigmund: Das Unheimliche, in: *Imago. Zeitschrift für Anwendung der Psychoanalyse auf die Geisteswissenschaften* 5/5 (1919), S. 297–324.

Freud, Sigmund: Die Zukunft einer Illusion, in: Ders.: *Massenpsychologie und Ich-Analyse/ Die Zukunft einer Illusion*, Frankfurt a.M. 1993 [1927], S. 107–158.

Freud, Sigmund: *Vorlesungen zur Einführung in die Psychoanalyse*, Frankfurt a.M. 1991 [1916/17].

Fromm, Erich: Geschichte und Methoden der Erhebungen, in: Max Horkheimer (Hg.): *Studien über Autorität und Familie. Forschungsberichte aus dem Institut für Sozialforschung*, Lüneburg ²1987 [1936], S. 231–238.

Fromm, Erich: Theoretische Entwürfe über Autorität und Familie. Sozialpsychologischer Teil, in: Max Horkheimer (Hg.): *Studien über Autorität und Familie. Forschungsberichte aus dem Institut für Sozialforschung*, Lüneburg ²1987 [1936], S. 77–135.

Gelb, Adhémar: Psychologische Analysen hirnpathologischer Fälle IX. Über eine eigenartige Sehstörung (»Dysmorphopsie«) infolge von Gesichtsfeldeinengung. Ein Beitrag zur Lehre von den Beziehungen zwischen »Gesichtsfeld« und »Sehen«, in: *Psychologische Forschung* 4 (1923), S. 38–63.

Gelb, Adhémar u. Goldstein, Kurt: Psychologische Analysen hirnpathologischer Fälle X. Über Farbennamenamnesie nebst Bemerkungen über das Wesen der amnestischen Aphasie überhaupt und die Beziehung zwischen Sprache und dem Verhalten zur Umwelt, in: *Psychologische Forschung* 6 (1925), S. 127–186.

Goldstein, Kurt: Bemerkungen über die Bedeutung der Biologie für die Soziologie anlässlich des Autoritätsproblems, in: Max Horkheimer (Hg.): *Studien über Autorität und Familie. Forschungsberichte aus dem Institut für Sozialforschung*, Lüneburg ²1987 [1936], S. 656–668.

Goldstein, Kurt: Das Symptom, seine Entstehung und Bedeutung für unsere Auffassung vom Bau und von der Funktion des Nervensystems, in: *Archiv für Psychiatrie und Nervenkrankheiten* 76 (1926), S. 84–108.

Goldstein, Kurt: *Der Aufbau des Organismus. Einführung in die Biologie unter besonderer Berücksichtigung der Erfahrungen am kranken Menschen*, Den Haag 1934.

Goldstein, Kurt: Der makroskopische Hirnbefund in meinem Falle von linksseitiger motorischer Apraxie, in: *Neurologisches Zentralblatt* 28/17 (1909), S. 898–906.

Goldstein, Kurt: *Die Behandlung, Fürsorge und Begutachtung der Hirnverletzten (zugleich ein Beitrag zur Verwendung psychologischer Methoden in der Klinik)*, Leipzig 1919.

Goldstein, Kurt: Die Lokalisation in der Großhirnrinde. Nach den Erfahrungen am kranken Menschen, in: Bethe, Albrecht u.a. (Hg.): *Handbuch der normalen und pathologischen Physiologie mit Berücksichtigung der experimentellen Pharmakologie, Bd. 10: Spezielle Physiologie des Zentralnervensystems der Wirbeltiere*, Berlin 1927, S. 600–842.

Goldstein, Kurt: Einige Bemerkungen über Aphasie im Anschluss an Moutier's »L'aphasie de Broca«, in: *Archiv für Psychiatrie und Nervenkrankheiten* 45/1 (1908), S. 408–440.

Goldstein, Kurt: *Human Nature in the Light of Psychopathology*, Cambridge ³1951 [1940].

Goldstein, Kurt: Notes on the Development of my Concepts, in: Ders.: *Selected Papers/Ausgewählte Schriften*, Den Haag 1971 [1959], S. 1–12.

Goldstein, Kurt: Significance of Speach Disturbances for Normal Psychology, in: Ders.: *Selected Papers/Ausgewählte Schriften*, Den Haag 1971 [1940], S. 360–364.

Goldstein, Kurt: *The Organism. A Holistic Approach to Biology Derived from Pathological Data in Man*, New York 2000 [1939/1963].

Goldstein, Kurt: Über induzierte Tonusveränderungen beim Menschen (sog. Halsreflexe, Labyrinthreflexe usw.). II. Mitteilung. Über induzierte Tonusveränderungen beim Kranken. 1. Über Lageveränderungen in einem Gliede durch bestimmte Stellungen des Gliedes selbst. 2. Über Lageveränderungen durch Veränderung der Stel-

lung anderer Glieder, in: *Zeitschrift für die gesamte Neurologie und Psychiatrie* 89 (1924), S. 383–428.
Goldstein, Kurt: *Über Rassenhygiene*, Berlin 1913.
Goldstein, Kurt: Zur Frage der amnestischen Aphasie und ihrer Abgrenzung gegenüber der transcorticalen und glossopsychischen Aphasie, in: Ders.: *Selected Papers/Ausgewählte Schriften*, Den Haag 1971 [1905], S. 13–57.
Goldstein, Kurt: Zur Lehre von der motorischen Apraxie, in: *Journal für Psychologie und Neurologie* 11 (1908), S. 169–187 u. 270–283.
Goldstein, Kurt: Zur Theorie der Hallucinationen. Studien über normale und pathologische Wahrnehmung, in: *Archiv für Psychiatrie und Nervenkrankheiten* 44 (1908), S. 584–655 u. 1036–1106.
Goldstein, Kurt u. Gelb, Adhémar: Psychologische Analysen hirnpathologischer Fälle I. Zur Psychologie des optischen Wahrnehmungs- und Erkennungsvorganges, in: *Zeitschrift für die gesamte Neurologie und Psychiatrie* 41 (1918), S. 1–143.
Goldstein, Kurt u. Reichmann, Frieda: Über corticale Sensibilitätsstörungen, besonders am Kopfe, in: *Zeitschrift für die gesamte Neurologie und Psychiatrie* 53/1 (1920), S. 49–79.
Horkheimer, Max: Theoretische Entwürfe über Autorität und Familie. Allgemeiner Teil, in: Ders. (Hg.): *Studien über Autorität und Familie. Forschungsberichte aus dem Institut für Sozialforschung*, Lüneburg ^{2}1987 [1936], S. 3–76.
Horkheimer, Max: Vorwort, in: Ders. (Hg.): *Studien über Autorität und Familie. Forschungsberichte aus dem Institut für Sozialforschung*, Lüneburg ^{2}1987 [1936], S. VII–XII.
Kant, Immanuel: Grundlegung zur Metaphysik der Sitten, in: Ders.: *Werke, Bd. VII*, Frankfurt a.M. 1974 [1785/1786], S. 7–102.
Kant, Immanuel: Nachwort, in: Samuel Thomas Sömmerring: *Über das Organ der Seele*, Königsberg 1796, S. 81–86.
Kautsky, Karl: *Die soziale Revolution*, Berlin ^{3}1911 [1902].
Lewandowsky, Max u. Simons, Arthur: Über die elektrische Erregbarkeit der vorderen und der hinteren Zentralwindung, in: *Zeitschrift für die gesamte Neurologie und Psychiatrie* 14 (1913), 276–280.
Marx, Karl: *Das Kapital. Kritik der politischen Ökonomie. Dritter Band*, Berlin ^{31}2003 [1894].
Marx, Karl: *Das Kapital. Kritik der politischen Ökonomie. Erster Band*, Berlin ^{34}1993 [1867].
Storch, Ernst: Der Mechanismus der Willkürbewegungen, in: *Centralblatt für Nervenheilkunde und Psychiatrie* 25/22 (1902), S. 601–620.
Tillich, Paul: Rezension von: Kurt Goldstein: Der Aufbau des Organismus. Einführung in die Biologie unter besonderer Berücksichtigung der Erfahrungen am kranken Menschen, Den Haag 1934, in: *Zeitschrift für Sozialforschung* 5 (1936), S. 111–113.
Timoféeff-Ressovsky, Nikolaj W.: Allgemeine Erscheinungen der Genmanifestierung, in: Günther Just (Hg.): *Handbuch der Erbbiologie des Menschen, Bd. 1*, Berlin 1940, S. 32–72.
Ungerer, Emil: *Die Regulationen der Pflanzen. Ein System der ganzheitsbezogenen Vorgänge bei den Pflanzen*, Berlin u. Heidelberg ^{2}1926 [1919].
Vogt, Cécile: Die topistisch-pathoarchitektonische Forschung in der Psychiatrie, in: *Zeitschrift für die gesamte Neurologie und Psychiatrie* 100 (1926), S. 63–69.
Vogt, Cécile: Einige Ergebnisse unserer Neurosenforschung, in: *Die Naturwissenschaften* 9 (1921), S. 346–350.

Vogt, Cécile: Topistik und psychiatrische Klassifikation, in: *Zeitschrift für die gesamte Neurologie und Psychiatrie* 101 (1926), S. 798–804.

Vogt, Cécile: Warum stellen wir die Hirnanatomie in den Mittelpunkt unserer Forschung?, in: *Die Naturwissenschaften* 21 (1933), S. 408–410.

Vogt, Cécile u. Vogt, Oskar: Allgemeinere Ergebnisse unserer Hirnforschung, in: *Journal für Psychologie und Neurologie* 25, *Erg.-Heft* 1 (1919), S. 277–461.

Vogt, Cécile u. Vogt, Oskar: Die vergleichend-architektonische und die vergleichend-reizphysiologische Felderung der Großhirnrinde unter besonderer Berücksichtigung der menschlichen, in: *Die Naturwissenschaften* 14/50-51 (1926), S. 1190–1194.

Vogt, Cécile u. Vogt, Oskar: Erkrankungen der Grosshirnrinde im Lichte der Topistik, Pathoklise und Pathoarchitektonik, in: *Journal für Psychologie und Neurologie* 22/1-6 (1922), S. 1–171.

Vogt, Cécile u. Vogt, Oskar: Weitere biologische Beleuchtungen des Problems der Klassifikation der Erkrankungen des Nervensystems, in: *Zeitschrift für die gesamte Neurologie und Psychiatrie* 128 (1930), S. 557–575.

Vogt, Cécile u. Vogt, Oskar: Wissenschaftliche Forderungen an den modernen Staat, in: *Nord und Süd* 43 (1919), S. 245–250.

Vogt, Cécile u. Vogt, Oskar: *Zur Erforschung der Hirnfaserung*, Jena 1902 (Neurobiologische Arbeiten 1).

Vogt, Cécile u. Vogt, Oskar: Zur Lehre der Erkrankungen des striären Systems, in: *Journal für Psychologie und Neurologie* 25, *Erg.-Heft* 3 (1920), S. 631–846.

Vogt, Oskar: 1. Bericht über die Arbeiten des Moskauer Staatsinstituts für Hirnforschung, in: *Journal für Psychologie und Neurologie* 40/1-2 (1929), S. 108–118.

Vogt, Oskar: Bedeutung, Ziele und Wege der Hirnforschung, in: *Nord und Süd* 36 (1912), S. 309–314.

Vogt, Oskar: Cytoarchitektonik und Hirnlokalisation, in: *Psychiatrisch-neurologische Wochenschrift* 32/12 (1930), S. 127–128.

Vogt, Oskar: Die directe psychologische Experimentalmethode in hypnotischen Bewusstseinszuständen, in: *Zeitschrift für Hypnotismus* 5 (1897), S. 7–30.

Vogt, Oskar: Die myeloarchitektonische Felderung des menschlichen Stirnhirns, in: *Journal für Psychologie und Neurologie* 15/4-5 (1910), S. 221–232.

Vogt, Oskar: Flechsig's Associationscentrenlehre, ihre Anhänger und Gegner, in: *Zeitschrift für Hypnotismus* 5 (1897), S. 347–361.

Vogt, Oskar: La nouvelle division myéloarchitecturale de l'écorce cérébrale et ses rapports avec la physiologie et la psychologie, in: *Journal für Psychologie und Neurologie* 17, *Erg.-Heft* (1911), S. 369–377.

Vogt, Oskar: Neurology and Eugenics. The Role of Experimental Genetics in their Development, in: *The Eugenics Review* 24/1 (1932), S. 15–18.

Vogt, Oskar: Psychiatrisch wichtige Tatsachen der zoologisch-botanischen Systematik, in: *Zeitschrift für die gesamte Neurologie und Psychiatrie* 101 (1926), S. 805–832.

Vogt, Oskar: Psychiatrische Krankheitseinheiten im Lichte der Genetik, in: *Zeitschrift für die gesamte Neurologie und Psychiatrie* 100 (1926), S. 26–34.

Vogt, Oskar: Studien über das Artproblem. 1. Mitteilung. Über das Variieren der Hummeln. 1. Teil, in: *Sitzungsberichte der Gesellschaft Naturforschender Freunde zu Berlin*, 1 (1909), S. 28–84.

Vogt, Oskar: Vom »Schaltwerk der Gedanken«. Die neuesten Forschungsergebnisse über das menschliche Hirn und die örtliche Bestimmung unserer Fähigkeiten, in: *Berliner Tageblatt Nr. 591* (15.12. 1927), 1. Beiblatt.

Vogt, Oskar: Warum treiben wir Hirnforschung?, in: *Forschungen und Fortschritte 7/22-23* (1931), S. 309.

Vogt, Oskar: Zur Kenntniss des Wesens und der psychologischen Bedeutung des Hypnotismus, in: *Zeitschrift für Hypnotismus 3* (1895) S. 277–340.

Vogt, Oskar: Zur Kenntniss des Wesens und der psychologischen Bedeutung des Hypnotismus, 2. Fortsetzung, in: *Zeitschrift für Hypnotismus 4* (1896) S. 122–167.

Wertheimer, Max: Untersuchungen zur Lehre von der Gestalt. I, in: *Psychologische Forschung 1* (1922), S. 47–58.

Wundt, Wilhelm: *Grundriss der Psychologie*, Leipzig ^{8}1907 [1896].

Wundt, Wilhelm: *Logik. Eine Untersuchung der Principien der Erkenntnis und der Methoden wissenschaftlicher Forschung. Zweiter Band. Methodenlehre. Zweite Abtheilung*, Stuttgart ^{2}1895 [1883].

Zahn-Harnack, Agnes von: *Die Frauenbewegung. Geschichte, Probleme, Ziele*, Berlin 1928.

Verzeichnis der benutzten Sekundärliteratur

Adorno, Theodor W.: *Minima Moralia. Reflexionen aus dem beschädigten Leben*, Frankfurt a.M. 1969 [1951].

Amsterdamska, Olga: Microbiology, in: Peter J. Bowler u. John V. Pickstone (Hg.): *The Cambridge History of Science 6. The Modern Biological and Earth Sciences*, Cambridge u.a. 2009, S. 316–341.

Ash, Mitchell G.: *Gestalt psychology in German culture, 1890–1967*, Cambridge u.a. ²1998 [1995].

Avermaet, Eddy Van: Sozialer Einfluß in Kleingruppen, in: Wolfgang Stroebe u.a. (Hg.): *Sozialpsychologie. Eine Einführung*, Berlin u.a. ²1992 [1988], S. 369–399.

Barnes, Barry: *Scientific knowledge and sociological theory*, London u. Boston 1974.

Bear, Mark F. u.a.: *Neurowissenschaften. Ein grundlegendes Lehrbuch für Biologie, Medizin und Psychologie*, Heidelberg ³2009 [2007].

Belz, Wolfram: *Kurt Goldstein und das Phänomen der Angst: Eine Untersuchung des Goldsteinschen Entwurfes einer einheitlichen Angstkonzeption in Abgrenzung zu den entsprechenden psychoanalytischen Konzepten*, Berlin 2001 (Microfiche).

Belz, Wolfram u.a.: *Vom Konkreten zum Abstrakten. Leben und Werk Kurt Goldsteins (1878–1965)*, Frankfurt a.M. 2006.

Benjamin, Ludy T., Jr.: *A Brief History of Modern Psychology*, Hoboken ²2014 [2007].

Benjamin, Walter: Über den Begriff der Geschichte, in: Ders.: *Gesammelte Schriften, Bd. I/2*, Frankfurt a.M. ²1978 [1940], S. 691–704.

Benschop, Ruth: What Is a Tachistoscope? Historical Explorations of an Instrument, in: *Science in Context* 11 (1998), S. 23–50.

Benzenhöfer, Udo: Kurt Goldstein – ein herausragender Neurologe und Neuropathologe an der Universität Frankfurt a.M., in: Ders. (Hg.): *Ehrlich, Edinger, Goldstein et al.: Erinnerungswürdige Frankfurter Universitätsmediziner*, Münster 2012, S. 43–65.

Benzenhöfer, Udo u. Hack-Molitor, Gisela: *Zur Emigration des Neurologen Kurt Goldstein*, Ulm 2017.

Bielka, Heinz: *Die Medizinisch-Biologischen Institute Berlin-Buch. Beiträge zur Geschichte*, Berlin u.a. 1997.

Birch, Jennifer u. Patel, Nita: Design and use of the Holmgren Wool test, in: Bruce Drum (Hg.): *Colour Vision Deficiencies XII. Proceedings of the twelfth Symposium of the*

International Research Group on Colour Vision Deficiencies, held in Tübingen, Germany, July 18–22, 1993, Dordrecht 1995, S. 495–500.

Borck, Cornelius: Electricity as a Medium of Psychic Life. Electrotechnological Adventures into Psychodiagnosis in Weimar Germany, in: *Science in Context* 14/4 (2001), S. 565–590.

Borck, Cornelius: *Hirnströme. Eine Kulturgeschichte der Elektroenzephalographie*, Göttingen 2005.

Bowler, Peter J.: Biology and Human Nature, in: Ders.u. John V. Pickstone (Hg.): *The Cambridge History of Science 6. The Modern Biological and Earth Sciences*, Cambridge u.a. 2009, S. 563–582.

Breidbach, Olaf: *Die Materialisierung des Ichs. Zur Geschichte der Hirnforschung im 19. und 20. Jahrhundert*, Frankfurt a.M. 1997.

Burian, Richard M. u. Zallen, Doris T.: Genes, in: Peter J. Bowler u. John V. Pickstone (Hg.): *The Cambridge History of Science 6. The Modern Biological and Earth Sciences*, Cambridge u.a. 2009, S. 432–450.

Canguilhem, Georges: *Das Normale und das Pathologische*, München 1974 [1943/1966].

Chadarevian, Soraya de: *Zwischen den Diskursen. Maurice Merleau-Ponty und die Wissenschaften*, Würzburg 1990.

Cloître, Michel u. Shinn, Terry: Expository Practice. Social, Cognitive and Epistemological Linkage, in: Terry Shinn u. Richard Whitley (Hg.): *Expository Science: Forms and Functions of Popularisation*, Dordrecht 1985, (Sociology of the Sciences 9), S. 31–60.

Danzer, Gerhard: Vorwort, in: Wolfram Belz u.a.: *Vom Konkreten zum Abstrakten. Leben und Werk Kurt Goldsteins (1878–1965)*, Frankfurt a.M. 2006.

Daston, Lorraine u. Galison, Peter: *Objectivity*, New York ²2010 [2007].

Dierig, Sven: Rudolf Virchow und das Nervensystem. Zur Begründung der zellulären Neurobiologie, in: Ernst Florey und Olaf Breidbach (Hg.): *Das Gehirn – Organ der Seele? Zur Ideengeschichte der Neurobiologie*, Berlin 1993, S. 55–80.

Eckart, Wolfgang U.: *Geschichte der Medizin. Fakten, Konzepte, Haltungen*, Heidelberg ⁶2009 [1990].

Eisenblätter, Andreas: *Von Anatomie zu Philosophie: Kurt Goldsteins frühe und späte Schriften zur Aphasie*, Berlin 2001 (Microfiche).

Eling, Paul: Neurognostics Answer, in: *Journal of the History of the Neurosciences* 21 (2012), S. 119–125.

Feyerabend, Paul K.: Kuhns Struktur wissenschaftlicher Revolutionen – ein Trostbüchlein für Spezialisten?, in: Imre Lakatos u. Alan Musgrave (Hg.): *Kritik und Erkenntnisfortschritt*, Braunschweig 1974 [1970], S. 191–222.

Finger, Stanley: *Origins of Neuroscience. A History of Explorations into Brain Function*, New York 1994.

Fleck, Ludwik: *Entstehung und Entwicklung einer wissenschaftlichen Tatsache. Einführung in die Lehre vom Denkstil und Denkkollektiv*, Frankfurt 1980 [1935].

Geroulanos, Stefanos u. Meyers, Todd: *Experimente im Individuum. Kurt Goldstein und die Frage des Organismus*, Berlin 2014.

Goldenberg, Georg: Apraxie, in: Hans-Otto Karnath u.a. (Hg.): *Kognitive Neurologie*, Stuttgart u. New York 2006, S. 34–47.

Graw, Jochen: *Genetik*, Berlin u.a. ⁴2006.

Grebing, Helga: *Arbeiterbewegung. Sozialer Protest und kollektive Interessenvertretung bis 1914*, [3]1993 [1985].

Hacking, Ian: *Einführung in die Philosophie der Naturwissenschaften*, Stuttgart 1996 [1983].

Hacking, Ian: Introductory Essay, in: Thomas S. Kuhn: *The Structure of Scientific Revolutions*, Chicago u. London [4]2012, S. vii–xxxvii.

Hagner, Michael: Cultivating the Cortex in German Neuroanatomy, in: *Science in Context* 14/4 (2001), S. 541–563.

Hagner, Michael: *Der Geist bei der Arbeit. Historische Untersuchungen zur Hirnforschung*, Göttingen 2006.

Hagner, Michael: Gehirnführung. Zur Anatomie der geistigen Funktionen, 1870–1930, in: Ders. (Hg.): *Ecce Cortex. Beiträge zur Geschichte des modernen Gehirns*, Darmstadt 1999, S. 177–205.

Hagner, Michael: *Geniale Gehirne. Zur Geschichte der Elitegehirnforschung*, Göttingen 2004.

Hagner, Michael: *Homo cerebralis. Der Wandel vom Seelenorgan zum Gehirn*, Frankfurt a.M. 2000 [1997].

Hagner, Michael: Lokalisation, Funktion, Cytoarchitektonik. Wege zur Modellierung des Gehirns, in: Ders.u.a. (Hg.): *Objekte, Differenzen und Konjunkturen. Experimentalsysteme im historischen Kontext*, Berlin 1994, S. 121–150.

Hagner, Michael: Zur Geschichte und Vorgeschichte der Neuropsychologie, in: Hans J. Markowitsch (Hg.): *Grundlagen der Neuropsychologie*, Göttingen u.a. 1996, S. 1–101.

Harrington, Anne: *Die Suche nach Ganzheit. Die Geschichte biologisch-psychologischer Ganzheitslehren: Vom Kaiserreich bis zur New-Age-Bewegung*, Reinbek bei Hamburg 2002 [1996].

Harrington, Anne: *Medicine, Mind, and the Double Brain. A Study in Nineteenth-Century Thought*, Princeton 1987.

Harrington, Anne: *Reenchanted Science. Holism in German Culture from Wilhelm II to Hitler*, Princeton [2]1999 [1996].

Harrington, Anne: The Brain and the Behavioral Sciences, in: Peter J. Bowler u. John V. Pickstone (Hg.): *The Cambridge History of Science 6. The Modern Biological and Earth Sciences*, Cambridge u.a. 2009, S. 504–523.

Harwood, Jonathan: *Styles of Scientific Thought: The German Genetics Community 1900–1933*, Chicago 1993.

Hasler, Felix: *Neuromythologie. Eine Streitschrift gegen die Deutungsmacht der Hirnforschung*, Bielefeld 2012.

Heinemann, Linda V. u. Heinemann, Torsten: ›Optimise your brain!‹ – Popular science and its social implications, in: *BioSocieties* 5/2 (2010), S. 291–294.

Heinemann, Torsten: *Populäre Wissenschaft. Hirnforschung zwischen Labor und Talkshow*, Göttingen 2012.

Herf, Jeffrey: *Reactionary modernism. Technology, culture, and politics in Weimar and the Third Reich*, Cambridge u.a. 1984.

Hoffmann, Thomas u. Stahnisch, Frank W.: Zur Einführung, in: Kurt Goldstein: *Der Aufbau des Organismus. Einführung in die Biologie unter besonderer Berücksichtigung der Erfahrungen am kranken Menschen*, Paderborn 2014, S. XXI–XLVI.

Hopwood, Nick: »Giving Body« to Embryos. Modeling, Mechanism, and the Microtome in Late Nineteenth-Century Anatomy, in: *Isis* 90/3 (1999), S. 462–496.

Jay, Martin: *The Dialectical Imagination. A History of the Frankfurt School and the Institute of Social Research 1923–1950*, Berkeley u.a. 1996 [1973].

Junker, Thomas: Charles Darwin und die Evolutionstheorien des 19. Jahrhunderts, in: Ilse Jahn (Hg.): *Geschichte der Biologie*, Hamburg ³2004 [1982], S. 356–385.

Keller, Evelyn Fox: *Making Sense of Life. Explaining Biological Development with Models, Metaphors, and Machines*, Cambridge u. London 2002.

Köck, Wolfram K.: Kurzbiographie »La Mettrie«, in: Ernst Florey und Olaf Breidbach (Hg.): *Das Gehirn – Organ der Seele? Zur Ideengeschichte der Neurobiologie*, Berlin 1993, S. 380–381.

Kocka, Jürgen: Geschichte – wozu?, in: Wolfgang Hardtwig (Hg.): *Über das Studium der Geschichte*, München 1990 [1975/1989], S. 427–443.

Köhler, Werner: Entwicklung der Mikrobiologie mit besonderer Berücksichtigung der medizinischen Aspekte, in: Ilse Jahn (Hg.): *Geschichte der Biologie*, Hamburg ³2004 [1982], S. 620–641.

Kreft, Gerald: *Deutsch-jüdische Geschichte und Hirnforschung. Ludwig Edingers Neurologisches Institut in Frankfurt a.M.*, Frankfurt a.M. 2005.

Kuhn, Thomas S.: Die Beziehungen zwischen Wissenschaftsgeschichte und Wissenschaftstheorie, in: Ders.: *Die Entstehung des Neuen. Studien zur Struktur der Wissenschaftsgeschichte*, Frankfurt a.M. 1977 [1968], S. 51–71.

Kuhn, Thomas S.: *Die Struktur wissenschaftlicher Revolutionen*, Frankfurt a.M. ²1976 [1962/1969].

Kuhn, Thomas S.: Logik der Forschung oder Psychologie der wissenschaftlichen Arbeit?, in: Imre Lakatos u. Alan Musgrave (Hg.): *Kritik und Erkenntnisfortschritt*, Braunschweig 1974 [1970], S. 1–24.

Kuhn, Thomas S.: Objectivity, Value Judgment, and Theory Choice, in: Ders.: *The Essential Tension. Selected Studies in Scientific Tradition and Change*, Chicago u. London 1977 [1973], S. 320–339.

Kuhn, Thomas S.: The History of Science, in: Ders.: *The Essential Tension. Selected Studies in Scientific Tradition and Change*, Chicago u. London 1977 [1968], S. 105–126.

Kuhn, Thomas S.: The Relations between the History and the Philosophy of Science, in: Ders.: *The Essential Tension. Selected Studies in Scientific Tradition and Change*, Chicago u. London 1977 [1968], S. 3–20.

Kuhn, Thomas S.: *The Structure of Scientific Revolutions*, Chicago u. London ⁴2012 [1962/1969].

Kuhn, Thomas S.: The Trouble with the Historical Philosophy of Science, in: Ders.: *The Road since Structure. Philosophical Essays, 1970–1993, with an Autobiographical Interview*, Chicago u. London 2002 [1991], S. 105–120.

Laier, Michael: Der Neurologe Kurt Goldstein (1878–1965) und seine Beziehung zu Gestaltpsychologie und Psychoanalyse, in: Tomas Plänkers u.a. (Hg.): *Psychoanalyse in Frankfurt a.M.. Zerstörte Anfänge, Wiederannäherung, Entwicklungen*, Tübingen 1996, S. 235–253.

Lakatos, Imre: Die Geschichte der Wissenschaft und ihre rationalen Rekonstruktionen, in: Ders.u. Alan Musgrave (Hg.): *Kritik und Erkenntnisfortschritt*, Braunschweig 1974 [1970], S. 271–311.

Lakatos, Imre: Falsifikation und die Methodologie wissenschaftlicher Forschungsprogramme, in: Ders.u. Alan Musgrave (Hg.): *Kritik und Erkenntnisfortschritt*, Braunschweig 1974 [1970], S. 89–189.

Lakatos, Imre: Introduction: Science and Pseudoscience, in: Ders.: *The methodology of scientific research programmes. Philosophical Papers, Volume I*, Cambridge u.a. 1978 [1973], S. 1–7.

Latour, Bruno: *Wir sind nie modern gewesen. Versuch einer symmetrischen Anthropologie*, Frankfurt a.M. 2008 [1991].

Lefèvre, Wolfgang: *Naturtheorie und Produktionsweise. Probleme einer materialistischen Wissenschaftsgeschichtsschreibung – Eine Studie zur Genese der neuzeitlichen Naturwissenschaft*, Darmstadt u. Neuwied 1978.

Luria, Alexander R.: Kurt Goldstein and Neuropsychology, in: *Neuropsychologia* 4 (1966), S. 311–313.

McLaughlin, Peter: Soemmerring und Kant: Über das Organ der Seele und den Streit der Fakultäten, in: Gunter Mann u. Franz Dumont (Hg.): *Samuel Thomas Soemmering und die Gelehrten der Goethezeit*, Stuttgart u. New York 1985, S. 191–201.

Merton, Robert K.: A Note on Science and Democracy, in: *Journal of Legal and Political Sociology* 1 (1942), 115–126.

Möller, Horst: *Europa zwischen den Weltkriegen*, München 1998 (Oldenbourg Grundriss der Geschichte 21).

Nitzgen, Dieter: The Matrix Reloaded. Ernst Cassirer – Kurt Goldstein – S. H. Foulkes, in: *psychosozial* 119 (2010), S. 25–37.

Noppeney, Uta: *Abstrakte Haltung. Kurt Goldstein im Spannungsfeld von Neurologie, Psychologie und Philosophie*, Würzburg 2000.

Paetzold, Heinz: *Ernst Cassirer zur Einführung*, Hamburg [4]2014 [1993].

Peukert, Detlev J. K.: *Die Weimarer Republik. Krisenjahre der Klassischen Moderne*, Frankfurt a.M. [13]2014 [1987].

Porath, Erik: Vom Reflexbogen zum psychischen Apparat: Neurologie und Psychoanalyse um 1900, in: *Berichte zur Wissenschaftsgeschichte* 32 (2009), S. 53–69.

Preilowski, Bruno: Funktionelle Anatomie des Nervensystems: Anmerkungen zur strukturellen Grundlage der Neuropsychologie, in: Hans J. Markowitsch (Hg.): *Grundlagen der Neuropsychologie*, Göttingen u.a. 1996, S. 103–180.

Proctor, Robert: *Racial Hygiene. Medicine under the Nazis*, Cambridge u. London 1988.

Pross, Christian: Die »Machtergreifung« am Krankenhaus, in: Johanna Bleker u. Norbert Jachertz (Hg.): *Medizin im »Dritten Reich«*, Köln [2]1993 [1989], S. 97–108.

Pschyrembel. Klinisches Wörterbuch, Berlin u. Boston [264]2013.

Rheinberger, Hans-Jörg: *Experimentalsysteme und epistemische Dinge. Eine Geschichte der Proteinsynthese im Reagenzglas*, Frankfurt a.M. 2006 [1997].

Rheinberger, Hans-Jörg: *Historische Epistemologie zur Einführung*, Hamburg [3]2013 [2007].

Rheinberger, Hans-Jörg u. Müller-Wille, Staffan: *Vererbung. Geschichte und Kultur eines biologischen Konzepts*, Frankfurt a.M. 2009.

Richter, Jochen: Das Kaiser-Wilhelm-Institut für Hirnforschung und die Topographie der Großhirnhemisphären. Ein Beitrag zur Institutsgeschichte der Kaiser-Wilhelm-Gesellschaft und zur Geschichte der architektonischen Hirnforschung, in: Bernhard vom Brocke u. Hubert Laitko (Hg.): *Die Kaiser-Wilhelm-/Max-Planck-Gesellschaft und ihre Institute. Studien zu ihrer Geschichte: Das Harnack-Prinzip*, Berlin u. New York 1996, S. 349–408.

Riese, Walther: Kurt Goldstein – The Man and His Work, in: Marianne L. Simmel (Hg.): *The Reach of Mind. Essays in Memory of Kurt Goldstein*, New York 1968, S. 17–29.

Roos, Raymund A. C.: Huntington's disease: a clinical review, in: *Orphanet Journal of Rare Diseases* 5/40 (2010), 8 S., Online.

Sacks, Oliver: Foreword, in: Kurt Goldstein: *The Organism. A Holistic Approach to Biology Derived from Pathological Data in Man*, New York 2000 [1995], S. 7–14.

Sarasin, Philipp: Infizierte Körper, kontaminierte Sprachen. Metaphern als Gegenstand der Wissenschaftsgeschichte, in: Ders.: *Geschichtswissenschaft und Diskursanalyse*, Frankfurt a.M. 2003, S. 191–230.

Satzinger, Helga: *Die Geschichte der genetisch orientierten Hirnforschung von Cécile und Oskar Vogt (1875–1962, 1870–1959) in der Zeit von 1895 bis ca. 1927*, Stuttgart 1998.

Satzinger, Helga: Krankheiten als Rassen. Politische und wissenschaftliche Dimensionen eines internationalen Forschungsprogramms am Kaiser-Wilhelm-Institut für Hirnforschung (1919–1939), in: Hans-Walter Schmuhl (Hg.): *Rassenforschung an Kaiser-Wilhelm-Instituten vor und nach 1933*, Göttingen 2003, S. 145–189.

Schulz, Axel: *Das Leben und Werk von Kurt Goldstein (1878–1965): Seine zeitgeschichtliche und wissenschaftshistorische Einordnung unter besonderer Berücksichtigung personeller und institutioneller Verflechtungen*, Berlin 2001 (Microfiche).

Shepherd, Gordon M.: *Foundations of the Neuron Doctrine*, Oxford 1991.

Shinn, Terry u. Whitley, Richard: Editorial Preface, in: Dies. (Hg): *Expository Science: Forms and Functions of Popularisation*, Dordrecht 1985 (Sociology of the Sciences 9), S. vii-xi.

Simmel, Marianne L.: Kurt Goldstein 1878–1965, in: Dies. (Hg.): *The Reach of Mind. Essays in Memory of Kurt Goldstein*, New York 1968, S. 3–11.

Simmel, Marianne L. (Hg.): *The Reach of Mind. Essays in Memory of Kurt Goldstein*, New York 1968.

Smith, Barry: Gestalt Theory: An Essay in Philosophy, in: Ders. (Hg.): *Foundations of Gestalt Theory*, München u. Wien 1988, S. 11–81.

Söderqvist, Thomas u.a.: Immunology, in: Peter J. Bowler u. John V. Pickstone (Hg.): *The Cambridge History of Science 6. The Modern Biological and Earth Sciences*, Cambridge u.a. 2009, S. 467–485.s

Szöllösi-Janze, Margit: The Scientist as Expert: Fritz Haber and German Chemical Warfare During the First World War and Beyond, in: Bretislav Friedrich u.a. (Hg.): *One Hundred Years of Chemical Warfare: Research, Deployment, Consequences*, Cham 2017, S. 11–23.

Tan, Tze-Ching u. Black, Peter M.: The Contributions of Otfrid Foerster (1873–1941) to Neurology and Neurosurgery, in: *Neurosurgery* 49/5 (2001), S. 1231–1236.

Teuber, Hans-Lukas: Kurt Goldstein's role in the development of neuropsychology, in: *Neuropsychologia* 4 (1966), S. 299–310.

Trepel, Martin: *Neuroanatomie. Struktur und Funktion*, München ^{4}2008 [1995].

Vidal, Fernando: Brainhood, anthropological figure of modernity, in: *History of the Human Sciences* 22/1 (2009), S. 5–36.

Vingrys, Algis J. u. Cole, Barry L.: Origins of colour vision standards within the transport industry, in: *Ophthalmic & physiological optics* 6/4 (1986), S. 369–375.

Wahren, Waldemar: Oskar Vogt. 6.4.1870-31.7.1959, in: *Deutsche Zeitschrift für Nervenheilkunde* 180 (1960), S. 361–380.

Weindling, Paul: German-Soviet Medical Co-operation and the Institute for Racial Research, 1927–c. 1935, in: *German History* 10/2 (1992), S. 177–206.

Weingart, Peter u.a.: *Rasse, Blut und Gene. Geschichte der Eugenik und Rassenhygiene in Deutschland*, Frankfurt a.M. 1988.

Weniger, Dorothea: Aphasie, in: Hans-Otto Karnath u.a. (Hg.): *Kognitive Neurologie*, Stuttgart u. New York 2006, S. 48–64.

Whitley, Richard: Knowledge Producers and Knowledge Aquirers. Popularisation as a Relation Between Scientific Fields and Their Publics, in: Terry Shinn u. Richard Whitley (Hg.): *Expository Science: Forms and Functions of Popularisation*, Dordrecht 1985 (Sociology of the Sciences 9), S. 3–28.

Wiggershaus, Rolf: *Die Frankfurter Schule. Geschichte. Theoretische Entwicklung. Politische Bedeutung*, München u. Wien ^{2}1987 [1986].

Winterhalder, Martin: Gehirn und Subjekt in der Neuropsychologie Kurt Goldsteins, in: Michael Kaasch u.a. (Hg.): *Denkstile und Schulenbildung in der Biologie/Biologie und Politik. Beiträge zur 22. Jahrestagung in Gießen 2013 und 23. Jahrestagung in Bonn 2014 der DGGTB*, Berlin 2017 (Verhandlungen zur Geschichte und Theorie der Biologie 19), S. 261–273.

Witte, Wilfried: Die Grippe-Pandemie 1918–20 in der medizinischen Debatte, in: *Berichte zur Wissenschaftsgeschichte* 29 (2006), S. 5–20.

Zülch, Klaus Joachim: *Otfrid Foerster. Arzt und Naturforscher. 9.11.1873-15.6.1941*, Berlin u.a. 1966.

Zunke, Christine: Biologie und Ideologie des Homo Sapiens. Theorie und Praxis heteronomer Bestimmungsgründe der menschlichen Natur, in: *Zeitschrift für kritische Sozialtheorie und Philosophie* 1/1 (2014), S. 4–39.

Zunke, Christine: *Kritik der Hirnforschung. Neurophysiologie und Willensfreiheit*, Berlin 2008.